Atlas de poche de physiologie

2e édition française

Atlas commenté de physiologie humaine pour étudiants et praticiens par S. Silbernagl, A. Despopoulos

édition française préfacée par
D. Laurent

Traduction de la 4e édition revue et augmentée
par Etienne Savin
Docteur en Biologie
Maître de Conférences des Universités
Faculté de Médecine Lariboisière-St Louis
Paris

Médecine-Sciences
Flammarion

4, rue Casimir Delavigne
75006 Paris

Dans la même collection

Anatomie, 3 volumes, W. Kahle, H. Leonhardt, W. Platzer
Atlas de poche de pharmacologie, H. Lüllmann, K. Mohr, A. Ziegler
Atlas de poche d'histologie, W. Kühnel
Atlas de poche d'embryologie, U. Drews
Atlas de poche de biochimie, J. Koolman, K.-H. Röhm
Atlas de poche de génétique, E. Passarge

Stefan Silbernagl, professeur, directeur de l'Institut de Physiologie de l'Université de Würzburg

Agamemnon Despopoulos, professeur, Institut de Physiologie de l'Université de New Mexico, Albuquerque – USA, conseiller scientifique de la société CIBA-GEIGY, Bâle.

Illustrations : Atelier Gay et Rothenburger, Stuttgart

1re édition française 1985
2e tirage 1986
3e tirage 1987
4e tirage 1988
5e tirage 1989
6e tirage 1990
2e édition française 1992
6e tirage 1998

Cet ouvrage est paru en langue allemande sous le titre :
Taschenatlas der Physiologie

et en langue anglaise sous le titre :
Color Atlas of Physiology

Pour recevoir le catalogue Flammarion Médecine-Sciences,
il suffit d'envoyer vos nom et adresse à
Flammarion Médecine-Sciences
4, rue Casimir-Delavigne
75006 PARIS

ISBN : 2-257-12439-1

Préface de l'édition française

L'extraordinaire somme de connaissances acquises et reconnues en physiologie, qui est dispersée dans des traités ou transmise par l'enseignant à partir des faits expérimentaux, oblige l'étudiant à un long et difficile travail de synthèse de ses lectures et notes de cours.

L'expérience nous montre, lors des contrôles et examens, la difficulté qu'éprouve l'étudiant, d'une part, à identifier, par une pensée clairement exprimée, la mise en place des rouages essentiels des fonctions physiologiques, c'est-à-dire les supports biologiques et l'enchaînement des éléments constitutifs des systèmes, et, d'autre part, à en comprendre les dispositifs de contrôle et de régulation.

L'aide-mémoire, de conception très originale par la richesse de son illustration, qu'ont réalisé les Professeurs SILBERNAGL de Wurzbourg et DESPOPOULOS de Bâle, facilitera très certainement l'étude de la physiologie. En effet, cet Atlas de poche a su offrir à la fois une analyse élémentaire des concepts physiologiques et une synthèse hiérarchisée, démarches qui sont toutes deux indispensables pour mémoriser utilement les fonctions physiologiques surtout dans la perspective de compréhension des perturbations pathologiques. La gamme étendue des couleurs choisies par les illustrateurs de cet ouvrage, en relation directe avec un inventaire concis des faits reconnus et de leurs corrélations, assure une dynamique de réflexion grâce au couplage texte-figure. Le recours à l'index, permettant de nombreux renvois à des rubriques distinctes, apporte sa consistance à l'aide-mémoire.

Pour l'enseignant, cet atlas matérialise la réussite du pari pédagogique des auteurs. L'étudiant tirera profit d'une fréquente consultation de cet atlas s'il veut fixer dans sa mémoire les enseignements reçus et les lectures des textes et des traités qu'il a consultés au cours de ses études.

Dr. Daniel LAURENT
Professeur à l'Université
Paris – Val de Marne
Faculté de Médecine
de Créteil (Physiologie)

Préface de la première édition

Nous nous proposons dans cet ouvrage de faire une description claire des données physiologiques, donc essentiellement fonctionnelles, en nous appuyant sur le principe bien connu de l'atlas tel qu'il est appliqué en médecine.

Nous nous sommes attachés, en guise d'introduction, a décrire les systèmes de mesure (unités SI) ainsi que les principes essentiels de la physiologie. L'ouvrage proprement dit se compose de chapitres comprenant deux parties (texte-illustrations) destinées à faciliter la lecture et l'étude des divers sujets traités. Des renvois aux illustrations ou à d'autres parties sont indiqués chaque fois que cela est nécessaire. Le premier couple texte-tableau illustré d'un chapitre constitue une introduction au chapitre et à l'appareil concerné. Les thèmes particulièrement complexes nous ont paru justifier le développement de ce type d'introduction d'où la succession de plusieurs pages texte-tableau de complexité croissante.

Cet atlas de poche n'a pas pour vocation d'exposer en détail et de façon exhaustive toute la physiologie. C'est pourquoi nous avons essayé de présenter sous une forme claire les aspects essentiels de cette discipline et de montrer ses liens avec la physiopathologie. De ce point de vue, toute remarque critique ou suggestion seront les bienvenues.

Cet ouvrage s'adresse aux étudiants en médecine et en biologie désireux d'acquérir les connaissances de base en physiologie humaine. Il les aidera par la suite dans la préparation de leurs examens et servira d'aide-mémoire aux médecins hospitaliers, aux biologistes et aux professeurs de biologie pour se remémorer les connaissances déjà acquises. Un important index alphabétique en fin d'ouvrage facilitera ce travail.

Ce livre sera aussi d'une aide précieuse dans la formation du personnel infirmier ainsi que pour les professions technico-médicales ou touchant à la pédagogie sportive et thérapeutique. Dans le but de faciliter le travail de ces derniers lecteurs, la typographie du texte avec la succession de gros et petits caractères permet une distinction immédiate entre les passages essentiels et les passages particuliers ou complémentaires.

Enfin, les auteurs souhaitent exposer la physiologie du corps humain aux étudiants des écoles supérieures travaillant sur la biologie ainsi qu'aux profanes qui s'intéressent à la biologie et à la médecine. C'est pourquoi les termes techniques ont été le plus souvent traduits en langage courant ou explicités.

Cet ouvrage n'aurait pu voir le jour sans une étroite collaboration entre Monsieur Wolf-Rüdiger Gay et Madame Barbara Gay qui se sont chargés des illustrations. Qu'ils en soient remerciés ici de même que les collaborateurs de l'éditeur qui ont très aimablement répondu à notre attente et à nos souhaits. Nous voudrions également remercier Monsieur le Professeur Horst Seller et Monsieur Rainer Greger, maître de conférences, qui ont revu certains chapitres avec un esprit critique,

Madame Ines Inama, Mademoiselle Sarah Jones et Madame Gertraud Vetter, qui nous ont beaucoup aidé lors de la rédaction du manuscrit, ainsi que Madame Heidi Silbernagl, dont les suggestions nous ont été très précieuses lors de la relecture.

Innsbruck et Bâle, août 1978
Stefan Silbernagl
Agamemnon Despopoulos

Préface de la deuxième édition

Le 2 novembre 1979, alors que la première édition de cet ouvrage était déjà en cours d'impression, Agamemnon Despopoulos et sa femme Sarah Jones-Despopoulos appareillaient à bord de leur voilier et quittaient Bizerte (Tunisie) avec l'intention de traverser l'Atlantique. Ils ont depuis lors disparu et il n'y a plus guère d'espoir de les retrouver vivants un jour.

Cet atlas n'aurait guère pu voir le jour sans l'enthousiasme et le talent créatif d'Agamemnon Despopoulos. Il ne fut donc pas facile de poursuivre seul la rédaction de cet ouvrage. Tout en respectant son esprit que nous avions défini ensemble dès le début et qui a reçu un accueil très favorable, j'ai dû remanier considérablement le texte afin de rendre compte des progrès de la physiologie et de répondre aux suggestions des lecteurs. Je tiens à remercier chaleureusement ces derniers pour l'intérêt qu'ils ont porté à ce livre. Je suis très reconnaissant à mes collègues, en particulier les Professeurs Florian Lang et Ullrich Trendelenburg, de m'avoir fait part de leurs critiques toujours précieuses. Je remercie aussi vivement l'atelier d'arts graphiques Gay et Benz, notamment Monsieur Wolf-Rüdiger Gay, pour sa collaboration inestimable ainsi que les deux éditeurs pour leur grande compréhension et la confiance qu'ils m'ont témoignée. Je citerai en particulier Monsieur Walter Kumpmann à qui revient l'initiative de cet ouvrage. Je remercie Madame Meta Bichlmeier et Madame Margrit Derrick pour le travail de dactylographie qu'elles ont accompli et enfin mon épouse pour avoir revu le manuscrit avec un esprit critique.

J'espère que la deuxième édition de cet « Atlas de poche de physiologie » permettra elle aussi à l'étudiant de comprendre les données physiologiques, qu'elle apportera des connaissances nouvelles au médecin praticien et au scientifique et qu'elle permettra un précieux rappel des connaissances déjà acquises.

Wurtzbourg, été 1983
Stefan Silbernagl

Préface de la quatrième édition

L'écrasant succès que ce livre a reçu m'a donné la motivation pour en effectuer une nouvelle révision. Je me sens particulièrement redevable envers les lecteurs assidus et aussi mes collaborateurs, et plus particulièrement les Professeurs Dr. Theodor Heinrich Schiebler, Dr. Joachim Lutz et M. Bruno Wagner, étudiant médecin, pour l'aide et la critique avisée qu'ils m'ont apportées dans la révision de cet ouvrage. Je dois également exprimer toute ma gratitude envers M. Rudiger Gay et Mlle Astried Rothenburger pour leur précieuse et aimable collaboration dans la réalisation iconographique des nouvelles planches en couleurs de cet ouvrage. J'aimerai étendre mes sincères remerciements aux éditeurs pour leur grande compréhension et leur confiance. Je remercie Mlle Angelika Reuss et Mlle Barbara Zahn pour leur aide dans le travail de dactylographie.

J'espère sincèrement que cette quatrième édition de « l'Atlas de poche de physiologie » permettra aux étudiants de mieux comprendre la physiologie des grandes fonctions de l'organisme humain, et qu'elle apportera aux physiciens et scientifiques de nouvelles informations en tant qu'ouvrage de référence.

Wurzbourg, décembre 1990
Stefan Silbernagl

Sommaire

"... Si l'on décompose l'organisme vivant en isolant ses diverses parties, ce n'est que pour la facilité de l'analyse expérimentale, et non point pour les concevoir séparément. En effet, quand on veut donner à une propriété physiologique sa valeur et sa véritable signification, il faut toujours la rapporter à l'ensemble et ne tirer de conclusion définitive que relativement à ses effets dans cet ensemble."

Claude Bernard (1865)

Le corps humain : un système ouvert avec un milieu interne

La vie dans sa plus simple expression est parfaitement illustrée par l'exemple d'un organisme unicellulaire. Afin de survivre, l'organisme, même le plus rudimentaire, doit faire face à des exigences apparemment opposées. D'une part, il doit se protéger des perturbations de l'environnement, d'autre part, comme tout **système ouvert** (cf. p. 19 et suiv.) il est dépendant des échanges de chaleur, d'oxygène, de nutriments, de déchets et d'information avec son environnement.

Le rôle de défense est principalement dévolu à la **membrane cellulaire,** dont les propriétés hydrophobes empêchent le mélange létal des constituants hydrophiles du milieu intracellulaire avec ceux du milieu extracellulaire. La perméabilité de la barrière membranaire à certaines substances est assurée soit par l'intermédiaire de **pores,** soit par des molécules protéiques de la membrane cellulaire appelées **transporteurs** (cf. p. 10 et suiv.). La perméabilité aux gaz de la membrane cellulaire est relativement bonne. Bien que ce soit un avantage pour les échanges vitaux d'O_2 et de CO_2, cela signifie aussi que la cellule est à la merci d'une intoxication gazeuse, par exemple par le monoxyde de carbone. La présence de tels gaz, à concentration élevée, dans le milieu externe ou d'agents lipophiles comme les solvants organiques, représente une menace à la survie cellulaire.

Pour percevoir les signaux de l'environnement, la membrane cellulaire dispose de certaines protéines agissant comme **récepteurs** et qui transmettent l'information à l'intérieur de la cellule. Seules les substances lipophiles peuvent traverser la membrane sans cet intermédiaire et se combiner avec leurs récepteurs protéiques spécifiques intracellulaires.

Un organisme unicellulaire, dans l'environnement aquatique originel (**A**), ne peut être envisagé que si ce milieu est plus ou moins **constant.** L'extraction des nutriments et le rejet des substances habituelles de déchets ne provoquent pas de modification appréciable dans la composition de l'environnement cellulaire. Néanmoins, même cet organisme est capable de réagir à des modifications du milieu, par exemple à des changements de concentration en nutriments. Il se déplace à l'aide d'un pseudopode ou d'une flagelle.

L'évolution d'un être unicellulaire vers un animal multicellulaire, la spécialisation des groupes cellulaires en organes, le développement d'êtres hétérosexués et possédant une certaine forme de vie sociale, le passage de la vie aquatique à la vie terrestre, amènent une augmentation de l'efficacité, des chances de survie, du rayon d'activité et d'indépendance de l'organisme. Ceci ne peut être réalisé que par le développement simultané de structures complexes à l'intérieur de l'organisme. Pour survivre et assurer leurs fonctions, les cellules individuelles de l'organisme requièrent un milieu interne de composition proche de celle du milieu aquatique primitif. Le milieu est maintenant assuré par le **liquide extracellulaire** (**A**), mais son volume n'est pas comparativement aussi grand. En raison de leur activité métabolique, les cellules doivent extraire l'oxygène et les substances nutritives de ce liquide et y rejeter des déchets ; l'espace extracellulaire va être inondé de ces substances si l'organisme n'a pas développé d'organes spécialisés, entre autres choses, pour prélever, métaboliser, transformer, stocker les nutriments, extraire l'oxygène du milieu et évacuer les déchets du métabolisme. Les dents, les glandes salivaires, l'œsophage, l'estomac, l'intestin et le foie, les poumons, les reins et la vessie sont tous également impliqués.

La spécialisation des cellules et des organes pour des fonctions particulières requiert une **intégration.** Celle-ci est assurée par convection, sur de longues distances, au moyen d'informations humorales transmises par le système circulatoire et de signaux électriques par le système nerveux. De plus, pour assurer l'apport nutritif et l'évacuation des

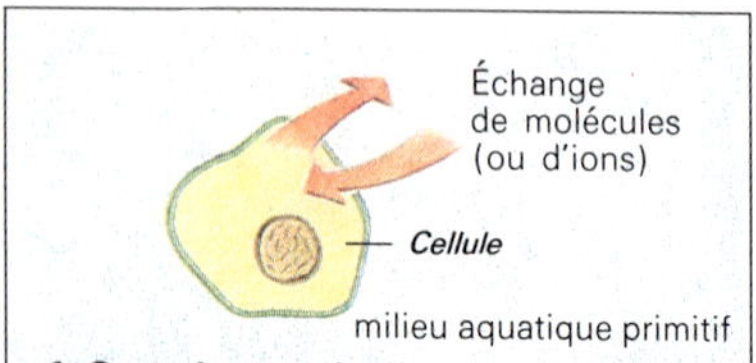

1. Organisme unicellulaire

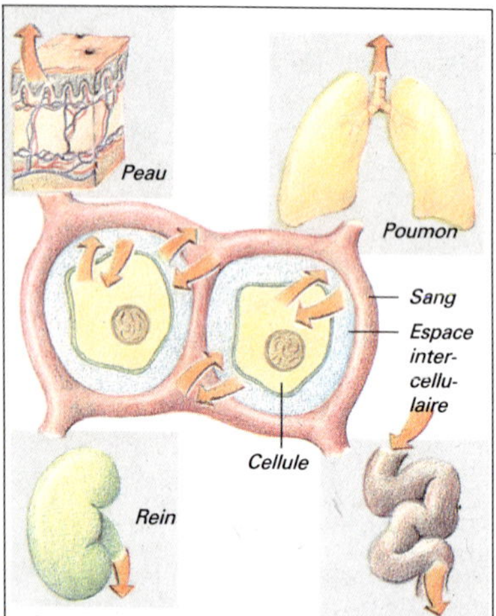

2. Homme

A. Le milieu dans lequel vivent les cellules.

(1) La première cellule provient du milieu aquatique primitif. Les organismes unicellulaires échangaient des substances avec le milieu marin, mais sans modification appréciable de sa composition compte tenu de l'immensité de l'océan.

(2) Les cellules de l'organisme humain « baignent » dans le milieu extracellulaire (LEC), dont le volume est plus faible que le volume cellulaire (cf. p. 138). Ce « milieu interne » sera très rapidement altéré si l'espace entre les cellules n'est pas relié, au moyen du flux sanguin, aux organes et systèmes assurant le renouvellement des substances nutritives, des électrolytes et de l'eau, et l'excrétion des produits du catabolisme dans les selles et les urines. La régulation du « milieu intérieur » est surtout assurée par les reins (H_2O et électrolytes) et par la respiration (O_2, CO_2). Les constituants du LEC sont sans cesse évacués au moyen des poumons (H_2O) et de la peau (H_2O et électrolytes).

déchets et contribuer ainsi au maintien du **milieu intérieur** même dans les situations d'urgence, les mêmes mécanismes contrôlent et régulent les fonctions nécessaires à la survie au sens large du terme, par ex. **survie de l'espèce.** Ceci comprend non seulement le développement opportun des organes reproducteurs et la disponibilité de cellules sexuelles matures au moment de la puberté, mais aussi le contrôle de l'érection, de l'éjaculation, de la fertilisation et de la nidification, la coordination des fonctions des organismes maternel et fœtal durant la grossesse, et la régulation des mécanismes intervenant lors de la parturition et de la période de lactation.

Le **système nerveux central** traite d'une part les signaux provenant des récepteurs périphériques, des cellules sensorielles et des organes, active d'autre part les effecteurs comme les muscles squelettiques et influence les glandes endocrines ; il joue aussi un rôle décisif lorsque la **conduite** ou la **pensée** humaine sont engagées dans une discussion. Il est impliqué non seulement dans la recherche de nourriture et d'eau, la lutte contre le froid et le chaud, le choix d'un partenaire, les soins à apporter à ses descendants même longtemps après leur naissance, et leur intégration dans la vie sociale, mais aussi dans la recherche de l'origine des mots, des expressions et leur association avec certains termes comme le désir, l'absence de désir, la curiosité, la joie, la colère, la crainte et l'envie aussi bien que dans la créativité, la découverte de soi et la responsabilité. Cependant cet aspect dépasse les limites de la physiologie au sens strict du terme comme science des fonctions de l'individu, laquelle est le sujet de cet ouvrage. L'éthologie, la sociologie et la psychologie sont quelques-unes des disciplines qui avoisinent la physiologie, bien que des liens certains entre ces matières et la physiologie aient été établis dans des cas exceptionnels.

La cellule

Théorie cellulaire :

1. Tous les organismes vivants sont composés de cellules et de leurs constituants.
2. Toutes les cellules sont semblables dans leur structure chimique.
3. Les nouvelles cellules sont formées par division cellulaire à partir de cellules existantes.

4. L'activité d'un organisme est la somme des activités et interactions de ses cellules.

La cellule est **la plus petite unité** des êtres vivants. Une **membrane cellulaire** délimite l'extérieur de la cellule ; à l'intérieur se trouve le **cytoplasme cellulaire** et les structures subcellulaires, ou **organites** cellulaires eux-mêmes entourés d'une membrane.

Les cellules peuvent être décrites comme **prokaryotes** ou **eukaryotes.** Les cellules des prokaryotes, comme celles des bactéries, ont une organisation interne assez simple et aucune membrane n'entoure les organites cellulaires.

Les organites de la cellule eukariote sont hautement spécialisés : le matériel génétique de la cellule est concentré dans le nucléus, les enzymes digestives dans les lysosomes, la production oxydative d'adénosine triphosphate (ATP) se fait dans les mitochondries, enfin la synthèse protéique s'effectue dans les ribosomes.

En dépit d'une spécialisation partielle des cellules de l'organisme, leurs éléments constitutifs, **les organites cellulaires,** ont de nombreux points communs.

Le **noyau cellulaire** comprend le suc nucléaire (*nucléoplasme*), les *granulations de chromatine* et les *nucléoles.* La chromatine contient le support de l'information génétique : l'*acide désoxyribonucléique* (ADN). Deux chaînes d'ADN (formant une double hélice pouvant atteindre jusqu'à 7 cm de long) sont enroulées et pliées pour constituer les *chromosomes* qui ont 10 μm de longueur.

Le noyau des cellules humaines contient 46 chromosomes : *2 × 22 autosomes et 2 chromosomes X* chez la femme ou *1 chromosome X et 1 Y* chez l'homme.

L'acide désoxyribonucléique (ADN) est une longue chaîne moléculaire composée de quatre différents nucléotides : l'adénosine, la thymidine, la guanosine et la cytidine. Son squelette est composé de sucres, les pentoses déoxyribose, et de résidus d'acides phosphoriques, avec des chaînes latérales composées à partir des bases suivantes : adénine, thymine, guanine, et cytosine respectivement. La séquence d'arrangement ou de regroupement des bases puriques constitue le **code génétique.** Les deux chaînes d'ADN formant une double hélice sont reliées entre elles par des ponts hydrogènes entre bases appariées, sachant que l'adénine ne se lie qu'à la thymine, la guanine seulement à la cytosine. La composition des nucléotides formant les deux chaînes est dès lors complémentaire, l'arrangement d'une chaîne déterminant la structure de l'autre, si bien qu'une chaîne peut servir de substrat (template) pour la synthèse d'une chaîne complémentaire contenant la même information. L'ARN est formé d'une seule chaîne, mais le ribose remplace le déoxyribose et l'uracile remplace la thymine.

Le processus *de la synthèse protéique* est fondamentalement un transfert d'information. Inscrite initialement dans les gènes (ADN) sous forme d'un polynucléotide, cette information va permettre la formation de protéines qui sont des regroupements d'acides aminés. On a estimé qu'une cellule type synthétise, durant sa vie, environ 100 000 protéines différentes.

Le **nucléole** contient l'*acide ribonucléique* (**ARN**), et également de l'ARN messager (**ARNm**). L'ARNm transmet l'information génétique reçue de l'ADN (*transcription*) aux *ribosomes,* où l'information est utilisée dans le processus de synthèse protéique (*translocation*). L'ARNm et les autres grosses molécules passent à travers la *membrane nucléaire* constituée de deux feuillets (**A**) par les *pores nucléaires.* L'ARN de transfert (**ARNt**) transporte les divers acides aminés lors de la synthèse des protéines qui nécessite également la présence d'ARN ribosomal (**ARNr**).

La première étape de la synthèse protéique requiert la formation d'ARN dans le noyau (**transcription**) en accord avec l'information contenue dans les gènes (ADN). Chaque acide aminé (par ex. la lysine) impliqué dans la synthèse d'une protéine est codé par trois bases (dans cet exemple -C-T-T-). Ceci forme le *codogène.* Pendant la transcription, le triplet complémentaire de base (-G-A-A-), le *codon,* est fabriqué pour servir d'*ARNm* (messager). La formation d'ARN est contrôlée par une **polymérase,** dont l'action est normalement inhibée par une protéine répressive située sur l'ADN. La polymérase est réactivée lorsque l'agent répresseur est inhibé *(dérépression).* Ce précurseur de l'ARNm subit des modifications, coupures et additions de différents segments à ses extrémités, lors d'une seconde étape intranucléaire appelée **modification posttranscriptionnelle.** L'ARNm s'attache ensuite aux polyribosomes ou polysomes intracytoplasmiques et permet l'assemblage des acides aminés (polymérisation) amenés vers lui par l'ARNt. Les **anticodons** que cet ARNt possède, sur son extrémité active, vont s'apparier avec le codon (3 bases) complémentaire de l'ARNm (–C–U–U– dans l'exemple précédent). La cadence d'assemblage des acides aminés est approximativement de quatre à huit acides aminés par seconde. Cette étape, la **translation,** se termine par la formation d'une chaîne polypeptidique. La dernière étape, ou **modification posttranslationnelle,** comporte la séparation des chaînes ou se trouve la nouvelle protéine, la modification de certains acides aminés dans la chaîne, par exemple la carboxylation des résidus glutamate en agrégats protéiques (cf. p. 74), enfin le plissement de la protéine dans sa configuration type. La protéine synthétisée est alors emmenée jusqu'à son site d'action, par exemple le noyau, les organites cellulaires ou en dehors de la cellule dans le sang.

Le **réticulum endoplasmique granulaire (REG)** (**B-C**) est constitué de vésicules aplaties, dont les cavités (*citernes*) reliées entre elles constituent une sorte de *réseau de canalicules* à travers la cellule. Les protéines formées au niveau des **ribosomes** sont avant tout transportées dans les vésicules qui se sont détachées du REG (cf. ci-dessous). Les **ribosomes** sont généralement fixés à l'extérieur du REG (d'où le nom de RE *rugueux ou granulaire,* cf. **B** et **C**). Le RE sans ribosomes est appelé *RE lisse.* C'est à son niveau que se fait surtout la synthèse des lipides (comme les lipoprotéines, cf. p. 220 et suiv.). L'**appareil de Golgi** (**B-C**) est constitué de saccules aplatis et empilés ; de la périphérie, des vésicules se détachent par bourgeonnement. Il participe essentiellement aux processus de sécrétion : par exemple, il stocke des protéines issues du REG, il synthétise les polysaccharides, les concentre et les englobe dans une membrane. Les **grains de sécrétions** formés migrent vers la périphérie de la cellule (**B**) et sont déversés dans le milieu extracellulaire par **exocytose** (par ex. sécrétion d'hormones ; cf. p. 240), qui est un mécanisme énergie-dépendant. L'**endocytose** est le mécanisme inverse de transport par lequel le matériel de gros volume, soit solide soit en solution (pinocytose), peut entrer dans la cellule (cf. p. 12).

Les **mitochondries** (**B** et **C**) sont essentielles pour la cellule. Elles contiennent des enzymes du cycle de l'acide citrique (cycle de Krebs) et de la chaîne respiratoire. Elles sont le lieu principal des réactions oxydatives qui libèrent de l'énergie. L'énergie ainsi produite est accumulée dans un premier temps sous forme chimique dans la molécule d'adénosine triphosphate (ATP). La synthèse d'ATP est le plus important pourvoyeur en sources d'énergie immédiatement disponibles par l'organisme ; la dégradation ou hydrolyse de l'ATP par diverses enzymes (phosphatases, ATPases) libère l'énergie utilisée dans les réactions cellulaires. Les mitochondries contiennent également des ribosomes et peuvent synthétiser certaines protéines.

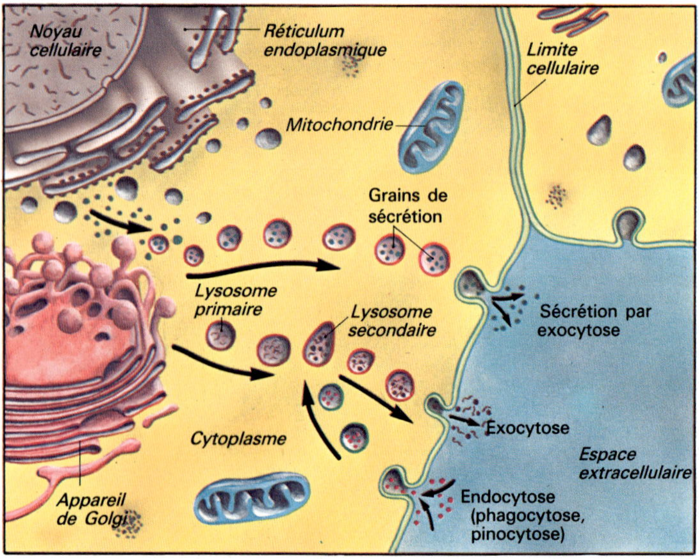

B. La cellule. Endocytose et exocytose

Les cellules ayant un métabolisme intense, par exemple les cellules hépatiques ou les cellules épithéliales, spécialisées dans *le transport* (**C**), sont riches en mitochondries. Les mitochondries sont délimitées par une membrane externe continue, doublée d'une membrane interne qui s'invagine perpendiculairement à la surface (*crêtes*). Contrairement à la membrane externe, la membrane interne est très dense et ne laisse passer que les substances pour lesquelles existent des mécanismes de transport actifs (cf. p. 11) ; (malate, pyruvate, citrate, Ca^{2+}, phosphate, Mg^{2+} ; etc. ; **H**).

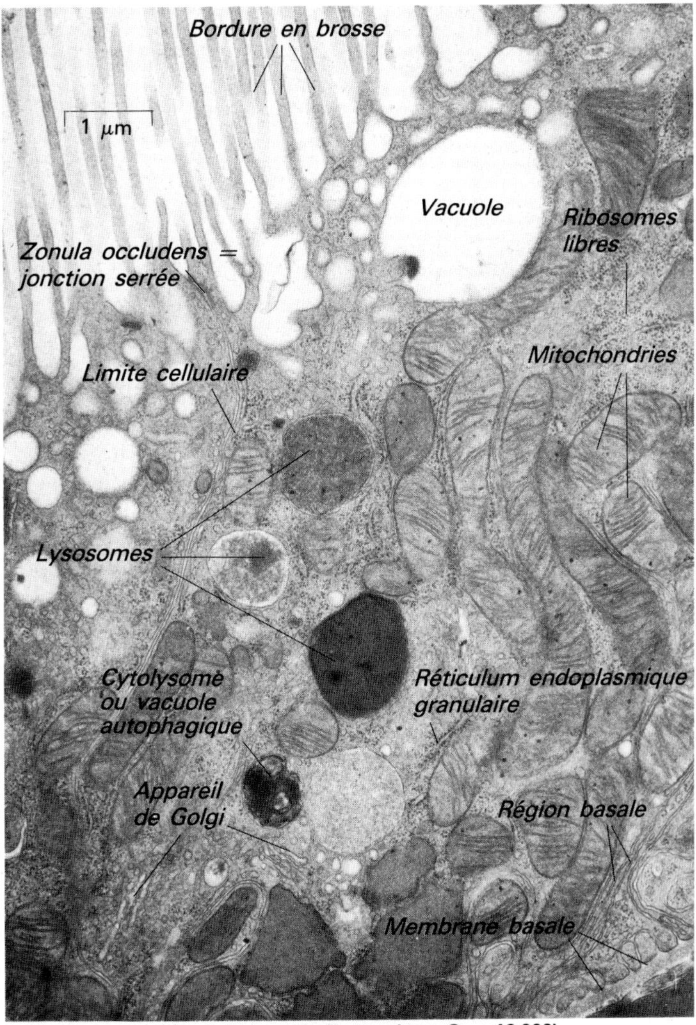

C. Structure cellulaire (microscopie électronique, G = 13 000).
(Ce cliché nous a aimablement été prêté par le Dr W. Pfaller, Professeur à l'Université d'Innsbruck).

Les **lysosomes** sont des vésicules enzymatiques. Ils proviennent le plus souvent du RE ou de l'appareil de Golgi (*lysosomes primaires*) et servent au transport des protéines et à la *digestion* des substances qui ont été captées dans la cellule par *phagocytose* (cf. p. 12 et suiv.) ou par *pinocytose* (cf. p. 129, **D**), (*phagolysosomes, lysosomes secondaires ;* **B**). La digestion des organites de la cellule a lieu également dans ces vésicules (*vacuoles autophages* ou de *cytolyse*). Les éléments « indigestes » sont à nouveau transportés vers la périphérie de la cellule et rejetés hors de celle-ci (*exocytose* ; **B**).

Les *centrioles* interviennent lors de la division cellulaire ; les *microtubules* assurent surtout la rigidité de la cellule et prennent également une part importante dans d'autres fonctions cellulaires.

La **membrane cellulaire,** qu'elle soit lisse ou invaginée (par ex. *bordure en brosse* et *région basale ;* **C**), est constituée de phospholipides, de cholestérol et d'autres lipides, dont les pôles hydrophobes (qui repoussent l'eau) se font face dans une *double couche,* alors que les pôles hydrophiles (qui aiment l'eau) sont tournés vers le milieu aqueux. Cette membrane lipidique contient des protéines (en partie mobiles, cf. p. 242) dont une fraction traverse entièrement la double couche lipidique (**A**) et joue le rôle de pores pour le passage des ions polaires (et donc hydrophiles ; **F**). Des « trous » peuvent parfois se former pendant un court laps de temps dans la membrane ; ces « trous », qui sont délimités par les pôles hydrophiles des lipides se faisant face, ne jouent probablement pas un rôle majeur pour le passage des substances polaires.

La membrane cellulaire assure entre autres la *protection* du milieu intracellulaire contre le milieu extracellulaire, le *transport de substances* (voir ci-dessous), la *reconnaissance* des hormones (cf. p. 234 et suiv.) et la *cohésion* des cellules entre elles.

Le cliché de la planche **C** montre des cellules du tube proximal d'un rein de rat. La membrane de cette cellule spécialisée dans la fonction de transport (cf. p. 126 et suiv.) est multipliée par 30 à 60 environ du fait de son invagination aussi bien du côté de la lumière du tubule (*bordure en brosse*) que du côté sanguin (*région basale*). On reconnaît aussi de nombreuses mitochondries (siège de la production d'ATP qui fournit ici l'énergie pour les processus de transport actif), plusieurs *lysosomes* ainsi qu'un *cytolysome* ou vacuole autophagique, des *appareils de Golgi,* le *réticulum endoplasmique granulaire* (REG) parsemé de ribosomes, des *ribosomes libres* et la limite entre deux cellules. La jonction des deux cellules est relativement étroite au niveau de la *zonula occludens* (« jonction étanche » = jonction serrée). Les *noyaux cellulaires* sont en dehors du cliché.

Les mécanismes de transport : un processus fondamental pour les êtres vivants

Comme nous l'avons décrit précédemment, le milieu intracellulaire est protégé du fluide extracellulaire, dont la composition est très différente, grâce à la membrane cellulaire lipophile. Ainsi, grâce à l'énergie fournie par le métabolisme, il est possible de maintenir la composition du milieu intracellulaire pour assurer la vie et la survie cellulaire. Les pores, les transporteurs, les pompes ioniques et les mécanismes cytosiques rendent possible le transport transmembranaire des substances spécifiques, que ce soit l'absorption des substrats nécessaires au métabolisme cellulaire, le rejet des produits du métabolisme intermédiaire ou terminal, ou le transport dirigé des ions, lesquels permettent l'établissement du potentiel cellulaire qui est à la base de l'excitabilité des cellules nerveuses et musculaires. Les conséquences de l'entrée ou de la sortie de substances pour lesquelles la membrane cellulaire n'est pas une barrière efficace (par ex. pour l'eau et le CO_2) peuvent être contrecarrées ou au moins amoindries par le transport d'autres substances. Une régulation de ce type empêche les variations indésirables du volume cellulaire et assure la stabilité du pH.

Comme la cellule est entièrement divisée en compartiments (en relation avec leurs contenus) par les diverses membranes des organites cellulaires, il existe également une grande richesse de **systèmes spécifiques de transport.** On peut citer comme exemples l'ARN de transfert, l'hormone de transport du noyau cellulaire, la protéine de transport du réticulum sarcoplasmique granuleux vers l'appareil de Golgi, la captation active et la libération du Ca^{2+} dans et hors du réticulum sarcoplasmique, les processus de transport spécifique dans les mitochondries (**H**) et le transport actif dans les fibres nerveuses (cf. p. 22) sur des distances allant jusqu'à 1 mètre.

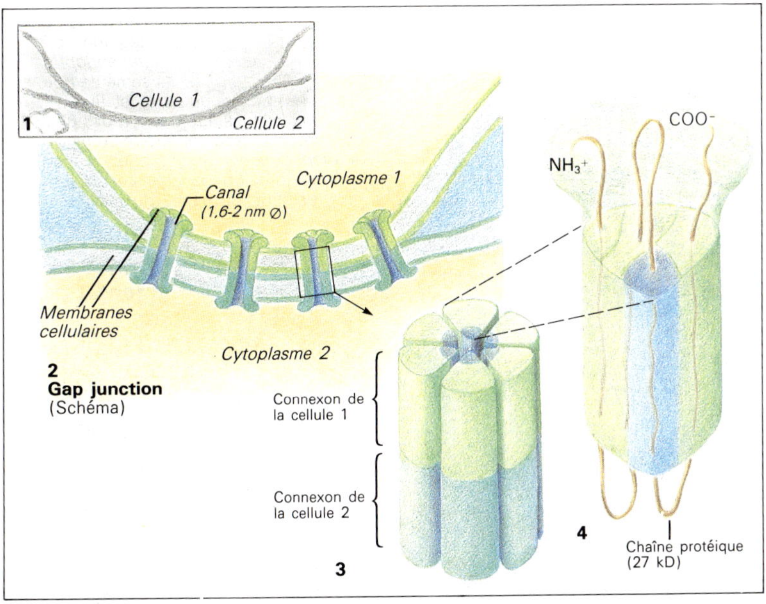

D. Une **gap junction** comporte des canaux de communication entre cellules adjacentes (par ex. dans le muscle lisse, les épithélium, les cellules gliales, le foie). (**1**) Image en microscopie électronique de deux cellules hépatiques dont les membranes cellulaires sont en contact au moyen d'une gap junction. (**2**) Schéma représentant les canaux. (**3**) Un complexe globulaire protéique (connexon) d'une cellule 1 est connecté bord à bord avec un complexe similaire d'une cellule 2 par un fin canal de telle manière que les espaces cytoplasmiques des deux cellules soient connectés. (**4**) Une unité globulaire (connexon) est formée de 6 sous-unités, chacune ayant une masse moléculaire de 27 kD. Les parties terminales des chaînes peptidiques mettent en contact leur propre cytoplasme, tandis que les deux boucles de la chaîne connectent l'une l'autre leur connexon à l'autre extrémité. La partie de la chaîne colorée en bleue en (4) forme la paroi du canal. (d'après W. H. Evans, BioEssays, 8 : 3-6, 1988).

Chez les organismes multicellulaires, **le transport** s'effectue **entre cellules proches,** soit par diffusion à travers l'espace extracellulaire (action de l'hormone paracrine), soit à travers des passages appelés « **gap junctions** », qui sont caractérisés par une intégrité de deux cellules voisines (**D**). Les gap junctions permettent le passage de substances de masse moléculaire allant jusqu'à plusieurs centaines de Dalton. Les ions peuvent également utiliser cette voie, les cellules étant d'un point de vue fonctionnel intimement associées (on parle de **syncitium**). On peut citer comme exemples l'épithélium (voir ci-dessous), le muscle lisse et les cellules gliales du système nerveux central (CNS). Le couplage électrique (ionique) par exemple, permet à l'excitation des cellules musculaires lisses de s'étendre aux cellules voisines, ce qui crée une vague d'excitation se propageant à l'organe tout entier (estomac, intestin, canalicules biliaires, utérus, uretère etc ; voir également page 44). La présence de gap junctions permet également aux cellules gliales et épithéliales d'assurer ensemble et harmonieusement leurs fonctions de transport et de barrage (voir ci-dessous). Si, cependant, la concentration en Ca^{2+} augmente dans l'un des constituants cellulaires, comme par exemple dans le cas extrême d'une membrane de fuite, les gap junctions se ferment. En d'autres termes, dans l'intérêt de toutes les fonctions, chaque cellule est autorisée à combattre ses propres problèmes.

Transport transcellulaire

Chez les organismes multicellulaires, le rôle de la membrane cellulaire en tant que protection ou barrière entre l'intérieur et l'extérieur est souvent assuré par le **regroupement de cellules de même fonction.** Les *épithélium* (de la peau, de l'appareil digestif, du tractus urogénital, de l'appareil respiratoire, etc.), les *endothélium* vasculaires et les *cellules gliales* du SNC constituent des ensembles protecteurs de ce type. Ils séparent le compartiment extracellulaire d'autres milieux de composition différente formant l'environnement naturel de l'organisme, comme l'air (épithélium cutané et bronchique), les contenus de l'appareil digestif (estomac, intestin), les espaces contenant la bile ou l'urine (vésicule biliaire, vessie, tubule rénaux) l'humeur aqueuse des yeux, le liquide cérébrospinal (barrière entre le sang et le liquide céphalorachidien), le milieu sanguin (endothélium) et le milieu extracellulaire du système nerveux central (barrière cérébroméningée). Néanmoins, certaines substances doivent être transportées à travers ces barrières ; ce déplacement s'effectue par **transport transmembranaire,** l'entrée d'un ion ou d'un composé dans la cellule est combinée au mouvement d'un autre composé en sens inverse. Plusieurs autres cellules (par exemple les globules rouges) dont la membrane plasmatique présente des propriétés uniformes le long de sa circonférence, comme les cellules épi- ou endothéliales, sont concernées par ces mécanismes (cf. **C**) ; ce sont des *cellules polarisées.*

Le transport de substances peut se faire non seulement à travers la membrane des cellules mais également entre cellules : on parle alors de **transport paracellulaire** ou **transépithélial.** Quelques epithélium (par ex. celui de l'intestin grêle et celui du tubule rénal proximal) sont à cet égard relativement perméables ou totalement perméables, alors que d'autres le sont moins (par ex. au niveau du tubule distal ou du côlon). Cette plus ou moins grande perméabilité dépend de l'état des « **jonctions serrées** » (**C**) par lesquelles les cellules adhèrent les unes aux autres. La bordure cellulaire et son degré de perméabilité (qui peut, par exemple, être spécifique aux cations) sont des éléments fonctionnels importants de l'épithélium.

Les grosses molécules peuvent traverser la barrière endothéliale des parois vasculaires sanguines par une combinaison d'endocytose d'un côté et d'exocytose de l'autre côté, aussi bien que par **transcytose** (cf. p. 13), mais dans ce cas le transport paracellulaire à travers les jonctions intercellulaires semble jouer quantitativement un rôle plus important. Les macromolécules anioniques comme l'albumine, qui sont indispensables dans le milieu sanguin en raison de leur propriété oncotique (cf. p. 158), sont maintenues sur les parois épithéliales par des charges électriques.

Enfin, il y a nécessairement des **transports à longue distance** d'un organe vers un autre et de différents organes vers le milieu environnant. Le moyen de transport principal utilisé dans de telles situations est la **convection.** Les échanges entre organes s'effectuent par l'intermédiaire des voies sanguine et lymphatique ; les échanges avec l'environnement sont réalisés au moyen du courant gazeux dans l'appareil respiratoire, du flux urinaire dans les reins et le tractus urinaire, et par transport liquidien à travers le tractus digestif (bouche-estomac-intestin).

Les chapitres suivants décrivent brièvement les types, phénomènes et lois qui régissent les mécanismes de transport, et leur signification fonctionnelle pour l'organisme.

Transport passif

La **diffusion** d'une substance est un processus de transport fondamental. Elle peut se produire lorsque la substance est plus fortement concentrée dans *le milieu de départ* que dans *le milieu d'arrivée,* c'est-à-dire lorsqu'il existe un *gradient de concentration.*

Par exemple, lorsque l'on pose des fleurs sur une table dans une pièce, leur parfum *se répand* dans la pièce (même sans courant d'air !), autrement dit le parfum *diffuse* de l'endroit où il est le plus concentré (fleurs) vers l'endroit où il est le moins concentré (environnement).

Une diffusion *unidirectionnelle* peut se faire en l'absence de différence de concentration. Dans ce cas, la valeur de cette diffusion est la même dans toutes les directions et la diffusion nette est alors égale à zéro.

Dans l'air (et d'une façon générale dans les gaz) ce processus de diffusion se déroule relativement vite, mais il est plus lent dans les liquides et en particulier dans l'organisme. Le temps de diffusion nécessaire à une substance dépend en outre du *trajet de diffusion ;* la *surface de diffusion* joue également un rôle : plus la surface d'échange est importante, plus la diffusion est rapide. La vitesse de diffusion dépend par ailleurs de la *nature de la substance qui diffuse.* Par exemple, l'oxygène diffuse 20 fois plus lentement à travers la membrane des alvéoles pulmonaires (cf. p. 92) que le CO_2. La raison de la différence est dans ce cas précis la plus faible solubilité de l'O_2 dans le « milieu aqueux », comparée à celle du CO_2. D'autres facteurs influençant la diffusion sont décrits ci-dessous.

Ces relations sont énoncées quantitativement par la **première loi de diffusion de Fick** : d'après cette loi, la quantité de substance Q diffusée par unité de temps (t) est proportionnelle au *coefficient de diffusion* D, à la surface d'échange A et au gradient de concentration ΔC, et est inversement proportionnelle au trajet de diffusion l :

$$\frac{dQ}{dt} = \frac{D \cdot A}{l} \cdot \Delta C \text{ (mol/s)}. \qquad (1)$$

Cela signifie que plus A, ΔC et D sont élevés et l petit, plus la quantité de substance diffusée/temps est importante.

Pour la diffusion à travers une **membrane** biologique, D est fonction de la constante du gaz R (cf. p. 14), de la température absolue (T), du rayon de la molécule qui diffuse (r), de la viscosité de la membrane (η) et du coefficient de distribution huile-eau (k) qui est une mesure de la solubilité lipidique de la molécule dans la membrane phospholipidique :

$$D = R \cdot T \cdot k/(6\pi \cdot \eta \cdot r) \; (m^2 \cdot s^{-1}) \qquad (2)$$

L'épaisseur de la membrane pouvant généralement être considérée comme constante, on utilise souvent le **coefficient de perméabilité** (P) à la place de D/l. Si l'on rapporte le rapport Q/t à la surface F, l'équation (1) peut alors s'écrire sous la forme :

$$\frac{dQ}{dt \cdot A} = P \cdot \Delta C \; (mol \cdot m^{-2} \cdot s^{-1}). \qquad (3)$$

La quantité de substance diffusée par unité de surface et de temps ($mol \cdot m^{-2} \cdot s^{-1}$) est donc proportionnelle au gradient de concentration (ΔC ici en mol/m^3) et au coefficient de perméabilité (P, en m/s).

Du fait de la charge électrique des **ions,** la perméabilité membranaire peut aussi être exprimée par la *conductance électrique* de la membrane (cf. p. 10 et suiv.).

$$g_x = P_x \cdot z_x^2 \cdot F^2 \cdot R^{-1} \cdot T^{-1} \cdot \bar{c}_x \, [S \cdot m^{-2}],$$

ou z, F, R, T ont leur signification habituelle (cf. p. 14) et ou $\bar{c}_x$ est « l'activité ionique *moyenne* » à travers la membrane (i = intérieur, e = extérieur),

$$\bar{c} = (c_e - c_i) / (\ln c_e - \ln c_i)$$

Remarquons que contrairement à P, g varie en fonction de la concentration ionique, et dépend des modifications de $\bar{c}$.

Si par exemple l'activité du K^+ extracellulaire augmente de 4 à 8 mmol/kg H_2O (et que par ailleurs l'activité intracellulaire reste inchangée à 160 mmol/kg H_2O), $\bar{c}_K$ augmente de 42 à 51 mmol/kg H_2O, s'accompagnant d'une élévation de g de 20 %.

On parle de **diffusion non ionique** lorsqu'un acide faible sous sa forme non ionique (par exemple acide urique) ou une base (par exemple ammoniac = NH_3) diffuse plus facilement à travers une membrane que sous sa forme ionique. La membrane est donc beaucoup plus perméable au NH_3 qu'au NH_4^+ (cf. p. 144 et suiv.). Comme il dépend du pH de la solution que ces substances soient ionisées ou non (pK, cf. p. 334), il s'ensuit que le pH influence la diffusion des acides faibles et des bases.

La diffusion ne convient pas toutefois au **transport sur de longs trajets** : pour un organisme unicellulaire (telle une amibe), la diffusion de l'oxygène peut être relativement rapide du fait de la proximité du milieu environnant, alors que dans le cas d'un être vivant pluricellulaire, d'autres mécanismes de transport doivent nécessairement entrer en jeu (sinon chez l'homme, la diffusion de l'oxygène de la surface du corps vers l'intérieur des organes durerait de nombreux mois !). En d'autres termes, pour une consommation normale d'oxygène de l'ordre de 0,3 l/min, une pression suffisante en O_2 ne peut être assurée que pour les tissus situés à moins de 0,3 mm de la surface cutanée. À une profondeur plus importante, les tissus vont souffrir d'anoxie.

Pour que les substances puissent être transportées sur d'aussi longues distances, le liquide ou le gaz doivent *accompagner* la substance qu'ils contiennent (« transfert par convoyeur » = **convection**). Il en est ainsi de la *circulation sanguine* (cf. p. 154 et suiv.), de la ventilation pulmonaire (cf. p. 78 et suiv.), de l'élimination de l'urine et des fèces, etc.

Par exemple, lors du transport du gaz carbonique (cf. p. 96), diffusion et transfert alternent : diffusion des tissus vers le sang, transfert sanguin des tissus vers le poumon, diffusion du sang vers l'air alvéolaire, transfert de cet air des alvéoles vers l'extérieur.

On parle de convection (cf. p. 192 et suiv.) lors du **transport de l'énergie thermique** par le sang et lors du rejet de la chaleur sous forme d'air réchauffé.

Un autre mécanisme de transport, la **filtration,** se produit au niveau des différentes membranes de l'organisme, à condition que la *membrane* soit *perméable à l'eau.* Si un **gradient de pression** apparaît entre les deux faces de la membrane (par exemple une pression sanguine relativement élevée dans les capillaires sanguins et une faible pression dans l'espace interstitiel, cf. p. 158), le liquide est alors *expulsé* à travers la membrane. Les substances pour lesquelles les pores de la membrane sont trop petits ne traversent pas, par exemple les protéines dans les capillaires sanguins, tandis que d'autres substances de taille moléculaire moindre (Na^+, Cl^-) sont filtrées avec leur solvant à travers la membrane et sont donc soumises à une sorte de transfert (cf. ci-dessous). De nombreuses substances de petite taille moléculaire, qui, en elles-mêmes, peuvent être filtrées, se lient aux protéines du plasma : cette liaison est appelée **liaison plasmatique** ou **liaison protéique.** Elle empêche plus ou moins la filtration de ces substances, en particulier au niveau du glomérule rénal (cf. p. 126 et suiv.).

Illustrons ceci par un exemple : lors du passage rénal, 20 % environ du liquide plasmatique et donc aussi 20 % d'une substance filtrable sont filtrés par le glomérule rénal. Mais si cette substance est liée pour 9/10e aux protéines plasmatiques, seul 1/10e peut être filtré, ce qui signifie que 2 % seulement sont filtrés à chaque passage rénal.

La liaison protéique a plusieurs **fonctions** : a) elle empêche l'élimination de nombreuses substances (par exemple l'hème), b) elle constitue la forme de transport de certaines substances (par exemple le fer), c) elle constitue un « stock » immédiatement disponible d'ions plasmatiques importants (Ca^{2+}, Mg^{2+}), etc. Du point de vue médical, la liaison plasmatique joue aussi un rôle important lors de l'administration de médicaments, car la fraction de ces médicaments liée aux protéines n'est ni pharmacologiquement active ni filtrable (élimination urinaire retardée), et par ailleurs elle peut agir comme allergène (cf. p. 72).

Des substances dissoutes peuvent être « entraînées » lors du *passage de l'eau à travers l'épithélium* (paroi intestinale, tubule rénal). On parle alors d'un transport par « **solvent drag** ». La quantité de matière dissoute ainsi transportée dépend, outre du débit de l'eau et de la concentration de matière, de la facilité avec laquelle les particules de matière traversent les pores de la membrane ou de la quantité de particules qui ne traversent pas la membrane, les particules étant donc « réfléchies ». On parle alors de **coefficient de réflexion σ**. Pour les grosses molécules qui sont totalement réfléchies, autrement dit qui ne peuvent être transportées par « solvent drag », σ est égal à 1 et pour les molécules plus petites σ est inférieur à 1. Par exemple, l'urée dans le tube proximal du rein a un coefficient de réflexion $\sigma = 0{,}68$.

Pour les *particules de matière chargées électriquement (ions),* une **différence de potentiel,** en particulier au niveau d'une membrane cellulaire, peut constituer une forme de transport (cf. p. 14) : les ions positifs (cations) migrent alors vers le pôle négatif de la membrane et les ions négatifs (anions) vers le pôle positif. Mais pour que ce type de transport soit effectif, il faut que cette membrane soit perméable à l'ion concerné, ce qui est déterminé par le *coefficient de perméabilité P* (cf. p. 9).

La quantité d'ions transportée par unité de temps dépend, outre du coefficient de perméabilité membranaire de cet ion, de la charge (z) de l'ion, de la différence de potentiel et de la valeur moyenne de la concentration ionique (c'est-à-dire de l'activité ionique ($\bar{c}$), cf. p. 9) de part et d'autre de la membrane. Plus simplement, la perméabilité ionique d'une membrane peut être définie par la *conductance* électrique *g* (cf. p. 9). Si l'on introduit g à la place de la résistance dans la *loi d'Ohm,* on obtient (cf. aussi p. 14) :

g_{ion} = courant ionique/potentiel d'entraînement (4).

On entend par **diffusion facilitée** un transport passif « facilité » par un *transporteur* situé dans la membrane. Etant donné que les substances biologiquement importantes sont pour la plupart polaires et que, de ce fait, leur simple diffusion (cf. p. 8) à travers la membrane serait trop lente, il existe pour un certain nombre de substances, glucose, Na^+, etc., des protéines situées dans la membrane – précisément les transporteurs – qui fixent la molécule à transporter d'un côté de la membrane et s'en séparent de l'autre côté. On ne sait pas si le transporteur diffuse à travers la membrane, s'il pivote ou s'il modifie sa conformation. Ce type de transport par transporteurs est *saturable* et *spécifique* pour des substances ayant une étroite analogie de structures (on parle d'**inhibition compétitive**). Il se distingue du transport actif (cf. ci-dessous) par le fait qu'il s'agit d'un transport « selon » un gradient électrochimique (cf. p. 14).

Transport actif

Dans l'organisme, le transport des substances se fait aussi et surtout contre un gradient de concentration et/ou contre un gradient électrique (potentiel).

Ceci *ne peut* s'effectuer par le transport passif décrit ci-dessus (qui se fait dans le sens du courant, c'est-à-dire « selon » un gradient), mais seulement par des **mécanismes de transport actif.** Ceux-ci nécessitent de l'**énergie**, car ils doivent transporter les substances *contre* un gradient. Une partie importante de l'énergie chimique apportée à l'organisme sous forme d'aliments est transformée en composés riches en énergie et utilisables par tous les êtres vivants (par exemple l'ATP, cf. p. 17). Cette énergie est utilisée notamment pour le transport actif.

Dans le **transport actif primaire,** l'hydrolyse de l'ATP produit *directement* de l'énergie utilisable pour les mécanismes de « pompe ionique ». Ces pompes sont aussi appelées ATPases. On peut citer l'omniprésente **Na^+-K^+** (activée) **-ATPase,** mais également la **Ca^+-ATPase** sarcoplasmique et l'**H^+-ATPase** du tube collecteur rénal comme autant de mécanismes actifs permettant le transport de Na^+, K^+, Ca^+ ou H^+ respectivement.

Dans le **transport actif secondaire** d'un composé (par exemple le glucose) il y a couplage par un transporteur avec un mécanisme de transport passif d'un ion (par exemple le Na^+). Dans ce cas, le gradient de Na^+ est la force motrice qui doit être maintenue indirectement par un mécanisme de transport actif de Na^+ à différents endroits de la membrane cellulaire. Ce mécanisme est appelé **co-transport** (simport) si la substance impliquée est déplacée dans le même sens que l'ion moteur (par exemple le Na^+ avec le glucose) ou **contre-transport** (antiport) si le gradient de Na^+, dans ce cas, déplace l'ion H^+ dans le sens opposé.

Citons comme exemple de transports actifs primaires ou secondaires l'excrétion du Na^+, du glucose et des acides aminés par le tubule rénal (cf. p. 126 et suiv.), l'absorption de ces substances à partir de l'intestin (cf. p. 224 et suiv.), la sécrétion de l'acide chlorhydrique dans l'estomac (cf. p. 208), le transport du Na^+ au niveau de la cellule nerveuse (cf. p. 24 et suiv.), etc.

Ces *mécanismes de transport actif* présentent les *caractéristiques suivantes* :

- ils sont *saturables,* autrement dit ils ne peuvent assurer qu'un taux de transport maximal déterminé (cf. réabsorption du glucose dans le rein, p. 128),
- ils sont plus ou moins *spécifiques,* ce qui signifie que seules certaines substances de structure chimique analogue sont transportées par un système (cf. fonction d'épuration du foie, p. 214 et suiv.),
- ces substances analogues sont souvent plus ou moins bien transportées, ce qui signifie qu'elles possèdent une *affinité différente* ($\sim 1/K_m$; cf. ci-après) pour le système de transport,
- ils sont perturbés lorsque l'*apport d'énergie* cellulaire est défaillant.

Le taux de transport J_{sat} de ce type de transport saturable se calcule généralement suivant la *cinétique de Michaelis-Menten :*

$$J_{sat} = J_{max} \cdot C/(K_m + C) \; [mol \cdot m^{-2} \cdot s^{-1}],$$

C étant la concentration finale de la substance à transporter, J_{max} le taux de transport maximal de la substance et K_m sa concentration de demi-saturation, c'est-à-dire pour $0,5\,J_{max}$ (cf. p. 333).

Cytose

La cytose est un mécanisme de transport actif complètement différent. Elle comprend la formation, avec consommation d'ATP, de **vésicules** intra-membranaires, d'environ 50-400 nm de diamètre, qui se détachent ensuite par étranglement de la membrane plasmique ou de la membrane des organites cellulaires (réticulum endoplasmique granulaire, appareil de Golgi, cf. p. 4). Grâce à la cytose spécifique, ce sont principalement les macromolécules (protéines, polynucléotides et polysaccharides) qui sont transférées dans la cellule (**endocytose**), ou qui en sortent (**exocytose**). Le transport des grosses molécules à l'intérieur de la cellule s'effectue également par ces vésicules, par exemple le transport des protéines du REG vers l'appareil de Golgi. Deux formes différentes d'endocytose peuvent être distinguées. L'une, la **pinocytose,** est un mécanisme de transport continu, non spécifique, permettant l'entrée dans la cellule de liquide extracellulaire au moyen de vésicules relativement petites, à la manière d'un goutte à goutte. Dans le même temps, des molécules dissoutes, grandes ou petites, sont sans distinction transférées dans la cellule.

La seconde forme d'endocytose requiert la présence de **récepteurs** sur la face externe de la membrane cellulaire. Une seule et même cellule peut posséder plusieurs types différents de récepteurs (environ 50 sur un fibroblaste). On peut trouver jusqu'à 1 000 récepteurs concentrés sur les sites membranaires (aussi appelés protéines de transfert) à l'endroit où l'intérieur de la membrane est doublé (« *coated pits* » – « *fosse mantelée* » ou encore « *puits recouvert* » ; voir **E2**) de protéines spécifiques (principalement **clathrine**). Puisque c'est à cet endroit que débute l'endocytose, les vésicules endocytosiques sont temporairement recouvertes de clathrine (« vésicules mantelées » ou « vésicules recouvertes »). Cette endocytose s'effectuant via un **récepteur** (= endocytose d'absorption) est spécifique puisque les récepteurs peuvent seulement reconnaître certaines substances et seules celles-ci peuvent être captées par endocytose jusqu'à l'intérieur de la cellule.

Consécutivement à l'endocytose, le « manteau » ou enveloppe est transféré dans la cellule, et il s'ensuit une fusion avec les **lysosomes primaires** (**B**) dont les enzymes hydrolytiques vont digérer la substance pynocitée pour former les **lysosomes secondaires.** Les petites molécules résultant de cette digestion, tels les acides aminés, les sucres et les nucléotides, sont transportées à travers la membrane lysosomale vers le cytoplasme où elles sont disponibles pour le métabolisme cellulaire.

De tels mécanismes de transport à travers la membrane lysosomale sont spécifiques. Si, par exemple, le facteur responsable du transfert de l'amino-acide L-cystine est défectueux (génétiquement), la cystine (dont la solubilité est plus faible) va s'accumuler et précipiter dans les lysosomes, causant finalement des dommages aux cellules et à l'organe tout entier (cystinose).

Les phospholipides de la membrane cellulaire, utilisés dans les processus d'endocytose pour former les parois des vésicules, sont réincorporés dans la membrane cellulaire, en même temps que les protéines des récepteurs et la clathrine, par des procédés de **recirculation** globalement inexpliqués. Certaines autres protéines membranaires, comme celles mises en jeu dans les pompes ioniques (appelées protéines résidentes) sont pour la majorité non impliquées dans ces procédés rapides et continus de recirculation.

Un exemple d'endocytose par récepteur est le captage du **cholestérol** et de ses esthers. Ils sont transportés par l'intermédiaire du plasma dans les lipoprotéines de type **LDL** (cf. p. 222 et suiv.) vers les cellules extrahépatiques. Lorsque ces cellules ont besoin de cholestérol, par exemple pour la synthèse membranaire ou pour la production d'hormones stéroïdes, elles incorporent dans leur membrane cellulaire une plus grande quantité de récepteurs des LDL qui reconnaissent et lient les LDL-protéines (apolipoprotéines), augmentant ainsi l'endocytose des LDL. Une particule de LDL de 22 nm est capable de fixer environ 1500 molécules d'esther-cholestérol. Les patients ayant un défaut génétique de ces récepteurs des LDL ont un taux de cholestérol plasmatique élevé avec comme conséquence une athérosclérose prématurée.

On peut citer d'autres exemples d'endocytose par récepteur, comme le captage cellulaire du **fer** de la transferrine, de l'**hème** de l'hémopexine, de **l'hémoglobine** de l'haptoglobine (cf. p. 63) et des **cobalamines** au moyen de leur différents mécanismes de transports protéiques membranaires (cf. p. 226).

La **phagocytose** des organismes pathogènes (par reconnaissance des complexes antigène-anticorps) et des débris cellulaires endogènes, pour lesquels les granulocytes neutrophiles et les macrophages sont spécialisés (cf. p. 66 et suiv.) se fait également, de manière habituelle, par l'intermédiaire de récepteur (voir aussi opsonisation ; p. 66 et suiv.). L'aspect quantitatif de la phagocytose est illustré par le fait qu'en une heure environ 10 billions de vieux érythrocytes sont détruits par ce mécanisme (p. 60), et que les macrophages par exemple phagocytent en une heure environ 125 % de leur propre volume et 200 % de leur membrane cellulaire.

Quand l'**insuline** se lie aux récepteurs sur la surface des cellules cibles, le complexe hormone-récepteur migre dans les « puits recouverts » et subit alors une endocytose (il est « internalisé » ; cf. p. 248). De cette manière, la densité des récepteurs capables de lier l'hormone est diminuée (« down regulation » : diminution de l'affinité des sites résiduels par des concentrations élevées d'insuline).

L'**exocytose** est également un processus régulé. Les hormones (par ex. celles du lobe postérieur de l'hypophyse ; cf. p. 240), les neurotransmetteurs (cf. l'acétylcholine, p. 54) et les enzymes (cf. les acini pancréatiques ; p. 212) peuvent, comme « des vésicules préemballées », être libérées en réponse à une augmentation de la concentration intracellulaire de Ca^{2+}. Il est probable que le Ca^{2+} intracellulaire agisse non sous sa forme libre, mais par l'intermédiaire d'une protéine de liaison, la **calmoduline.**

Le transport transcellulaire de macromolécules (protéines, hormones) peut également se faire par pinocytose. L'endothélium, par exemple, capte la molécule d'un côté de la cellule et la libère, inchangée, de l'autre côté (**transcytose**).

La cytose comme moyen de locomotion

En principe, la plupart des cellules sont capables de se déplacer activement à l'intérieur de l'organisme, bien qu'un petit nombre seulement utilise cette possibilité. Les seules cellules équipées spécialement pour de tels déplacements sont les spermatozoïdes, qui peuvent « nager » à une vitesse de l'ordre de 35 μm/s par agitation de leur flagelle caudal. D'autres cellules, comme les fibroblastes, se déplacent également, mais beaucoup plus lentement, à la vitesse de 0,01 μm/s (**E1**). En cas de lésion par exemple, ils se déplacent au niveau de la blessure et participent à la cicatrisation. On peut encore citer les granulocytes et les macrophages, lesquels, attirés par chimiotactisme, traversent la paroi vasculaire et migrent dans

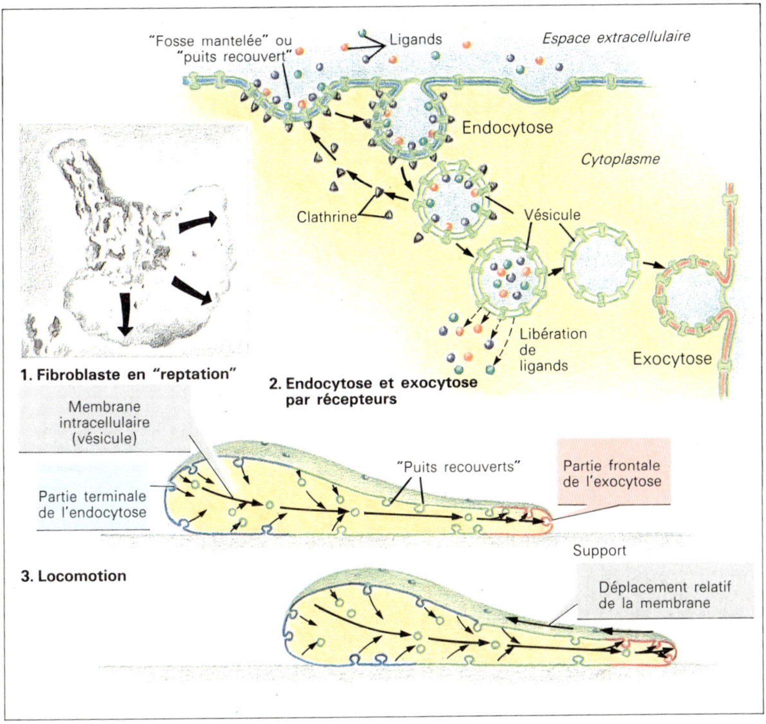

E. L'endocytose et l'exocytose en tant que moyen de locomotion cellulaire (explication dans le texte). (D'après M. S. Bretcher, Spektrum der Wissenschaft, 2/88, p. 56-62).

la direction de l'invasion bactérienne (migration ; cf. p. 66 et suiv.), enfin les cellules tumorales qui exercent leurs effets dévastateurs vers les différents tissus de l'organsime qu'elles envahissent.

Le déplacement de telles cellules se fait par glissement sur une base solide, comme pour les amibes (**E**). Ceci est possible par **endocytose** du côté de la membrane sur la partie la plus éloignée du but à atteindre, par transport intracellulaire à travers la cellule à travers les vésicules d'endocytose et leur réincorporation dans la paroi vasculaire, enfin par **exocytose** près du but à atteindre (**E3**). Les fibroblastes renouvellent environ 2 % de la membrane cellulaire/min par ce mécanisme.

Le cycle est complété par des déplacements obligatoires "d'avant en arrière", par des mouvements semblables à ceux d'une chenille, des différentes régions de la membrane cellulaire non impliquées dans la pinocytose. Puisque la membrane cellulaire des fibroblastes adhère surtout à la fibronectine de la matrice extracellulaire, la cellule se déplace en avant par rapport à la matrice (**E3**). L'adhérence de la cellule requiert également la présence de récepteurs spécifiques, par exemple la fibronectine dans le cas des fibroblastes.

Potentiels électriques dus aux processus de transport

Le transport d'ions signifie un déplacement de charge, c'est-à-dire l'apparition d'un *potentiel électrique*. Par exemple, si des ions K^+ diffusent hors de la cellule, il se crée un **potentiel de diffusion**, au cours duquel la cellule devient positive à l'extérieur par rapport à l'intérieur. Si un ion de même charge diffuse également à contre-courant ou si un ion de charge opposée (tel Cl^-) diffuse dans le même sens, ce potentiel de diffusion n'est que transitoire. Par contre, si des ions non diffusibles (comme les protéines intracellulaires) ou si les ions concernés ne peuvent franchir la membrane qu'en faibles quantités mais peuvent en revanche être transportés activement en sens contraire (Na^+), le potentiel de diffusion persiste (cf. p. 24). Mais il entraîne les ions K^+ qui avaient diffusé hors de la cellule (diffusion le long d'un gradient chimique) à nouveau vers l'intérieur de la cellule (transport par potentiel, cf. p. 10). La diffusion des ions K^+ demeure jusqu'à ce que les deux gradients soient identiques, mais opposés, c'est-à-dire jusqu'à ce que leur somme, ou le **gradient électrochimique,** soit égale à zéro. Il existe alors une différence de concentration ionique déterminée de part et d'autre de la membrane (**concentration d'équilibre**) à laquelle correspond un potentiel déterminé (**potentiel d'équilibre**).

Le potentiel d'équilibre E_x de l'ion « x » entre l'intérieur (i) et l'extérieur (e) de la membrane cellulaire est calculé d'après l'**équation de Nernst** (cf. aussi p. 24) :

$$E_x = R \cdot T \cdot (F \cdot z)^{-1} \cdot \ln ([x]_e / [x]_i), \quad (5)$$

R étant la constante des gaz (= 8,314 $J \cdot K^{-1} \cdot mol^{-1}$), T la température absolue (dans le corps = 310 K), F la constante de Faraday, donc la charge par mole (= $9{,}45 \cdot 10^4 A \cdot s \cdot mol^{-1}$), z la charge de l'ion (+ 1 pour K^+, + 2 pour Ca^{2+}, –1 pour Cl^-, etc.), ln le logarithme naturel et [x] la concentration « effective » de l'ion x. Pour la température du corps (310 K), $R \cdot T/F = 0{,}0267\ V^{-1}$. Si l'on transforme maintenant $\ln([x]_e / [x]_i)$ en $-\ln([x]_i / [x]_e)$ et également ln en log ($\ln = 2{,}3 \cdot \log^e$), l'équation (5) peut alors s'écrire :

$$E_x = -61 \cdot z^{-1} \cdot \log ([x]_i / [x]_e)\ (mV). \quad (6)$$

Par exemple, si l'ion x est K^+, si $[K^+]_i$ = 150 mmol/kgH_2O et $[K^+]_e$ = 5 mmol/kgH_2O, le potentiel d'équilibre de K^+ est alors $E_k = -90$ mV (cf. aussi p. 24 et p. 25, **B**).

Lorsque le potentiel d'équilibre est atteint, la quantité d'ions qui se déplace selon le gradient chimique dans une direction est égale à la quantité d'ions repoussée par le potentiel en sens inverse. La somme des deux, appelée **courant ionique net,** est donc nulle. Mais ce courant s'écarte de zéro lorsque le potentiel de membrane de repos (E_m) s'éloigne du potentiel d'équilibre (E_x). Le **potentiel d'entraînement** du courant ionique net (I_x) est donc $E_m - E_x$. La **loi d'Ohm** pour le courant ionique (cf. p. 10 équation (4)) s'écrit donc :

$$g_x = I_x / (E_m - E_x) \quad (7)$$

(Unités : g_x superficie de la membrane en $S \cdot m^{-2}$; I_x superficie de la membrane en $A \cdot m^{-2}$; E en V.)

Dans la cellule au repos (cf. p. 24), $E_m \simeq -70$mV, $E_K \simeq -90$mV et $E_{Na} \simeq +70$mV.

Ce qui donne pour Na^+ un potentiel d'entraînement de 140 mV environ, pour K^+ un potentiel d'entraînement d'environ 20 mV (dans le sens opposé). Un I_{Na} important est donc évité uniquement au repos, car g_{Na} est très faible à ce moment-là (environ 1/10-1/100 de g_k). Par contre, si les pores de Na^+ s'ouvrent brièvement au moment du potentiel d'entraînement (cf. p. 26) (activation des canaux de Na^+ ; cf. ci-dessous), le Na^+ pénètre alors très rapidement dans la cellule du fait du potentiel d'entraînement élevé.

Pour Na^+, Ca^{2+}, K^+, Cl^- et les autres ions, la « conductance » de la membrane cellulaire est généralement plus qu'une simple donnée physique. En effet, dans de nombreuses membranes cellulaires, le flux passif de Na^+ dirigé vers l'intérieur est facilité par des **transporteurs** qui peuvent simultanément cotransporter le glucose ou les ions H^+ dirigés en sens inverse (cf. p. 128). Dans d'autres membranes cellulaires (nerf, muscle), il existe des canaux spécifiques pour les différents types d'ions, la conductance du canal pouvant s'adapter (cf. ci-dessous).

On parle de **transport électriquement neutre** lorsque, au cours du *transport actif* d'ions (par ex. Na^+) par ce même mécanisme utilisant des *transporteurs*, un ion de charge opposée (par ex. Cl^-) est transporté dans la même direction ou un ion de même charge (par ex. H^+) dans la direction opposée avec comme rapport de charge 1/1. Mais si 3 ions Na^+ sont transportés dans une direction et, simultanément, 2 ions K^+ dans l'autre direction (par ex. pour la Na^+-K^+-ATPase), l'ion Na^+ excédentaire développe un potentiel : on parle alors de **transport électrogène** (ou **rhéogène**).

Régulation de la perméabilité des membranes aux ions

Dans certaines cellules, la conductance aux ions peut être modifiée par la présence de **canaux** ou **pores**, généralement *spécifiques* d'un ion ou d'un groupe d'ions, qui peuvent être ouverts ou fermés par une sorte de « porte » (**gate**). L'ouverture de ces portes peut être réglée par le *niveau du potentiel cellulaire* (par exemple les fibres nerveuses et musculaires) ou être influencée par une *substance chimique* (par exemple action postsynaptique de l'acétylcholine, cf. p. 54 ; **F**).

Lors de l'excitation du **muscle cardiaque**, les canaux Ca^{2+} s'ouvrent (relativement lentement) et, simultanément, la perméabilité des pores aux ions K^+ diminue. Les canaux Na^+ s'ouvrent dans ce cas très rapidement, mais pour une très courte durée. On pense que ces pores Na^+ disposent de deux « portes » successives, l'une étant ouverte au repos et l'autre fermée. L'excitation (dépolarisation, cf. p. 26) ouvre (*active*) la « porte » précédemment fermée et ferme (*inactive*) aussitôt après la « porte » précédemment ouverte. Au début du potentiel d'action, pendant le cours laps de temps où les deux « portes » sont ouvertes (conductance Na^+ élevée, cf. p. 26), le Na^+ pénètre brusquement dans la cellule.

Un potentiel d'action ouvre des pores Ca^{2+} dans les **terminaisons nerveuses** présynaptiques ; le Ca^{2+} pénètre et active la libération de neurotransmetteurs (cf. p. 54 et suiv.) ou la libération d'hormones (post-hypophysaires par exemple, cf. p. 240).

L'*exocytose* est également réglée dans les **cellules exocrines** (comme dans le pancréas) par le flux de Ca^{2+} (cf. ci-dessous). L'ouverture des pores de Ca^{2+}, commandée par le potentiel d'action créé dans les tubules longitudinaux du **muscle squelettique**, provoque la contraction musculaire (cf. p. 36 et suiv.).

Un principe tout à fait général dans l'organisme veut donc que des gradients électrochimiques (milieu intracellulaire pauvre en Na^+) soient utilisés par des *« pompes » ioniques actives* relativement lentes (par ex. Na^+-K^+-ATPase : env. 1 $\mu mol \cdot m^{-2} \cdot s^{-1}$) puis que les gradients électrochimiques obtenus soient utilisés, par le biais de la régulation de la perméabilité membranaire passive (pores), pour les flux ioniques rapides (par ex. flux de Na^+ lors du potentiel d'action : env. 1 $mmol \cdot m^{-2} \cdot s^{-1}$).

Rôle des ions Ca^{2+} lors de la régulation des processus cellulaires

Le Ca^{2+} est pour 50 % environ lié aux protéines plasmatiques et pour 50 % sous forme libre (cf. p. 151 et p. 254). La forme libre ($\simeq$ 2,9 mmol/l) est largement prédominante dans le liquide interstitiel du fait de la faible concentration en protéines. Dans le *cytoplasme*, donc à l'intérieur de la cellule, la concentration est *beaucoup plus faible* ($\simeq$ 0,1– 0,01 μmol/l) ; ceci est la conséquence du transport actif qui

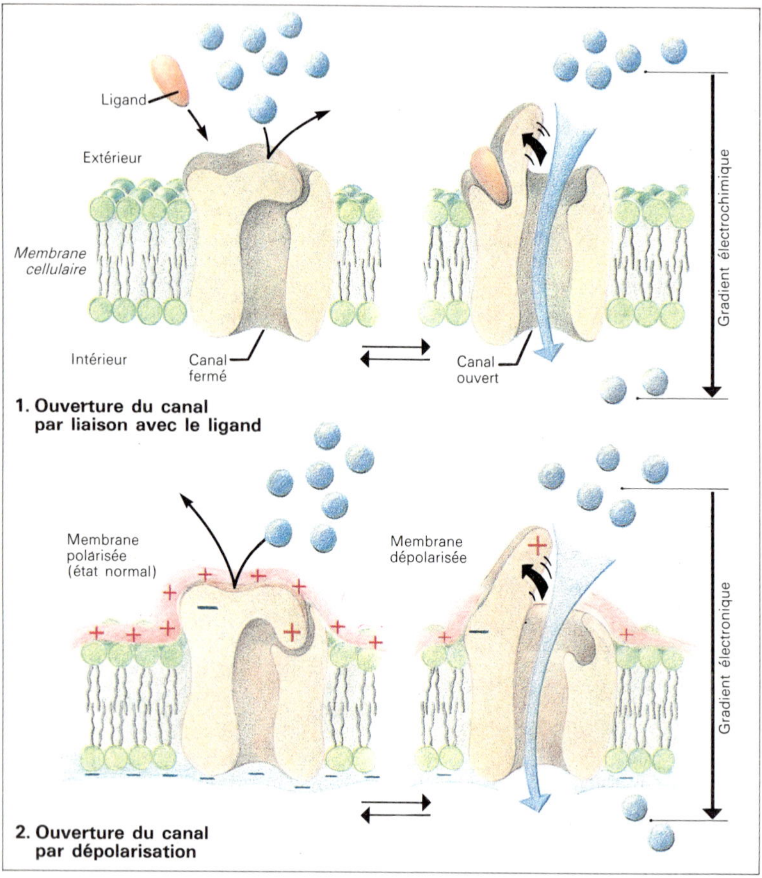

F. Ouverture ou « perméabilité » des canaux ioniques. (**1**) Elle se fait obligatoirement par le moyen d'un ligand, par ex. un médiateur chimique comme l'acétylcholine au niveau synaptique, ou une hormone, ou (**2**) par la dépolarisation d'une membrane cellulaire, par ex. d'une cellule nerveuse, musculaire ou épithéliale. Les canaux membranaires ou pores ne sont pas ouverts ou fermés de manière synchrone, mais la probabilité du canal d'êre ouvert ou fermé augmente ou diminue en fonction de ces mécanismes. La force résultante pour le passage des ions est la somme des gradients électrique (potentiel membranaire) et chimique (différence de concentration) des ions de part et d'autre de la membrane, appelé communément gradient électrochimique. (D'après B. Alberts et coll. : Molecular biology of the cell, Ist Ed. Garland, New York and London 1983, p. 299).

rejette en permanence le Ca^{2+} hors de la cellule. Un transport actif primaire par Ca^{2+} a été démontré comme venant s'ajouter à un transport actif secondaire inverse dépendant du gradient de Na^+.

La concentration intracellulaire de Ca^{2+} est **réglée** par un **flux de Ca^{2+}** passif plus ou moins important provenant de l'espace extracellulaire (cf. ci-dessus) ou d'autres réservoirs de Ca^{2+}. Ce flux peut être déclenché par des *potentiels d'action* (cf. p. 164) ou par des transmetteurs ou hormones (cf. p. 242 et suiv.) qui possèdent des récepteurs à l'extérieur de la membrane cellulaire (ainsi pour l'acétylcholine, **F**).

Lors de l'arrivée d'un potentiel d'action au niveau du **muscle squelettique**, le Ca^{2+} provenant des tubules longitudinaux – lesquels constituent un réservoir spécifique pour le Ca^{2+} – pénètre dans la cellule musculaire où il est lié à la *troponine C*, ce qui provoque la contraction musculaire (couplage électromécanique, cf. p. 36 et suiv.)

Au niveau du **muscle cardiaque,** le Ca^{2+} provient également des tubules longitudinaux comme du LEC. L'augmentation de la concentration intracellulaire du Ca^{2+} conduit là aussi à une contraction ; le flux supplémentaire de Ca^{2+}, qui est relativement lent et qui provient de l'espace extracellulaire pendant l'excitation, est tel que le potentiel d'action du myocarde possède un *plateau* particulièrement long (200-500 ms), qui explique la loi du « tout ou rien » à laquelle obéit la contraction du cœur (cf. p. 166). Par ailleurs, la concentration intracellulaire de Ca^{2+} influence la puissance contractile du myocarde.

Au niveau du **muscle lisse,** un flux de Ca^{2+} est également déclenché par un potentiel d'action, un neurotransmetteur ou une hormone. Le **récepteur intracellulaire** primaire du **Ca^{2+}** est vraisemblablement ici (comme dans beaucoup d'autres cellules) la **calmoduline.**

Cette protéine, d'un poids moléculaire de 16 700, a une forte analogie de structure avec la troponine C (cf. p. 34 et suiv.) ; chaque mole fixe 4 moles de Ca^{2+}. Le complexe Ca^{2+}-calmoduline forme, en association avec une autre protéine, une enzyme (MLCK = **M**yosin **L**ight **C**hain **K**inase) capable de phosphoryler la méromyosine légère (cf. p. 34) ou « chaîne légère » de la myosine. La myosine modifie alors sa conformation, ce qui permet à l'actine d'activer l'ATPase de la myosine, d'où la contraction. Une diminution du Ca^{2+} et une déphosphorylation de la myosine par une autre enzyme (MLCP = **M**yosin **L**ight **C**hain **P**hosphatase) ont pour effet d'arrêter la contraction : le muscle se relâche.

Lors de la contraction du muscle lisse, la calmoduline semble donc jouer un rôle analogue à celui de la troponine C dans le muscle squelettique, bien que son activation soit légèrement différente (cf. p. 36 et suiv.). Le mouvement des *spermatozoïdes* est également déclenché par le Ca^{2+} et la calmoduline.

L'**exocytose** des cellules sécrétrices (pancréas ou glandes salivaires) est probablement aussi une forme primitive de motricité. Le flux de Ca^{2+} (principalement venant du REG ; cf. p. 4) et la liaison calmoduline-Ca^{2+} influencent ici le *système microtubule-microfilament* qui règle l'exocytose selon un mécanisme encore inexpliqué. Dans ce cas également, le flux de Ca^{2+} est le plus souvent stimulé par la liaison d'hormones sur des récepteurs extracellulaires : lors de l'action d'une telle hormone (**premier messager**) au niveau de la cellule-cible, le Ca^{2+} joue le rôle d'un **second messager** (second messenger des Anglais). L'adénosine monophosphate cyclique (AMPc, cf. p. 242) a un rôle tout à fait analogue sur le mode d'action des hormones peptidiques et des catécholamines. Dans des nombreuses cellules, l'une de ces hormones déclenche le flux de Ca^{2+} et l'autre la formation de l'AMPc. Les deux seconds messagers ont une action soit antagonique soit synergique sur le métabolisme cellulaire. L'action antagonique repose peut-être en partie sur le fait que le complexe Ca^{2+}-calmoduline active la phosphodiestérase qui est responsable de la dégradation de l'AMPc (cf. p. 242). Par ailleurs, le complexe Ca^{2+}-calmoduline joue un certain rôle lors de la *croissance cellulaire*. Il agit aussi sur beaucoup d'autres enzymes, que ce soit dans le foie, les reins, le cœur, le pancréas, le cerveau, les spermatozoïdes, les plaquettes sanguines, etc.

Dans une grande variété de cellules, l'interaction hormone extracellulaire-récepteur transforme les phosphoinositides d'origine membranaire en **inositol triphosphate** et en **diacylglycérol** qui deviennent alors des seconds messagers dans la cellule (cf. p. 242 et suiv.). Cette modification du signal ne conduit pas seulement à une phosphorilation des protéines et à d'autres événements intracellulaires, mais agit également comme médiateur (par l'inositol triphosphate) dans les phénomènes de relaxation liés au Ca^{2+}. Ici, le Ca^{2+} est le **troisième messager** qui interfère dans l'activité cellulaire, par exemple en se liant à la calmoduline.

Apport et transformation de l'énergie

La vie est impossible sans apport d'énergie. Les plantes tirent leur énergie du rayonnement solaire pour transformer le CO_2 atmosphérique en O_2 et en composés organiques. Ces composés peuvent être directement utilisés (principalement les hydrates de carbone) par les être humains et les animaux pour compléter leurs besoins énergétiques, mais peuvent également être stockés sous forme de combustibles fossiles (houille et pétrole). Ainsi l'énergie peut être convertie, transformée d'une forme en une autre. Si nous considérons une telle transformation comme prenant place dans un **système fermé** (échange d'énergie mais non de matière avec l'environnement), on peut dire que l'énergie ne peut ni apparaître, ni disparaître spontanément. Ceci est décrit dans le **premier principe de la thermodynamique,** qui dit que la variation d'énergie interne (= variation du contenu en énergie ΔU) d'un système (par ex. une réaction chimique) est égale à la somme du travail reçu (+ W) ou cédé (– W) et la chaleur dégagée (– Q) ou reçue (+ Q) respectivement.

$\Delta U = Q - W$ [J] (travail fourni, chaleur reçue)

$\Delta U = W - Q$ [J] (travail reçu, chaleur dégagée)

(Par définition, les signes indiquent le sens du flux en accord avec le système considéré).

Pour les systèmes biologiques, la conséquence essentielle de ce premier principe est que la chaleur produite par la transformation d'une substance en une autre est toujours la même, *quelle que soit la voie utilisée*. En d'autres termes, que la combustion du glucose se fasse directement en présence d'O_2 dans un calorimètre (cf. p. 198), avec production de CO_2 et d'eau, ou que ces mêmes produits terminaux soient formés à partir du glucose par des voies métaboliques, l'énergie produite est la même (dans cet exemple, les valeurs caloriques physiques ou physiologiques sont les mêmes ; cf. p. 198). Il n'y a pas équivalence si, comme dans le cas des amino-acides, les produits formés dans le calorimètre (ici, CO_2, etc.) sont différents de ceux formés par les voies métaboliques de l'homme (ici, l'urée). Cependant, même dans cette situation, l'énergie chimique utilisée par l'organisme (dans ce cas les amino-acides) est toujours égale à la chaleur libérée + le travail mécanique produit + le contenu énergétique des métabolites excrétés (dans ce cas l'urée).

Si, comme dans l'organisme, la pression (p) demeure constante, une part de l'énergie est utilisée pour les changements de volume (ΔV) ; le travail mécanique ($p \cdot \Delta V$) n'est pas quantifiable et doit être assimilé à : ΔU (voir ci-dessus) $+ p \cdot \Delta V = \Delta H$, ou ΔV représente la variation d'**enthalpie** (ΔV est ordinairement très faible dans l'organisme si bien que $\Delta H \approx \Delta U$).

Afin de déterminer quelle part de cette enthalpie ΔH est franchement utile, le **second principe de la thermodynamique** doit être pris en considération. Compte tenu de ce principe, le degré de désorganisation – appelé **entropie** – d'un système fermé augmente ($\Delta S > 0$) si, par exemple, une forme d'énergie est transformée en une autre. Le produit – augmentation d'entropie × température absolue – ($\Delta S \cdot T$) est égal à la chaleur dissipée durant un tel processus. Ainsi, l'**énergie libre** ΔG (= *énergie de Gibbs*) se calcule comme suit :

$$\Delta G = \Delta H - T \cdot \Delta S.$$

Cette relation définit également les conditions sous lesquelles, par exemple, les **réactions chimiques** spontanées peuvent se produire. Si $\Delta G < 0$ la réaction est **exergonique,** elle s'effectue d'elle-même sans intervention extérieure et l'énergie est libérée spontanément ; si $\Delta G > 0$ la réaction est **endergonique** et ne peut s'effectuer spontanément sans fourniture additionnelle d'énergie.

ΔG est obtenu en prenant la concentration véritable de chaque composé ou substrat pris en compte dans la réaction étudiée. Si la réaction considérée est : $A \rightleftharpoons B + C$, l'*énergie libre standard* $\Delta G'o$ (ou les concentrations de A, B et C sont de 1 mole $\cdot$ l^{-1} et le pH = 7) est convertie en ΔG comme suit :

$$\Delta G = \Delta G'o + R \cdot T \cdot \ln \frac{[B] \cdot [C]}{[A]} \qquad (8)$$

ou (à 37 °C) :

$$\Delta G = \Delta G'o + 8{,}31 \cdot 310 \cdot 2{,}3 \cdot \log \frac{[B] \cdot [C]}{[A]} [J \cdot mol^{-1}].$$

En supposant pour l'instant que $\Delta G'o$ d'une réaction est de + 20 kJ $\cdot$ mol^{-1} (réaction endergonique), ΔG devient < 0 (réaction exergonique) si le produit $[B] \cdot [C]$ est, par exemple, 10^4 fois plus petit que [A] :

$$\Delta G = 20\,000 + 5925 \cdot \log 10^{-4} = -3{,}7 \text{ kJ} \cdot mol^{-1}.$$

Dans ces conditions, les produits B et C sont formés (la réaction se fait vers la droite).

Si dans le même exemple le rapport $[B] \cdot [C]$ sur $[A] = 4{,}2 \cdot 10^{-4}$, ΔG devient nul et la réaction s'équilibre (pas de réaction visible). Le rapport ansi obtenu est appelé **constante d'équilibre K** de la réaction. En utilisant l'équation (8), K peut être transformé en $\Delta G'o$ et vice versa selon la relation suivante :

$$0 = \Delta G'o + R \cdot T \cdot \ln K, \text{ ou}$$

$$\Delta G'o = - R \cdot T \cdot \ln K, \text{ ou}$$

$$K = e^{-\Delta G'o / (R \cdot T)}$$

Si finalement le rapport $[B] \cdot [C]$ sur $[A] > 4{,}2 \cdot 10^{-4}$, alors $\Delta G > 0$ et la réaction se déplace vers la gauche, en conséquence le produit A est formé.

Il est évident qu'à partir de ces considérations $\Delta G'o$ indique le point d'*équilibre* de la réaction, et que ΔG mesure *la distance* qui sépare la réaction de son point d'équilibre.

Cependant, ΔG ne donne aucune indication sur la **vitesse de la réaction.** Même si $\Delta G < 0$, la réaction peut être extrêmement lente. Sa vitesse dépend de la quantité d'énergie nécessaire pour l'élaboration des produits intermédiaires de la réaction, pour lesquels ΔG est plus grand que celui de la substance initiale ou des produits terminaux de la réaction. La quantité d'énergie nécessaire à cette transformation est appelée seuil ou **énergie libre d'activation** $\Delta G^{\#}$. Les catalyseurs (« activateurs ») ou, en biologie, les enzymes, accroissent la vitesse de réaction en diminuant l'énergie libre d'activation nécessaire $\Delta G^{\#}$. Ceci est illustré par la figure **G**.

En accord avec *Arrhenius*, la constante d'équilibre K (s^{-1}) d'une réaction unimoléculaire est proportionnelle à $e^{-\Delta G^{\#} / (R \cdot T)}$. Si dès lors l'énergie d'activation $\Delta G^{\#}$ d'une telle réaction est diminuée de moitié par une enzyme, par exemple de 126 à 63 $kJ \cdot mol^{-1}$, le facteur K augmente à la température de 310 K (37 °C) d'un facteur de

$$e^{-63\,000 / (8{,}31 \cdot 310)} / e^{-126\,000 / (8{,}31 \cdot 310)} = 4 \cdot 10^{10}$$

environ.

En d'autres termes, le temps pour que 50 % de la substance soit métabolisée (t/2) passe de 10 ans à 7 ms dans ce cas ! (valeur K $[s^{-1}]$ × concentrations des substances de départ $[mol \cdot l^{-1}]$ = irréversibilité de la réaction $[mol \cdot l^{-1} \cdot s^{-1}]$).

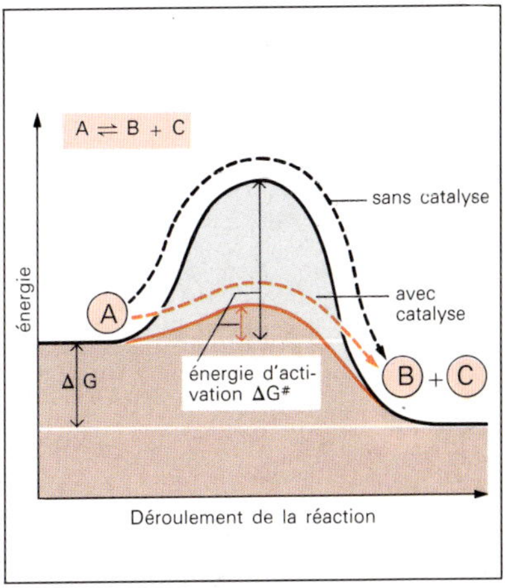

G. Energie d'activation et réactions catalytiques. La réaction A ⇌ B + C peut s'effectuer à des niveaux énergétiques plus ou moins favorables. Cette réaction ne peut se produire que si suffisamment d'énergie d'activation peut être acquise par A. Les catalyseurs et, en biologie, les enzymes, réduisent la quantité d'énergie d'activation nécessaire et facilitent en cela la réaction (lignes rouges).

Une réaction peut aussi être accélérée par l'élévation de la **température.** Une augmentation de 10 °C se solde habituellement par un accroissement de 2 à 4 de la vitesse de réaction (par exemple la **valeur** Q_{10} passe de 2 à 4).

La seconde loi de la thermodynamique (voir plus haut) stipule également que dans un système fermé, et l'univers est un système fermé dans ce sens, il y a perte continuelle d'énergie libre, la somme de tous les systèmes conduisant à une augmentation du hasard et des désordres. Toutefois l'organisme est un **système ouvert**, et comme tel il peut acquérir de l'énergie et permettre ainsi la délivrance de produits terminaux du métabolisme. L'entropie d'un système fermé constitué d'un organisme et de son environnement augmentera, alors que non seulement l'organisme « système ouvert » considéré seul maintiendra son *entropie* constante, mais pourra éventuellement la *diminuer* par dépense d'enthalpie libre. Les exemples peuvent se voir dans l'établissement de gradients osmotiques ou de différences de pression à l'intérieur du corps. Ainsi, tandis qu'un système fermé se caractérise par une entropie maximale, des réactions équilibrées (avec réactions réversibles), et un travail performant, seul le corps humain, comme un système ouvert, est capable de développer un travail continu avec un *minimum d'entropie.* Peu de processus à l'intérieur du corps atteignent un équilibre vrai (par ex. le transport du CO_2) ; la plupart d'entre eux (par exemple les réactions enzymatiques, le potentiel cellulaire) sont en équilibre instable ou à l'**état stable** et généralement *irréversible* (par ex. à cause de l'excrétion des produits terminaux). La réversibilité de la « transformation » des cellules germinales en adultes est bien évidemment impossible. À l'état stable, l'*allure* de la réaction et non son équilibre est sans importance. La **régulation** peut s'effectuer en modifiant le déroulement de la réaction.

L'abondance universelle d'enthalpie libre (ou d'énergie libre de Gibbs) dans les organismes est liée à la présence d'adénosine triphosphate ou **ATP.** C'est un produit du métabolisme cellulaire des nutriments.

L'ATP est formé par l'**oxydation** des molécules biologiques comme le glucose. L'oxydation dans ce sens est à attribuer au **déplacement des électrons** des liaisons relativement riches en énergie (= réduction) des hydrates de carbones. Les produits terminaux de la réaction sont le CO_2 et l'H_2O. Cette oxydation (déplacement d'électrons) intervient dans diffé-

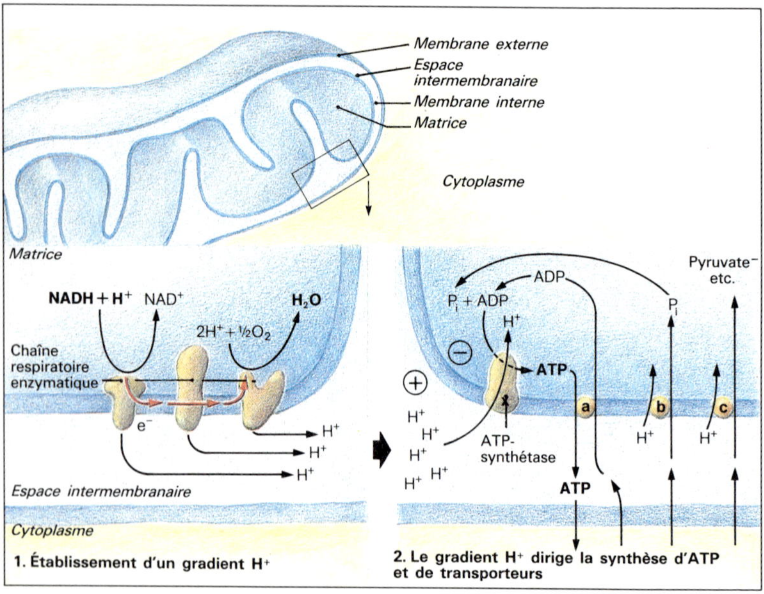

H. Transfert d'énergie par phosphorylation oxydative et transport à l'intérieur de la membrane mitochondriale. Un électron de haut niveau d'énergie (e^-) passe à un niveau énergétique moindre par l'intermédiaire d'une chaîne de transporteurs, ce mécanisme pompant H^+ en dehors de l'espace matriciel. Le gradient électrochimique résultant pour H^+ (potentiel électrique + gradient chimique) à travers la membrane interne amène les ions H^+ à l'intérieur de la matrice grâce à l'ATP synthétase (x). Ici, l'énergie du gradient de l'ion H^+ est utilisée pour la production d'ATP. (Si la concentration en ATP dans la matrice est élevée, la réaction est réversible). Il existe des transporteurs qui (**a**) échangent de l'ATP pour de l'ADP, et des co-transports (**b**) P_i et (**c**) du pyruvate (et d'autres substrats) simultanément avec des ions H^+ dans l'espace matriciel. Ca^{2+} est aussi véhiculé dans cette direction par le potentiel électrique.

rents processus et permet à une part de l'énergie rendue libre par cette réaction de participer à la formation d'ATP (**réactions couplées** ; **H**).

L'enthalpie libre $\Delta G'o$ de l'**hydrolyse de l'ATP** avoisine $-30{,}5$ kJ · mol^{-1}. Comme on peut le voir à partir de l'équation (8), l'enthalpie libre réelle augmente si le rapport ([ADP] · [Pi]) / [ATP] est plus petit que la constante d'équilibre K de la réaction d'hydrolyse de l'ATP (ADP = adénosine diphosphate). La richesse en ATP dans les cellules donne un ΔG d'environ -46 à -54 kJ · mol^{-1}.

Les substances ayant un $\Delta G'o$ significativement plus élevé comme la créatine phosphate ou phosphagène (-43 kJ · mol^{-1}), peuvent *produire* de l'ATP à partir d'ADP et de P_i. D'un autre côté, l'abondance universelle de l'ATP peut être utilisée pour la formation d'autres composés riches en énergie mais de niveau énergétique moindre, par exemple UTP, GTP, glucose-6-phosphate etc.

L'énergie libérée lors de l'hydrolyse de l'ATP permet des centaines de réactions, par ex. le transport actif à travers les membranes, la synthèse protéique, la contraction musculaire etc. Finalement toutes ces réactions *provoquent des ordres* dans les cellules et dans tout l'organisme. Comme cela a été décrit plus haut, le prix du maintien de la vie grâce à la diminution de l'entropie du corps est assuré par augmentation de l'entropie de l'univers.

Contrôle et transmission de l'information

L'organisme représente un ensemble de mécanismes si compliqués qu'il n'est pas concevable sans une **régulation** de ses diverses fonctions. Cette régulation nécessite une *transmission d'informations* depuis le centre régulateur et les organes récepteurs et effecteurs.

Le *rétro-contrôle* à partir de l'organe effecteur permet au centre régulateur de vérifier dans quelle mesure « l'ordre » initial a été exécuté, ce qui conduit, si nécessaire, à un réajustement. Ce *système de régulation avec rétro-contrôle* est appelé **boucle de régulation.**

Les boucles de régulation jouent un rôle très important dans l'organisme. Les mouvements musculaires, l'équilibre pondéral, le volume sanguin, la pression artérielle, le contenu en oxygène du sang, le pH, la température corporelle, la glycémie et de très nombreuses autres grandeurs de l'organisme sont soumis à une régulation. La boucle de régulation se déroule, soit dans l'organe lui-même *(autorégulation)*, soit par l'intermédiaire d'un centre de contrôle supérieur (système nerveux central, glandes endocrines). Le signal de régulation est transmis depuis le centre de régulation *(la consigne étant définie à ce niveau)* vers l'organe effecteur (tout ou partie de l'organe) qui, à son tour, répond au signal reçu. La situation est évaluée par des récepteurs et le résultat est renvoyé vers le centre de régulation où il est comparé avec la **valeur originale de contrôle.** Si le résultat ne correspond pas à l'objectif à atteindre, il se produit à nouveau un réajustement.

L'information entre ces différents éléments de contrôle est véhiculée par les nerfs, ou par les hormones circulantes (cf. p. 232). Sur de courtes distances (par ex. à l'intérieur d'un organe) la transmission de l'information peut s'effectuer par diffusion.

Constitution et fonctionnement de la cellule nerveuse

Une cellule nerveuse répond à un stimulus par une modification de ses propriétés membranaires. Chez l'homme, on trouve plusieurs types de cellules excitables : a) des **cellules nerveuses,** qui *transmettent des influx* qu'elles *sont susceptibles* de modifier au niveau des liaisons intercellulaires, b) **des cellules musculaires** qui répondent à ces influx par une *contraction.*

Le système nerveux est constitué de plus de $2 \cdot 10^{10}$ cellules nerveuses (neurones). Le **neurone** (**A**) est *l'unité structurelle et fonctionnelle du système nerveux.* Typiquement, un neurone (motoneurone) présente un corps cellulaire (**soma ; A**) muni de deux types de prolongements : a) l'**axone** (neurite) et b) les **dendrites** (**A**). Comme la plupart des autres cellules le **neurone** renferme un noyau cellulaire, des mitochondries (Mi, **C**) etc., et en plus des *neurofibrilles et des neurotubules* (**A** et **C**). Les **dendrites** (**A**) transmettent les influx nerveux d'une cellule nerveuse à une autre. L'**axone,** qui prend naissance au niveau du soma cellulaire et qui sur son parcours se subdivise souvent en **collatérales** (**A**), transmet le signal nerveux à d'autres cellules nerveuses, musculaires ou glandulaires. L'axone et les collatérales se divisent et se terminent par des renflements, les **boutons synaptiques** ou **boutons terminaux** (**A**) qui comportent des vésicules contenant des **neurotransmetteurs** (**B**). Au niveau de la synapse (voir ci-dessous), les boutons terminaux entrent en contact avec le soma, les dendrites ou l'axone du neurone suivant. Sur un seul neurone il y a des milliers de sites de contact qui recouvrent environ 40 % de la surface totale du neurone.

Partant du soma vers les terminaisons dendritiques et axoniques (et en partie en sens inverse), on peut observer, à travers les neurotubules un **courant de transport axoplasmique** de protéines, d'acides aminés, de médiateurs chimiques etc. (se déplaçant à une vitesse d'environ 200-400 mm/jour). Le mécanisme de ces systèmes de transport et leur rôle (éventuellement en vue de la nutrition cellulaire, de la croissance ou des modifications à long terme des propriétés d'excitabilité) n'ont pas encore reçu d'explication univoque. Pour leur transport le long de la paroi externe des neurotubules vers la périphérie, les neurotransmetteurs sont enveloppés dans des vésicules ; l'actine des tubules et l'ATPase des vésicules ont un rôle important dans ces mécanismes.

La membrane cellulaire du soma se prolonge au niveau de l'axone par l'**axolemme** (**A**, et Ax en **C**). L'axone est environné dans le système nerveux central par les **oligodendrocytes** et au niveau du système nerveux périphérique par les cellules de Schwann (**A** et CS en **C**). L'axone + son enveloppe = fibre nerveuse. Dans certains neurones, les **cellules de Schwann** forment un revêtement lipoprotéiques de couches concentriques autour de l'axone appelé **gaine de myéline** (**C**) laquelle sert *d'isolant* pour les courants ioniques (protéine hydrophobe). Le long de l'axone, la gaine de myéline est interrompue à intervalle d'environ 1,5 mm par les **nœuds de Ranvier** (**A**). La vitesse de conduction dans les **fibres myélinisées** est relativement *élevée* comparée à la conduction *lente* des **fibres amyéliniques** (**C**). La conduction est aussi d'autant plus faible que le diamètre de la fibre nerveuse est petit (cf. p. 29, **C**).

La **synapse** (**A, B**) est la zone de jonction entre l'axone d'une cellule nerveuse et un autre neurone, mais aussi avec des cellules musculaires (cf. p. 32) ou des cellules glandulaires. Chez les mammifères (à de rares exceptions près), il n'y a pas de contact véritable au niveau synaptique. L'**espace synaptique** (10-40 nm) séparant deux neurones sert d'isolateur. La transmission d'un signal électrique atteignant la **membrane présynaptique** nécessite la libération d'un transmetteur chimique, le **neuromédiateur**, dans l'espace synaptique. Il y a de nombreux transmetteurs : l'acétylcholine, la norépinéphrine, l'acide γ-aminobutyrique, la dopamine, la glycine, le glutamate, la substance P etc., mais, en général, chaque neurone a son neurotransmetteur spécifique (dans certains cas, la libération d'un « co-transmetteur » est discutée). Le transmetteur, libéré des vésicules présynaptiques par exocytose, diffuse vers la **membrane postsynaptique** et génère un nouveau signal électrique.

Bien qu'il n'y ait pas de libération de neurotransmetteur au niveau de la membrane postsynaptique, les synapses ne laissent passer le signal que de la membrane pré vers la membrane postsynaptique : elles ont une fonction de *valve unidirectionnelle.* La synapse est aussi le site où la transmission neuronale de signaux peut être modifiée par d'autres éléments nerveux. Suivant sa nature, le transmetteur peut produire soit une réponse excitatrice, soit une réponse inhibitrice (cf. p. 30).

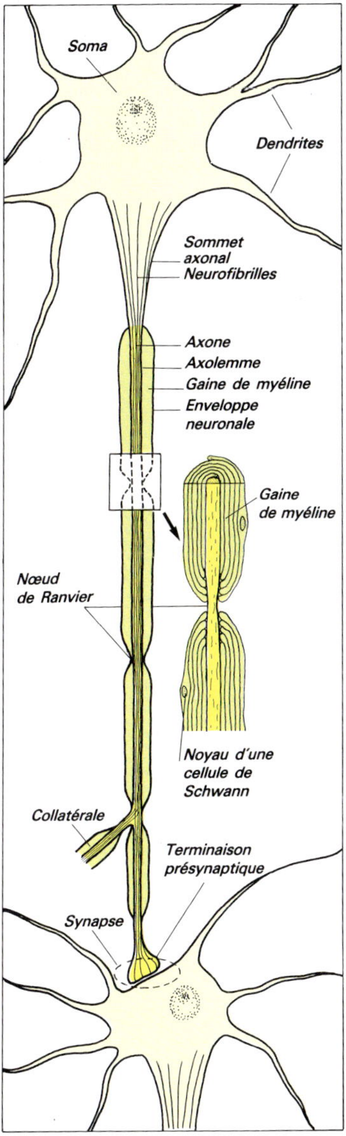

A. Neurone et synapse (schéma)

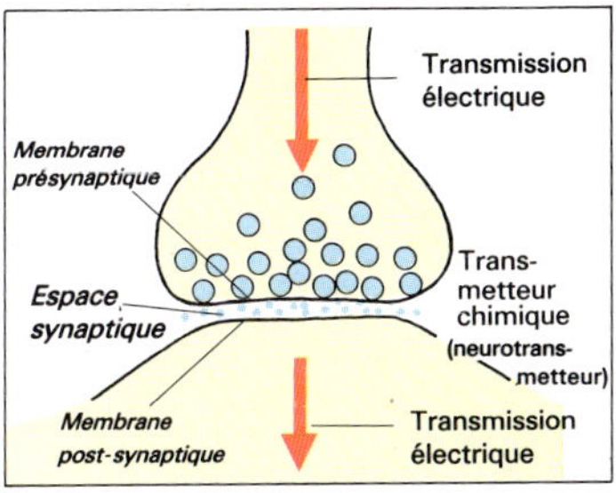

B. Synapse (schéma)

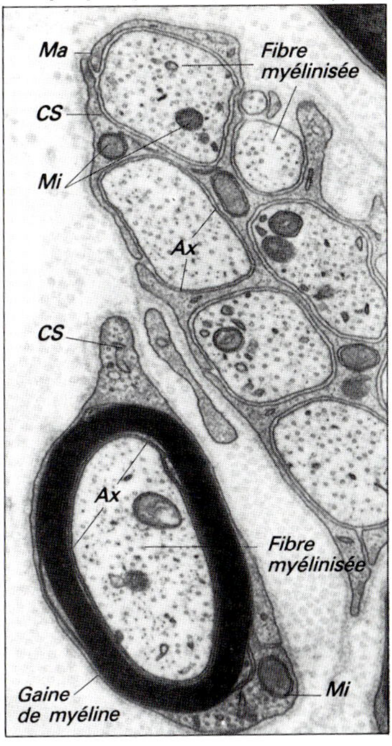

C. Fibres nerveuses amyéliniques et myélinisées (microscopie électronique, G = 22000)

CS = cellule de Schwann ; Ax = axolemme ; Mi = mitochondries ; Ma = mésaxone = union de toutes les zones extracellulaires (cliché dû à l'amabilité du Dr Lauren A. Langford).

Potentiel membranaire de repos

On peut mesurer un **potentiel** au niveau de la membrane des cellules vivantes (différence de potentiel ; cf. p. 7). Pour les cellules musculaires et les cellules nerveuses, ce **potentiel membranaire de repos** est, selon le type de cellules, de l'ordre de **60 à 100 mV** (**l'intérieur de la cellule étant négatif**). *Le potentiel membranaire de repos* tire son origine d'une **répartition inégale des ions** (**B**) entre l'intérieur et l'extérieur de la membrane cellulaire.

Les phénomènes suivants contribuent à assurer ce potentiel membranaire de repos (cf. aussi p. 11 et suiv.) :

1. **Par transport actif,** (cf. p. 10) le **Na^+** est repoussé en permanence hors de la cellule et le **K^+** est pompé à l'intérieur (**A2**) de telle manière que, à l'intérieur de la cellule (LIC), la concentration en ions **K^+** est environ 35 fois plus grande et que la concentration en ion Na^+ est par contre 20 fois plus faible qu'à l'extérieur de la cellule (LEC, **B**). Les **Na^+-K^+-ATPase** (capables de dissocier l'ATP) y contribuent pour une grande part.

Comme la membrane est peu perméable aux protéines anioniques et aux phosphates du liquide intracellulaire (cf. p. 65, B), ce sont les ions diffusibles qui se distribuent passivement et irrégulièrement de part et d'autre de la membrane cellulaire (équilibre de Gibbs-Donnan, **A1**)

$[K^+ + Na^+]$ LIC $>$ $[K^+ + Na^+]$ LEC
$[Cl^-]$ LIC $<$ $[Cl^-]$ LEC

2. Dans les conditions de repos, *la membrane cellulaire* est peu perméable aux ions Na^+ (ce qui signifie que la conductance sodique [g_{Na}] est faible), de telle sorte que le gradient de concentration à l'ion Na^+ (**A3** et **A5**) ne peut s'annuler à nouveau par rétrodiffusion.

3. La membrane cellulaire *est très peu perméable* (**A4** et **A5**) aux **protéines** chargées négativement et aux **phosphates** organiques.

4. La membrane cellulaire est *relativement perméable à* l'ion **K^+** ($g_K \geqslant g_{Na}$). Du fait du *gradient de concentration élevé* (point 1), *les ions K^+ diffusent* du LIC vers le LEC (**A3**). Du fait de la diffusion du K^+, la charge positive de cet ion conduit à une « *distension de charge* » (« **potentiel de diffusion** ») au niveau de la membrane ; la majeure partie des anions intracellulaires ne diffusant pas, c'est seulement la diffusion des ions Na^+ qui donne son efficacité au phénomène (points 1 et 2). **Ce potentiel de diffusion** augmente jusqu'à ce que le courant de sortie d'ions K^+ supplémentaires (mis en action par le gradient de concentration) soit inhibé par la montée du potentiel.

C'est parce que la membrane cellulaire *est aussi relativement perméable aux ions Cl^-* que le potentiel des ions chlore augmente dans le même temps : il y a transport du Cl^- contre un gradient électrochimique, hors de la cellule (**A4**). La diffusion du K^+ (gradient chimique) entraîne une augmentation du potentiel naissant, la diffusion du Cl^- (contre-potentiel) augmente son potentiel contre son propre gradient chimique. Finalement, un **potentiel d'équilibre pour le K^+** (E_K) et pour le Cl^- (E_{Cl}) s'installe. Grâce à E_K, la force de diffusion qui repousse le K^+ vers l'extérieur (gradient chimique) est égale à la force rétroactive (force de retour) du potentiel (gradient électrique) ; c'est pourquoi, le gradient électrochimique pour K^+ est de 0. Il en est de même pour E_{Cl}. Le potentiel d'équilibre E peut être calculé par **l'équation de Nernst** (cf. p. 14).

Bien que la perméabilité à l'ion Na^+ de la membrane cellulaire au repos soit très faible comparée à celle de K^+, des ions Na^+ diffusent en permanence vers l'intérieur de la cellule (gradient électrique et chimique élevé, **A5 et B**). En conséquence, le potentiel membranaire de repos est **un peu plus négatif que E_k**.

Comme la membrane cellulaire de beaucoup de cellules est relativement plus perméable aux ions **Cl^-**, les ions Cl^- se répartissent entre le LIC et le LEC de telle manière que le potentiel d'équilibre du Cl^-, E_{Cl} est égal au potentiel de repos membranaire. Du fait de sa charge négative, le gradient pour le Cl^- est en sens opposé à celui du K^+ (**B**). Si, cependant le E_{Cl} calculé à partir de la répartition des ions Cl^- (équation de Nernst avec $z = -1$) s'éloigne du potentiel de repos membranaire (comme c'est le cas dans certaines cellules), on peut conclure que le Cl^- est transporté contre un gradient électrochimique (la plupart du temps secondaire), donc à un transport actif d'ions Cl^- (cf. p. 132).

Alors que toutes les cellules vivantes présentent un potentiel membranaire de repos, les cellules excitables (nerf, muscle) possèdent la propriété de *modifier la perméabilité ionique* de leur membrane en réponse à un *stimulus*, ce qui entraîne des modifications importantes de la polarisation (cf. p. 24).

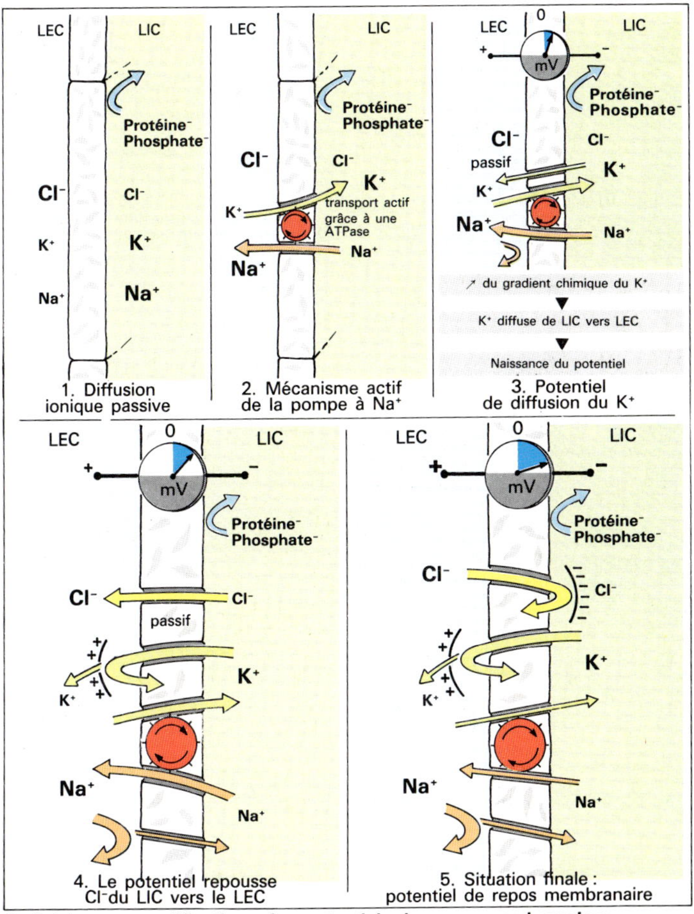

A. Origines et modifications des potentiels de repos membranaires

	Concentration « effective » (mmol/kg H_2O)		Potentiels d'équilibre
	Interstitium (LEC)	Cellule (LIC)	
K^+	4,5	160	− 95 mV
Na^+	144	7	+ 80 mV
H^+	4.10^{-5} (pH 7,4)	10^{-4} (pH 7,0)	− 24 mV
Cl^-	114	7	− 80 mV
HCO_3^-	28	10	− 27 mV

B. Concentrations « effectives » normales et potentiels d'équilibre des principaux ions dans le muscle squelettique (à 37° C) (d'après Conway)

Potentiel d'action

Le maintien d'un potentiel de membrane est une propriété de toutes les cellules vivantes. Cependant **l'excitabilité** est le fait de cellules spécialisées comme le nerf et le muscle. Si ces cellules subissent un stimulus, la stimulation provoque une modification transitoire des conductances ioniques et du potentiel membranaire (cf. p. 15 et suiv.). Si le stimulus est suffisamment intense, il se produit un **potentiel d'action (PA),** qui représente au niveau du nerf le signal transmis et qui produit une contraction au niveau du *muscle.* Au cours d'un PA se produisent les événements suivants : sous l'effet du stimulus, *le potentiel membranaire de repos* (négatif, cf. p. 24) diminue vers une valeur moins négative **(dépolarisation).** Quand il atteint une valeur critique, appelée **potentiel seuil,** le canal sodique est activé (cf. p. 15) aboutissant à **une augmentation « en avalanche » de la conductance sodique** (g_{Na} ; **A2** et **B**) et à une entrée rapide de Na^+ dans la cellule. Durant cette **phase de dépolarisation,** l'état de négativité de l'intérieur de la cellule n'est pas seulement inversé, mais le potentiel membranaire peut même atteindre des valeurs positives (en anglais **overshoot**). Avant que l'overshoot ne soit atteint, g_{Na} diminue (**l'inactivation** commence après 1 ms) couplée à **une lente augmentation** de la conductance potassique (g_K ; **A3** et **B**) qui permet aux ions K^+ chargés positivement de diffuser de la cellule vers l'extérieur, concourant ainsi au rétablissement d'un potentiel de membrane négatif **(phase de repolarisation).** Quelques millisecondes avant que g_K retrouve sa valeur de repos, le potentiel de membrane peut même atteindre une valeur plus négative que sa valeur de repos d'origine (**hyperpolarisation ; B**).

Comme la Na^+-K^+–ATPase est électrogénique (3 Na^+ sont échangés pour 2 K^+) la « pompe ionique » peut aussi amener une hyperpolarisation consécutivement à une fréquence élevée de PA.

En dessous du potentiel seuil, un stimulus (par exemple un courant électrique) induit des changements du potentiel de repos. De manière symétrique on peut voir apparaître une hyper ou une dépolarisation, cela dépend de la direction du courant de stimulation (**potentiel électrotonique ;** voir aussi p. 28). Près du potentiel seuil (mais juste en dessous), ces potentiels locaux deviennent plus élevés durant la dépolarisation que durant l'hyperpolarisation. Cette **réponse locale** (ou **excitation locale**) suivant une dépolarisation entraîne une plus grande activation du canal de Na^+ qui cependant n'est pas suffisante pour générer un PA.

Une fois que le potentiel seuil est atteint, la dépolarisation est une **« réponse par tout ou rien »** de la part de la cellule excitable, c'est-à-dire que la réponse de la cellule se déroule selon la modalité spécifique à ce type cellulaire, *indépendamment de l'intensité du stimulus déclenchant.* De nombreux PA peuvent être déclenchés successivement, du fait que les quantités d'ions qui diffusent alors à travers la membrane cellulaire sont extrêmement faibles (quantité d'ions intracellulaires de l'ordre de 1/100 000). Par ailleurs, la pompe Na^+-K^+ (cf. p. 24) se charge de rétablir rapidement les concentrations ioniques d'origine.

Peu de temps après la phase de dépolarisation du PA, il existe une courte période pendant laquelle le nerf ou le muscle n'est pas excitable même pour des intensités extrêmement fortes : c'est la **période réfractaire absolue.** A cette période succède (à la fin de la repolarisation, **B**) une **période réfractaire relative** pendant laquelle on ne peut déclencher qu'un PA d'amplitude et de vitesse d'établissement réduites mais uniquement au moyen d'un stimulus d'intensité supérieure à celle ayant entraîné le potentiel seuil initial. Dès que le potentiel membranaire retrouve son niveau d'origine, le potentiel seuil et le PA reprennent leurs valeurs initiales (cf. p. 45).

L'augmentation de g_{Na} (activation), et par là même le courant d'entrée de Na^+ (I_{Na}), dépend du potentiel existant *avant l'excitation et non* de la durée de la dépolarisation. I_{Na} est maximal pour un potentiel de départ d'environ – 100 mV, ce qui signifie que pour un potentiel membranaire de repos d'environ – 60 mV, I_{Na} est égal à 60 % du maximum et que pour les cellules de mammifères, les canaux sodiques ne peuvent être activés au dessus de la valeur de – 50 mV. Ce phénomène explique les périodes réfractaires absolue et relative et la non-excitabilité de cellules si d'éventuelles substances ou événements provoquent une dépolarisation prolongée, comme c'est le cas pour la *succinyl-choline* (cf. p. 32) ou l'hypoxie (cf. p. 102), le potentiel membranaire de repos ayant alors des valeurs plus positives que – 50 mV. La concentration en Ca^{2+} exerce une influence sur la dépendance entre le potentiel et le courant d'entrée sodique. Une augmentation de la concentration en Ca^{2+}, par exemple, exerce une activité bénéfique sur les canaux à Na^+ et dans le même temps le potentiel seuil devient positif. À l'opposé, un manque de Ca^{2+} conduit à un potentiel seuil plus bas et entraîne une augmentation de l'excitabilité (crampes musculaires, *tétanie ;* voir p. 114).

Alors que les PA du nerf et du muscle strié se distinguent principalement par leur durée, *les PA du muscle cardiaque* présentent des particularités caractéristiques (cf. p. 31, **A2** et pp. 42 et 164).

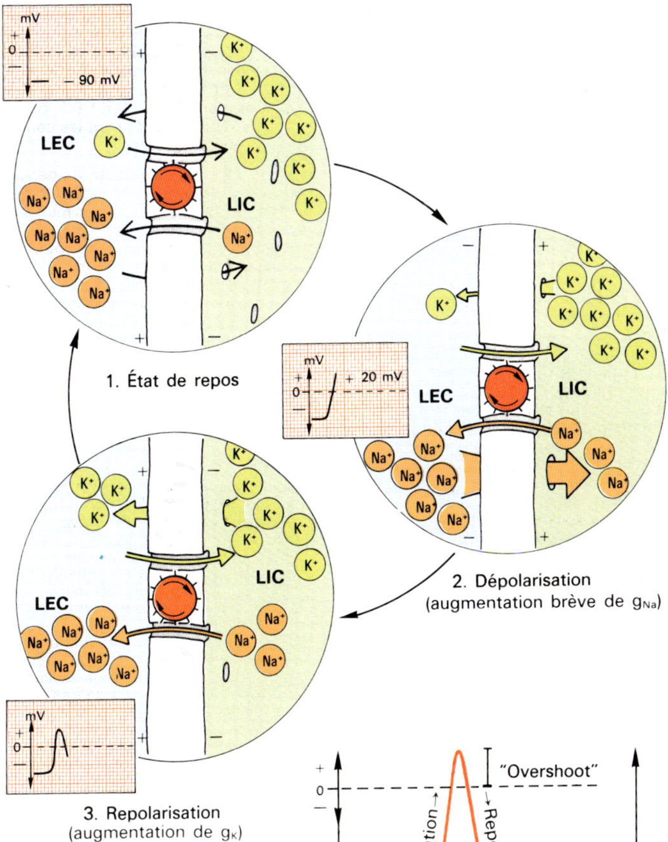

A. Dépolarisation et repolarisation

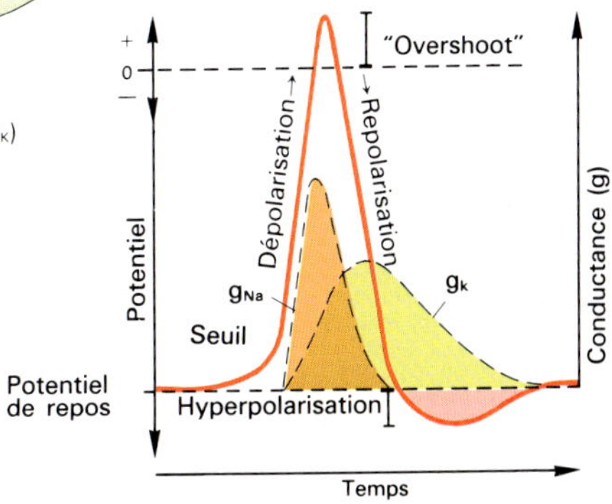

B. Conductance ionique et potentiel d'action (idéalisé)

Conduction du potentiel d'action

Dans un **câble** électrique, un courant peut passer d'un point à un autre, lorsqu'existe entre ces points une tension. Le fil électrique possédant une faible résistance interne (peu de pertes), une impulsion électrique peut être acheminée par un tel câble sur de longues distances. La **fibre nerveuse** a une *résistance interne bien plus grande. La conduction locale* le long de cette fibre (**conduction électrotonique**) s'atténue rapidement dans ce cas. Avant que cela ne se produise, l'impulsion transmise doit donc être *régénérée* par une **constante reformation du potentiel d'action** (PA, cf. p. 26).

Dans le détail, ceci se produit de la manière suivante : lors du déclenchement d'un PA unique, il se produit une **très brève entrée de Na^+** (*courant entrant de Na^+,* **A1a).** De ce fait, se produit *un courant ionique* (cf. p. 14) vers l'intérieur de la cellule nerveuse. La membrane cellulaire, précédemment chargée positivement à l'extérieur (potentiel de repos, cf. p. 24) voit sa *charge changer de signe* (l'extérieur devenant alors négatif, cf. p. 27, **B**). *Cette inversion de charge* par rapport aux segments membranaires voisins entraîne, le long de la fibre (à l'intérieur comme à l'extérieur) une **égalisation des charges,** c'est-à-dire un **courant électrique ;** la soustraction de charge provoque à proximité une **dépolarisation.** Si le potentiel critique (potentiel seuil) est atteint (cf. p. 27), il se produit alors localement un nouveau PA (**A1b**), alors que le précédent est en voie d'extinction.

L'entrée du Na^+ lors de la création du PA entraîne tout d'abord, dans la partie proximale de l'axone, une décharge de la membrane (*décharge capacitaire de la membrane équivalant à un condensateur*). Afin de rééquilibrer la charge, *un courant électrique capacitaire* va s'instaurer (*il sera ici dépolarisant*), courant qui avec l'éloignement : a) s'affaiblira ; b) s'établira moins rapidement (montée moins rapide). Si le potentiel seuil n'est pas atteint (et aucun potentiel d'action n'est déclenché) on observe une augmentation du courant de K^+ (repolarisation), dirigé vers l'extérieur, puisque le potentiel d'équilibre de la membrane n'est pas différent du potentiel d'équilibre du K^+, E_k. De ce fait, il se produit une augmentation du potentiel activant pour K^+ ($= E_m - E_k$; cf. p. 14). Un nouveau potentiel ne pourra être déclenché, à distance du précédent que si le courant capacitaire *est suffisant pour provoquer une dépolarisation supraliminaire.* A une distance plus éloignée : a) l'amplitude de la dépolarisation est trop faible et surtout : b) la pente ascendante de cette dépolarisation n'est pas assez forte pour que les canaux sodiques soient à nouveau activés et qu'il puisse y avoir un potentiel d'action.

Normalement, le potentiel d'action *ne se propage que dans une seule direction ;* en effet, chaque portion de fibre nerveuse devient, immédiatement après le passage du PA, très difficilement excitable (période réfractaire, cf. p. 26). Si toutefois il se produit une excitation dont la propagation se fait en sens inverse (*conduction antidromique ;* par exemple lors d'une stimulation de la fibre nerveuse par voie externe, cf. p. 30), celle-ci se terminera au plus tard à la prochaine synapse (fonction de valve, cf. p. 22).

Le déclenchement permanent de potentiels d'action au niveau des segments de fibre contigus contribue constamment et de manière répétitive à la régénération du signal, mais nécessite cependant un *temps relativement long :* au niveau des fibres nerveuses conductrices *amyéliniques* (**C,** type C), la **vitesse de conduction** est de l'ordre de 1 m/s environ (**B2** et **C**). Les fibres nerveuses *myélinisées* (**C,** types A et B) *peuvent conduire l'influx beaucoup plus vite* (jusqu'à 120 m/s). Comme elles sont, à la manière d'un câble, isolées par une gaine de myéline, la décharge à l'origine de la dépolarisation électrotonique le long de la fibre peut se faire sur une plus longue distance (approx. 1,5 mm ; **A2**). Le potentiel d'action est alors transmis *par sauts* (**conduction saltatoire**) d'un *étranglement de Ranvier à l'autre* (cf. p. 23). La longueur d'un saut est limitée par le fait que le *courant de compensation* (1-2 nA) *s'atténue* rapidement lorsque la distance augmente (**B1**). Avant qu'il ne devienne sous-liminaire, *le PA*-signal *doit être régénéré* au niveau *d'un étranglement non isolé :* pour cela, un nouveau PA doit être localement déclenché, ce qui nécessite la prise en compte *d'un délai supplémentaire* (environ 0,1 ms, **B1**).

Le **diamètre axonique** exerce également une influence sur la **vitesse de conduction** (**C**) : la résistance à la conduction de l'axone est d'autant plus faible que le diamètre de la fibre, *donc sa section,* est élevé. Le courant électrique de compensation, et par conséquent la dépolarisation des parties avoisinantes (**A**), peut de ce fait s'étendre sur une plus grande distance ; ainsi, pour une longueur de fibre donnée, moins de PA néoformés seront nécessaires, ce qui entraîne une augmentation de la vitesse de conduction.

Dans les grosses fibres nerveuses, la **capacité membranaire** est plus élevée, ce qui diminue la vitesse de conduction de l'influx. Toutefois à cette action s'oppose l'effet positif d'une plus faible résistance longitudinale de la fibre.

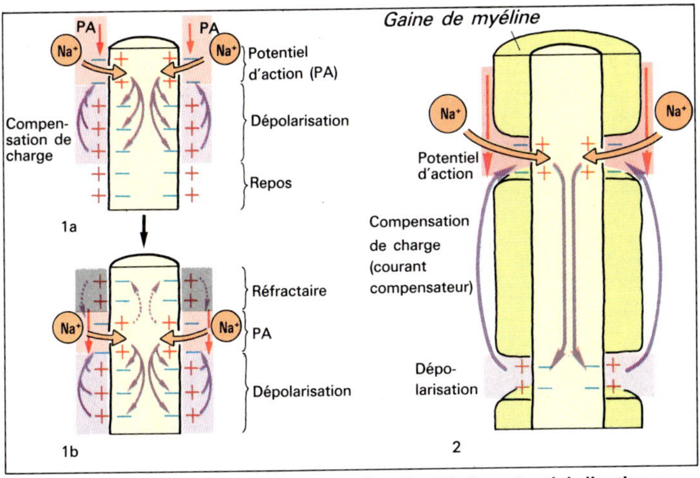

A. Propagation continue (1 a, 1 b) et saltatoire (2) du potentiel d'action

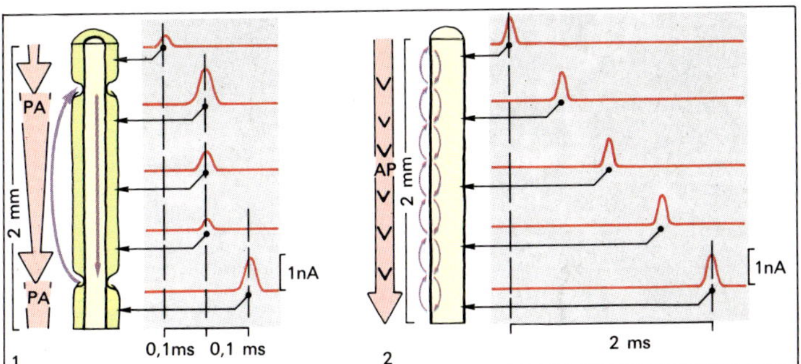

B. Propagation de l'impulsion (courants d'action) dans la fibre myélinisée et dans la fibre amyélinique

Types de fibres	Fonction	Diamètre (µm)	Vitesse de propagation de l'influx (en m/s)
Aα	afférences fuseau musculaire et afférences visuelles ; efférences du muscle squelettique	15	70 - 120
Aβ	afférences cutanées (tactiles)	8	30 - 70
Aγ	efférences du fuseau musculaire	5	15 - 30
Aδ	afférences cutanées (thermiques et douleur "rapide")	3	12 - 30
B	fibres sympathiques préganglionnaires	3	3 - 15
C	afférences cutanées (douleur "tardive") ; fibres sympathiques postganglionnaires	1 (amyélinique)	0,5 - 2

C. Classification des fibres nerveuses (d'après Erlanger et Gasser)

Potentiels synaptiques

Le potentiel d'action (PA, **A1** et p. 26) transmis le long du neurone (présynaptique) libère au niveau du bouton terminal un **neurotransmetteur.** En fonction de sa nature, celui-ci peut amener une dépolarisation (excitation) ou une hyperpolarisation (inhibition) de la membrane postsynaptique. Plus la fréquence des influx est élevée le long de l'axone, plus la quantité de neurotransmetteur libérée au niveau synaptique sera grande.

L'acétylcholine, la substance P et le glutamate sont des exemples de **neurotransmetteurs excitateurs** qui augmentent g_{Na}, g_{Cl} et g_K (cf. p. 9) de la membrane postsynaptique au niveau de la synapse (voie subsynaptique). Par suite d'un gradient électrochimique de Na^+ élevé, le courant entrant de Na^+ prédomine ce qui provoque une dépolarisation : c'est le **potentiel post-synaptique excitateur** (**PPSE ;** maximum environ 20 mV, **C**). Le PPSE ne commence que 0,5 ms après l'arrivée du PA au niveau du bouton terminal (**C**). Ce *délai synaptique (latence)* résulte d'une libération et d'une diffusion relativement lentes du médiateur.

Bien qu'un PPSE unique soit généralement insuffisant pour générer un PA postsynaptique, l'excitabilité du neurone est cependant augmentée par la *dépolarisation locale,* de telle manière que plusieurs PPSE simultanés sont en mesure de dépolariser la membrane jusqu'au seuil de dépolarisation (**sommation** spatiale et temporelle), et de générer un PA propagé.

Le PPSE n'est *pas* une réponse par *tout ou rien* comme le PA ; le niveau du PPSE dépend en effet de l'intensité du stimulus (**D**).

Si un train de PA arrive au niveau synaptique, le PPSE augmente avec chaque PA : **c'est la potentiation synaptique.** La raison de ce phénomène est que pour des PA de fréquence élevée (approximativement 30 Hz) la **concentration présynaptique en Ca^{2+}** ne peut pas indéfiniment retrouver sa valeur de repos entre deux PA successifs (augmentation de la libération du neurotransmetteur).

Les **neurotransmetteurs inhibiteurs** comme la glycine ou l'acide γ aminobutyrique (GABA) n'augmentent pas g_{Na}, mais seulement g_{Cl} et g_K au niveau de la membrane subsynaptique. La membrane est de ce fait **hyperpolarisée** et l'excitabilité de la cellule est diminuée : il apparaît alors un **potentiel post-synaptique inhibiteur (PPSI)** (max. environ 4 mV, **D** et cf. p. 280). Des PPSE et des PPSI peuvent se *produire simultanément* au niveau *de la même cellule ;* dans ce cas, c'est la somme de tous les PPSE et PPSI qui détermine l'apparition du PA propagé d'origine postsynaptique (**D**).

Stimulation artificielle du neurone

Lorsqu'une cellule nerveuse est excitée électriquement par voie externe, le courant électrique passe de l'électrode positive (anode) vers l'intérieur du neurone et sort par l'électrode négative (cathode). De ce fait, le nerf est dépolarisé à la cathode. Si le potentiel seuil est atteint, il se produit un PA (cf. p. 26).

Habituellement une **hyperpolarisation** indésirable se manifeste à l'anode. Cet effet peut être grandement diminué en employant une très large électrode, ou **électrode indifférente.**

La durée de stimulation nécessaire pour produire un PA au niveau d'un neurone est *d'autant plus brève que l'intensité du stimulus est élevée* (**relation durée de stimulation-intensité de stimulation, B**). L'excitabilité d'un nerf est caractérisée : a) par l'intensité minimale de courant continu qui, pour une stimulation de très longue durée, provoque une réponse (c'est la **rhéobase**) et b) par la **chronaxie,** c'est-à-dire la durée pendant laquelle il faut appliquer un stimulus d'intensité double de la **rhéobase,** pour observer une réponse (**B**). La chronaxie est une mesure de l'excitabilité nerveuse, pour laquelle *il n'est pas nécessaire de connaître la valeur absolue* de l'intensité de stimulation au niveau de la cellule nerveuse. La chronaxie peut ainsi être déterminée à l'aide d'électrodes cutanées. En clinique, on peut, par exemple, contrôler le décours d'une atteinte musculaire.

L'effet de stimulation du courant électrique provoque, plus particulièrement sous l'effet de tensions élevées, des accidents électriques (**électrocution**). La *quantité de courant ayant traversé le corps* constitue un facteur important. Pour une tension donnée, l'intensité du courant est d'autant plus grande que *la résistance* à son écoulement est faible. Une *peau humide* est de ce fait *bonne conductrice ;* de même, le contact des pieds nus avec des installations électriques (dans une salle de bain par exemple) est particulièrement dangereux. Alors que le courant continu ne présente d'effets excitateurs pratiquement qu'au moment de son établissement et de sa rupture, *le courant alternatif à faible fréquence* (par exemple le secteur, 220 V-50 Hz) peut provoquer notamment une *fibrillation cardiaque mortelle* (cf. p. 174). Des *courants alternatifs de haute fréquence* (> 15 kHz) ne peuvent pas dépolariser les nerfs et les muscles ; ils échauffent cependant les tissus ; cette propriété est utilisée en thérapeutique : c'est la **diathermie**.

(Texte pour **A1-A3,** cf. p. 26 et 40 ; cf. aussi p. 45).

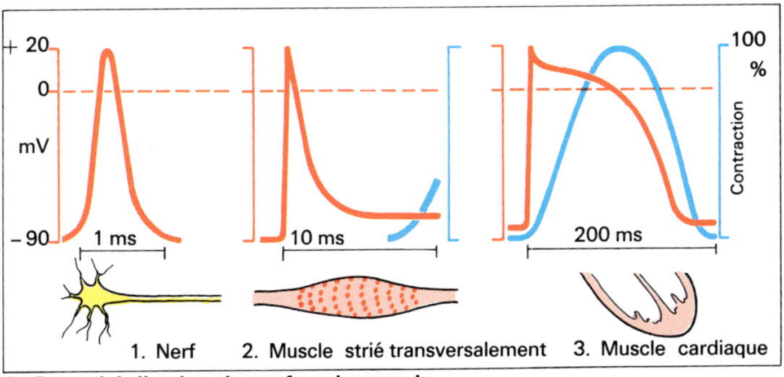

A. Potentiel d'action du nerf et du muscle

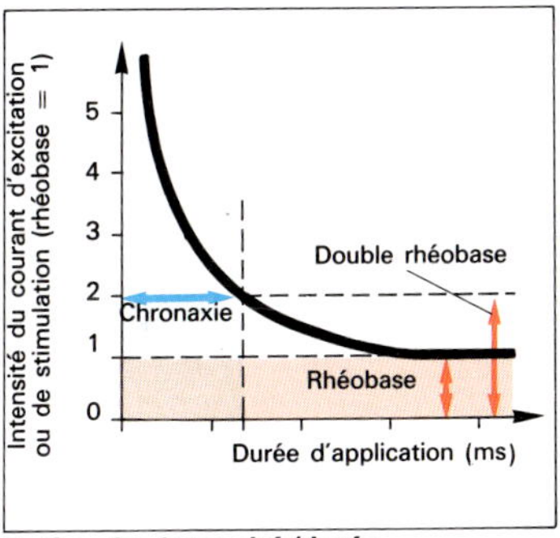

B. Courbe intensité/durée

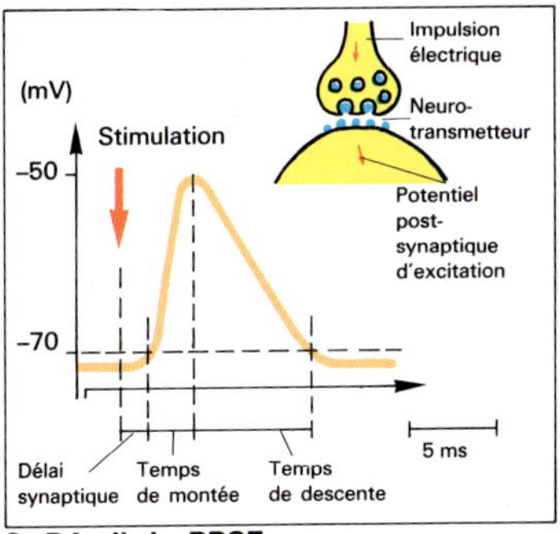

C. Détail du PPSE

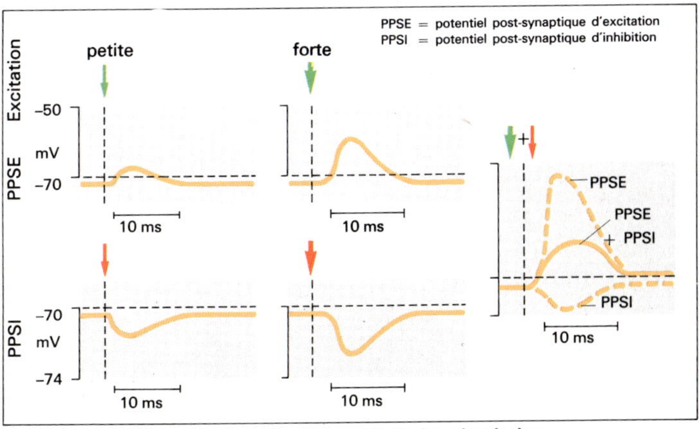

D. PPSE et PPSI en fonction de l'intensité de la stimulation

L'unité motrice

Le neurone moteur (*motoneurone*) et toutes les fibres musculaires innervées forment ce qu'on appelle une **unité motrice** (**UM**). Le nombre de fibres musculaires innervées par un motoneurone varie entre 5 (pour les muscles oculaires externes) et 1 000 ou plus (muscles temporaux). Les fibres musculaires d'une seule unité motrice peuvent être réparties sur tout l'ensemble du muscle. Pour les innerver, un motoneurone se scinde en de nombreuses collatérales.

On peut distinguer deux types d'unités motrices : les unités motrices à contraction rapide et les *unités motrices à contraction lente.* Pour savoir si l'on a affaire à une unité motrice du premier ou du deuxième type, on observe l'origine de son motoneurone, et l'on analyse les qualités de ce neurone (notamment pour ce qui concerne la fréquence des impulsions). Les UM à contraction lente sont plus sensibles au manque d'O_2, mais elles ont un métabolisme oxydatif plus intense (cf. p. 46), possèdent plus de capillaires et de myoglobine (fixateur de l'oxygène) et sont moins fatigables que les UM à contraction rapide. Dans les muscles « blancs », ce sont les unités motrices à contraction rapide qui sont les plus nombreuses (par exemple dans le muscle gastrocnémien) ; elles permettent les *mouvements rapides* (marche, course). Les muscles « rouges » sont surtout formés d'UM lentes ; ces unités sont spécialisées dans les *exercices de longue durée* (station debout : muscles posturaux). Chez l'homme existe également une forme intermédiaire d'unité motrice (UM rouge rapide).

L'augmentation graduelle de la force musculaire résulte d'un recrutement plus ou moins important d'unités motrices (**recrutement** différentiel). Le nombre d'unités motrices recrutées est fonction de la nature ou du type de mouvement ; il en est de même pour le choix des UM qui se fera entre les UM rapides et les UM lentes (on entend par type de mouvement : mouvement à contraction douce ou violente, intermittente ou durable, activité réflexe ou effort volontaire, etc.). De plus, la force développée par chaque unité motrice peut s'élever par augmentation de la fréquence d'impulsion de la fibre nerveuse (les muscles squelettiques sont **tétanisables,** cf. p. 41, **B**).

La plaque motrice

La transmission de l'excitation du motoneurone à la fibre musculaire s'effectue au niveau de la **plaque motrice** (**A**) qui constitue la jonction entre le nerf et le muscle. La transmission est assurée grâce à une substance : **l'acétylcholine** (**ACh**) qui est stockée dans les *vésicules présynaptiques.*

Autour des *zones actives présynaptiques* (**A3**) les vésicules d'ACh peuvent être libérées par exocytose (cf. p. 12) dans l'espace subsynaptique. Chaque vésicule contient un certain *quantum* d'ACh. Les replis postsynaptiques de la membrane musculaire se trouvent en face des zones actives (**A2** et **A3**). C'est au niveau de ces replis postsynaptiques que se trouvent les **récepteurs à ACh** (**A3**). Lorsqu'une molécule d'ACh vient se fixer sur un récepteur, la perméabilité de la membrane aux ions Na^+ (et aux ions K^+) se trouve modifiée (cf. p. 16 ; **F**) ; il en résulte la formation d'un **courant entrant de Na^+** (2 pA pour environ 0,2-1 ms ; **B1**). Un quantum complet d'ACh est déversé sur une surface de l'ordre de 1 μm^2 ; comme il y a plus de 2 000 canaux, cela signifie que le courant ionique induit sera de plusieurs nA pendant quelques ms (**courants miniatures de plaque, B2**). Quelques quanta isolés peuvent se vider spontanément, mais cela ne suffit pas pour entraîner une excitation musculaire. Par contre, l'arrivée des potentiels d'action du motoneurone déclenche au niveau de la terminaison nerveuse l'apparition d'un courant entrant de Ca^{2+} (cf. p. 54) qui provoque la libération synchronisée de plusieurs centaines de quanta d'ACh ; **le courant de plaque qui apparaît est alors suffisant** pour induire un potentiel d'action musculaire et, par là même, une secousse musculaire (**B3**). L'ACh est très rapidement *inactivée* (hydrolyse) par les **cholinestérases** situées dans l'espace synaptique (cf. p. 54), si bien que la repolarisation est rendue possible.

La transmission neuromusculaire peut être bloquée par toutes sortes de **poisons** et substances pharmacologiques (cf. aussi p. 54) ce qui conduit à une *faiblesse du muscle,* voire, dans les cas extrêmes, à sa *paralysie.* Les *toxines botuliques* inhibent la libération d'ACh par les vésicules. Des substances comme le **curare,** connu pour son utilisation dans la fabrication des fléchettes paralysantes des Indiens, sont employées en anesthésiologie pour relâcher (**relaxation**) la musculature lors des interventions chirurgicales. Le curare **empêche** la fixation de l'ACh sur les récepteurs (*inhibition compétitive*) tout en n'ayant lui-même *aucun effet dépolarisant.* Ce blocage peut être levé par administration d'**inhibiteurs de la cholinestérase.** Ceci entraîne l'élévation de la concentration en ACh, ACh que le curare va de nouveau bloquer. Cependant, si des inhibiteurs de la cholinestérase parviennent à une synapse intacte, la concentration d'ACh ainsi élevée permet d'obtenir une *dépolarisation durable.* Il en résulte une inactivation des canaux Na^+ (cf. p. 26) et une paralysie musculaire. Quelques substances semblables à l'ACh (substances parasympathicomimétiques, par exemple la **disuccinylcholine**) ont aussi un effet dépolarisant, mais *elles sont détruites plus lentement.* Elles provoquent également une *paralysie par dépolarisation persistante.*

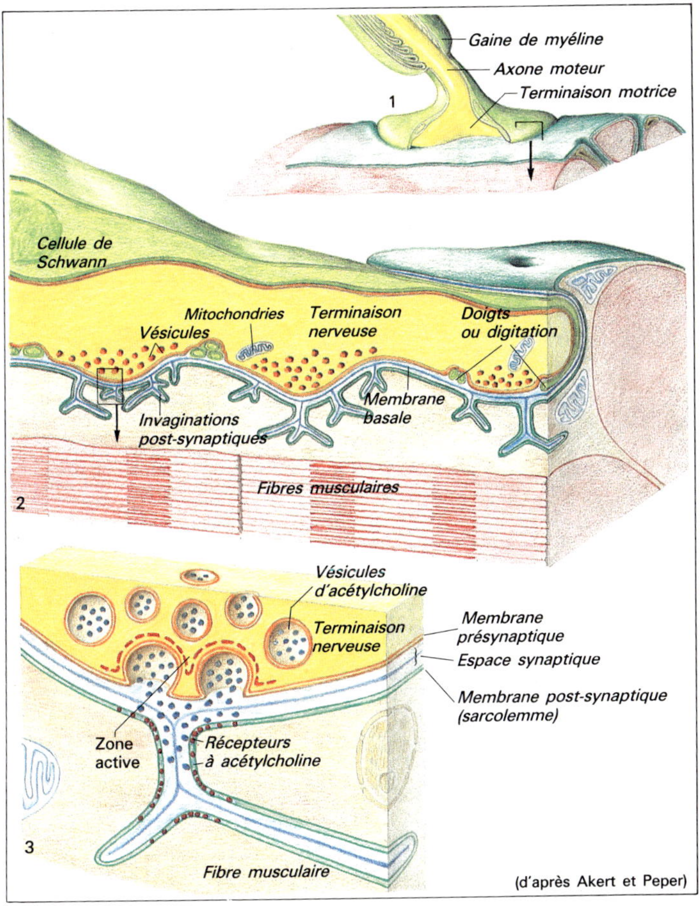

(d'après Akert et Peper)

A. Plaque motrice

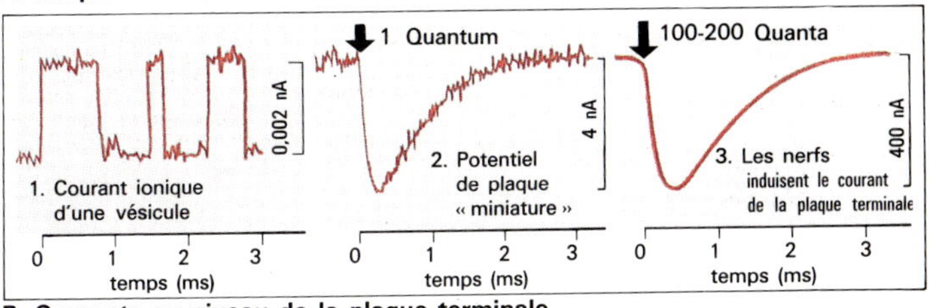

B. Courants au niveau de la plaque terminale

(d'après Neher et Sakmann (1), d'après Peper et Coll. (2)

Constitution et fonctionnement du muscle squelettique I

L'énergie chimique de l'ATP (cf. p. 20) est directement transformée par le muscle en **énergie mécanique** (et en chaleur), processus auquel participent également des éléments enzymatiques et structurels.

La cellule musculaire est une **fibre** (**A**) dont le diamètre varie en moyenne de 10 à 100 µm et dont la longueur peut atteindre 20 cm. Les « fibres » de viande, reconnaissables à l'œil nu, sont en fait des *faisceaux de fibres* (**A**, environ 0,1-1 mm de diamètre). La fibre musculaire (cellule) est limitée par une membrane cellulaire appelée *le sarcolemme* ; elle renferme les myofibrilles. Les myofibrilles sont entourées par le *sarcoplasme* (cytoplasme) qui contient *plusieurs noyaux cellulaires, des mitochondries* (appelées aussi *sarcosomes*), des lysosomes, des vacuoles lipidiques, des inclusions de glycogène, etc. Le sarcoplasme contient également du glycogène, des enzymes glycolytiques, de la créatine phosphate et des acides aminés, toutes ces substances pouvant être libérées. Une fibre musculaire renferme plusieurs centaines de **myofibrilles** (**A**) dont chacune se divise en compartiments de 2,5 µm environ, délimités chacun par 2 disques Z et appelés **sarcomères**. Leur longueur est grossièrement de 1,5 à 3,0 µm et dépend de la précharge du muscle (**B**).

Au microscope (en deux dimensions), les sarcomères d'une myofibrille (**A**) apparaissent comme une succession de *bandes* alternativement claires et sombres et de *lignes* (d'où le nom de muscle strié) ; ceci provient de la disposition des filaments (épais) de **myosine** et (fins) **d'actine** (**B**). Un sarcomère est compris entre deux *lignes Z* ou *disques Z* (microscopie en trois dimensions, **B**), qui sont constitués par une structure protéique plane. Les *filaments d'actine* sont traversés en leur milieu par la ligne Z, c'est-à-dire qu'une moitié de chacun de ces 2 000 filaments d'actine pénètre dans deux sarcomères voisins à la fois. A proximité de la ligne Z, le sarcomère n'est constitué que de filaments d'actine : c'est *la bande I* (**B**). La région dans laquelle les filaments d'actine et de myosine *se chevauchent* correspond optiquement à la *bande A* ; la *zone H* est la partie des sarcomères qui n'est constituée *que de filaments de myosine* (environ 1 000 par sarcomère) ; ces filaments s'épaississent dans leur partie moyenne (centre du sarcomère) pour former *une ligne M*.

La molécule de myosine (**C**) possède une partie *céphalique* scindée en deux (S1) (elle est le siège de l'activité ATP-asique, cf. p. 36 et suiv.), qui s'articule avec une partie cervicale (S2) (la partie céphalique et la partie cervicale constituent la méromyosine lourde, **C**), laquelle est réunie à une partie caudale (méromyosine légère, **C**). Un **filament de myosine** se compose d'environ 150 à 360 de ces molécules, assemblées à la manière d'une torsade. La mobilité de la partie cervico-céphalique, à la manière d'une articulation, permet la fixation réversible de la myosine avec l'actine (*formation du complexe actomyosine,* cf. p. 38) et le glissement des filaments d'actine et de myosine les uns sur les autres (*glissement des filaments,* cf. p. 36 et 38).

L'actine G est une molécule protéique globulaire. **L'actine F** résulte d'une sorte d'enchaînement à la manière d'un collier de perles de plusieurs molécules d'actine G (400 environ). En fait, deux enchaînements de ce type, enroulés l'un autour de l'autre pour former une torsade, constituent un *filament d'actine* (**B**).

La tropomyosine, qui possède elle aussi une structure filiforme, s'enroule autour du filament d'actine, et, tous les 40 nm environ vient s'y rattacher **une molécule de troponine** (**B**).

La troponine (TN) est composée de trois sous-unités : a) la TN-C qui contracte les liaisons avec le Ca^{2+} ; b) la TN-T qui relie la TN à la tropomyosine ; c) la TN-I qui, à l'état de repos, empêche la formation de liaisons entre l'actine et la myosine. Cet effet inhibiteur de la TN-I est levé lorsque la TN-C est saturée en Ca^{2+}.

Pendant la contraction, le filament de tropomyosine se dépose dans la gouttière entre les deux chaînes d'actine F et laisse alors la possibilité à la myosine de créer des liaisons avec la molécule d'actine. Le signal de déclenchement de ce phénomène est assuré par la fixation des ions Ca^{2+} sur les sites de la troponine (cf. p. 36 à 39).

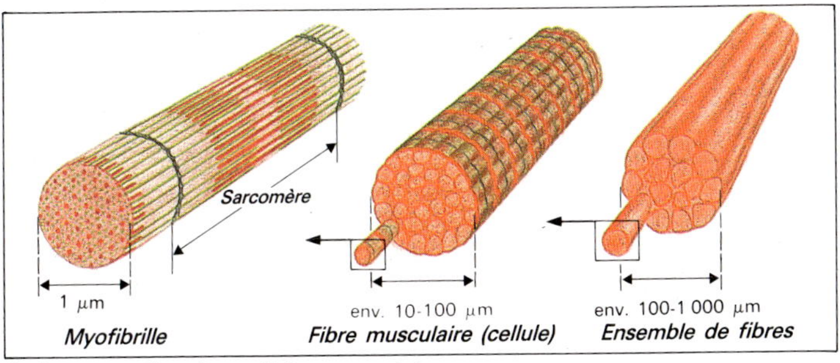

A. Structure fine des cellules musculaires

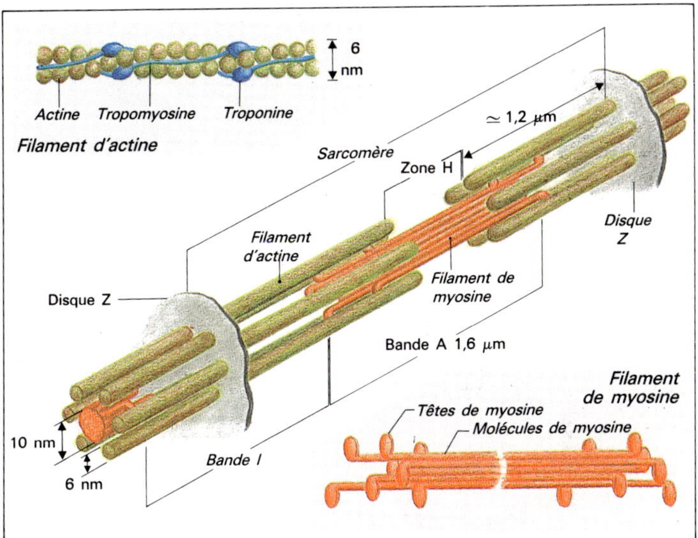

B. Structure du sarcomère

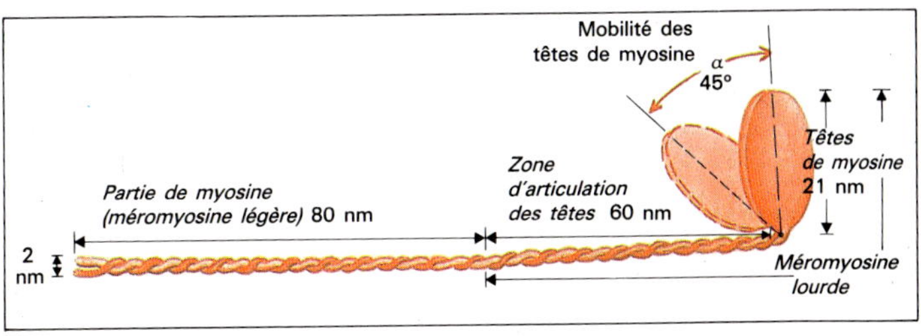

C. Molécule de myosine

Constitution et fonctionnement du muscle squelettique II

Les unités motrices du muscle squelettique sont normalement activées par leur propre motoneurone (cf. p. 32). L'arrivée du potentiel d'action du nerf à la terminaison nerveuse libère un médiateur chimique, l'acétylcholine, qui induit la formation de « courants de plaque » dont la sommation spatiale et temporelle provoque (cf. p. 28) une excitation supraliminaire entraînant un potentiel d'action qui sera propagé le long du sarcolemme vers toutes les fibres musculaires (cellules musculaires). Cette membrane cellulaire présente, en de nombreux endroits, des invaginations verticales en direction des myofibrilles : ce sont les **tubules transverses encore appelés système T** (**A**).

Le réticulum endoplasmique (cf. p. 4) est un peu différent dans la cellule musculaire et on **l'appelle réticulum sarcoplasmique** (**A**). Il est formé de compartiments fermés (sans communication avec le milieu extracellulaire), qui sont disposés parallèlement aux myofibrilles : **ce sont les tubules longitudinaux** (**A**). Ces tubules longitudinaux *servent de réservoir aux ions* Ca^{2+}.

Le système T est en liaison avec les vésicules terminales des tubules longitudinaux. Au microscope, on voit des *triades* formées par la réunion, à leur extrémité, de deux tubules longitudinaux et d'un tubule transverse (**A**).

Le potentiel d'action se propage rapidement le long du système T, lequel fait partie du milieu extracellulaire, vers la profondeur de la fibre musculaire. Là, il produit une libération de $\mathbf{Ca^{2+}}$ par les tubules longitudinaux avoisinants ; l'élévation de la concentration intracellulaire en Ca^{2+} qui passe de 0,01 µmol/l au repos à 1-10 µmol/l, entraîne une suite de réactions provoquant finalement les secousses musculaires : cet ensemble de réactions est appelé **couplage excitation-contraction** (**B** ; cf. p. 38).

Les filaments d'actine et de myosine d'un sarcomère (cf. p. 34) sont disposés de telle manière qu'ils peuvent s'emboîter.

C'est le **glissement des filaments** qui conduit au raccourcissement du muscle ; c'est ainsi que les lignes Z se rapprochent les unes des autres et la zone de recouvrement entre filaments fins et filaments épais augmente (la longueur des filaments reste inchangée !). La bande I et la zone H se raccourcissent. Quand, à la fin, les filaments épais rencontrent la ligne Z, le muscle se trouve à son maximum de raccourcissement : les extrémités des filaments fins se recouvrent alors (cf. p. 41, **C**).

L'ATP est nécessaire au glissement des filaments (donc à la contraction musculaire) (cf. p. 19 et suiv.) ; les *parties céphaliques de la myosine* (ou *têtes de myosine*, cf. p. 35, **C**) possèdent la propriété de dissocier l'ATP (**activité ATPasique**). Les têtes de myosine se fixent aux filaments fins en formant un angle donné (**C**). A la suite d'une modification structurale de la molécule de myosine, les parties céphalique et cervicale de cette molécule accentuent leur angulation, à la manière d'une articulation (cf. p. 34 et suiv.) et entraînent par là même le filament fin dans leur mouvement (théorie des filaments glissants, **C** et cf. p. 38).

La traction au niveau des deux extrémités d'un filament épais de myosine s'effectue en sens opposé entre l'une et l'autre extrémité (cf. p. 35), de telle manière que la zone de recouvrement entre actine et myosine, de part et d'autre de la ligne Z, tend à augmenter. Il s'ensuit un raccourcissement du sarcomère, aux deux extrémités du faisceau de myosine (cf. p. 35).

Un seul **cycle de glissement** raccourcit un sarcomère de 2×8 nm. Pour un sarcomère d'environ 2 µm, le raccourcissement est de l'ordre de 1 %. Cela signifie que pour toute la fibre musculaire (dont la longueur maximale est de 20 cm), formée de sarcomères disposés en série, le raccourcissement est aussi de 1 %. Une secousse musculaire pouvant entraîner jusqu'à 50 % de raccourcissement, il est donc indispensable que le cycle précédant se renouvelle : liaison des têtes – rotation des têtes et glissement – séparation ou rupture des liaisons – traction des têtes de myosine – rattachement sur un site d'insertion voisin des filaments d'actine, etc. (**C**).

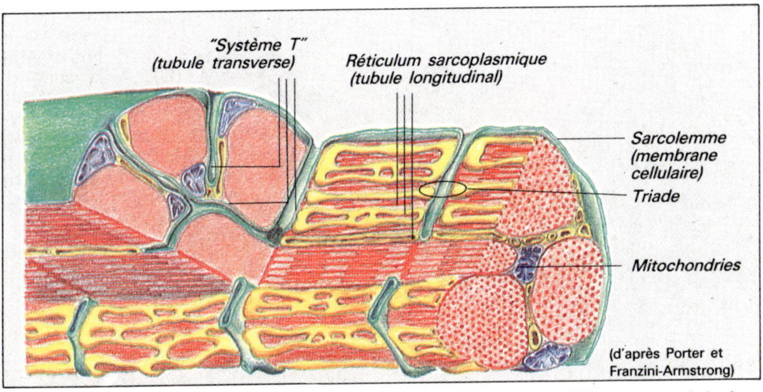

A. Le système sarcotubulaire de la cellule musculaire (= fibre musculaire)

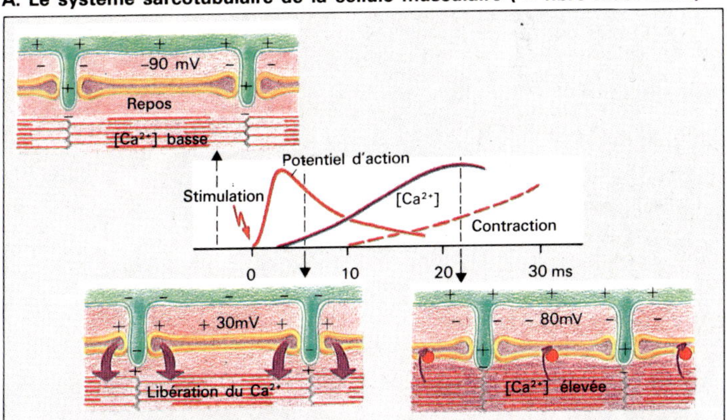

B. Le Ca^{2+} agent du couplage excitation-contraction

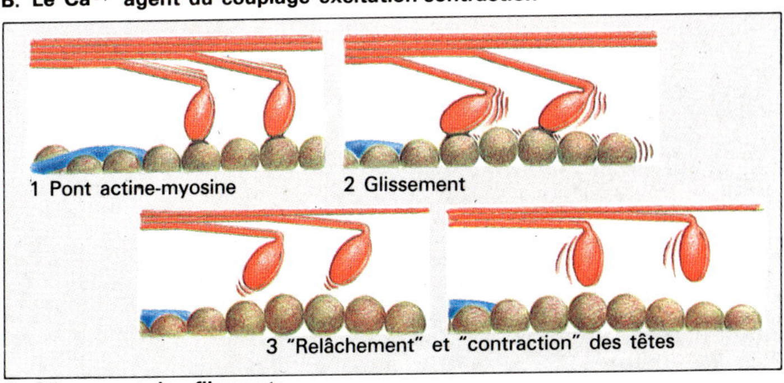

C. Glissement des filaments

Mécanisme moléculaire de la contraction musculaire

La contraction musculaire nécessite non seulement de l'actine et de la myosine mais aussi la présence de Ca^{2+}, de Mg^{2+}, d'ATP et d'ATPase.

Le Ca^{2+} est stocké dans les tubules longitudinaux du réticulum sarcoplasmique ; sa concentration y est élevée (cf. p. 36). Le potentiel d'action se propage au niveau du système T de toutes les fibres musculaires et provoque la libération momentanée du Ca^{2+} des tubules longitudinaux. La concentration du Ca^{2+} dans les fibres musculaires est alors multipliée par 1 000 environ. Ce Ca^{2+} libéré se fixe à la troponine qui, par l'intermédiaire de la tropomyosine, permet la création de ponts ou liaisons entre l'actine et la myosine (**A** et cf. p. 34 et suiv.). Une fois cette réaction terminée, le Ca^{2+} se réaccumule aussitôt dans les tubules longitudinaux (transport actif, **A** et cf. p. 11). Le transport de deux ions Ca^{2+} nécessite l'utilisation d'une molécule d'**ATP.** La réunion de deux têtes de myosine (**M**) en une molécule de myosine nécessite aussi une molécule d'ATP. L'ensemble forme alors un complexe (**ATP**-myosine) qui réalise avec la partie céphalique (cf. p. 35) un angle de 90°. Pendant que la concentration en Ca^{2+} est élevée, se forment les ponts entre les têtes de myosine et l'actine (**A**). L'actine active alors l'ATPase des têtes de myosine et provoque l'hydrolyse de l'ATP (ATP → ADP + Pi). Ces réactions nécessitent aussi 3 mmol/l d'ions Mg^{2+}. Il s'ensuit la formation d'un complexe A-M-ADP-Pi (**A1**). Le Pi (phosphate inorganique) se détache alors de ce complexe et l'angle formé par les têtes de myosine (qui ont pivoté) passe de 90° à 50° (**A2a**), ce qui provoque le glissement du filament de myosine sur celui d'actine. La libération d'ADP amène les têtes de myosine dans leur position finale (45°), terminant ainsi le glissement (**A2b**). L'excédent de complexe A-M reste stable (*« complexe de rigidité »*) et peut uniquement être « régénéré » par fixation d'ATP sur les têtes de myosine : **c'est cette fixation d'ATP qui entraîne la relaxation,** c'est-à-dire le « ramollissement » du complexe A-M. La faible élongation des muscles au repos est par exemple importante pour le remplissage cardiaque ou pour un faible relâchement du muscle étiré au cours d'un mouvement rapide de flexion.

Dans le muscle d'un organisme mort, l'ATP n'est plus synthétisé. Cela signifie d'une part, que le Ca^{2+} ne peut plus être repompé dans les tubules longitudinaux ; d'autre part, que l'ATP ne peut plus être à la disposition des complexes A-M stables. Le muscle devient alors inextensible : **cet état caractérise la rigidité cadavérique ;** celle-ci disparaît seulement lors de la décomposition des molécules d'actine et de myosine.

La présence d'ATP provoque simultanément la dissociation des ponts actine-myosine et le redressement des têtes de myosine (45° → 90°, **A4**), avant que l'ATP ne reforme le complexe myosine-ATP. Lorsque la concentration intracellulaire en Ca^{2+} est suffisamment élevée, de nouveaux cycles **A1-A4** peuvent se reproduire (jusqu'à 50 secousses musculaires) ; cela dépend avant tout de la fréquence des potentiels d'action. Chaque arrivée d'un PA entraîne un cycle ; les têtes de myosine n'agissant pas de façon synchronisée (la concentration musculaire se fait donc par saccades ou secousses consécutives). En fait, les têtes de myosine ont un mouvement de va-et-vient asynchrone. A chaque instant, une partie est en action mais, statistiquement, ce mouvement de bascule touche toujours le même nombre de têtes de myosine, ce qui produit une continuité dans la réalisation et l'efficacité de la contraction. Une chute de la concentration intracellulaire en Ca^{2+} en-dessous de 1 µmol/l arrête le cycle de glissement des filaments (*retour à la position de repos,* **A**).

Le renouvellement des cycles de glissement est essentiel pour la contraction musculaire isotonique, c'est-à-dire pour une contraction avec raccourcissement du muscle. Lors d'une contraction isométrique importante (augmentation de la tension du muscle sans raccourcissement), la rotation des têtes de myosine devient à la longue impossible, tant et si bien que le complexe M-ATP (**A3**) se transforme vraisemblablement en complexe A-M-ADP-Pi (**A1**). La tension musculaire résulte directement de ces mouvements de bascule des têtes de myosine. C'est pourquoi, l'on pense que les parties cervicocéphaliques de la myosine se situent au niveau de la composante élastique en série du muscle (cf. p. 40).

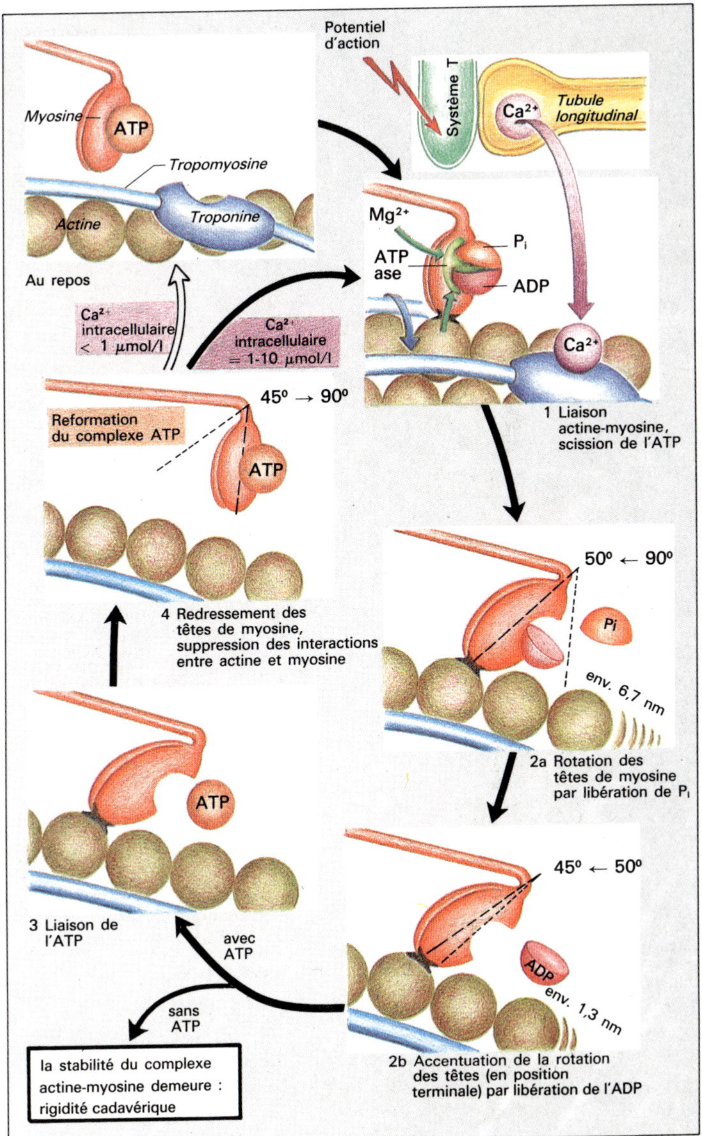

A. Mécanisme moléculaire de la contraction musculaire par glissement des filaments (contraction isotonique)

Propriétés mécaniques du muscle I

La formation d'un potentiel de plaque supraliminaire (cf. p. 32) provoque, dans le muscle, l'apparition d'un potentiel d'action (PA ; maximum de dépolarisation au bout de 2 ms environ, cf. p. 31 ; **A2**) qui se propage très rapidement (2 m/s) sur les fibres musculaires au travers du système T. La concentration intracellulaire en Ca^{2+} devient maximale au bout de 10 ms, la secousse musculaire pouvant apparaître dès 10 ms (par exemple pour les muscles oculaires externes) ou n'apparaissant que plus tard et jusqu'à 100 ms après (muscle soléaire, cf. p. 37). **L'augmentation par paliers de la force musculaire** est liée : a) *aux diverses formes de recrutement* (cf. p. 32) et b) *aux modifications de fréquence du potentiel d'action.*

Une excitation isolée provoque toujours une libération maximale de $\mathbf{Ca^{2+}}$ et une *secousse isolée* maximale des fibres musculaires squelettiques (**loi du tout ou rien**). Mais comme *l'excitation est trop brève* pour que le glissement des filaments, relativement lent, soit maintenu pour toucher l'ensemble des « sites d'activité » entre actine et myosine, une excitation isolée ne provoque pas le raccourcissement maximal possible de la fibre musculaire. *L'arrivée d'une autre secousse isolée* consécutive à une autre stimulation entraîne un raccourcissement un peu plus important. Un tel renouvellement des stimulations conduit graduellement à la **sommation** (**superposition**) des secousses isolées (**B**). Si la fréquence de stimulation augmente (de 20 Hz pour les muscles lents à 60-100 Hz pour les muscles rapides, cf. p. 32), on obtient *la contraction maximale possible de l'unité motrice :* le **tétanos** (**B**). Au cours du tétanos complet, la force développée est au maximum égale à 4 fois la force produite par une secousse isolée. Alors que lors de la superposition consécutive à deux excitations isolées la **concentration en** $\mathbf{Ca^{2+}}$ diminue, lors du tétanos, elle reste élevée.

Au cours du tétanos (cf. p. 38), si on mesure la durée de raccourcissement du muscle on s'aperçoit qu'elle est différente de celle obtenue lors de la **contracture.** La contracture n'est pas due à la reconduction du potentiel d'action (**PA**), mais provient soit d'une *dépolarisation locale prolongée* par exemple lors de l'augmentation de la concentration du K^+ extracellulaire (contracture liée au K^+), soit d'une *inhibition de la libération du* Ca^{2+} *cellulaire consécutive à l'action pharmacologique de la caféine par exemple. La contraction des* **fibres toniques** (comme les fibres des muscles oculaires externes ou du fuseau neuromusculaire ; cf. p. 278) est une contracture. Ces fibres répondent à une stimulation *non* par une réponse « par tout ou rien », mais leur contraction *est proportionnelle à l'importance de la dépolarisation locale* (sans aucun PA). Dans ce cas, la contraction est modulée par les variations de la concentration en Ca^{2+}.

Le tonus (**tonus réflexe**) de la musculature squelettique est, en général, consécutif à un PA d'unités motrices isolées. Si aucune secousse isolée n'est perceptible, c'est parce que les unités motrices fonctionnent en décalage de phase les unes par rapport aux autres (*de façon asynchrone*), et amènent les réponses des fibres individuelles à fusionner en une contraction régulière globale. Les muscles posturaux, en particulier, paraissent en état de repos alors qu'ils sont, bien *involontairement, dans un état de tension ;* cet état peut être modifié de façon réflexe (cf. p. 278 et suiv.) : il est en effet augmenté par une attention plus soutenue.

Une contraction musculaire se situe généralement entre deux situations extrêmes : a) **contraction isométrique :** la *longueur* du muscle reste *constante,* mais sa tension change ; b) **contraction isotonique :** il y a raccourcissement du muscle, mais *la tension ou la charge demeure inchangée* (**A**). On parle de **contraction auxotonique** lorsque la longueur et la tension du muscle changent simultanément. Si une contraction isométrique est suivie d'une contraction isotonique ou auxotonique, on parle de *contraction à postcharge* (cf. p. 182).

Le muscle est composé d'éléments élastiques ; ceux-ci sont placés soit en série, soit en parallèle par rapport aux sarcomères (**A**) ; on différencie : 1) une **composante élastique en parallèle (CEP)** qui est représentée par la membrane des fibres musculaires (sarcolemme) et par le tissu conjonctif de soutien (tissu interfibrillaire) et qui empêche, au repos, le démantèlement des filaments. La force de cet élément élastique en parallèle (CEP) est représentée quantitativement par **la courbe tension/longueur de repos** (cf. p. 43, **A** et **B**) ; 2) une **composante élastique en série (CES)** qui intervient surtout lors de la contraction isométrique, pour laquelle le muscle dans son ensemble ne se raccourcit pas. Ainsi, les fibres collagène (les tendons notamment) s'allongent un peu lorsque s'effectue le glissement des filaments d'actine et de myosine alors que la 2e partie du CES représentée par les parties cervicocéphaliques de la myosine assure le glissement des filaments (cf. p. 38)

(Texte pour **C,** cf. p. 42).

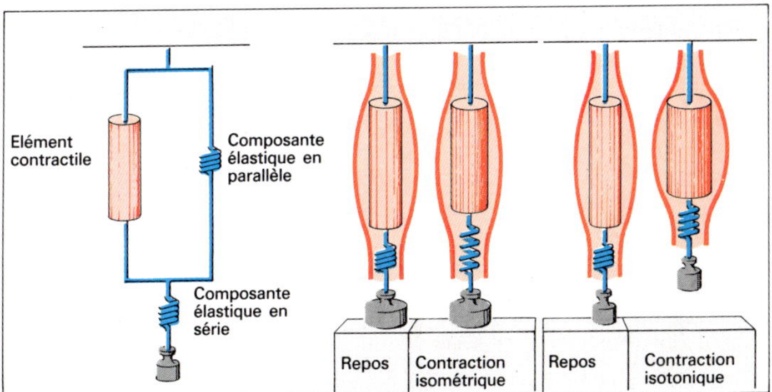

A. Modèle pour la contraction musculaire

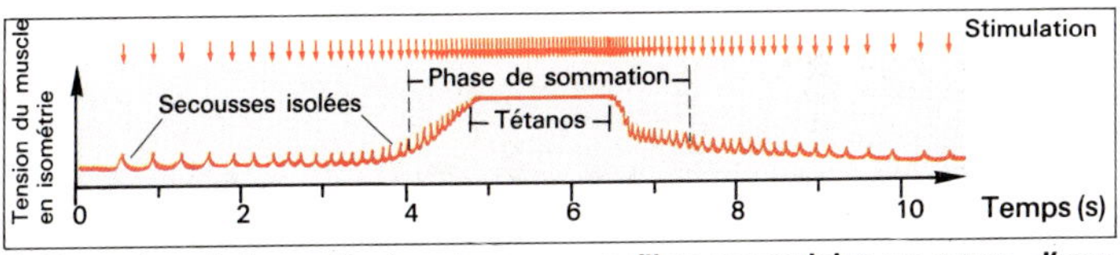

B. Force isométrique développée par une fibre musculaire au cours d'une stimulation de fréquence croissante puis décroissante

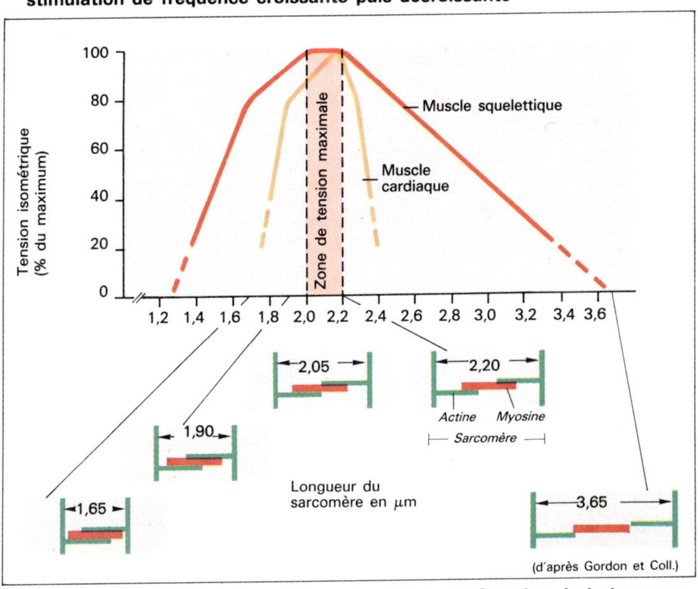

C. Variation de la tension isométrique du muscle en fonction de la longueur du sarcomère

Propriétés mécaniques du muscle II

Il existe une étroite relation entre la **longueur** (L) du muscle et sa **tension** encore appelée **force** (T ; **B** et cf. p. 41 **C**). **La tension globale** est la somme de la tension active et de la tension de repos.

La tension active dépend du nombre de ponts entre actine et myosine, et augmente donc d'abord avec la longueur du sarcomère (**A**). La tension active (T_0) la plus élevée (tension isométrique) que le muscle puisse développer est obtenue pour la **plus grande longueur de repos** (L_{Max}, longueur du sarcomère de 2 à 2,2 μm ; cf. p. 41, **C**). Avec le raccourcissement du sarcomère ($L < L_{Max}$), les filaments fins se recouvrent partiellement, et il n'est possible de développer qu'une tension inférieure à T_0 (cf. p. 41, **C**). Pour une longueur L = 70 % de L_{Max} (longueur du sarcomère de 1,65 μm), les filaments épais sont contigus aux lignes Z, tant et si bien que T va encore diminuer. D'autre part, pour un arrangement des filaments donnant une plus grande longueur au sarcomère ($L > L_{Max}$), la tension développée est de même amoindrie, parce que le nombre de ponts de liaison entre actine et myosine diminue (cf. p. 41, **C**).

La relation tension-longueur du muscle peut être modifiée par un changement de la concentration intracellulaire du Ca^{2+}. Cette **régulation homéométrique** de la réponse musculaire joue un rôle important au niveau du muscle cardiaque.

La tension de repos augmente avec l'allongement de repos du muscle ($L > L_{Max}$). Pour un allongement correspondant à 130 % de L_{Max}, la tension de repos représente la part essentielle de la **force totale** (**A** et **B**).

La courbe tension-longueur correspond pour le cœur au **diagramme pression-volume** : au lieu de prendre en considération la *longueur du muscle*, on mesure le *volume télédiastolique*, et au lieu de *la tension*, on étudie *la pression ventriculaire* (cf. p. 182 et suiv.). La pression télédiastolique de repos est fonction du remplissage, de telle manière que le *volume télédiastolique* détermine l'éjection du cœur : c'est le **mécanisme de Frank-Starling** (cf. p. 182 et suiv.).

Différences essentielles entre le muscle cardiaque et le muscle squelettique (cf. aussi p. 45)

1. Le muscle squelettique est plus extensible que le muscle cardiaque, ce qui signifie que pour un même allongement, la tension passive de repos du muscle cardiaque est plus grande que celle du muscle squelettique.
2. Le muscle squelettique travaille normalement *au niveau du plateau* de la courbe tension-longueur, tandis que le muscle cardiaque travaille dans la *partie ascendante*, la courbe tension-longueur ne possédant alors *pas de plateau* (**B**), ce qui donne au cœur une *zone d'activité supplémentaire* (traduit par le mécanisme de Frank-Starling).
3. La période réfractaire du muscle cardiaque touche à sa fin lorsque la contraction du cœur est presque terminée (potentiel d'action long, cf. p. 45). Le muscle cardiaque **n'est** donc **pas tétanisable** comme le muscle squelettique.
4. Dans le muscle cardiaque, il n'y a pas d'unité motrice (cf. p. 32). Contrairement à ce qui se passe pour le muscle squelettique, l'excitation s'étend à tout le myocarde depuis l'oreillette jusqu'aux ventricules selon *la loi du tout ou rien*.
5. La *force de contraction* du muscle cardiaque peut varier avec la *durée du potentiel d'action* ; celle-ci se modifie *par changement de conduction du flux de* Ca^{2+} *entrant dans la cellule* (cf. p. 166).

La vitesse de raccourcissement d'une contraction (contraction isotonique) est d'autant plus faible que **la charge** (force) est élevée (**diagramme force-vitesse** ; **C**). *La force maximale ou tension maximale* (plus *un peu* de chaleur) est développée lorsqu'il n'y a *aucun raccourcissement*. La *vitesse de raccourcissement maximale* (pour le biceps environ 7 m/s) et *beaucoup* de chaleur sont obtenues pour *une charge nulle* du muscle. Les *faibles* charges peuvent être levées *plus rapidement* que les charges lourdes (**C**). L'ensemble de la production d'énergie : travail développé plus chaleur, est plus important pour une contraction isotonique que pour une contraction isométrique (cf. p. 46 : production de chaleur lors de la contraction musculaire).

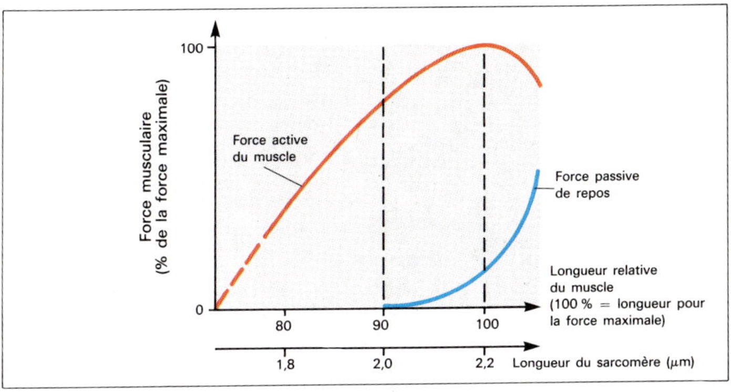

A. Composante active et passive de la force musculaire

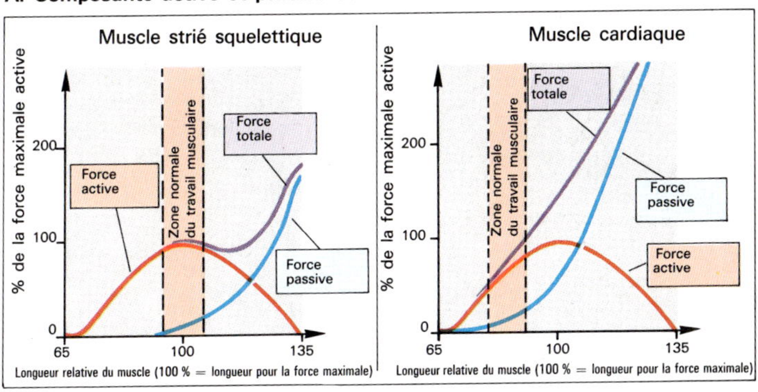

B. Courbes tension-longueur du muscle squelettique et du muscle cardiaque

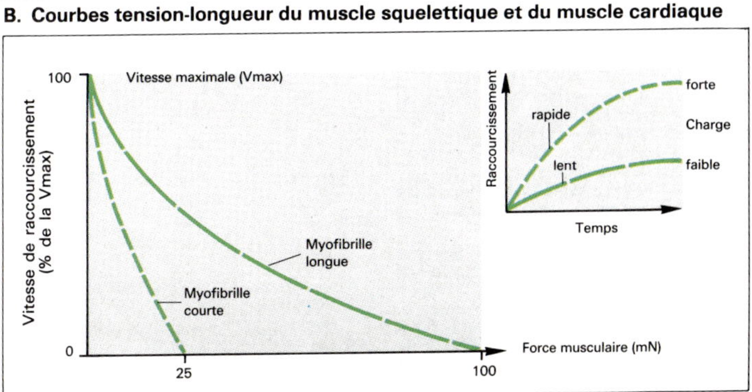

C. Relation force-vitesse du muscle (en fonction de la charge)

La musculature lisse

On appelle muscles lisses tous les types de muscles qui n'ont pas de stries transversales. Ils revêtent une très grande importance clinique parce qu'ils prennent part à beaucoup de fonctions d'organes (estomac, intestin, vessie, utérus, bronches, etc.) et parce qu'ils participent à la régulation circulatoire par l'intermédiaire des vaisseaux sanguins.

La musculature lisse contient des filaments d'actine F (cf. p. 35) ainsi qu'une variété de myosine ; toutefois, on ne rencontre que peu de filaments épais (cf. p. 35). La contraction est en général 100 fois plus lente que dans le muscle squelettique. Il n'y a ni division en sarcomères, ni strie transversale, ni système tubulaire (cf. p. 36). Le **potentiel membranaire** de la musculature lisse est souvent instable, il change par modification du rythme avec une fréquence et une amplitude basses (par exemple 3-15/min et 10-20 mV pour le tractus intestinal). Si la dépolarisation en rapport avec des ondes d'excitation lentes dépasse un certain seuil, un train de **potentiels d'action (spikes)** est produit, dont le nombre et la fréquence sont d'autant plus élevés que la dépolarisation spontanée est lente. Environ 150 ms après ces pointes, apparaît une contraction qui augmente puis diminue lentement et dont le maximum est atteint 500 ms après le potentiel de pointe (**A**, diagramme de gauche). La contraction est d'autant plus longue que le nombre de spikes est élevé ; aussi, est-il possible d'établir une comparaison avec le muscle squelettique. Pour de faibles spikes, on observe déjà une fusion des secousses (**tétanos**, cf. p. 40). A la suite de ces contractions continues, il se produit dans la musculature lisse un état plus ou moins important de contraction appelé « **tonus** ». Pour certains muscles lisses, le spike reste longtemps en plateau et rappelle ainsi le PA du cœur (**A**, diagramme du milieu).

Comme dans les autres types de muscle, le potentiel membranaire des muscles lisses est souvent dépendant du gradient de K^+ (cf. p. 24). Le flux entrant de Ca^{2+} (depuis le milieu extracellulaire) est à l'origine des contractions de la musculature lisse, et le rôle de la troponine (du muscle squelettique, cf. p. 34) est vraisemblablement favorisé dans le muscle lisse par la **calmoduline** (cf. p. 17).

A partir de la nature de leur excitation, il est possible de distinguer **deux types** de muscles lisses :

1. Les muscles lisses présents dans la *paroi des organes creux* (muscle lisse viscéral) comme l'estomac, l'intestin (cf. p. 210), la vessie, l'uretère, l'utérus appartiennent au type de muscle lisse unitaire. Leurs cellules musculaires sont en grande partie reliées entre elles par des ponts (**gap junctions**, cf. p. 7, **D**) qui sont hautement perméables aux ions. L'excitation est **autonome** et apparaît au niveau des jonctions entre les cellules (*celles-ci jouent le rôle de pacemaker* comme les cellules nodales du tissu cardiaque ; cf. p. 206) qui se dépolarisent spontanément ; l'excitation se propage alors à travers les gap junctions vers toutes les cellules musculaires (**muscle lisse unitaire**). La contraction de ces muscles est aussi *indépendante de toute innervation extrinsèque*, et persiste souvent plus ou moins longtemps à un niveau élevé : c'est le **tonus myogénique**. L'allongement de ces muscles entraîne une dépolarisation et par là même une augmentation du tonus. La *musculature des petits vaisseaux sanguins* prédomine dans cette catégorie de muscles. La contraction occasionnée par cet allongement est l'un des mécanismes qui permettent l'autorégulation des débits périphériques (cf. p. 176).

2. Le deuxième type de muscle lisse, **dit multiunitaire,** se rencontre dans la plupart des vaisseaux sanguins mais aussi à une moindre échelle dans l'iris et les corps ciliaires. Ici, l'excitation dépend moins du muscle lui-même que du **système neurovégétatif** : c'est le **tonus neurogène**. Ce type de muscle lisse ne possède pas de gap junctions, aussi l'excitation reste-t-elle souvent localisée à l'unité motrice (cf. p. 32, Muscle lisse multiunitaire).

Outre l'**acétylcholine** et l'**adrénaline**, médiateurs des terminaisons nerveuses du système nerveux végétatif (cf. p. 54 et suiv.), les **hormones** agissent aussi sur la musculature lisse. Ainsi par exemple, le *muscle utérin* est sensible aux œstrogènes, à la progestérone et à l'ocytocine (cf. p. 262 et suiv.) ; le *muscle lisse vasculaire* est, quant à lui, sensible à l'histamine, à l'angiotensine II, à l'hormone antidiurétique, à la sérotine, à la bradykinine, etc.

Il existe aussi une courbe tension-longueur pour la musculature lisse (cf. p. 42 et suiv.) ; ici, on voit cependant que, pour un allongement donné, la tension développée diminue progressivement. Cette propriété est appelée **plasticité** du muscle lisse. Les conséquences de cette plasticité peuvent être observées par exemple au travers des possibilités de distension de la vessie : la tension exercée par les parois musculaires (et donc la pression interne) augmente dans un premier temps lorsque la vessie est presque pleine, et c'est à ce moment-là seulement que se produit le besoin d'uriner.

		Muscle lisse	Muscle cardiaque	Muscle squelettique
		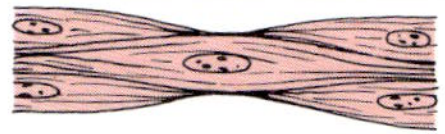	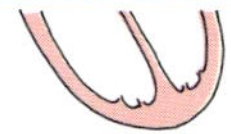	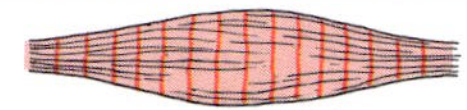
Structure	Plaque motrice	aucune	aucune	oui
	Fibres	fusiforme, courte (max. 0,4 mm)	ramifiées	cylindriques, longues (max. 15 cm)
	Mitochondries	un peu	beaucoup	un peu (en fonction du type de muscle)
	Noyau cellulaire	1	1	beaucoup
	Sarcomère	aucun	oui, longueur max. 2,6 μm	oui, longueur max. 3,65 μm
	Syncitium	oui	oui (fonctionnel)	non
	Réticulum sarcoplasmique	légèrement déroulé	très déroulé	fortement déroulé
	ATPase	peu	moyennement	beaucoup
Fonction	Pacemaker (ou entraineur)	activité spontanée lente	oui (rapide)	non (excitation nerveuse indispensable)
	Réponses aux stimulations	sommation	tout ou rien	sommation
	Tétanisable	oui	non	oui
	Zone d'activité	variable sur la courbe tension-longueur	dans la phase ascendante de la courbe tension-longueur	au maximum de la courbe tension-longueur
Réponses aux stimulations	Potentiel (rouge) Tension-musculaire (bleu)	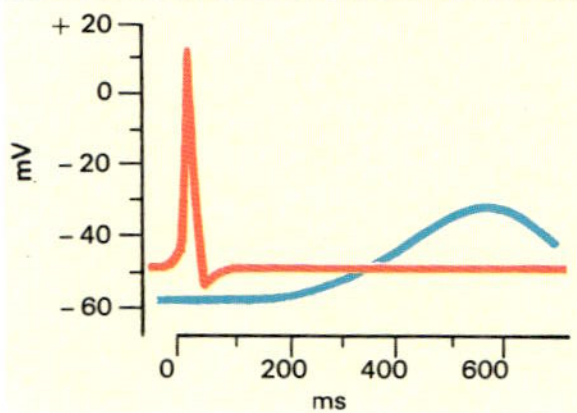	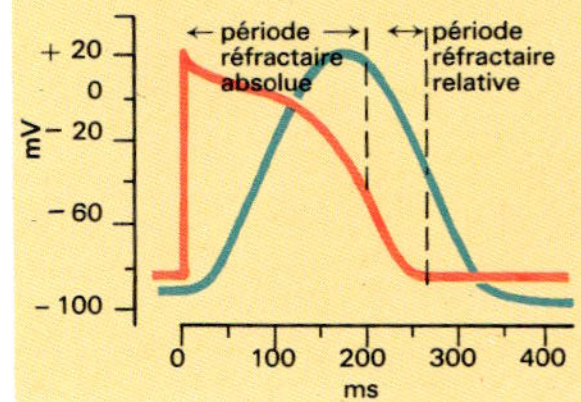	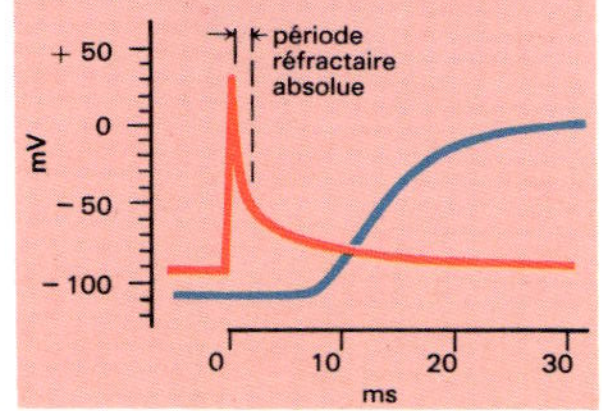

A. Structure et fonction des muscles lisse, cardiaque et squelettique

Les sources d'énergie de la contraction musculaire

L'énergie mécanique de la contraction musculaire provient *directement de l'énergie chimique* (**ATP** ; cf. p. 20). Elle est stockée dans le muscle, surtout sous forme de *glycogène* (environ 100 µmol d'unité glucose/g de muscle). L'hydrolyse du glucose (**glycolyse, B**) entraîne la formation d'**adénosine triphosphate (ATP)**, molécule riche en énergie. **C'est la source directe de l'énergie de la contraction musculaire** (**A**). Par suite du glissement des filaments, l'ATP se transforme en **ADP**, molécule moins riche en énergie (cf. p. 38). Cette hydrolyse de l'ATP ne nécessitant *pas d'oxygène*, la contraction musculaire peut se poursuivre en *anaérobiose*. L'ATP utilisé est presque aussitôt régénéré. Trois *processus* peuvent être utilisés :

1. **l'hydrolyse de la créatine phosphate** (**A**) est une source d'énergie rapidement disponible, mais elle est limitée,
2. **la glycolyse anaérobie**, par exemple la dégradation du glycogène ou du glucose en acide lactique,
3. **la phosphorylation oxydative** provient de la combustion du glucose en présence d'O_2, ce qui donne du CO_2 et de l'eau (**B** et cf. p. 196) ; cette réaction libératrice de beaucoup d'ATP ne dépend pas uniquement de l'O_2, c'est en effet un procédé relativement lent.

La créatine phosphate (CP) : le muscle contient une réserve d'énergie rapidement disponible, la créatine phosphate. Cette énergie importante présente dans les liaisons phosphates peut être reformée à partir de l'ADP (en anaérobiose), l'ATP est ainsi régénéré (**B1**). Alors que la concentration en ATP d'environ 5 µmol/g de muscle permet à peu près 10 contractions musculaires, celle de la créatine phosphate est de l'ordre de 25 µmol/g de muscle et permet d'obtenir les 50 contractions suivantes avant que les réserves ne soient épuisées. Grâce à l'énergie de la phosphocréatine, **un exercice court** (10 à 20 s) **mais important** (par exemple une course de 100 m) peut être accompli.

Pour les exercices de plus longue durée, **le glycogène musculaire** doit être dégradé. La glycolyse anaérobie commence plus tardivement que la dégradation de la créatine phosphate (au maximum après 0,5 min). Les réserves de **glycogène** du muscle sont transformées en **acide lactique** via le glucose-6-phosphate, avec production de 3 moles d'ATP par mole de glucose (**B2**). Pour des **exercices légers,** ce type de formation d'ATP est suivi après environ 1 minute par une hydrolyse aérobie du glucose beaucoup plus productrice d'énergie. Si cependant, pour des **exercices plus difficiles,** la production d'énergie aérobique est insuffisante pour couvrir les besoins, la glycolyse anaérobie commence dans le même temps. **Le glucose sanguin** n'est pas dégradé en acide lactique (le gain d'énergie dans ce cas n'est que de 2 moles d'ATP/mole de glucose, alors qu'1 ATP est nécessaire pour la phosphorylation du glucose). Cette voie énergétique est de toute manière limitée par **l'accumulation d'acide lactique,** lequel est tamponné sous forme de lactate (p. 110).

Le prolongement de l'activité musculaire est seulement possible si l'énergie est produite par hydrolyse **aérobie** du glucose (2 + 34 moles d'ATP/mole de glucose !) et des acides gras (**B3**). Le débit sanguin musculaire, la performance cardiaque, la respiration etc. doivent être augmentés jusqu'à permettre un apport énergétique suffisant aux muscles (la fréquence cardiaque devient alors stable ; p. 49, **B**).

Plusieurs minutes s'écoulent avant que cet « état stable » ne soit atteint ; pendant ce temps les besoins sont couverts, d'une part par une production énergétique anaérobique (voir ci-dessus), d'autre part, par utilisation des réserves d'oxygène du muscle (myoglobine) et par une augmentation de l'extraction de l'oxygène du sang. Le passage d'une phase à une autre est souvent perçu comme un moment d'épuisement et de fatigue.

La **puissance maximale** atteinte par des athlètes de haut niveau est d'environ 370 W et dépend premièrement de la rapidité de l'apport d'O_2 et de l'hydrolyse anaérobie du glucose et des acides gras. Si cette limite est dépassée, l'équilibre entre le métabolisme et la fonction cardiovasculaire n'est pas obtenu (la fréquence, par exemple, continue d'augmenter ; cf. p. 49). Bien que l'apport énergétique puisse être temporairement augmenté par **continuation de la glycolyse anaérobique** (voir ci-dessus) l'acide lactique formé **diminue le pH,** simultanément aux niveaux musculaire et systémique. En conséquence les réactions chimiques nécessaires à la contraction musculaire sont inhibées, aboutissant ainsi à un manque d'ATP et à l'apparition d'une **fatigue** entraînant l'arrêt de l'exercice.

Lors de l'hydrolyse de la CP et de la glycolyse aérobie, l'organisme contracte une **dette d'O_2,** qui permet d'accomplir des performances brèves d'environ 40 s, ceci étant consécutif à une oxydation aérobique relativement lente du glucose. Pendant la phase de récupération, la dette d'O_2 (maximum d'environ 20 l) doit être remboursée, ce qui explique que la consommation d'O_2 reste encore relativement élevée pendant quelques minutes, bien que le sujet soit au repos. Le maintien d'une activité cardiaque et respiratoire élevée durant la phase de récupération est une des raisons qui font que plus d'O_2 doit être remboursé par rapport à ce qui a été emprunté. Les transformations énergétiques ayant lieu durant la récupération permettent principalement de reconstituer les réserves de CP, d'O_2 et de glycogène, utilisant en partie le lactate accumulé.

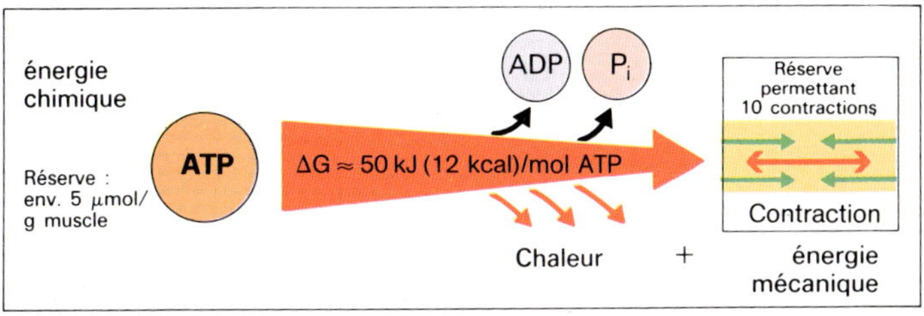

A. ATP comme source directe d'énergie

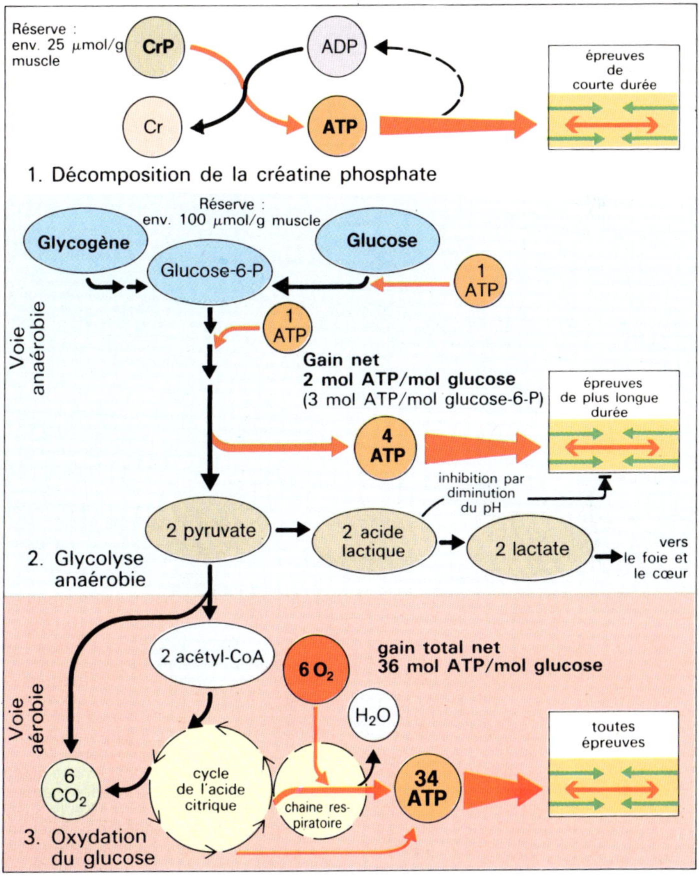

B. Régénération de l'ATP

L'organisme lors de l'exercice musculaire

On peut distinguer trois types de travail musculaire :

1. **le travail dynamique « positif »** : on observe une alternance de *phases de contraction* fournissant *certaines performances* et de phases de relâchement (par exemple lors d'une ascension en montagne).
2. **le travail dynamique « négatif »** : ici un *allongement musculaire limité (travail de freinage)* alterne avec une contraction sans post-charge (par exemple lors d'une descente en montagne).
3. **le travail de maintien statural** (par exemple lors de la position de repos debout).

Pour un certain nombre d'activités, il y a combinaison de deux ou trois de ces types de travail.

Lors de l'exercice musculaire dynamique rythmé (ou répété), un travail mécanique est effectué vers l'extérieur, alors qu'au cours du travail de maintien postural, ce n'est plus le cas puisque *le produit de la force par le déplacement est nul* (*force* × *déplacement* = 0 ; cf. p. 327). Pourtant, il y a là aussi dépense d'énergie chimique (elle est totalement transformée en chaleur : conservation de l'énergie). La mesure de cette dépense d'énergie correspond au produit de la *force musculaire par le temps de travail* ou de maintien de l'exercice.

Lors d'un travail musculaire important, les muscles nécessitent 500 fois plus d'**oxygène** que lors du repos musculaire. Simultanément, l'organisme doit évacuer les produits de déchets du métabolisme ; $\mathbf{CO_2}$ et **lactates** (cf. p. 46) sont en effet accrus. Aussi, le travail musculaire provoque des actions régulatrices au niveau du système cardiocirculatoire et respiratoire.

Débit sanguin (**A**) : l'augmentation du débit sanguin est la conséquence de **modifications chimiques** locales du sang : **cette action locale vasodilatatrice** est consécutive à *l'augmentation de la* P_{CO_2}, à *la diminution de la* P_{O_2} *et du pH* ainsi qu'à l'accumulation de lactates, etc. (cf. p. 46). Lors du simple travail de maintien, cette élévation de débit peut parfois être entravée par la contraction permanente du muscle qui comprime ses propres vaisseaux. C'est pourquoi le muscle **se fatigue** plus vite lors du travail statique de maintien postural que lors de l'exercice dynamique (travail périodique).

Cœur : lors de l'exercice musculaire maximal, le débit sanguin musculaire est augmenté grâce à l'élévation du débit cardiaque ; celui-ci atteint 25 l/min environ, soit 4 à 5 fois la valeur de repos (débit cardiaque ; cf. p. 154) ; **il peut même atteindre 30 l/min** pour certains exercices. Ceci est obtenu par **élévation de la fréquence cardiaque** (**B**), ainsi que par **augmentation du volume systolique d'environ 1,2 fois le volume de repos**. La pression artérielle systolique (cf. p. 160) **s'élève** jusqu'à une valeur de 25 kPa (185 mmHg), tandis que la pression diastolique demeure inchangée.

L'augmentation du débit cardiaque ne vient pas seulement de l'augmentation des besoins musculaires, mais aussi de la nécessité d'augmenter *le débit cutané* (pour évacuer la chaleur produite ; cf. p. 192 et suiv.) ; pendant ce temps, les débits sanguins *du rein* et de l'*appareil digestif* deviennent inférieurs à leur valeur de repos (**A**).

Le débit sanguin cutané (environ 0,5 l au repos) augmente jusqu'à environ 2 l/min lors de travaux pénibles mais retrouve sa valeur de repos durant les exercices maximum prolongés. En conséquence, la **température centrale** augmente ; ce facteur limite ainsi les exercices musculaires maximum à une courte durée.

Pour un exercice de *faible* ou de *moyenne puissance*, la lactatémie et la fréquence cardiaque atteignent rapidement une nouvelle valeur qui reste en plateau tant que dure l'exercice (pas de signe de fatigue) ; par contre, pour un *exercice de puissance élevée*, celui-ci doit être interrompu après un bref laps de temps, car le cœur ne peut plus atteindre le niveau de travail requis (**B**).

Le débit ventilatoire s'élève et passe de 6-8 l/min (valeur de repos) à 100 l/min (**C1, 3**). Cette modification est possible grâce à une augmentation de la fréquence respiratoire (**C2**) et du volume courant. La combinaison d'une augmentation simultanée de la ventilation et du débit cardiaque permet d'élever l'extraction d'O_2 de 0,3 l/min (au repos) à 4-5 l/min (**C4**).

L'extraction d'$\mathbf{O_2}$ au niveau des capillaires tissulaires augmente, parce que l'acidose métabolique (cf. p. 114) consécutive à l'accumulation d'acide lactique (cf. p. 46) et l'augmentation de la température (cf. p. 101) déplacent la courbe de dissociation de l'oxyhémoglobine vers la droite.

L'entraînement chez un sportif ne sert pas seulement à accroître sa musculature ou améliorer son adresse : sa lactatémie augmente plus faiblement et par là même plus tardivement que chez le non entraîné (sédentaire). Ceci provient du fait que l'entraînement accroît le nombre de mitochondries, ce qui permet une meilleure utilisation du glucose par la voie du métabolisme oxydatif aérobie.

L'entraînement sportif accroît le volume systolique et le volume courant, ce qui entraîne la diminution des fréquences cardiaque et respiratoire de repos, mais permet également d'obtenir pendant l'exercice un débit cardiaque et ventilatoire supérieur à celui des sujets non entraînés.

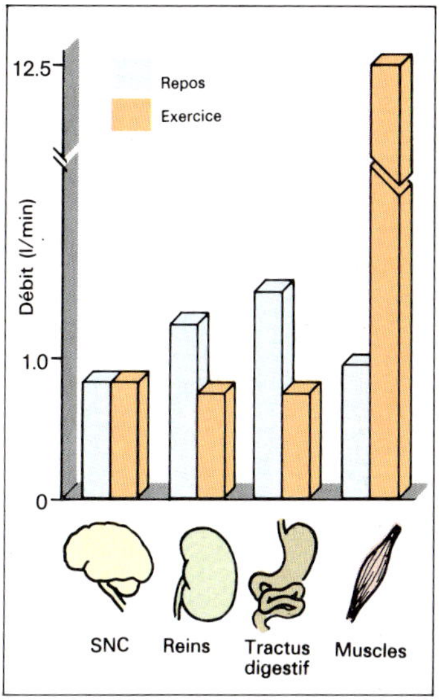

A. Débits sanguins dans différents organes au repos et à l'exercice

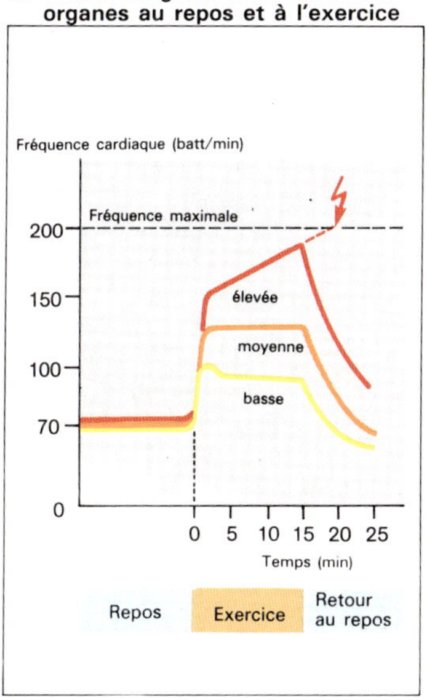

B. Fréquence cardiaque lors d'exercices de puissances croissantes

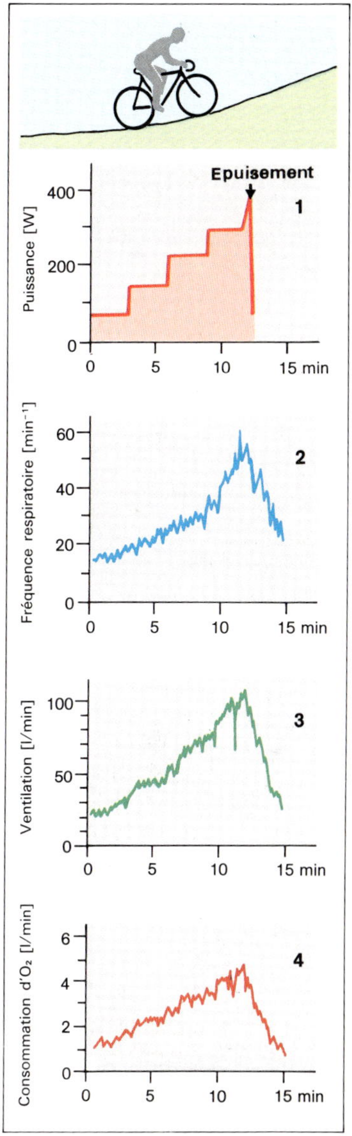

C. La respiration lors de l'exercice musculaire (d'après J. Stegemann)

Organisation du système nerveux végétatif

Le système nerveux (SN) de la « *vie de relation* » (nerfs des muscles squelettiques, de la sensibilité superficielle, des organes des sens, etc.) répond en général aux stimuli externes par *une réponse vers l'extérieur* (réflexe de fuite par exemple) (cf. p. 280). Beaucoup d'activités du SN somatique sont sous *le contrôle de la volonté* et se déroulent *consciemment*. **Le SN végétatif**, par contre, régule les **fonctions organiques internes**, les adapte aux besoins du moment et **contrôle les fonctions dites végétatives** de l'organisme. Comme ces activités échappent au contrôle volontaire, le SN végétatif est aussi appelé **SN autonome**.

A la périphérie, le SN végétatif et le SN de la vie de relation sont anatomiquement et fonctionnellement bien séparés, alors qu'il existe des liens étroits entre les deux au niveau du SN central (cf. p. 232 et 290).

L'arc réflexe (cf. p. 278 et suiv.) avec ses voies afférentes [vers le système nerveux central (SNC)] et ses voies efférentes (vers la périphérie) symbolise la base fonctionnelle du SN végétatif. Les **fibres afférentes** véhiculent les *informations relatives à la douleur* et celles qui émanent des *mécano- et chémorécepteurs* des poumons, du tube digestif et du système vasculaire. Les **fibres efférentes** commandent les réponses réflexes des *muscles lisses* (cf. p. 44) des différents organes (vaisseaux sanguins, yeux, poumons, appareil digestif, vessie, organes génitaux, etc.) et le fonctionnement du *cœur* (cf. p. 166) et des *glandes* (cf. p. 204 et suiv.). Les voies périphériques efférentes du SN végétatif se composent de **fibres préganglionnaires** qui entrent en synapse avec les **fibres post-ganglionnaires** dans les **ganglions**. Des réflexes simples peuvent se dérouler à l'*intérieur d'un organe* (cf. p. 210). Par contre, les mécanismes plus complexes sont contrôlés par les **centres végétatifs supérieurs** du **SNC** dont l'**hypothalamus** (cf. p. 290) est le centre d'intégration le plus élevé ; il englobe le SN végétatif dans l'élaboration de ses **programmes**. Le **cortex** est un niveau supérieur d'intégration du SNC avec les autres systèmes. Il existe aussi d'autres types de réflexes dans lesquels le système nerveux végétatif comme le SN somatique sont séparés. Le SN végétatif se compose de *deux parties* distinctes tant du point de vue anatomique que du point de vue fonctionnel (**A** et cf. p. 52 et suiv.) : le **système sympathique** et le **système parasympathique.** Les centres végétatifs correspondant se situent, pour le système sympathique dans la *moelle thoracique* et *lombaire*, pour le système parasympathique dans le *tronc cérébral* (en ce qui concerne les yeux, les glandes et les organes innervés par le nerf vague) et dans la *moelle sacrée* (en ce qui concerne la vessie, une partie du gros intestin et les organes génitaux ; **A**). Les fibres **sympathiques préganglionnaires** de la moelle épinière se terminent dans les *ganglions du tronc sympathique*, dans les *ganglions du cou* et de l'*abdomen* ou dans les ganglions terminaux. C'est là que se **transmet le signal** cholinergique (le neuromédiateur étant l'acétylcholine ; cf. p. 54) aux *fibres post-ganglionnaires*. Ces fibres post-ganglionnaires sont adrénergiques : elles stimulent les organes terminaux (excepté les *glandes sudoripares*) grâce à la **noradrénaline** qui joue ici le rôle de médiateur (**A** et cf. p. 56).

Les fibres préganglionnaires du **système parasympathique** partent du cerveau, empruntent les nerfs craniens et gagnent les muscles et glandes de la tête (nerfs III, VII et IX) et les organes du tronc et des membres (nerf X). Les fibres nerveuses de la moelle sacrée atteignent les organes pelviens par l'intermédiaire des nerfs pelviens. Les **ganglions** du **système parasympathique** se situent à proximité ou même à l'intérieur de l'organe cible. Le neuromédiateur du système parasympathique est l'**acétylcholine**, aussi bien dans le ganglion que dans l'organe terminal (cf. p. 54).

La plupart des organes sont innervés par les deux systèmes : sympathique et parasympathique ; ainsi, leur réponse à chacun des deux systèmes peut être opposée (**antagoniste**, dans le cœur par exemple) ou presque *identique* (dans les glandes salivaires par exemple ; cf. p. 204 et suiv.). La **médullosurrénale** est une glande mixte, à la fois ganglion sympathique et glande à sécrétion hormonale : des fibres préganglionnaires du système sympathique y libèrent de l'**adrénaline** et de la **noradrénaline** dans la circulation (cf. p. 58).

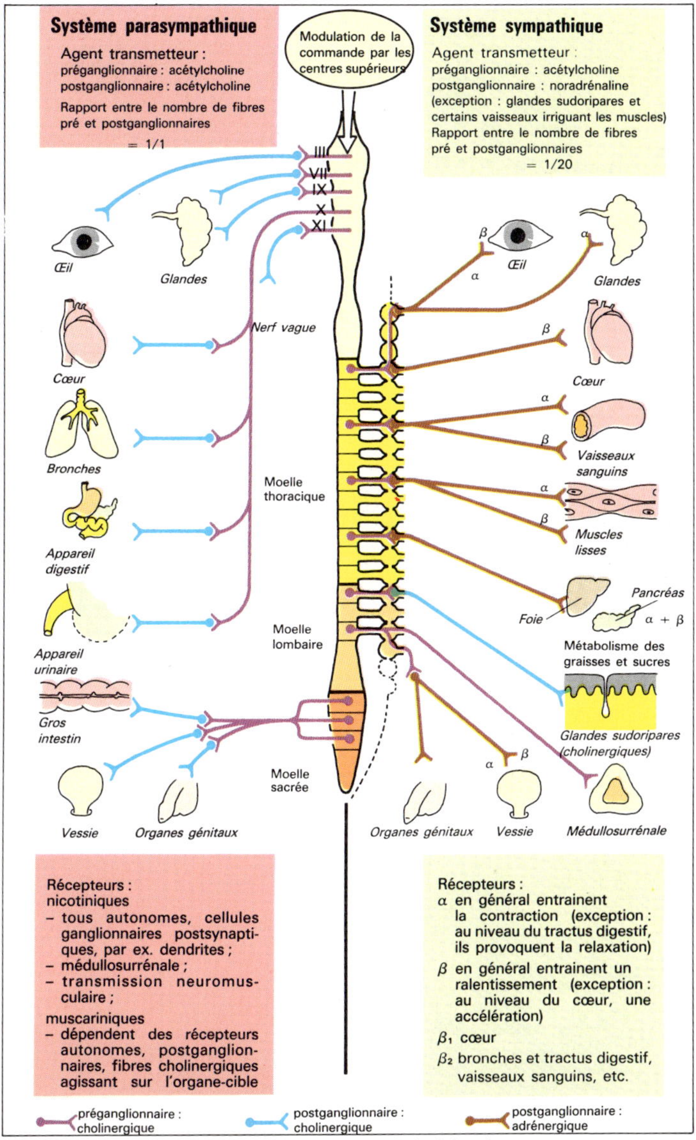

A. Le système nerveux autonome (végétatif) (schéma)

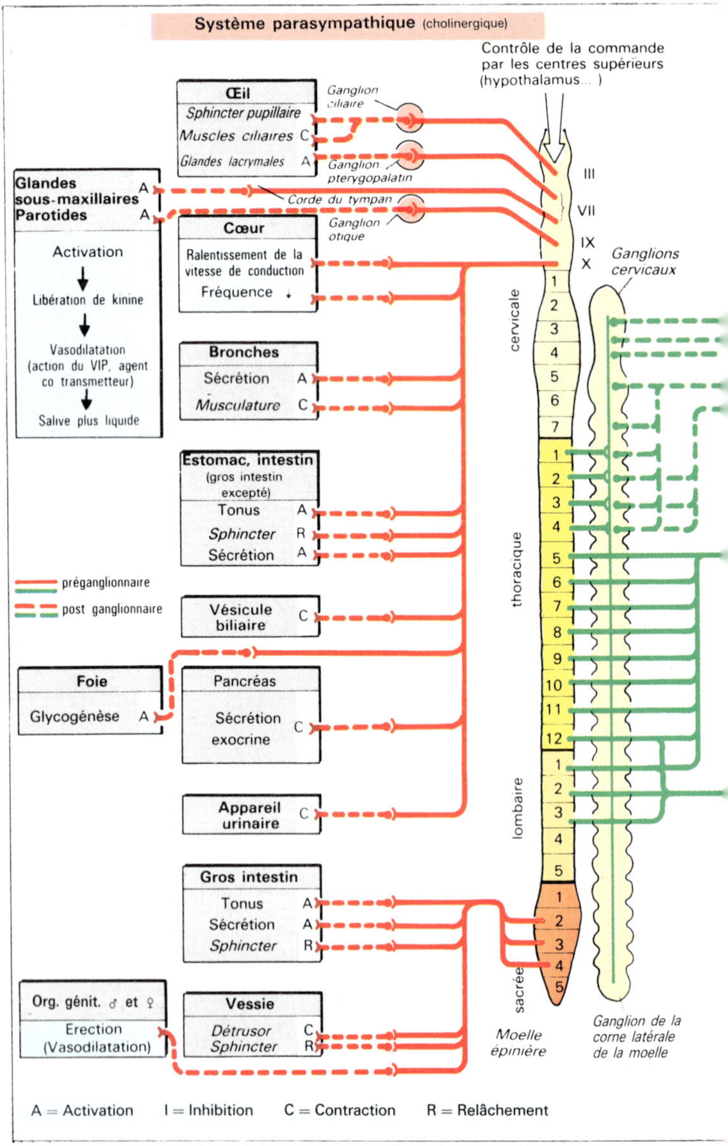

Fonctions du système nerveux végétatif

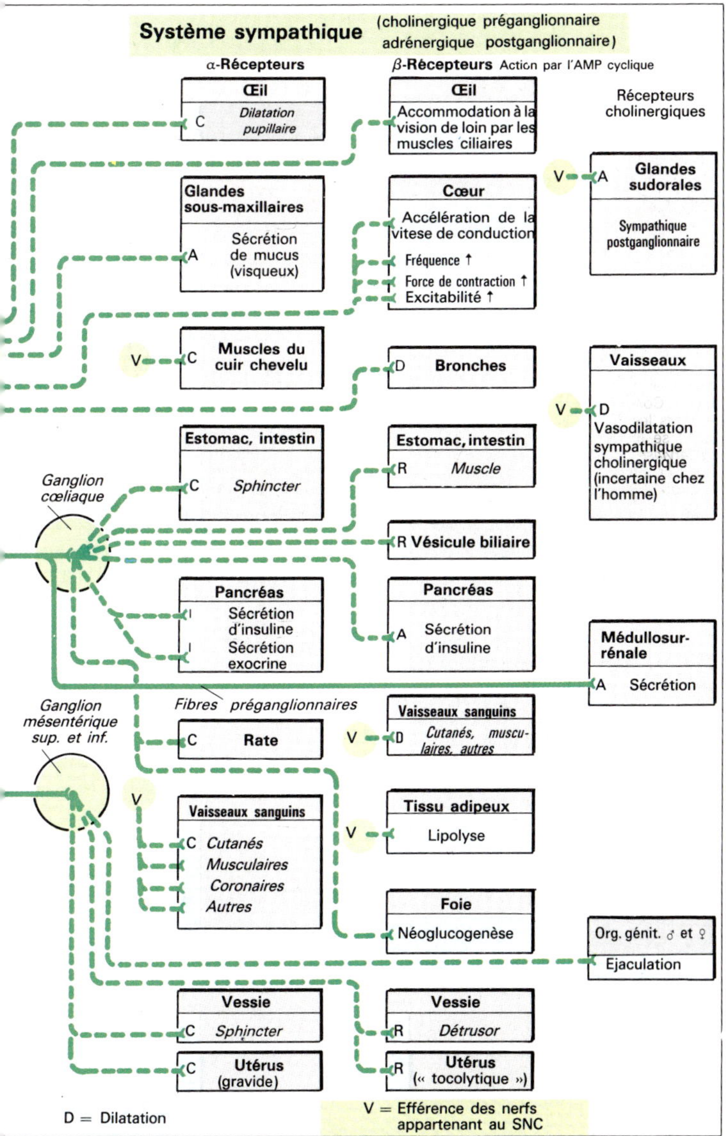
Système sympathique (cholinergique préganglionnaire adrénergique postganglionnaire)
α-Récepteurs
β-Récepteurs Action par l'AMP cyclique
Récepteurs cholinergiques
Œil
C Dilatation pupillaire
Œil
Accommodation à la vision de loin par les muscles ciliaires
Glandes sudorales
V A
Sympathique postganglionnaire
Glandes sous-maxillaires
A Sécrétion de mucus (visqueux)
Cœur
Accélération de la vitese de conduction
Fréquence ↑
Force de contraction ↑
Excitabilité ↑
Muscles du cuir chevelu
V C
D Bronches
Vaisseaux
V D
Vasodilatation sympathique cholinergique (incertaine chez l'homme)
Estomac, intestin
C Sphincter
Estomac, intestin
R Muscle
Ganglion cœliaque
R Vésicule biliaire
Pancréas
I Sécrétion d'insuline
I Sécrétion exocrine
Pancréas
A Sécrétion d'insuline
Médullosurrénale
A Sécrétion
Ganglion mésentérique sup. et inf.
Fibres préganglionnaires
C Rate
Vaisseaux sanguins
V D Cutanés, musculaires, autres
V
Vaisseaux sanguins
C Cutanés
Musculaires
Coronaires
Autres
Tissu adipeux
V Lipolyse
Foie
Néoglucogenèse
Org. génit. ♂ et ♀
Ejaculation
Vessie
C Sphincter
Vessie
R Détrusor
Utérus
C (gravide)
Utérus
R (« tocolytique »)
D = Dilatation
V = Efférence des nerfs appartenant au SNC

L'acétylcholine comme neuromédiateur

L'acétylcholine (ACh) est le neuromédiateur au niveau : 1) de *toutes les terminaisons nerveuses végétatives préganglionnaires* ; 2) de toutes les terminaisons nerveuses végétatives *parasympathiques post-ganglionnaires* ; 3) de quelques terminaisons sympathiques post-ganglionnaires (cf. p. 53) ; 4) de *la jonction neuromusculaire* (cf. p. 32) et 5) de quelques synapses du SN central. Quelques innervations cholinergiques sont à l'origine de l'activité de certains organes (par exemple le muscle squelettique) tandis que d'autres modifient l'activité intrinsèque d'autres organes (par ex. le muscle lisse ou le système de conduction de l'excitation du cœur).

La synthèse de l'ACh s'effectue dans le cytoplasme des terminaisons nerveuses à partir de la choline et de l'acétyl CoA. L'*acétylcoenzyme A* (Ac. CoA) (acide acétique « activé ») se forme dans les mitochondries. Son groupement acétyl se fixe sur *la choline* grâce à la *choline acétylase*, enzyme synthétisée dans le soma de la cellule nerveuse et *transportée le long de l'axoplasme* (cf. p. 22) vers la terminaison nerveuse. La choline ne peut être synthétisée dans le nerf ; elle est captée dans le milieu extracellulaire (ME) par *transport actif* (cf. p. 11). Ce transport constitue le facteur limitant de la vitesse de synthèse de l'ACh. Dès sa libération dans la fente synaptique, l'ACh est dégradée en choline qui est à son tour aussitôt recaptée par la cellule nerveuse (**A**).

Stockage et libération d'ACh : *dans la terminaison nerveuse*, l'ACh est emmagasinée dans des **vésicules** (cf. p. 32). La quantité d'ACh contenue dans les vésicules reste constante car la synthèse d'ACh s'adapte en permanence à la quantité d'ACh libérée. Le **quantum d'ACh** emmagasiné ou libéré par vésicule (cf. p. 32) contient environ 4 000 molécules d'ACh. L'arrivée d'un potentiel d'action présynaptique libère, consécutivement à une *entrée de* Ca^{2+} (extracellulaire), plusieurs centaines de tels quanta (cf. p. 30 et suiv.) permettant l'établissement d'un **PPSE** (cf. p. 30). Ce passage d'un potentiel présynaptique à un potentiel post-synaptique est dû à un changement des propriétés membranaires : **l'ACh augmente la perméabilité** ou **la conductibilité de la membrane** aux ions Na^+, K^+ et Ca^{2+} (**A** et p. 16, F) ; au niveau du cœur, l'acétylcholine ne modifie que la conductibilité aux ions K^+ (cf. p. 166).

L'effet de l'ACh s'arrête avec le clivage de la molécule par une enzyme : l'**acétylcholinestérase** (**ACh-estérase**).

Comme la fréquence des potentiels d'action peut atteindre plusieurs centaines de Hz, dans les motoneurones par exemple (cf. p. 32), le clivage de l'ACh doit se faire en quelques ms pour permettre une repolarisation de la membrane entre deux potentiels d'actions (cf. p. 26 et suiv.).

Par contre, la dégradation (hydrolyse) de l'acétylcholine des terminaisons post-ganglionnaires (avec une fréquence de décharge moindre) est beaucoup moins rapide.

On peut mettre en évidence **deux types de récepteurs cholinergiques :**

1. **Les récepteurs nicotiniques** (*ganglions végétatifs, plaques motrices terminales des muscles squelettiques, médullo-surrénale,* et aussi certains endroits du SNC). En plus de leur réponse à l'ACh, ces récepteurs sont stimulés par la nicotine, qui toutefois a une action inhibitrice à concentration élevée. Les récepteurs nicotiniques ne forment pas, semble-t-il, un groupe homogène : quelques agents cholinergiques exciteurs ou inhibiteurs modulent la transmission cholinergique par le moyen de ces récepteurs, par exemple dans les cellules ganglionnaires et la plaque motrice, de manière tout à fait sélective, alors que l'effet inhibiteur du curare qui dérive de la d-tubocurarine est partout identique.
2. **Les récepteurs muscariniques** (à certains endroits du SNC et sur les *organes cibles cholinergiques parasympathiques*) sont stimulés par la *muscarine* (en plus de l'Ach). Cette substance n'a pas d'effet sur les récepteurs nicotiniques. L'atropine inhibe les récepteurs muscariniques du cœur, des muscles lisses, du SNC, etc.

En thérapeutique, on utilise le *carbachol* et la *pilocarpine* pour leurs effets excitateurs sur le parasympathique (*parasympathicomimétiques directs*). Ils sont dégradés plus lentement que l'ACh par l'ACh-estérase. Les *parasympathicomimétiques* indirects (*néostigmine*, entre autres) agissent en *inhibant l'ACh-estérase*. Potentiellement, de tels agents anti ACh-estérase peuvent 1) stimuler les récepteurs muscariniques des organes effecteurs autonomes (par ex. contraction prolongée des bronches), 2) stimuler et consécutivement paralyser a) des récepteurs nicotiniques des ganglions autonomes et des muscles squelettiques et b) des récepteurs muscariniques du SNC. Cependant des doses thérapeutiques de tels agents ne causent qu'une part de ces effets alors que presque tous les effets sont observés aux doses élevées toxiques ou léthales. Quelques insecticides agissent ainsi, par ex. *le paraxon* qui est le métabolite actif du *parathion* (E 605).

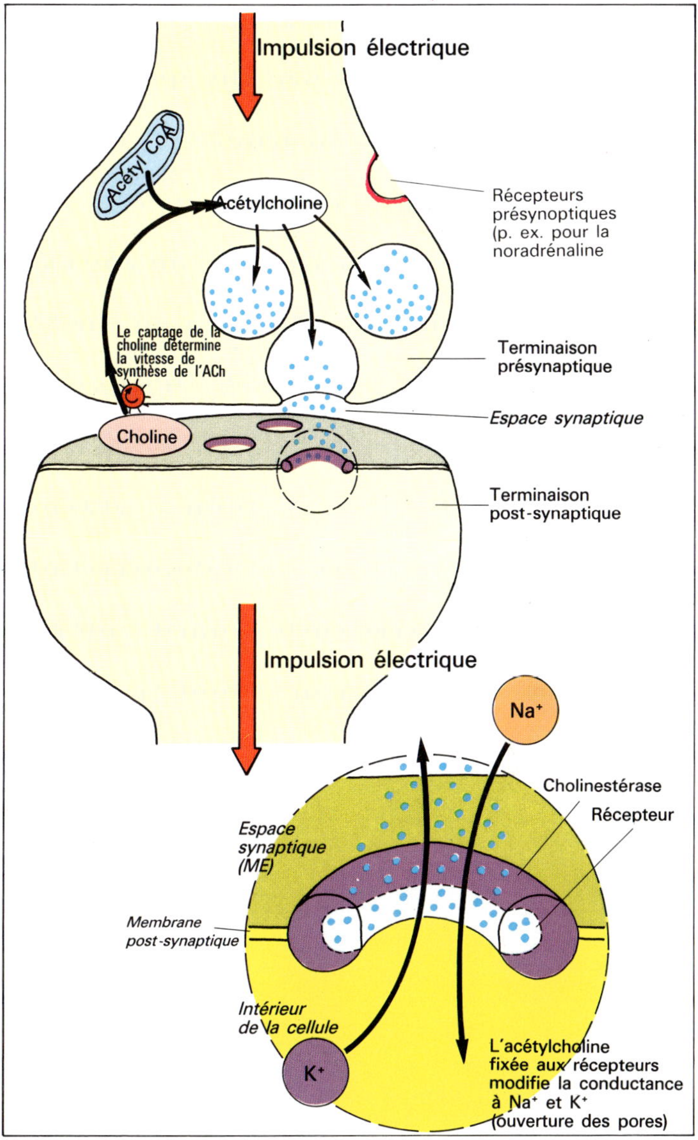

A. Transmission cholinergique

La noradrénaline – Les récepteurs adrénergiques

La noradrénaline (NA) ou norépinéphrine est le médiateur de la *plupart des terminaisons nerveuses sympathiques post-ganglionnaires* et de quelques synapses du SNC localisées particulièrement dans l'hypothalamus. **L'adrénaline (A) ou épinéphrine** est libérée par la médullosurrénale (cf. p. 58).

Les fibres nerveuses amyéliniques sympathiques post-ganglionnaires sont *boursouflées* par des *varicosités* (en collier de perles) (**A**, en haut). Ces varicosités établissent un contact synaptique avec l'organe cible (**A**) et sont aussi le lieu de synthèse et d'accumulation de la noradrénaline.

Synthèse de la NA : La membrane cellulaire des fibres nerveuses portant ces varicosités prélève, par un phénomène de transport actif, la *L-tyrosine*, qui est le précurseur de la synthèse de la NA (**A**). La conversion de la L-tyrosine en L-dihydroxyphénylalanine ou *L-dopa* est catalysée par la tyrosine hydroxylase. Cette réaction enzymatique est accélérée par Na^+ et Ca^{2+} et inhibée par le produit terminal de la chaine, c'est-à-dire la NA (rétro-action ou feed-back négatif).

La NA est stockée dans de grosses **vésicules** granuleuses sous forme de *complexe micellaire* (cf. p. 218). **La libération de la NA** survient lorsqu'un potentiel d'action atteint la synapse. L'arrivée de ce potentiel d'action entraîne l'apparition d'un courant de Ca^{2+}, lequel joue un très grand rôle. Toutefois, le mécanisme de l'exocytose de la NA n'est pas en lui-même connu.

Récepteurs adrénergiques (cf. aussi p. 59, **B**) : On distingue deux types principaux de récepteurs : les *récepteurs* α et les *récepteurs* β selon leur sensibilité aux trois substances adrénergiques : l'**adrénaline**, la **noradrénaline** et l'**isoprotérénol (IPR)** (ce dernier ne se présente pas physiologiquement) : les récepteurs α sont plus sensibles à la NA, les récepteurs β à l'IPR alors que l'A agit modérément sur les deux types de récepteurs.

On distingue deux types de **récepteurs** α : α_1 et α_2, différenciables par leurs agonistes ou antagonistes spécifiques. Les **récepteurs** α_1 prédominent dans les glandes salivaires (augmentation de la sécrétion de K^+ et H_2O) et dans le muscle lisse : *contraction* des artérioles, de l'utérus, des bronchioles, des sphincters des tractus urinaire et digestif, de l'artériole efférente du glomérule, du muscle dilatateur pupillaire, etc. Le second messager est **l'inositol triphosphate :** le Ca^{2+} et le GMP cyclique peuvent jouer le rôle de messager accessoire (cf. p. 244 et suiv.).

Les **récepteurs** α_2 se rencontrent, notamment, dans le SNC, les reins, l'utérus, les glandes parotides, le pancréas, les mastocytes (dégranulation) et dans les thrombocytes ou plaquettes sanguines (agrégation) aussi bien qu'au niveau de certaines membranes présynaptiques (voir ci-dessous), par exemple dans les neurones cholinergiques du tractus gastrointestinal. La liaison de l'**A** et de la **NA** avec les récepteurs α_2 se fait par l'intermédiaire de la protéine G_i en inhibant l'adényl cyclase (cf. p. 242 et suiv.).

On distingue également deux types de **récepteurs** β, dont la plupart utilisent l'**AMPc** comme second messager (cf. p. 242 et suiv.).

L'augmentation de la concentration intracellulaire en Ca^{2+} se fait par leur moyen. Ceci aboutit à des effets chrono, dromo et inotrope positifs au niveau du **cœur**, et à une libération accentuée de rénine au niveau du **rein** (cf. p. 59, **B**).

L'emploi d'agonistes spécifiques (par ex. le fenoterol) permet de localiser les β_2 récepteurs ; les agonistes β_1 (comme la NA) n'ont qu'un effet relativement faible sur ces récepteurs. Les β_2 récepteurs agissent en *diminuant* la concentration de Ca^{2+} et aboutissent par ce moyen à une dilatation des vaisseaux sanguins et des bronchioles, à une libération d'insuline et à une augmentation de la lipolyse (cellule adipeuse) et de la glycogénolyse (foie).

L'action de la NA est **stoppée** par trois mécanismes :

1. *diffusion* de la NA de la fente synaptique vers le *sang* (**A1**) ;
2. *dégradation extraneuronale* de la NA de la fente synaptique (dans le cœur, les glandes et les muscles lisses) par la catéchol-o-méthyltransférase (COMT) et la mono-amine-oxydase (MAO) des mitochondries (**A2**) ;
3. *recaptage* de la NA (70 %) dans la terminaison présynaptique (**A3**) par transport actif, tandis que dans la cellule, la NA libre est inactivée par la mono-amine-oxydase (MAO) des mitochondries.

La NA de la fente synaptique agit aussi sur les **récepteurs α_2 présynaptiques,** inhibant ainsi la libération d'autres vésicules de NA (cf. p. 59, **A**). Ces récepteurs *présynaptiques* ganglionnaires existent aussi (par exemple dans les oreillettes) au niveau des terminaisons cholinergiques. Inversement, il existe des récepteurs *acétylcholinergiques* (muscariniques) au niveau de terminaisons adrénergiques. Les actions opposées de ces deux types de récepteurs permettent d'une certaine manière d'assurer la régulation périphérique entre le tonus sympathique et le tonus parasympathique.

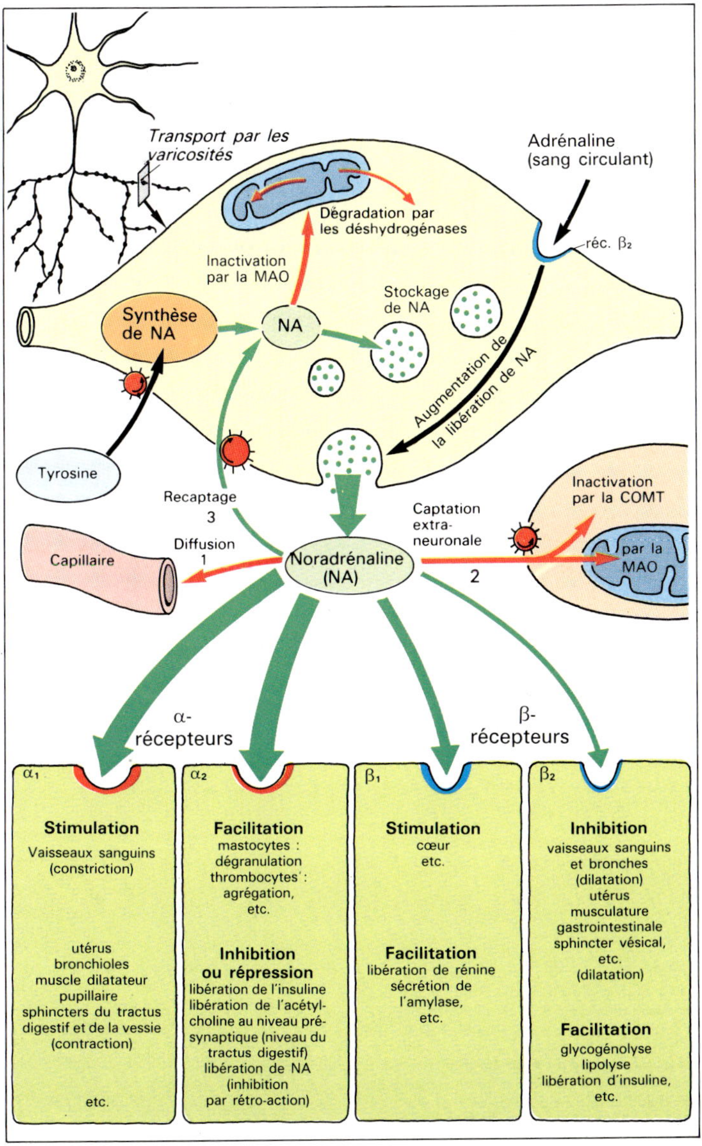

A. Les récepteurs adrénergiques

La médullosurrénale

La **médullosurrénale** est une glande endocrine jouant le rôle d'un « transducteur ». Dans la **médullosurrénale,** les *influx nerveux électriques* (fibres sympathiques préganglionnaires ; cf. p. 51 et suiv.) sont transformés en *signaux hormonaux* [**adrénaline** (A), **noradrénaline** (NA)] qui sont des **catécholamines**. Dans la médullosurrénale, comme dans toutes les terminaisons nerveuses préganglionnaires, le *neuromédiateur* est l'*acétylcholine* (ACh) qui, en se fixant sur la membrane post-synaptique, provoque la libération de NA et de A (par exocytose, cf. p. 13 et 19).

La **synthèse** et le **stockage** des catécholamines se déroulent de la même manière que dans les terminaisons nerveuses sympathiques postganglionnaires (cf. p. 56), mais, du fait de la présence d'une enzyme supplémentaire, la *phényl éthanolamine-N-méthyltransférase*, la plus grande partie de la NA est transformée en A. Le précurseur de la NA, la *dopamine* (qui dérive de la L-tyrosine via la L-dopa), est capté par les granules. La suite et la fin de la synthèse se terminent au niveau des granules ; la NA sera stockée dans 15 % de ceux-ci. Dans les 85 % restants, la NA n'est pas stockée mais transférée dans le cytoplasme où elle est partiellement convertie en A, laquelle est à son tour recaptée par les granules. Le captage de la dopamine, de la NA et de l'A se fait par un processus actif. Les granules contiennent non seulement des lipides, mais également des protéines (chromogranine) et d'autres substances, notamment 1 mole d'ATP par mole de catécholamine.

Régulation de la synthèse des catécholamines : La synthèse est accélérée lors des décharges brutales par la diminution du niveau de Na (des vésicules) qui, en conséquence, lève l'inhibition par feed-back de la tyrosine hydroxylase (cf. p. 56). La stimulation chronique augmente également l'activité de l'enzyme permettant la conversion de la dopamine en Na. L'*ACTH* (cf. p. 240) est impliquée dans ce processus. Par opposition, le *cortisol* (arrivant directement à concentration élevée du cortex surrénalien, cf. p. 260) stimule l'activité de la N-méthyl-transférase, augmentant ainsi le rapport A : NA. Le rapport liant les quantités de NA et A libérées varie selon les espèces et l'activité sympathique (voir ci-dessous). Au repos ou pour un faible niveau d'activité, les médullosurrénales ne libèrent que de petites quantités d'A et de NA. Cependant lors d'**activités physiques** plus importantes ou lors du **stress** ou d'états émotionnels, leur libération augmente considérablement. Ainsi, des cellules qui ne sont pas innervées par les voies sympathiques peuvent participer à des **réactions d'alarme.** Les facteurs de libération des catécholamines par la médullosurrénale, par suite d'une augmentation de l'activité sympathique sont par ex. : le travail physique, le froid, le chaud, l'hypoglycémie (faible teneur sanguine en sucre), la douleur, le manque d'oxygène, la baisse de la pression artérielle, la peur et l'énervement (« stress »). Le *centre de commande est l'hypothalamus* (cf. p. 290).

Le *rôle principal des catécholamines* libérées en situation d'alarme (cf. p. 290) est de *mobiliser le stock d'énergie chimique* (**lipolyse, glycogénolyse ;** cf. p. 247) et par là de fournir suffisamment de combustible (*acides gras, glucose*) à tous les muscles en activité. Le bilan potassique est aussi influencé par les catécholamines (cf. p. 148).

Dans les *muscles squelettiques*, les catécholamines agissent sur l'*AMP cyclique* (cf. p. 242), enzyme qui accélère la dégradation du glycogène et la formation de lactate (cf. p. 46). Par leur *effet inotrope positif* (récepteurs β_1 ; **B** et cf. p. 56) sur le cœur, les catécholamines augmentent le volume systolique et le débit cardiaque et élèvent, par conséquent, la pression artérielle. En même temps, l'irrigation du tractus digestif est réduite au profit de celle des muscles (**B** et cf. p. 46).

L'adrénaline renforce également la transmission adrénergique (cf. p. 56). En se liant aux β_2 récepteurs des varicosités des fibres postganglionnaires sympathiques, elle induit la libération de NA par ces dernières.

Lors d'un stress, les catécholamines stimulent la libération d'hormones (cf. p. 261) dans l'hypothalamus, déclenchant le renouvellement des stocks d'énergie épuisés. Ces hormones atteignent leur taux le plus élevé dans le sang environ 4 h après la réaction d'alarme.

(Pour le texte de **A**, cf. p. 56).

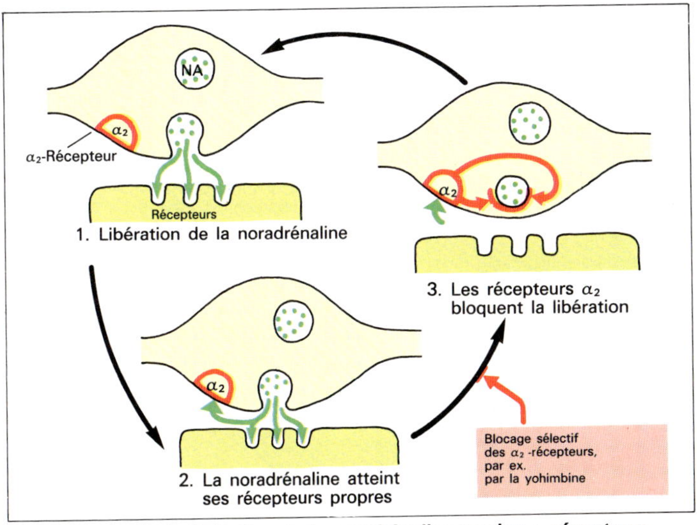

A. Régulation de la libération de la noradrénaline par les α_2-récepteurs présynaptiques

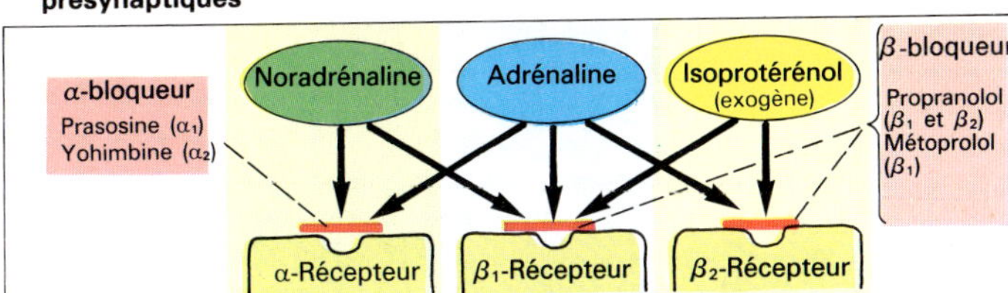

	α-Récepteur	β-Récepteurs
Cœur		Chronotrope + Dromotrope + Inotrope + Bathmotrope +
Vaisseaux sanguins	Constriction (α_1, α_2)	Dilatation ($\beta_2 > \beta_1$)
Bronches	Constriction (α_1)	Dilatation ($\beta_2 > \beta_1$)
Tissu adipeux	Lypolyse ↓ (α_2)	Lypolyse ↑ ($\beta_2 > \beta_1$)
Sécrétion d'insuline	Répression (α_2)	Stimulation ($\beta_2 > \beta_1$)
Foie (chez l'homme)	Glycogénolyse ↑	Glycogénolyse ↑ ($\beta_2 > \beta_1$)
Libération de rénine		Stimulation
Motilité du tractus digestif	Relaxation (α_2)	Relaxation ($\beta_2 > \beta_1$)

B. Réponses des récepteurs α et β aux différentes stimulations ; blocage de celles-ci

Composition et rôle du sang

Chez l'adulte, le **volume sanguin** représente environ 6 à 8 % de son poids corporel. Un litre de sang renferme 0,46 l de globules chez l'homme et 0,41 l chez la femme. Cette valeur, exprimée soit en pour cent (46 %), soit en fraction de l (0,46), est appelée **hématocrite** (cf. p. 65, **A**). Normalement, 1 mm³ (1 μl) de sang contient 5 $\times$ 10^6 (5 millions) *érythrocytes* chez l'homme (4,5 $\times$ 10^6 chez la femme), 4 000 à 10 000 *leucocytes* et 0,15 à 0,3 $\times$ 10^6 *thrombocytes* (plaquettes). Environ 67 % des leucocytes sont des *granulocytes*, 27 % des *lymphocytes* et 6 % des *monocytes*.

Le **plasma** constitue la phase aqueuse du sang. Son osmolarité (cf. p. 8) est d'environ 290 mosm/l. Il contient entre autres 70-80 g de *protéines* par l dont environ 60 % d'albumines, 4 % d'α_1 globulines, 8 % d'α_2 globulines, 12 % de β-globulines et 16 % de γ-globulines (cf. p. 74 et suiv.). Le *fibrinogène* (3 %) est une autre protéine plasmatique. Lors de la coagulation sanguine (cf. p. 64 et suiv.), le fibrinogène précipite en fibrine, le caillot ainsi formé laissant exsuder le sérum. Le sérum et le plasma diffèrent uniquement par leur contenu en fibrinogène.

Parmi les **fonctions du sang,** il faut citer le *transport* de nombreuses *substances* (O_2, CO_2, substances nutritives, produits métaboliques, vitamines, électrolytes, etc.), le *transport de chaleur* (réchauffement, refroidissement ; cf. p. 192), la *transmission de signaux* (hormones, cf. p. 232), le *pouvoir tampon* (cf. p. 110), la *défense* contre des substances étrangères (cf. p. 66 et suiv.). Outre leur rôle dans la défense immunologique, les **protéines plasmatiques** participent au maintien de la *pression colloïdo-osmotique* (ou *pression oncotique*) (cf. p. 336), au *transport de substances non hydrosolubles* (lipoprotéines, p. 222) et à la *protection* de nombreuses substances (comme l'hème) *contre la dégradation ou l'élimination rénale*. Les protéines sont aussi susceptibles de *neutraliser l'efficacité osmotique* de substances dissoutes en se combinant à elles. La liaison des médicaments et des substances toxiques aux protéines diminue les effets thérapeutiques et toxiques mais, en contrepartie, leur excrétion rénale est moins rapide (cf. p. 10 et 127, **B**).

Les **érythrocytes (globules rouges, GR)** sont formés dans la *moelle osseuse*. Le fer, les cobalamines et l'acide folique sont indispensables à leur formation. Chez le fœtus, les érythrocytes sont également produits dans la rate et le foie. Dans la moelle, les GR immatures sont nucléés, mais ils perdent leur noyau lorsqu'ils gagnent le flux sanguin. Ils se présentent sous forme de disques (environ 7,5 x 2 μm) pouvant facilement passer à travers les petits capillaires, ce qui facilite les mécanismes d'échanges avec les tissus environnants.

Les *érythrocytes* ont pour **fonction essentielle** le transport de l'O_2 et du CO_2 entre les poumons et les tissus. Ce transport est assuré par l'**hémoglobine** (Hb, présente à raison de 160 g/l de sang chez l'homme, de 145 g/l chez la femme) et l'anhydrase carbonique (cf. p. 96 et suiv., 144 et suiv.). Un globule rouge renferme 28-36 pg Hb (**C**oncentration **M**oyenne en **H**émoglobine : CMH = [Hb] / nombre de GR).

La forte concentration cellulaire en hémoglobine (environ 300 g/l, nombre d'érythrocytes = [Hb] / hématocrite) impose, afin de rétablir l'équilibre osmotique avec le plasma environnant, la nécessité d'une réduction permanente de la teneur en électrolytes des globules rouges. Cette fonction est assurée par les systèmes membranaires de transport actif $NA^+ - K^+$ lesquels tirent leur énergie du *glucose*. (cf. p. 47, **B**).

Comme dans les autres cellules (voir par ex. p. 24 et suiv.), le potentiel membranaire (consécutif dans le GR à l'accumulation de K^+), reflue les ions Cl^- de l'intérieur de la cellule (EIC), ce qui aboutit à l'augmentation souhaitée de pression osmotique intracellulaire (cf. p. 24) jusqu'à l'isotonicité du milieu (cf. p. 336). De plus (secondairement) le mouvement actif des ions Cl^- augmente $[Cl^-]$ EIC au dessus de la concentration d'équilibre (cf. p. 24). En conséquence, le rapport entrée active/sortie passive des ions Cl^- détermine $[Cl^-]$ EIC. Ainsi, par modification de ce rapport, le *volume* des GR (et des autres cellules) peut être *régulé* (le volume globulaire moyen d'un GR = VGM = $93 \cdot 10^{-3}$ l).

La **production des érythrocytes** est principalement contrôlée par un mécanisme hormonal. Le déficit en O_2 (hypoxie) accroît la production et la libération d'une hormone, l'**érythropoïétine**, qui stimule la formation des érythrocytes par la moelle osseuse (**A**, en haut). Plus de 90 % de l'érythopoïétine est produit dans les glomérules du *rein*, le reste essentiellement dans le foie. Quand la masse globulaire augmente et corrige par là même l'hypoxie, la synthèse de l'érythropoïétine diminue dans les quelques heures (par rétrocontrôle négatif). L'érythropoïèse est aussi sous la dépendance du SNC, qui peut stimuler la moelle et lui faire décharger les GR stockés en son sein.

La *durée de vie des érythrocytes* est de 120 jours environ. Dans la **pulpe de la rate,** les globules rouges quittent continuellement les artérioles pour arriver après passage à travers des pores étroits dans le sinus de la rate. Au voisinage de ces pores, les érythrocytes âgés sont expulsés et détruits. Leurs débris sont ensuite phagocytés et détruits par le *système réticulo-endothélial* (SRE) de la rate, du foie et de la moelle osseuse (**A**). L'*hème* libéré au cours de l'*hémolyse* est dégradé en *bilirubine* (cf. p. 216). Le fer de l'hémoglobine est recyclé. Dans l'*anémie sphérocytaire* par exemple, la résistance des érythrocytes *(résistance osmotique)* est réduite, entraînant une diminution considérable de leur durée de vie. Ce processus peut être partiellement enrayé par l'ablation de la rate.

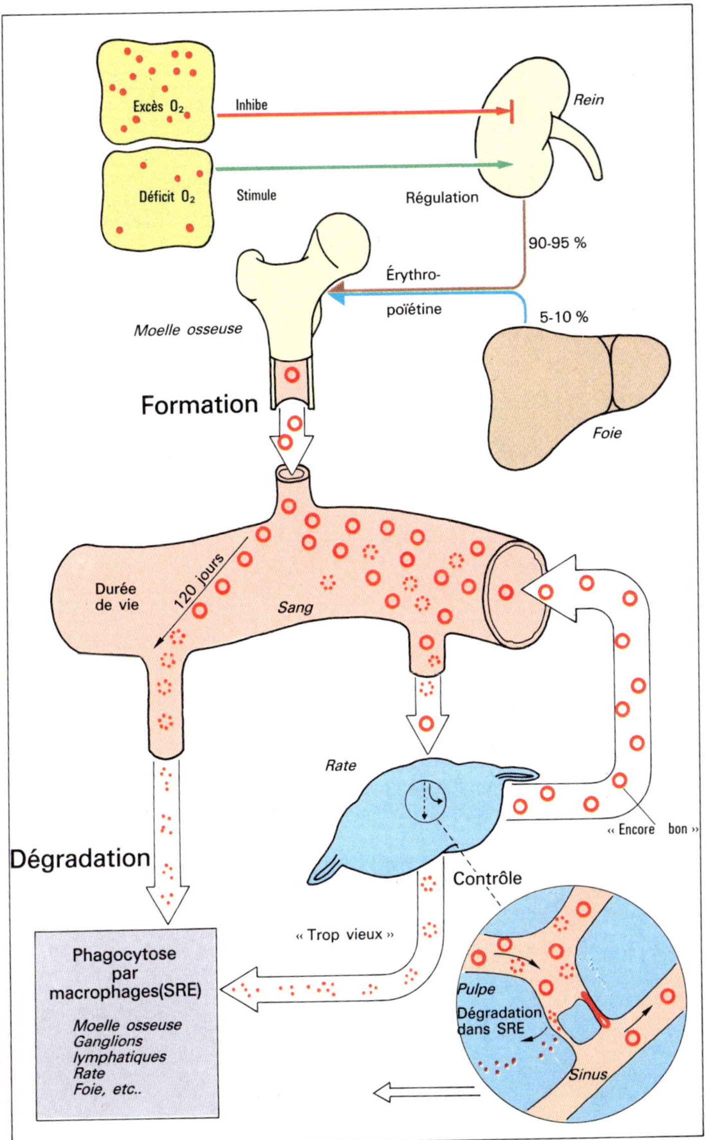

A. Formation et dégradation des érythrocytes

Métabolisme du fer – Erythropoïèse et anémies

La **teneur** totale **en fer (Fe)** de l'organisme est de l'ordre de 45 mmol (1 mmol = 55,8 mg) chez la femme et approximativement 60 mmol chez l'homme : 60 à 70 % sont liés à l'hémoglobine (Hb), 10 à 12 % se trouvent sous forme de *fer « fonctionnel »* (myoglobuline, enzymes contenant du fer comme les catalases) et 16 à 29 % forment le *fer de réserve* (*ferritine, hémosidérine,* **A**). La quantité de Fe absorbée avec les aliments varie selon l'alimentation et atteint environ 0,2 mmol/j chez la femme et environ 0,3 mmol/j chez l'homme. Sur cette quantité, seulement 6 % (chez l'homme) à 12 % (chez la femme) sont absorbés par le duodénum (**A, B**). L'absorption du Fe est *adaptée aux besoins* et peut s'élever en cas de déficit en fer jusqu'à plus de 25 %.

Le fer alimentaire lié à l'hème, parmi d'autres substances lipophiles, est en partie absorbé par diffusion, alors que le fer libre, en particulier le Fe (II), est absorbé activement par la muqueuse intestinale par un phénomène de transport actif. La **réabsorption du fer est conditionnée** 1) par la présence d'*acide chlorhydrique* dans l'*estomac* [il détache le fer des complexes et stimule la réabsorption du Fe (III) au début du duodénum (cf. « pH 3 » dans **B**)], 2) par la *quantité de Fe (II) disponible* [à un pH neutre, meilleure solubilité que le Fe (III), **B**] et 3) par la *« gastroferrine »*, glycoprotéine contenue dans la muqueuse gastrique et qui peut fixer de grosses quantités d'ions Fe (III).

Les mécanismes de **régulation de l'absorption de fer** sont encore mal connus, mais il semble bien que l'*apotransferrine* disponible (protéine de transport du fer dans le plasma) joue un certain rôle (**A, B**). Le fer qui a été absorbé en excès par la muqueuse intestinale se lie essentiellement à la ferritine ; il est absorbé dans les lysosomes où il est stocké jusqu'à ce qu'il repasse dans la lumière intestinale lors de la desquamation cellulaire (**B**). Ainsi, pendant un certain temps, une réabsorption du fer est encore possible.

Si le tractus gastro-intestinal se trouve saturé à la suite d'un apport en fer (injection de Fe), la capacité de la transferrine (≃ 0,2 mmol au maximum) peut être dépassée, le fer libre provoquant alors une **intoxication par le fer** (saignements en raison d'une mauvaise coagulation sanguine, insuffisance circulatoire, etc.).

La **ferritine** (intestin, rate, foie, moelle osseuse, cœur, muscles, etc.) représente **une réserve** de fer rapidement disponible, alors que l'**hémosidérine** est plus difficilement mobilisable. La majeure partie du fer se trouve dans les *érythrocytes* de la moelle osseuse (≃ 0,54 mmol/j), le fer des cellules déficientes (≃ 1/3) étant aussitôt libéré dans les macrophages de la moelle osseuse et donc de nouveau disponible (**A**). Les érythrocytes âgés sont également phagocytés par les macrophages (cf. p. 60, 66 et suiv.). Le fer qui en résulte et qui est lié à l'hème de l'hémoglobine est absorbé par **endocytose** du plasma vers les cellules hépatiques. Dans ces deux cas, le fer ainsi renouvelé est disponible (≃ 97 % du Fe *recyclé*, **A**). La transferrine est elle aussi absorbée par endocytose ; les cellules hépatiques, les érythroblastes, etc., ont à cet effet leurs propres récepteurs.

Les **besoins en fer** (= pertes de fer) sont généralement faibles (18 µmol/j), mais ils sont accrus lors de la menstruation (**A**) et en particulier au cours de la deuxième moitié de la grossesse (développement du fœtus) et après la naissance (pertes de sang). Durant le 9e mois, le fœtus prend environ 60 µmol de Fe/j ; l'alimentation maternelle doit donc contenir à ce moment approximativement 0,5 mmol de fer supplémentaire par jour (pour ≃ 12 % d'absorption).

Les **anémies** sont définies comme une diminution de la concentration des érythrocytes et de l'hémoglobine dans le sang. Outre l'*anémie par saignements et par manque de fer* (troubles de la réabsorption, grossesse, saignements chroniques, infections) et d'autres types d'anémies, il est à noter qu'un déficit en **cobalamines** (**vitamines B_{12}**) ou en **acide folique** (**C**) peut aussi provoquer une anémie : les érythrocytes augmentent de volume et leur concentration dans le sang est plus faible que celle de l'hémoglobine (anémie hyperchrome ; hémoglobine globulaire moyenne [= HGM] augmentée). Les anémies sont généralement dues à une diminution de la sécrétion ou à une neutralisation auto-immune du « facteur intrinsèque » (nécessaire à la réabsorption de la vitamine B_{12}), ou bien à une diminution de l'absorption d'acide folique en cas de malabsorption (cf. aussi p. 226). En raison de l'importance de son stock, une diminution de la réabsorption de la cobalamine ne provoque de signes de carence qu'après plusieurs années, alors qu'un apport insuffisant en acide folique provoque une anémie au bout de 4 à 5 mois seulement (**C**). Les *antagonistes de l'acide folique* (comme le méthotrexate, sont souvent utilisés comme cytostatiques (inhibiteurs de la multiplication cellulaire) lors des traitements anticancéreux, ce qui conduit également à une diminution du nombre d'érythrocytes et d'autres cellules à division rapide.

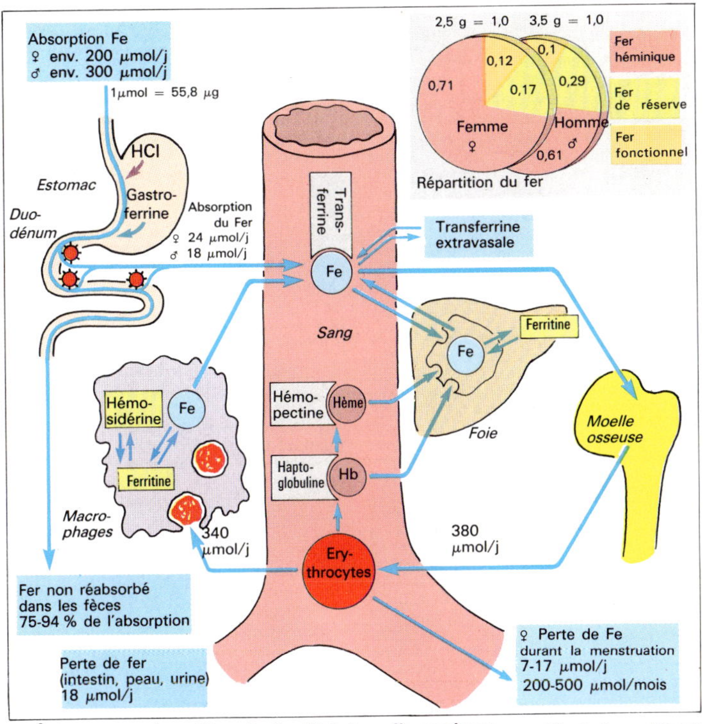

A. Échange et répartition du fer (Fe) dans l'organisme (d'après Munro et Linder)

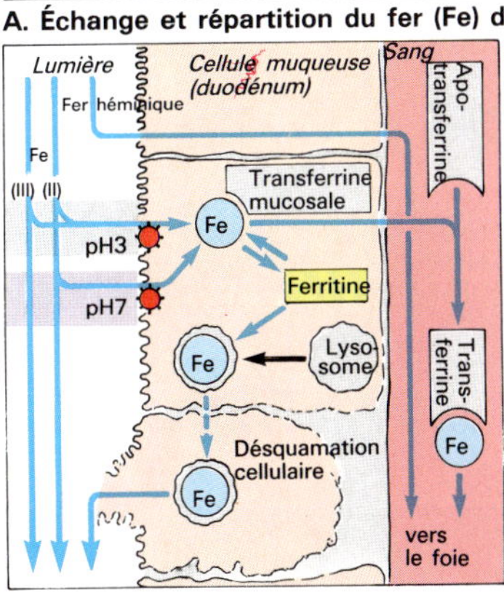

B. Absorption du fer (Fe)

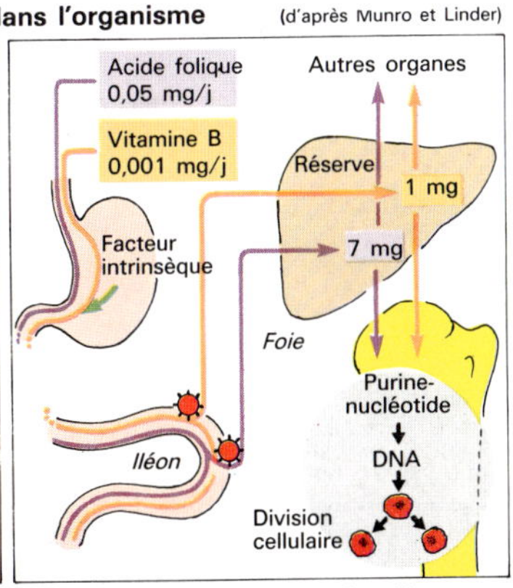

C. Acide folique et vitamine B_{12} (cobalamine)

Propriétés hémodynamiques du sang

Les érythrocytes sont des « cellules » anucléées très facilement déformables, dont le comportement dans le sang est semblable à celui des gouttes d'eau. La faible *viscosité* (= 1/fluidité) de leur contenu, les propriétés de leur membrane, proches de celles d'un film liquidien, et leur rapport surface/volume élevé font que le sang se comporte moins comme une suspension cellulaire que comme une *émulsion*, en particulier lorsqu'il s'écoule vite. La viscosité du sang est, avec une valeur approximative de 4 unités relatives (rU), seulement le double de celle du plasma (2 rU ; celle de l'eau étant de 1 rU soit 0,7 mPa/s à 37°C).

Du fait de leur très bonne déformabilité, le passage à travers des capillaires sanguins fins et à travers les pores dans la voie splénique (cf. p. 61), dont la largeur est bien moins importante que le diamètre des érythrocytes circulants, ne constitue pas un problème pour les érythrocytes normaux. Cependant, la lenteur du flux sanguin dans les petits vaisseaux provoque une augmentation de la viscosité, partiellement compensée par le fait que les érythrocytes se déplacent au centre du courant sanguin ($\eta \searrow$: **effet Fahraeus-Lindqvist**). Mais la viscosité du sang peut augmenter de manière critique si a) la vitesse circulatoire diminue trop (choc circulatoire) et/ou b) la fluidité des érythrocytes s'élève du fait de l'hyperosmolalité (érythrocytes « en sphère hérissée de piquants »), des inclusions cellulaires, d'une synthèse anormale d'hémoglobine (comme c'est le cas dans l'anémie drépanocytaire) et aussi du fait de modifications de la membrane cellulaire (chez les érythrocytes âgés par exemple), etc. Dans tous ces cas, le sang acquiert, sous l'effet de l'*agrégation* érythrocytaire (« formation de rouleaux »), les propriétés d'une *suspension à haute viscosité* (supérieur à 1 000 rU), ce qui peut conduire rapidement à l'arrêt de l'écoulement sanguin dans les petits vaisseaux (cf. p. 156 et 186).

Composition du plasma

Le plasma est obtenu après séparation par centrifugation (**A**) des éléments cellulaires (cf. p. 60) du sang rendu incoagulable (cf. p. 74). Le plasma est constitué d'*eau* dans laquelle sont dissous des *protéines* de poids moléculaire élevé (**A**), ainsi que des *substances neutres* (glucose, urée, etc.) et des **ions** de faible poids moléculaire. Toutes ces particules dissoutes s'ajoutent à la concentration osmolale (*osmolalité*) du plasma (cf. p. 136). Parmi les ions chargés positivement (cations), c'est le Na^+ qui prédomine et parmi les ions chargés négativement (anions), ce sont le Cl^- et le HCO_3^- qui représentent la plus grande fraction de cette osmolalité. Les protéines portent de nombreuses charges anioniques qui sont toutes électriquement efficaces (**B**, et cf. p. 24). L'efficacité osmotique des protéines est néanmoins comparativement plus faible car, dans ce cas, c'est le nombre des particules qui compte et non le nombre atomique.

Les protéines ne peuvent quitter le courant sanguin que dans de très faibles proportions. Cette quantité varie suivant les organes. Les capillaires hépatiques, par exemple, sont relativement plus perméables que ceux du cerveau. La composition du *liquide interstitiel* (cf. p. 138 et suiv.) diffère alors d'une manière plus ou moins importante de celle du plasma (**B**), particulièrement quant à son contenu protéique. Par contre, la composition du *liquide intracellulaire* est très différente. En effet, K^+ y est le cation prédominant tandis que les phosphates et les protéines constituent la fraction principale des anions (**B**). Ces proportions varient d'un type de cellule à l'autre.

Les **protéines plasmatiques** (**A**) sont constituées pour 60 % d'albumine (35 à 45 g/l) dont le rôle est de transporter de nombreuses substances telles que la bilirubine (cf. p. 216) ou des hormones (cf. p. 234 et suiv.). L'albumine est aussi la principale protéine à l'origine de la pression colloïdo-osmotique (cf. p. 158) et peut servir de réserve protéique en cas de déficit protéique. Les protéines jouent un rôle dans le transport des lipides (lipoprotéines ; p. 220 et suiv.), de l'hémoglobine (*haptoglobine* ; p. 63), du fer (*transferrine* ; p. 62 et suiv.), du cortisol (*transcortine* ; p. 260), des cobalamines (*transcobalamine* ; p. 226) et de plusieurs autres substances. Les facteurs plasmatiques de la coagulation et de la fibrinolyse (cf. p. 74 et suiv.) sont pour la plupart des protéines.

Les **immunoglobulines** (**Ig**) font partie essentiellement des γ-globulines (**C**). Elles constituent les substances immunitaires du plasma (anticorps, cf. p. 66 et suiv.). Parmi les immunoglobulines, l'IgG est celle qui a la concentration plasmatique la plus élevée (7 à 15 g/l) et c'est l'immunoglobuline pouvant traverser le plus facilement la barrière placentaire (transfert de la mère à l'enfant, **C**). Les immunoglobulines sont constituées de deux chaînes protéiques lourdes spécifiques pour chaque groupe (IgG : γ, IgA : α, IgM : μ ; IgD : δ, IgE : ε) et de deux chaînes protéiques légères (λ et ϰ) qui sont reliées entre elles par des ponts -S-S ayant une forme caractéristique en Y (cf. p. 67).

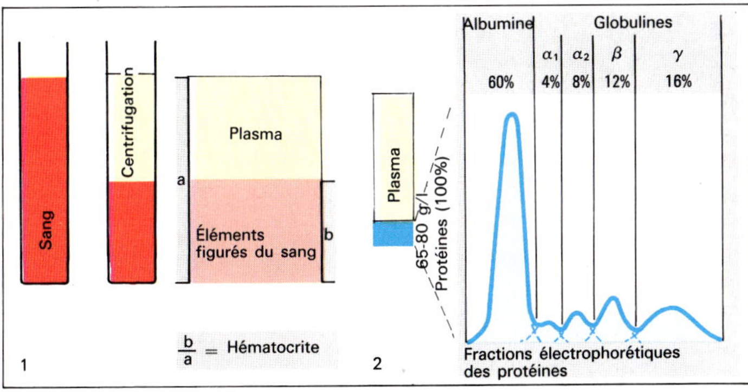

A. Composition du sang

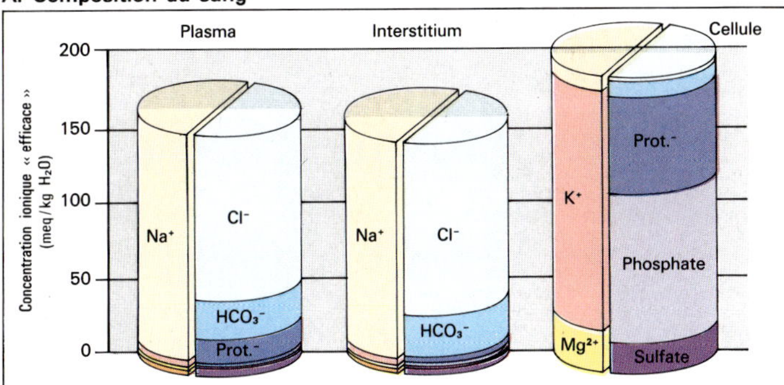

Cations

	Plasma	Interstitium	Cellule
Na^+	150	144	10
K^+	5	5	160
Mg^{2+}	2	2	28
Ca^{2+}	3	3	

Anions

	Plasma	Interstitium	Cellule
Cl^-	110	114	3
HCO_3^-	27	28	10
$Prot^-$	17	4	65
Phosphate	2	2	100
Sulfate	1	1	20
Acides org.	4	4	

B. Composition ionique des liquides de l'organisme

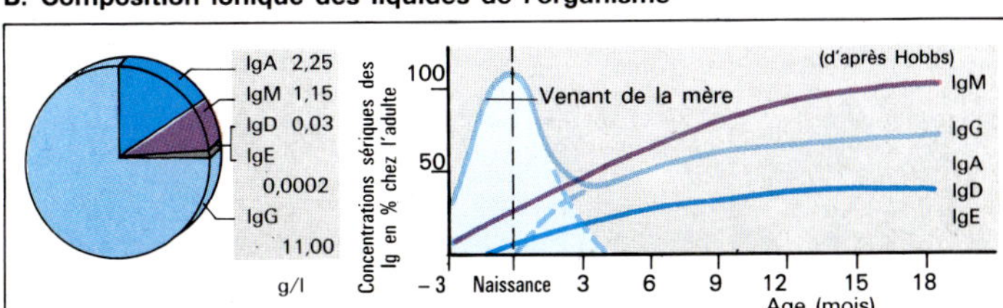

C. Concentrations des immunoglobulines dans le sérum

Défense immunitaire

L'organisme est constamment sous la menace d'une infection microbienne venant de l'environnement (bactéries, virus, fongus, parasites). De manière à lutter contre ces corps étrangers, l'organisme est équipé d'un système de défense qui le pourvoit d'un bon degré d'immunité. Il y a deux sortes d'immunité : (pathogène) **non spécifique, l'immunité naturelle ou innée**, et (pathogène) **spécifique, l'immunité acquise** (acquise = immunité au sens strict du terme). Les deux systèmes sont étroitement imbriqués et font intervenir des cellules mobiles et des facteurs solubles.

Si des agents pathogènes réussissent à envahir le corps, le système de défense non spécifique entre en action. Au même instant, l'organisme réagit contre l'agent étranger ou **antigène** par son système de défense spécifique qui produit des **anticorps**, avec l'aide desquels l'organisme peut combattre l'agent pathogène plus efficacement, « mémorisant » de plus celui-ci (*mémoire immunologique*).

C'est pratiquement dès la naissance que le système immunitaire « apprend » à reconnaître comme étrangère ou comme propre à l'organisme une substance antigène (par exemple une protéine cellulaire). Les substances avec lesquelles il est mis en contact à cet instant seront reconnues durant toute la vie comme faisant partie de l'organisme (**tolérance immunitaire**), toutes les autres seront reconnues comme étrangères. Si cette distinction entre « substance étrangère » et « substance propre » vient à disparaître, l'organisme va produire des anticorps contre ses propres protéines : c'est la **maladie auto-immune**.

Quand un enfant est mis en contact pour la première fois avec le virus de la rougeole, il contracte la maladie. Bien que le système de défense non spécifique soit pleinement actif, il est incapable de prévenir la multiplication et l'extension du virus dans l'organisme. Cependant, durant la maladie, en plus de la production de lymphocytes T (cellules tueuses, p. 72) le corps produit des anticorps contre le virus (**réponse primaire** ou **sensibilisation**) entraînant leur destruction et la guérison du malade. Cette production d'anticorps peut être relancée rapidement si besoin est (« mémoire immunologique ») ; ceci arrive si l'organisme est remis en contact avec le virus de la rougeole. Les anticorps, alors immédiatement produits (**réponse secondaire**) neutralisent le virus dès son intrusion, évitant ainsi une rechute. L'organisme est alors **immunisé** contre cette maladie.

La prévention d'une maladie dès la première infection est obtenue par la *vaccination* à l'aide d'une variété moins pathogène du germe en cause (dans le cas de la vaccination antivariolique) ou d'un germe tué (dans le cas de la vaccination antitétanique) ou de produits de synthèse (peptides). Chaque rappel conduit à une production d'anticorps suffisante (**immunisation active**) qui assure une parfaite protection. Une fois déclarée, la maladie peut être combattue par l'administration de sérum (ou des globulines extraites de celui-ci) d'animaux ayant déjà formé des anticorps contre l'organisme pathogène (**immunisation passive,** par ex. avec le sérum antidiphtérique).

Immunité non spécifique

La défense non spécifique contre des substances étrangères (bactéries, virus, particules inorganiques, etc.) et dans certaines conditions contre des substances propres à l'organisme (par ex. les débris d'érythrocytes), est assurée par certaines **substances dissoutes** comme les protéines (par ex. *lysosyme, facteurs du complément*), les substances d'alarme (par ex. *les lymphokines et monokines regroupées sous le terme d'interleukines*) et les groupements cellulaires d'attaque comme les **phagocytes** (par ex. les monocytes ou les macrophages) et enfin par les **granulocytes neutrophiles.** Ces derniers sont des leucocytes formés dans la moelle osseuse (durée de vie approximative = 1 jour). Les granulocytes sont actifs non seulement dans le sang et les tissus, mais également au niveau des muqueuses, par ex. dans la bouche.

Lors de la pénétration de bactéries dans les tissus de l'organisme (**A1**), les granulocytes neutrophiles sont attirés par des substances chimiques ou par des facteurs du complément (C5a) (*chimiotactisme ;* **A2**). Les granulocytes circulant se fixent alors à la paroi vasculaire (*margination*), quittent la circulation et se déplacent vers la zone lésée (*migration*). Là, ils entourent les germes puis les absorbent par endocytose : c'est la **phagocytose** (**A3**). Ces événements, combinés à une augmentation du débit sanguin (rougeur) et à une perméabilité capillaire aux protéines accrue (tumescence), constituent **l'inflammation.**

Les substances organiques dont « digérées » dans les granulocytes. Cette phase est précédée d'une fusion entre le germe phagocyté (*phagosome*) et les vacuoles du granulocyte (*lysosomes*) contenant les enzymes, pour former le *phagolysosome* (hétérophagosome). Dans celui-ci, se produit la dégradation finale du germe (**A4**). Les particules « non digestibles » (comme la poussière de charbon dans les poumons) sont retenues en permanence dans l'organisme.

Bien que les granulocytes macrophages puissent directement se lier aux microorganismes, leur activité peut être augmentée si la surface des bactéries est « recouverte » (**opsonisation**) du facteur de complément C3b (non spécifique), ou des immunoglobulines spécifiques de l'antigène (IgM, IgG) ou encore mieux des deux car les granulocytes possèdent des récepteurs spécifiques à ces opsogènes. L'opsonisation avec Ig est encore amé-

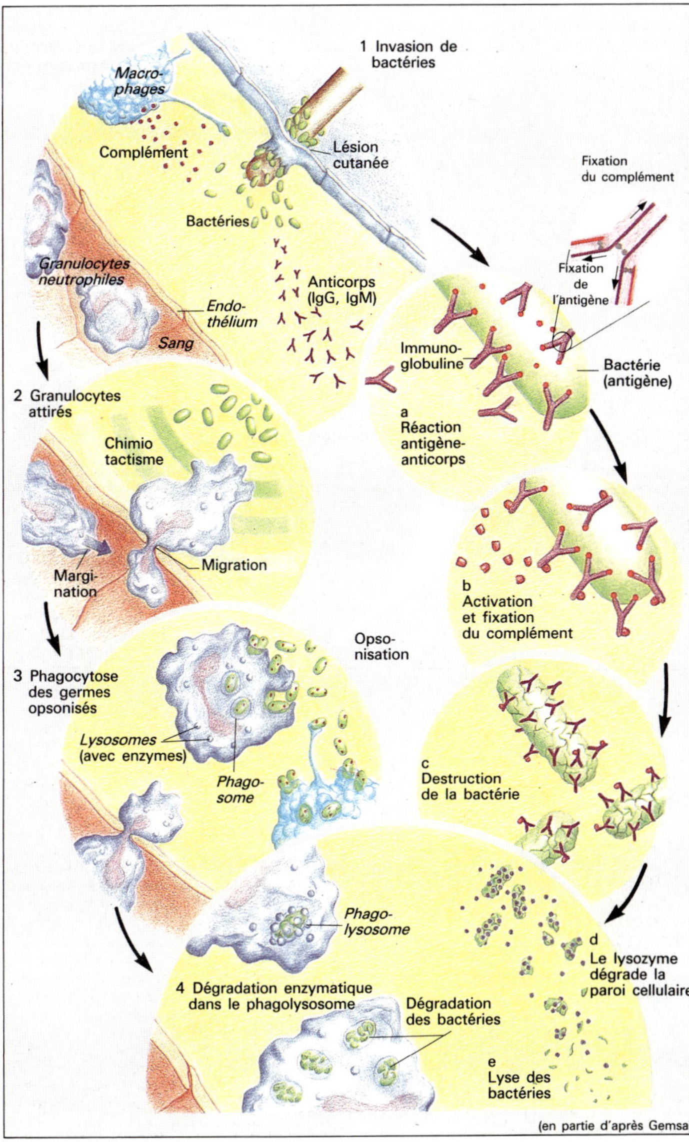

A. Immunité bactérienne par phagocytose (1-4) **et lyse extracellulaire** (1, a-e)

liorée si l'organisme a été préalablement en contact avec l'antigène (immunité acquise), attendu que le C3b et d'autres opsogènes agissent fortement et de façon non spécifique sur beaucoup d'agents pathogènes.

Les germes sont aussi attaqués (de manière non spécifique) en dehors des phagocytes. Les réactions en cascade du complément aboutissent à la perforation de la paroi externe des bactéries (Gram négatif). Au même instant, le **lysozyme** (du plasma, de la lymphe et des sécrétions) dégrade par action enzymatique la paroi des bactéries, et provoque éventuellement leur dissolution définitive (**lyse**) (**A, a** à **e**).

Pour la destruction des germes phagocytés, les granulocytes neutrophiles disposent, non seulement des enzymes stockées dans les lysosomes, mais aussi d'oxydants comme le *peroxyde d'oxygène* (H_2O_2) et de radicaux ou *composés oxygénés* (O_2^-, $^1O_2$). Normalement, la concentration de ces oxydants est maintenue basse par des enzymes réductrices telles que la *catalase* et la *superoxyde-dismutase*, ce qui évite l'autodestruction prématurée des granulocytes. Ce « frein » disparaît lors de l'invasion par substances étrangères, afin que l'effet bactéricide des composés oxygénés soit pleinement efficace, moyen par lequel les granulocytes et même d'autres cellules de l'organisme peuvent être atteints.

Les perturbations du mécanisme de phagocytose entraînent une augmentation du risque infectieux. On peut citer deux exemples : « *le syndrome des leucocytes paresseux* » dans lequel la migration est perturbée, et la *granulomatose chronique*, dans laquelle la formation d'H_2O_2 dans les granulocytes est déficiente. Plus souvent, la migration et la phagocytose sont perturbées pour des raisons inconnues, par ex. dans les diabètes, les abus d'alcool ou lors de traitement par corticothérapie.

Bien que les granulocytes neutrophiles soient disponibles rapidement et en grand nombre sur le lieu de l'infection, leur capacité de défense chimique s'affaiblit rapidement et leur durée de vie est brève. Après la première « vague d'assaut » des granulocytes, les **macrophages** prennent en charge l'étape suivante de la défense immunitaire. Ils dérivent des **monocytes** circulants du sang et sont également capables de phagocytose. La vitesse de migration des macrophages est certes plus faible que celle des granulocytes, mais ils ont une *durée de vie* bien *plus longue* et sont en outre plus longtemps aptes à la *synthèse d'enzymes* et à la *sécrétion du complément*.

En plus des monocytes et des macrophages circulants, il y a également des macrophages fixés localement dans les organes, comme par exemple dans le foie (cellules étoilées de Kuppfer), dans les alvéoles pulmonaires, sur la séreuse intestinale, dans les sinus spléniques, les ganglions lymphatiques, la peau, au niveau des articulations (cellules synoviales A) et dans le cerveau (microglie), de même que des macrophages fixés à l'endothélium (par ex. dans le glomérule rénal). Ces cellules sont aussi connues sous le nom général de **système phagocytaire mononucléaire ou de système réticuloendothélial.**

Les **cellules « natural killer »** (cellules tueuses, NKC) sont spécialisées (5 % des leucocytes du sang) dans la défense non spécifique contre les *virus*. Elles détectent les modifications à la surface des cellules infectées par le virus, se rassemblent à leur surface et les tuent, ce qui non seulement empêche les virus de se reproduire (appareil enzymatique cellulaire !), mais les rend vulnérables aux autres agents du système de défense. Les NKC sont stimulées par les **interférons** produits et libérés par les cellules infectées par un virus. Les interférons augmentent également la résistance au virus des cellules non infectées.

Immunité spécifique

Bien que les phagocytes soient efficaces contre une grande variété de bactéries, d'autres germes ont « appris » au cours de leur évolution à résister à ces phagocytes. Quelques germes, par exemple les mycobactéries, peuvent réprimer la formation de phagolysosomes, inhiber la phagocytose, ou encore, une fois phagocytés (par ex. les streptocoques ou les staphylocoques) entraîner la mort des granulocytes. Les germes de ce type et la plupart des virus ne peuvent être combattus avec succès que par les **systèmes immunitaires spécifiques**, dans lesquels les macrophages, les anticorps humoraux (immunoglobulines ; cf. p. 64) et différents types de lymphocytes *collaborent étroitement* (voir ci-dessous).

Les **lymphocytes** proviennent initialement de la moelle osseuse (**B**). Au cours du développement fœtal et pendant la première enfance, une partie des cellules dites précurseurs migrent vers le **thymus** où elles acquièrent leur spécificité (*immunocompétence*) : ce sont les **lymphocytes T.** Une autre fraction des lymphocytes subit une maturation, chez les oiseaux dans la Bourse de Fabricius et, chez l'homme, dans « *l'équivalent de la bourse* » c'est à dire le système lymphatique, pour former les **lymphocytes B.** Par la suite, ces deux types sont formés essentiellement dans la **rate** et dans différentes régions des *ganglions lymphatiques*. De là ils parviennent dans les systèmes *lymphatique et sanguin* où ils circulent et assument leur fonction de défense immunitaire. Leur durée de vie individuelle peut atteindre plusieurs années.

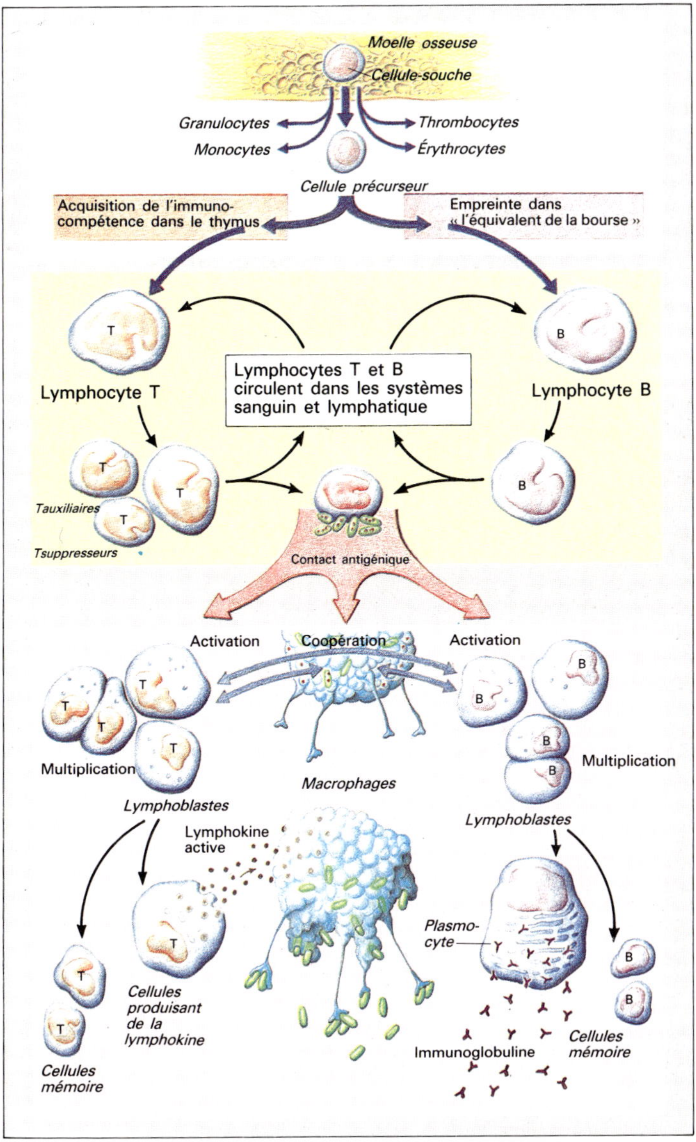

B. Cellules de la défense immunitaire

Le **premier contact** avec l'antigène (récepteurs spécifiques de l'antigène sur la surface du lymphocyte) entraîne une **activation** des deux types de lymphocytes (voir ci-dessous), et leur transformation en *lymphoblastes* (**B**).

L'immunité humorale (qui a aussi une composante cellulaire) est une réaction spécifique du système immunitaire ; dans cette réaction, les **immunoglobulines (anticorps)** réagissent avec l'**antigène**, donc avec les microorganismes ou leurs toxines ou avec d'autres macromolécules étrangères (PM > 4000 Dalton, par ex. des protéines) (cf. p. 67 **A**). Si de petites molécules (par ex. des substances thérapeutiques) sont reconnues comme des protéines étrangères, elles peuvent agir comme des antigènes. De telles substances sont appelées *haptènes.*

La libération des anticorps humoraux est précédée par la liaison de l'antigène au complexe *immunoglobulino-membranaire* situé à la surface des lymphocytes B (agissant comme récepteurs) et par là **l'activation** (présentation) de l'antigène par les macrophages ou par les cellules B elles-mêmes.

Après la phagocytose des germes par les **macrophages** (**C1**), les phagolysosomes sont formés et les germes détruits (**C2**). Ces peptides antigéniques sont liés, dans la cellule, aux protéines de classe II formant le *complexe majeur d'histocompatibilité* (en anglais *major histocompatibility complex :* **MHC**). Le complexe MHC-antigène formé est incorporé dans la membrane cellulaire des macrophages (**C3**) et *présenté* aux **lymphocytes T auxiliaires** (Ta) (**C4**) ; ces derniers sont équipés de récepteurs spécifiques au complexe MHC-antigène. D'une manière similaire, le **lymphocyte B**, qui a internalisé et détruit l'antigène (dans ce cas soluble) avec l'immunoglobuline membranaire (récepteur de l'antigène), est aussi capable d'activer le complexe MHC-protéine de classe II (typiquement les cellules B et les macrophages) auquel l'antigène est lié.

En réponse à cette double information faisant intervenir les cellules B ou les macrophages, par ex. en présence (1) d'un antigène et (2) d'une cellule immunocompétente, le lymphocyte T libère des **lymphokines** qui vont activer les cellules B. Les lymphocytes T ainsi activés se multiplient rapidement (*prolifération clonale* ou *expansion*), donnant ainsi naissance aux *cellules mémoires* et aux **plasmocytes.** Ces cellules sont spécialisées pour produire (et libérer par exocytose) les **immunoglobulines** spécifiques à chaque antigène (**B ; C5, 6**). Cette production d'anticorps est beaucoup plus rapide et plus forte lors d'un *contact renouvelé* avec l'antigène, car l'information de la première réponse a été **mémorisée** dans les **cellules mémoires.**

La grande variété d'anticorps (10^6 à 10^9 ?) n'est pas déterminée génétiquement dans les cellules germinales ; au contraire, certaines portions des gènes (V, D, J, C) subissent des recombinaisons et des mutations durant le développement des lymphocytes.

Les immunoglobulines sont *incapables* de détruire directement les germes, mais peuvent seulement les *marquer* comme des cibles capables d'être attaquées par d'autres systèmes de défense (opsonisation, système du complément, voir ci-dessus). Lors de la réponse primaire, les IgM et plus tard les IgG (cf. p. 64) apparaissent dans le sérum et le liquide interstitiel en quantités approximativement égales ; dans la réponse secondaire la libération des IgG prédomine. Dans les poumons, le liquide lacrymal, la salive et l'intestin se produit surtout la synthèse d'IgA dirigée contre les germes infestants.

Dès les premiers mois de son existence, le **nourrisson** est protégé contre les germes grâce à son système de défense non spécifique et grâce aux anticorps humoraux qui proviennent, bien avant la naissance, du plasma maternel à travers le placenta (IgG : cf. p. 65, **C**), ou plus tard du lait maternel.

La défense immunitaire humorale n'est pas totalement efficace contre certains germes (virus, mycobactéries, brucellae etc.), ceux-ci pouvant échapper en partie à la destruction intracellulaire. La **défense immunitaire cellulaire** pallie ces déficiences immunitaires humorales (**D**).

L'une de ces réactions relativement lente (maximum après 2 jours environ), est assurée par les lymphocytes Ta : *c'est la réponse immunitaire retardée.* L'autre réaction, celle des cellules tueuses, est responsable de la mort des *cellules virales infectées* et *des cellules tumorales*, et de la réaction de rejet d'organes transplantés qui trouve son origine dans le fait que les protéines étrangères à l'organisme sont rejetées par le système d'histocompatibilité. Les cellules suivantes sont impliquées dans l'immunité cellulaire : les **lymphocytes Ta** (voir ci-dessus), les **lymphocytes T-suppresseurs** (Ts) responsables de la régulation de la réponse immune, les **cellules tueuses** (voir ci-dessous) et les **macrophages activateurs de l'antigène**, parmi lesquels un sous groupe, que l'on rencontre principalement dans le thymus, la rate et la peau, est particulièrement spécialisé dans ce mécanisme. Finalement, les substances qui assurent la **coopération** intercellulaire sont les **lymphokines** et les **monokines** qui sont libérées par les cellules T et les monocytes.

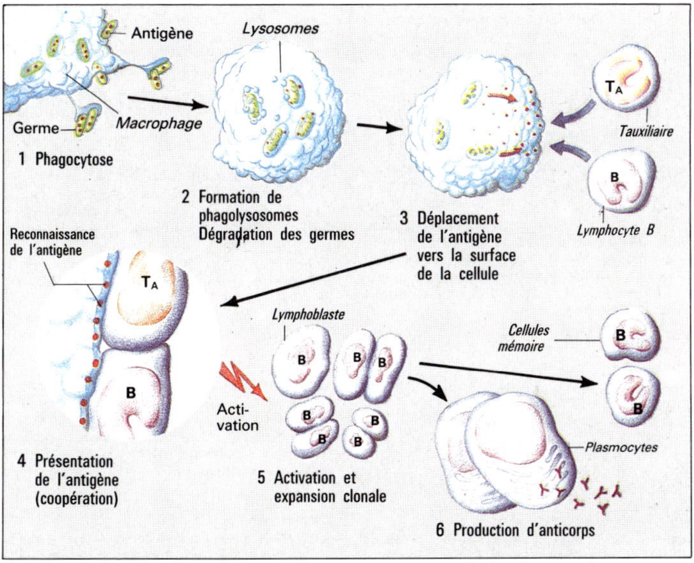

C. Stimulation des lymphocytes B : défense immunitaire humorale

(en partie d'après Gemsa)

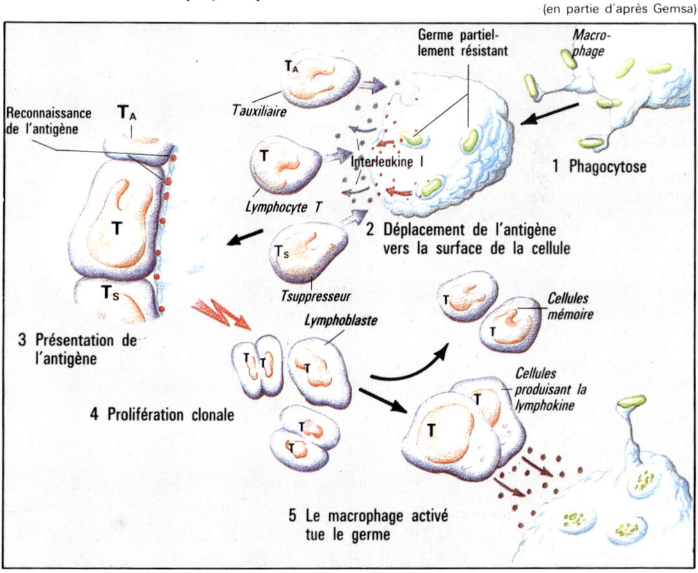

D. Stimulation des lymphocytes T avec activation des macrophages

(en partie d'après Gemsa)

La réaction initiale de la défense immunitaire cellulaire consiste également en une phagocytose par les **macrophages** (**D1**). La majeure partie des germes continue certes de vivre dans la cellule, mais la faible quantité d'antigène présentée au contact des protéines MHC de classe II (pour activer les lymphocytes Ta) et celles de classe I (activation des cellules tueuses) à la surface des lymphocytes T, **suffit à activer ces lymphocytes T.** La monokine *interleukine I* des macrophages, mais également les lymphocytes Ta, participent à cette activation (**D3**). Une fois activés, les lymhpocytes T responsables de cette réaction spécifique de défense se multiplient rapidement (prolifération clonale, **D4**), entraînant, avec l'aide notamment des *cellules-mémoires* et des *lymphokines*, **l'activation des macrophages.** Ces derniers sont alors capables de faire face à tous les germes et aux cellules étrangères.

Les cellules attaquées par de tels virus présentent simultanément à leur surface les antigènes viraux et les protéines MHC de classe I que l'on rencontre dans toutes les cellules nucléées de l'organisme. Toutes les **cellules killer (cellules tueuses, Tc),** très cytotoxiques, possèdent des récepteurs au complexe MHC-antigène. Ces récepteurs ne reconnaissent et fixent que les cellules *infectées par un virus.* Ceci permet aux cellules saines de ne pas être détruites, mais également aux récepteurs de ne pas être rendus inefficaces par fixation de virus libre. Les cellules malades devant être tuées sont ainsi agglutinées (conséquences pour le virus : voir ci-dessus, NKC).

Malgré tous ces mécanismes de défense antivirale, certains virus parviennent à survivre dans l'organisme durant des années (virus de l'hépatite et de l'herpès par exemple). Ce type d'**infection virale lente** est néanmoins relativement « conventionnel » en regard à la configuration virale et à la réponse immune. Les « **virus non conventionnels** » responsables du prurit, du kuru et de la maladie de Creutzfeld-Jacob ne provoquent pas du tout de réponse immunitaire et aboutissent à une dégénérescence lente et progressive du SNC. Le Virus de l'Immunodéficience Humaine (**VIH** ou HIV en anglais) responsable du SIDA décime les lymphocytes Ta-(T4-) qui jouent un rôle prépondérant dans le système immunitaire (voir ci-dessus). Il en résulte que la vie des patients atteints de SIDA est mise en danger par un grand nombre d'infections normalement inoffensives.

Groupes sanguins

Les érythrocytes présentent également des propriétés antigéniques permettant de distinguer les différents groupes sanguins du **système ABO :** groupe **A** (antigène A sur l'érythrocyte et anticorps anti-B dans le sérum) ; groupe **B** (antigène B et anticorps anti-A) ; groupe **O** (antigènes A et B absents mais anticorps anti-A et anti-B) ; groupe **AB** (A et B mais ni anti-A ni anti-B) (**G**). Ces anticorps ABO appartiennent à la classe des IgM. Avec leur masse moléculaire élevée de 900 000 Dalton, ils sont normalement incapables de franchir la barrière placentaire et de se répandre ailleurs.

Si, par la suite d'une erreur de **transfusion sanguine** par exemple, l'antigène A est mis en contact avec anti-A, ou B avec anti-B, les érythrocytes s'agglutinent (**G**) et éclatent (*hémolyse*). C'est la raison pour laquelle il est indispensable de connaître les groupes sanguins du donneur et du receveur et de tester la **compatibilité sanguine** (*test de compatibilité croisée*) avant de procéder à une transfusion sanguine.

Contrairement au système ABO, les anticorps dirigés contre les antigènes C, D, E, c, e, du **système rhésus des érythrocytes** (présent Rh^+ ; absent rh^-), n'apparaissent qu'après une sensibilisation préalable.

Les anticorps du système rhésus peuvent franchir assez facilement la barrière placentaire car ils appartiennent à la classe des IgG (cf. p. 64 et 65, **C**). Les personnes avec un groupe rh^- peuvent former des anticorps contre les érythrocytes Rh^+ (anti-Rh^+), comme par exemple à la suite d'une erreur de transfusion ou de la présence d'un fœtus Rh^+ chez une mère rh^-. Un nouveau contact avec du sang Rh^+ produira une importante réaction antigène-anticorps avec comme conséquence une agglutination et une hémolyse érythrocytaires (**H**).

Allergies

L'allergie est un **dysfonctionnement de la régulation du système immunitaire.** Par exemple, un antigène normalement inoffensif (comme un pollen) peut être jugé par erreur comme « dangereux » pour l'organisme, et provoquer ainsi une réaction générale.

Les réactions allergiques peuvent être de type anaphylactique (réponse rapide de la s. à la min.) ou retardé (quelques jours), et ont comme médiateurs respectifs les défenses immunitaire, humorale et cellulaire. Dans la réponse **de type anaphylactique,** l'antigène (= **allergène**) sensibilise les lymphocytes B et, lors d'un second contact, les cellules plasmatiques relarguent rapidement de grandes quantités d'**IgE** (normalement les IgE représentent 0,001 % des Ig). La liaison de l'allergène à deux IgE, fixées aux récepteurs des mastocytes ou granulocytes sanguins, amène la libération par exocytose de substances comme l'histamine ou les lymphokines, entre autres. Ces substances agissent sur les vaisseaux sanguins (dilatation, œdème), les muqueuses et les terminaisons nerveuses sensorielles. Elles stimulent la synthèse et la libération de prostaglandines et d'interleukines (cf. p. 235). Ces dernières interviennent dans le SRS-A (« slow reacting substance of anaphylaxis » = leukotriène C). Le leukotriène C provoque un spasme bronchique (vasoconstriction de l'asthme). La réponse allergique **de type retardé** peut être déclenchée par des mycobactéries (BK), des champignons, des allergènes de contact (composés chromés, poison du lierre) et bien d'autres substances. Au sens large du terme, la *maladie sérique* qui s'accompagne de hautes concentrations d'antigènes (par ex. dans l'immunisation passive) est aussi une allergie. Après 6 jours, la concentration de complexes antigènes-anticorps sanguins aug-

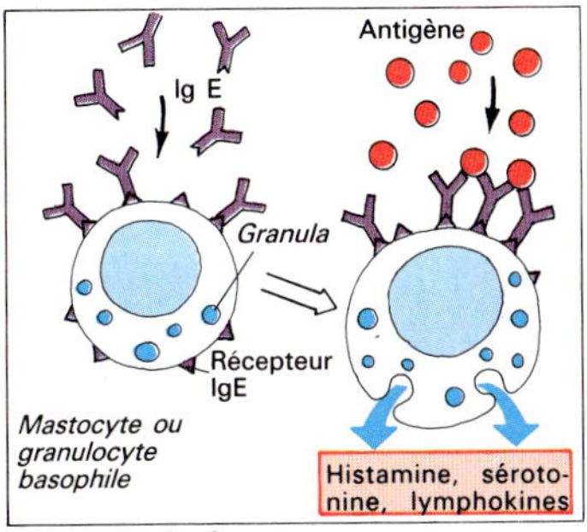

E. **Anaphylaxie** (d'après Kownatzki)

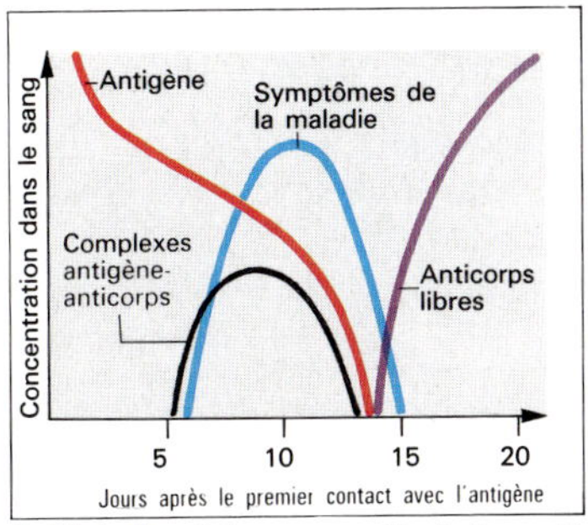

F. **Maladie sérique** (d'après Kownatzki)

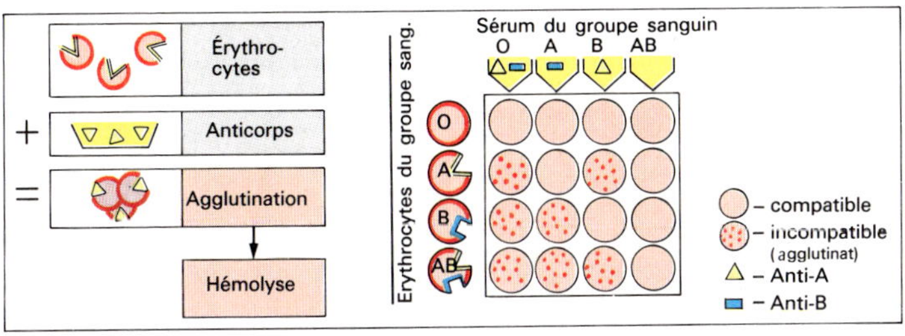

G. **Groupes sanguins : compatibilité ABO**

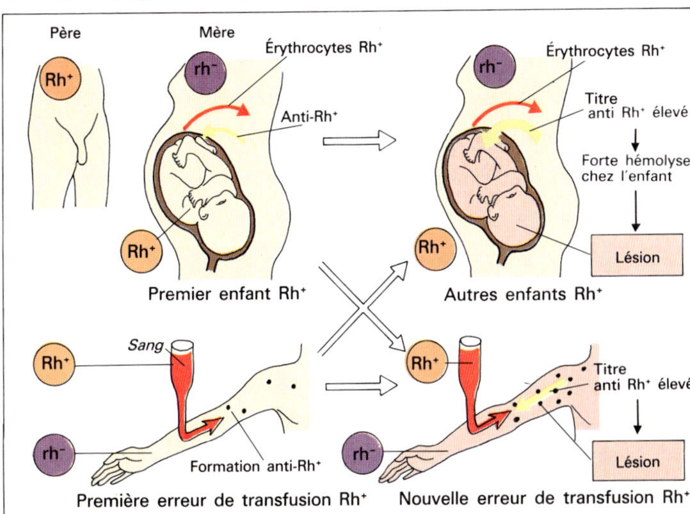

H. **Sensibilisation Rh entre mère et enfant et lors de transfusions sanguines**

mente considérablement (**F**) ; ceux-ci se déposent dans les capillaires sanguins (au niveau du glomérule par exemple), où ils provoquent les symptômes de la maladie.

Hémostase

L'*hémostase* résulte de l'interaction entre des *facteurs plasmatiques* et *tissulaires* et les plaquettes (**thrombocytes**, TC). Elle permet l'obturation d'une déchirure vasculaire en quelques minutes.

Si la tunique interne d'un vaisseau sanguin (*endothélium*) est lésée (lors d'une blessure par exemple), le sang vient en contact à l'endroit de la brèche avec les *fibres collagènes* sous-endothéliales. Il en résulte, grâce à l'aide du *facteur von Willebrand* (FW), une agglutination des TC (thrombocytes) au niveau du site. Ce phénomène est connu sous le terme d'**adhésion** (**A1**) et **il active** les TC, qui vont alors changer de forme (métamorphoses visqueuses des plaquettes qui prennent, par mécanisme pseudopode, l'aspect de sphères) et expulsent par exocytose des substances contenues dans les vésicules (*granules*) : il y a **sécrétion**. Parmi ces substances, l'*ADP* par exemple stimule l'agrégation ; le *FW* et les *liaisons fibrinaires* provoquent l'adhésion (cf. p. 14), la *sérotonine* (**A2, B**), le mitogène et le *PDGF* (= **p**latelet - **d**erived **g**rowth **f**actor) entre autres ont un effet vascoconstricteur. De plus, l'activation des TC libère le *thromboxane A2* (vasoconstricteur) et le *PAF* (**p**latelet-**a**ctivating **f**actor). Le PAF, tout en augmentant l'activation des TC, active également les *phagocytes* (cf. p. 66 et suiv.). Le résultat final consiste en une accumulation massive de TC : c'est **l'agrégation**.

Ce **bouchon thrombocytaire** (*thrombus blanc*) permet, grâce au concours d'une **vasoconstriction** locale et au déroulement de l'endothélium, une obturation provisoire de la fuite.

Simultanément à cette hémostase, la **coagulation** proprement dite (**A3**) est mise en route grâce à deux autres mécanismes :

a) un **système exogène** déclenché par les facteurs tissulaires libérés par les tissus lésés (cf. p. 76) ;

b) un **système endogène** amorcé par le contact des facteurs de coagulation XII avec les fibres de collagène (cf. p. 76 et suiv.).

Isolément ou conjointement, ces deux systèmes activent le facteur plasmatique **X** lequel entraîne avec d'autres facteurs (cf. p. 76 suiv.) la transformation de la **prothrombine** (facteur II) en **thrombine,** qui à son tour transforme le **fibrinogène** (facteur I) en **fibrine** (**B**).

La présence de *phospholipides* est nécessaire au fonctionnement du système endogène aussi bien qu'à l'entrée en action du facteur X activé (Xa) (cf. ci-dessus) : soit ils sont libérés par les plaquettes, c'est ce qu'on appelle le facteur plaquettaire ou facteur thrombocytaire 3 (FT 3 ; **B**), soit ils proviennent des tissus lésés, ce sont les facteurs tissulaires.

La **fibrine** se compose de filaments qui s'entrelacent pour former une sorte de réseau qui constitue avec les plaquettes et les globules rouges le **thrombus rouge définitif** (ou **thrombus complexe**) (**B** en bas).

L'obturation se poursuit par les événements suivants : 1) *la rétraction du caillot*, qui fait intervenir les protéines des thrombocytes, 2) *l'organisation*, pendant laquelle les fibroblastes prolifèrent pour former du tissu conjonctif, 3) *la formation d'une cicatrice*, la face interne du vaisseau se recouvrant à nouveau d'endothélium (**B**, en bas).

La présence d'ions Ca^{2+} (« *facteur IV* ») est nécessaire dans de nombreuses phases de la coagulation (cf. ci-dessus ; p. 77). L'addition de *citrate ou d'oxalate* à du sang frais, en complexant les ions Ca^{2+} rend le prélèvement incoagulable. Ce procédé est nécessaire à de nombreux examens et tests sanguins de laboratoire.

La **vitamine K** est nécessaire à la synthèse des facteurs de la coagulation : **prothrombine** (II), **VII, IX** et **X** (cf. p. 76 et suiv.). Après la synthèse de leurs chaînes protéiques, ces derniers sont carboxylés à quelques groupements N terminaux glutamiques. La vitamine K est le cofacteur de cette réaction enzymatique, à partir de laquelle se forment les groupements *γ-carboxyglutamiques* (modification posttranslationnelle). Grâce aux groupements carboxyglutamiques, les facteurs de la coagulation cités ci-dessus peuvent se lier au Ca^{2+}, lequel se fixe à son tour aux phospholipides. Ainsi, les principales réactions de la coagulation peuvent s'effectuer à la surface des lipoprotéines (cf. p. 220 et suiv.). La vitamine K est normalement synthétisée par les bactéries intestinales, mais si la flore intestinale a été détruite, par ex. par l'administration orale d'antibiotiques, une carence en vitamine K apparaît. Il en est de même lors de dysfonctionnements de la digestion ou de l'absorption des graisses du fait de la liposolubilité de cette vitamine.

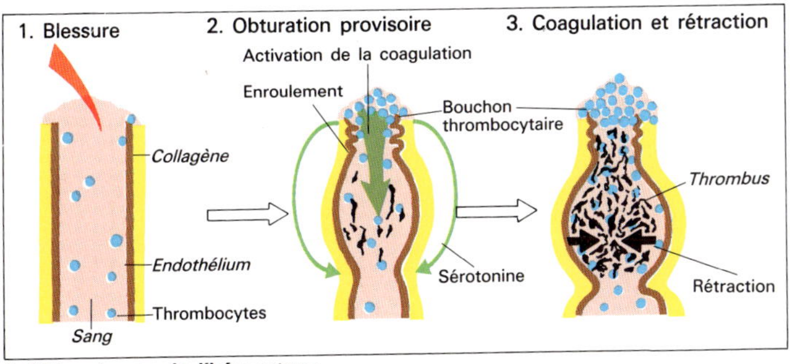

A. Mécanismes de l'hémostase

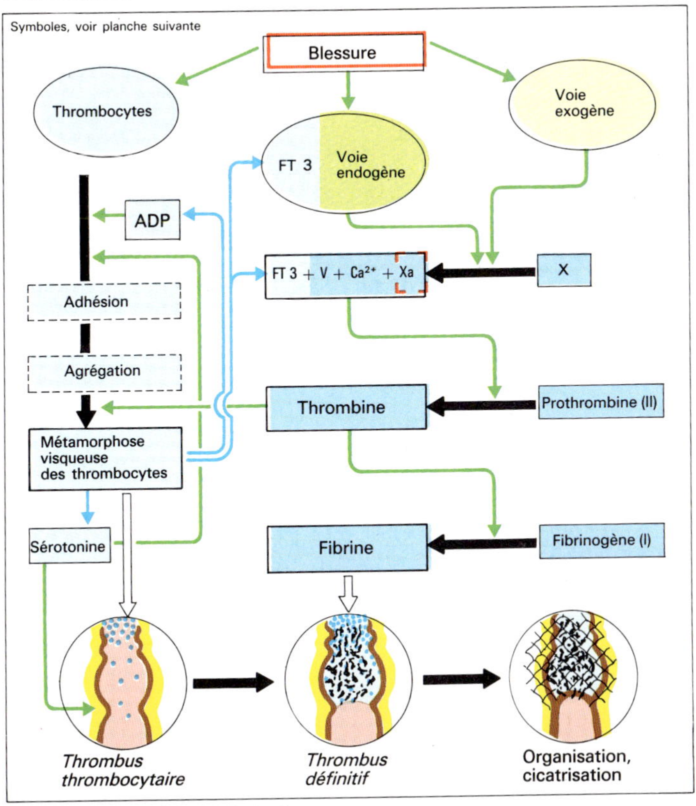

B. Hémostase (schéma général)

Coagulation sanguine et fibrinolyse

Dans le cas de lésions minimes de l'endothélium vasculaire en dehors de l'action des plaquettes décrites p. 74, l'activation de la coagulation est due essentiellement au **système endogène.** Le facteur plasmatique XII est activé (XIIa ; **A**), dès qu'il arrive au contact de surfaces autres que celle de l'épithélium vasculaire (comme le collagène). C'est ce facteur XIIa qui amorce la mise en route du système endogène, lequel ne comporte, en dehors du facteur plaquettaire (**FT3**) que des facteurs plasmatiques et du Ca^{2+} (**A**).

Lors d'une lésion tissulaire un peu plus importante, des facteurs tissulaires (appelés *thrombokinases tissulaires*) peuvent intervenir. Ils constituent, avec le facteur plasmatique VII et les ions Ca^{2+}, le **système exogène.**

Ces deux systèmes (exogène et endogène) activent alternativement ou conjointement le facteur **X** (cf. p. 75). Celui-ci, dans sa forme activée (**Xa**), en liaison avec les *phospholipides* d'origine plaquettaire (**FT3**) ou tissulaire, le facteur plasmatique **V** et le Ca^{2+}, transforme la prothrombine en thrombine (**A**, au milieu). La **thrombine** transforme non seulement le fibrinogène en fibrine, mais active aussi le facteur **XIII** (facteur de stabilisation de la fibrine ; **A**, au milieu) : elle agit également sur les plaquettes au cours de l'hémostase (**B** et cf. p. 75).

Les filaments individuels de fibrine (monomères) s'organisent en un réseau de $fibrine_s$ finalement stabilisé en $fibrine_i$ par le facteur XIIIa (**A**).

Au-delà de la réaction locale de coagulation, une coagulation générale dans tout le réseau vasculaire (**thrombose**) doit être évitée. En dehors de l'antithrombine 3 (cf. ci-dessous), la **plasmine** joue dans ce cas un rôle important en permettant la redistribution physiologique de la fibrine (**fibrinolyse ; A**) et d'autres facteurs de la coagulation. Les fragments de fibrine provenant de la fibrinolyse inhibent la formation de nouvelle fibrine, évitant ainsi une coagulation illimitée.

La plasmine est formée à partir du *plasminogène* qui peut être activé par divers facteurs humoraux et tissulaires, parmi lesquels sans doute le facteur XIIa.

En thérapeutique, la *streptokinase* est utilisée comme activateur pour tenter de redissoudre des caillots fraîchement formés. Physiologiquement, une fibrinolyse excessive est entravée par des substances appelées *antiplasmines.* En thérapeutique, on utilise à cet effet des *acides* ε aminocaproïques, l'*aprotinine* ou des substances analogues (**A**). Les *produits de dégradation de la fibrine,* libérés au cours de la fibrinolyse, inhibent en retour la formation de fibrine (**A**), empêchant ainsi la poursuite du processus de coagulation.

L'**antithrombine 3** est la protéine antithrombose plasmatique la plus importante. Elle forme un complexe avec la thrombine, le facteur Xa, etc., et peut donc inhiber ces derniers. Ce complexe est renforcé par de l'**héparine** endogène (par exemple provenant des mastocytes, cf. p. 72) ou introduite par la thérapeutique. Une *carence en antithrombine 3* provoque des thromboses.

En cas de danger de thrombose, c'est-à-dire lorsque des vaisseaux d'importance vitale risquent d'être obstrués par des caillots, on entreprend un **traitement anticoagulant.** L'**héparine** agit notamment en inhibant indirectement la thrombine et le facteur Xa, alors que le **dicoumarol** et ses dérivés ont pour effet d'inhiber dans le foie la γ-carboxylation, due à la vitamine K (cf. p. 74), de la prothrombine et des facteurs VII, IX et X. L'**aspirine,** l'**anturan,** etc., inhibent l'agrégation plaquettaire (cf. p. 74).

La **tendance aux hémorragies** ou réduction pathologique du pouvoir de coagulation peut résulter : a) d'un déficit congénital en certains facteurs de la coagulation (par exemple un manque du facteur VIII entraîne ce qu'on appelle l'*hémophilie A*) ; b) d'un déficit acquis en ces facteurs (*maladie du foie, carence en vitamine K*) ; c) d'une utilisation accrue de ces facteurs (*hémopathie de consommation*) ; d) d'un manque de plaquettes (*thrombopénie*) ; e) de certaines maladies vasculaires ; f) d'un excès de fibrinolyse, etc.

Facteurs de la coagulation		Demi-vie in vivo (h)
I	Fibrinogène	96
II	Prothrombine	72
III	Thromboplastine tissulaire, thrombokinase	
IV	Ca^{2+}, ionisé	
V	Proaccélérine	20
VII	Proconvertine	5
VIII	Facteur antihémophilique (A)	12
IX	PIC, facteur Christmas	24
X	Facteur Stuart-Power	30
XI	plasma thromboplastin antecedent ou PTA	48
XII	Facteur Hageman	50
XIII	Facteur stabilisant de la fibrine	250

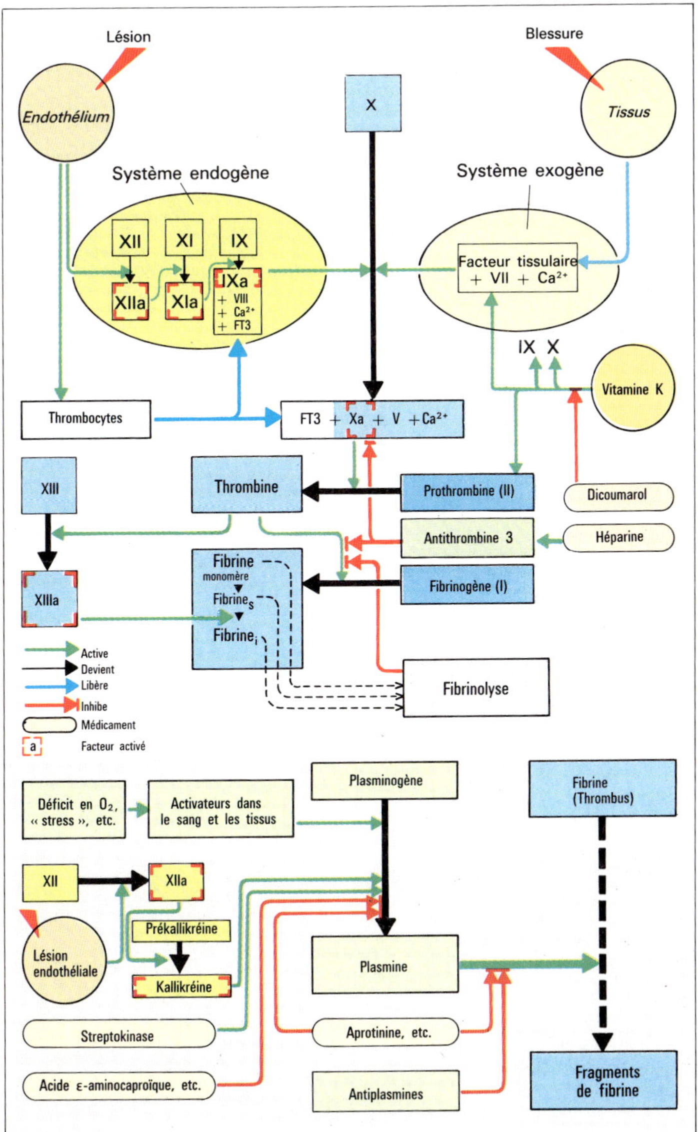

A. Coagulation sanguine et fibrinolyse

Les poumons

La fonction principale des poumons est la *respiration*. Cependant, les poumons remplissent aussi des *fonctions métaboliques*. Ils transforment par exemple l'angiotensine I en angiotensine II (cf. p. 152) et éliminent certaines substances (comme la sérotonine) du compartiment sanguin. La circulation pulmonaire joue en outre un rôle de *tampon pour le volume sanguin* (cf. p. 160 et 184) et intercepte les petits caillots dans le circuit veineux avant que ceux-ci ne provoquent des dégâts dans les voies artérielles (cœur, cerveau).

Fonctions de la respiration

La respiration au sens strict du terme, c'est-à-dire la respiration « extérieure », consiste en un **échange gazeux** entre l'organisme et le milieu ambiant (« respiration intérieure » = oxydation des aliments, cf. p. 198). Contrairement aux organismes unicellulaires chez lesquels la distance entre les cellules et le milieu environnant est suffisamment courte pour que l'O_2 et le CO_2 puissent *diffuser* facilement (cf. p. 8), l'organisme humain multicellulaire a besoin d'un système de transport spécial par convection pour assurer les échanges gazeux : c'est l'appareil respiratoire et le système circulatoire (cf. p. 154 et suiv.).

Grâce aux mouvements respiratoires, l'oxygène parvient avec l'air inhalé dans les *alvéoles* pulmonaires (*ventilation*) d'où il diffuse dans le sang. L'O_2 est transporté dans le sang jusqu'aux tissus ; il diffuse alors dans les mitochondries, à l'intérieur des cellules. Le CO_2 qui est produit à ce niveau parcourt le chemin inverse. Les gaz respiratoires sont ainsi transportés par **convection** sur de longues distances (ventilation, circulation) et par **diffusion** à travers des membranes limitantes peu épaisses (gaz/fluide dans les alvéoles, sang/tissus en périphérie).

Environ 300 millions de vésicules aux parois peu épaisses, les **alvéoles** (diamètre de l'ordre de 0,3 mm), se trouvent aux extrémités des ramifications terminales de l'arbre bronchique. Elles sont entourées par un réseau de **capillaires pulmonaires** très dense. La surface globale de ces alvéoles est d'environ 100 m². Ainsi, en raison de cette importante surface alvéolaire, les échanges gazeux se font par diffusion, autrement dit le CO_2 parvient du sang aux alvéoles tandis que l'O_2 diffuse des alvéoles dans le sang des capillaires pulmonaires (cf. p. 92 et suiv.). Ainsi, le sang peu riche en oxygène (« veineux ») de l'artère pulmonaire est « artérialisé » et gagnera à nouveau la périphérie par le cœur gauche.

Au repos, le cœur pompe environ 5 l de sang par minute (débit cardiaque $\dot{Q}_c$) successivement à travers les poumons et à travers la circulation générale. Environ 0,3 l d'O_2 est transporté par minute avec ce courant sanguin depuis les poumons vers la périphérie ($\dot{V}_{O_2}$) et environ 0,25 l de CO_2 est transporté par minute de la périphérie vers les poumons ($\dot{V}_{CO_2}$).

Au repos, un **débit ventilatoire total ($\dot{V}_T$)** de l'ordre de **7,5 l/min** est nécessaire pour apporter ce volume d'O_2 de l'environnement aux alvéoles et pour éliminer le CO_2. Cet apport est réalisé grâce à l'inspiration et l'expiration d'un **volume courant (V_T)** de **0,5 l** et ceci **15 fois** par minute (**fréquence respiratoire f**). La **ventilation alvéolaire** ($\dot{V}_A$, de l'ordre de 5,25 l/min, est plus faible que $\dot{V}_T$; le reste constitue la ventilation de l'espace mort (cf. p. 86).

Dans un mélange gazeux, les **pressions partielles** des divers gaz s'additionnent pour donner la pression totale du mélange gazeux (**loi de Dalton**). La part relative de chacun des gaz par rapport au volume total du mélange gazeux (« **concentration fractionnaire** », F ; p. 329) détermine la pression partielle. Une concentration fractionnaire de 0,1 (= 10 %) correspond, pour une pression totale (P) de 100 kPa, à une pression partielle de 10 kPa (100 · 0,1).

Composition de l'air sec

Gaz	F(l/l)	P au niveau de la mer (kPa)	(mmHg)
O_2	0,209	21,17	158,8
CO_2	0,0003	0,03	0,23
N_2 + gaz inertes	0,791	80,1	601
air sec	1,0	101,3	760

Lors du passage à *travers les voies aériennes* (bouche, nez, pharynx, système bronchique), l'*air inspiré est entièrement saturé* **d'eau,** si bien que la P_{H_2O} atteint sa valeur maximale de 6,27 kPa (47 mmHg) à 37 °C (cf. aussi bilan hydrique, p. 138). De ce fait, la P_{O_2} accuse une baisse et passe de 21,33 kPa environ (159 mmHg) à 19,87 kPa (149 mmHg) et P_{N_2} décroît proportionnellement. Les différentes pressions partielles dans l'alvéole, l'artère, la veine et l'air expiré sont indiquées sur la planche **A**.

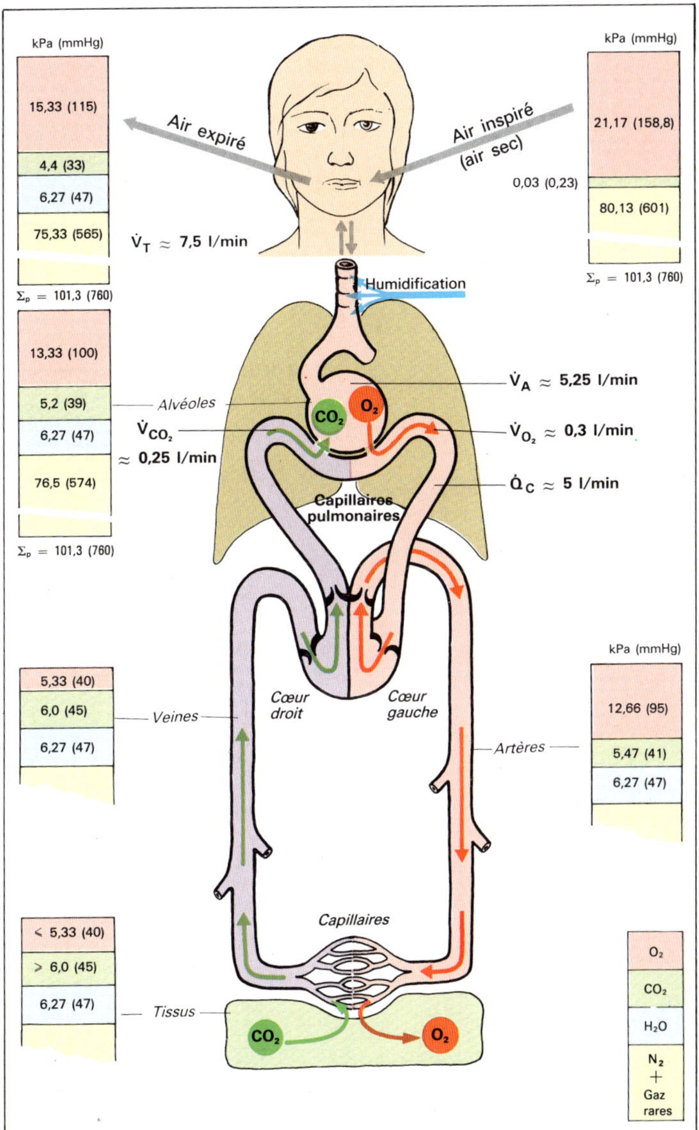

A. Respiration

Mécanique ventilatoire

Le *moteur* des échanges gazeux entre les alvéoles et l'air ambiant, donc le moteur de la **ventilation,** est constitué par les différences de pression qui existent entre ces deux milieux. Lors de l'*inspiration,* la pression dans les alvéoles (**pression intrapulmonaire : P_{pulm}** ; **B**) doit être inférieure à la pression (atmosphérique) de l'air ambiant ; lors de l'*expiration,* c'est l'inverse qui doit se produire. Si l'on suppose que la pression atmosphérique est égale à zéro, il s'ensuit que pendant l'inspiration, la pression pulmonaire est négative et que, pendant l'expiration, elle est positive (**B**). Pour atteindre ces pressions, le volume pulmonaire doit augmenter lors de l'inspiration et diminuer lors de l'expiration. Ceci est assuré, d'une part, directement grâce aux mouvements du **diaphragme,** et, d'autre part, indirectement grâce aux autres muscles respiratoires qui agissent sur la cage thoracique (thorax) (**A**).

Les mécanismes intervenant au cours de l'inspiration sont : a) la contraction (aplatissement) du *diaphragme* ; b) le soulèvement (augmentation) de la cage thoracique par contraction des muscles scalènes et des muscles intercostaux externes et c) le soulèvement de la cage thoracique par d'autres muscles accessoires. **Les mécanismes intervenant au cours de l'expiration** sont : a) les mouvements des muscles de la paroi abdominale qui poussent le diaphragme vers le haut ; b) l'abaissement (diminution) de la cage thoracique, mouvement *passif* dû à la pesanteur et à l'élasticité (cf. p. 88) et c) la contraction des muscles intercostaux internes.

Les muscles intercostaux externes, tout comme les muscles intercostaux internes, s'insèrent sur deux côtes successives. Leur action antagoniste s'explique essentiellement par la différence de longueur du levier sur la côte supérieure ou inférieure (**A**) : la distance entre le point d'insertion des muscles intercostaux externes sur la côte supérieure (B) et l'axe de rotation de cette côte (A) est inférieure à la distance entre le point d'insertion de ces muscles sur la côte inférieure (C') et son axe de rotation (A'). Cette dernière longueur de levier C'-A' est donc supérieure à la longueur de levier A-B, de sorte que la contraction de ces muscles entraîne un soulèvement des côtes. Les muscles intercostaux internes ont une action antagoniste, ce qui conduit à un abaissement de la cage thoracique lors de leur contraction.

Pour que les mouvements du diaphragme et de la cage thoracique puissent être utilisés pour la ventilation, il faut que les poumons puissent suivre ces mouvements, mais sans être fixés entièrement à la cage thoracique et au diaphragme. Ceci est réalisé grâce à l'existence d'un film très mince de liquide se trouvant entre les deux feuillets de la **plèvre** qui recouvrent les poumons (plèvre pulmonaire) d'une part, et les organes avoisinants (plèvre pariétale) d'autre part. Dans sa position naturelle, le poumon a tendance à s'affaisser sur lui-même du fait de sa propre élasticité. Mais comme le liquide contenu dans la cavité pleurale est incompressible, le poumon reste solidaire de la face interne de la cage thoracique, ce qui conduit à une attraction, donc une pression négative par rapport à la pression environnante (**pression intrapleurale,** également appelée **pression intrathoracique** [P_{pl}] ; **B**). Durant l'inspiration, lorsque la cage thoracique augmente de volume l'attraction augmente ; par contre au moment de l'expiration elle devient plus faible (**B**). Ce n'est qu'en cas d'expiration forcée faisant intervenir les muscles expiratoires (cf. ci-dessus) que P_{pl} peut devenir positive.

Epuration de l'air inspiré

Un grand nombre de particules étrangères ou impuretés présentes dans l'air inspiré sont captées par le **mucus** tapissant les fosses nasales et la cavité pharyngienne aussi bien que la trachée et l'arbre bronchique.

Dans les *ramifications bronchiques* (plus de 20 ramifications successives) la surface de section totale des « ramifications filles » est supérieure à celle de la bronche correspondante. L'écoulement de l'air, produit par les variations de P_{pulm} diminue donc déjà au niveau des ramifications terminales des bronches, si bien que les impuretés de l'air sont arrêtées à ce niveau (l'O_2 et le CO_2 parcourent les quelques mm restant, de ou vers l'alvéole, par diffusion).

Dans l'arbre bronchique, les impuretés sont retenues par les mucosités et phagocytées sur place, ou bien ramenées vers la trachée grâce aux *cils* de l'épithélium trachéo-bronchique. Les cils battent environ 12 à 20 fois/s et entraînent le déplacement du film muqueux à une vitesse de l'ordre de 1 cm/min. Le mucus est produit à raison de 10 à 100 ml/jour ; sa production dépend de l'irritation locale, par ex. la fumée du tabac, et de la stimulation vagale. Le mucus est habituellement avalé et les sécrétions réabsorbées au niveau du tractus intestinal.

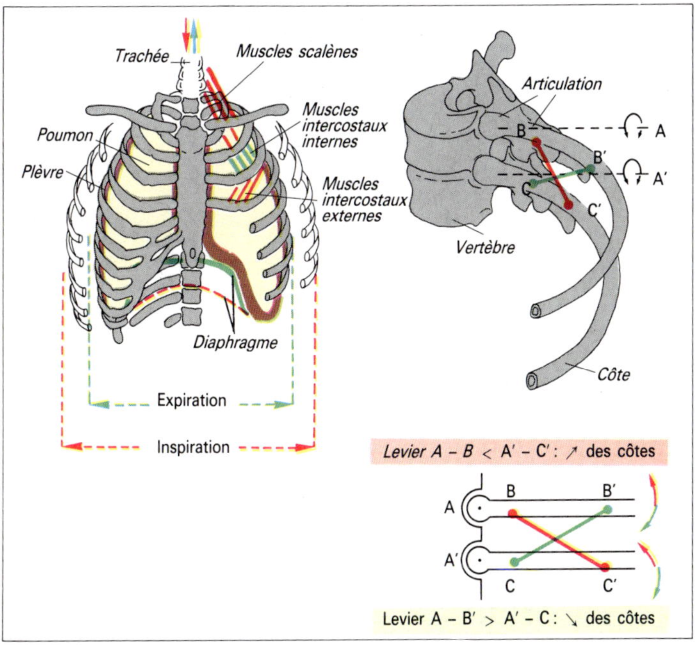

A. La musculature respiratoire

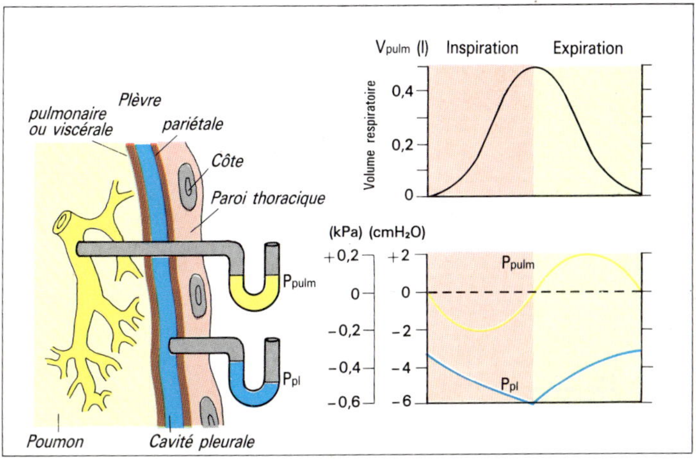

B. Pressions intrapulmonaire et intrapleurale

Respiration artificielle

La respiration artificielle est indispensable lorsque la respiration spontanée est insuffisante ou totalement défaillante. L'insuffisance d'apport en oxygène aux tissus conduit en quelques fractions de minute à une perte de connaissance et, en quelques minutes, à des dégâts irréversibles au niveau du cerveau (*anoxie*, cf. p. 102).

Le **bouche-à-bouche** est une manœuvre adoptée en urgence en cas d'arrêt brutal de la respiration. Le malade est allongé sur le dos. Le sauveteur pose sa bouche ouverte sur celle du malade, une joue obturant les narines, puis il lui insuffle de l'air (**A**, à droite). Ceci a pour effet d'élever la pression intrapulmonaire du malade (cf. p. 80) par rapport à la pression atmosphérique qui pèse sur le thorax, si bien que les poumons et le thorax augmentent de volume (inspiration). Lorsque la bouche du malade est à nouveau libérée, l'air insufflé ressort (expiration). Ceci est dû à l'élasticité de la cage thoracique. L'expiration peut être accélérée par une pression exercée sur le thorax. Le sauveteur remplit à nouveau ses poumons d'air et renouvelle la manœuvre environ 15 fois par minute. La teneur en O_2 de l'air expiré par le sauveteur (F_{EO_2}, cf. p. 92) suffit pour apporter au malade une quantité d'oxygène satisfaisante. La *respiration artificielle* peut être considérée comme *réussie* lorsque la coloration bleutée (cyanotique) de la peau du malade disparaît pour faire place à une couleur rose.

Dans son principe, le **respirateur à pression positive** fonctionne de la même façon. Il peut être utilisé, au cours d'une anesthésie, lorsque des médicaments (substances analogues au curare) ont paralysé les muscles respiratoires du malade lors d'une intervention. L'insufflation d'air (inspiration) est commandée par une pompe (**A**, à gauche). Dans ces respirateurs, les tuyaux expiratoire et inspiratoire doivent être bien séparés (valve contrôle, **A**, en haut) sinon l'espace mort (cf. p. 86) serait trop important. Cette ventilation peut être effectuée à volume constant (« volume donné ») ou à pression constante (« pression donnée »). Ces deux méthodes présentent des avantages et des inconvénients. Dans chaque cas, les constantes physiologiques doivent être constamment contrôlées (concentration gazeuse expiratoire, gaz du sang, etc.).

Le **respirateur à pression négative** (**A**, en bas) fonctionne suivant un principe différent. Le malade est placé dans un caisson (« poumon d'acier »), sa tête restant hors du caisson. La pompe crée une pression négative dans l'enceinte : cette pression est *inférieure* à la pression extérieure et donc aussi à la pression intrapulmonaire. Cette *dépression* provoque une augmentation du volume thoracique donc une inspiration. Puis survient une pression positive qui provoque une expiration. Cette méthode de ventilation est surtout utilisée en cas de paralysie respiratoire chronique (par exemple, pour la paralysie infantile).

Ces modes de ventilation assistée gênent toutefois le retour veineux du sang vers le cœur (cf. p. 184). On pallie cet inconvénient en adoptant la ventilation par **pressions alternées,** dans laquelle la ventilation par pression positive (**A**, en haut) est complétée par une *aspiration* artificielle de l'air au cour de la phase d'expiration.

Pneumothorax

On parle de pneumothorax lorsque de l'air (par exemple à la suite d'une blessure à la cage thoracique) pénètre dans la cavité pleurale (cf. p. 80 et suiv.). Dans le **pneumothorax ouvert,** le poumon atteint s'affaisse sur lui-même du fait de sa propre élasticité et ne peut plus assurer la respiration (**B**). Même le fonctionnement de l'autre poumon est gêné, car une partie de l'air inspiré circule entre le poumon sain et le poumon collabé et ne peut donc plus participer aux échanges gazeux. Contrairement à ce qui se produit dans le *pneumothorax ouvert,* dans le **pneumothorax à soupape** (**B**), l'air ayant pénétré dans la cavité pleurale à chaque mouvement respiratoire ne peut plus s'échapper (par exemple, un lambeau cutané sur la plaie se comporte comme une soupape). La pression dans l'espace pleural du côté atteint devient positive ; l'hypoxie qui en découle provoque une augmentation du volume courant avec, pour conséquence, une élévation de la pression dans l'espace pleural atteint de l'ordre de 30 mmHg. Cette surpression pleurale conduit à un refoulement du cœur et à une compression du poumon sain : le remplissage cardiaque diminue (cf. p. 162) et les veines périphériques se distendent. Une cyanose apparaît et l'état du patient peut s'aggraver très sérieusement. Cependant, si la plaie est fermée, la P_{pl} se stabilise, le poumon sain reprend ses fonctions normales et l'anoxie n'apparaît pas. Après 1 ou 2 semaines, la poche d'air est complètement résorbée. Le traitement approprié consiste en une lente évacuation de cette surpression et en un arrêt de l'action de la « soupape ».

Le **pneumothorax fermé** (le plus commun des pneumothorax) peut se développer spontanément, particulièrement dans l'emphysème quand il y a rupture du poumon à travers l'espace pleural, créant ainsi une liaison directe entre le système bronchique et l'espace pleural. La respiration forcée (mécanique) à pression positive ou une remontée trop rapide à la surface suite à une plongée (cf. p. 106) peuvent également entraîner un pneumothorax fermé.

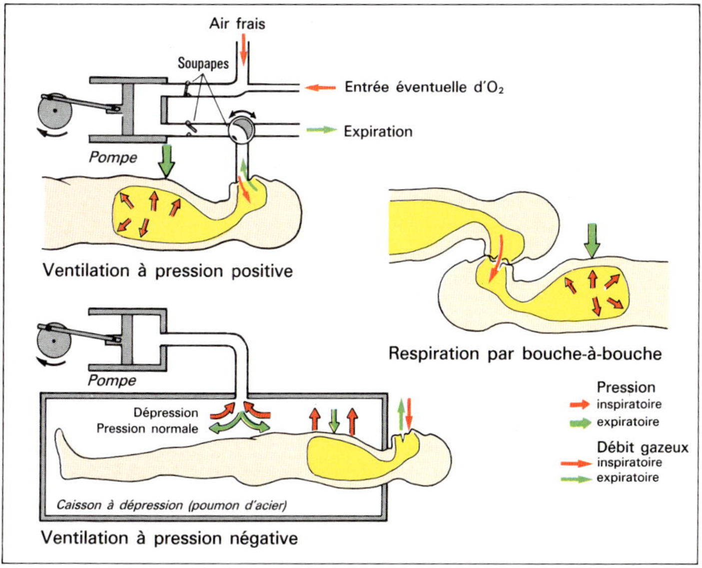

A. Respiration artificielle

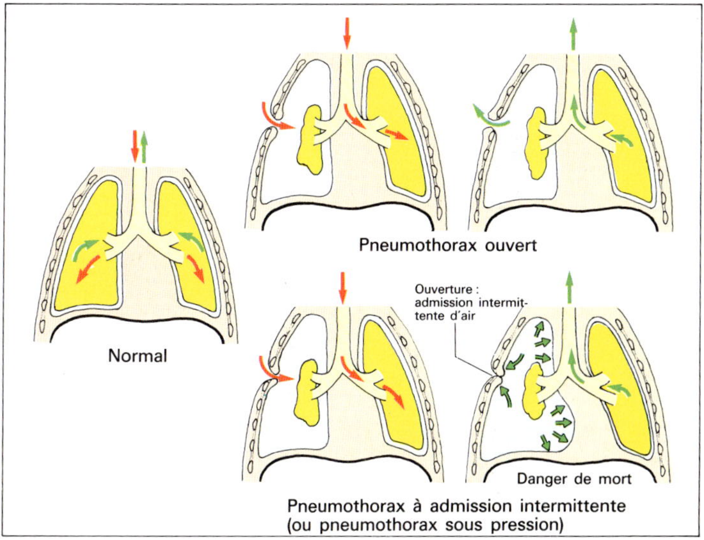

B. Pneumothorax

Mesure des volumes pulmonaires (spiromètre)

Après une expiration normale, le thorax se trouve dans une position d'équilibre, dite aussi **position de relaxation.** Au cours d'une inspiration normale (au repos), 0,5 l d'air environ (*volume courant*) pénètre dans les poumons. A ce volume courant peuvent s'ajouter 2,5 l d'air environ lors d'une inspiration forcée (*volume de réserve inspiratoire*). Inversement, à partir de la position d'équilibre, 1,5 l d'air au maximum peut encore être expiré (*volume de réserve expiratoire*). Ces deux volumes de réserve sont sollicités lorsque, lors d'un exercice physique par exemple (cf. p. 48 et suiv.), le volume courant de repos ne suffit plus pour assurer les échanges gazeux nécessaires. Le *volume résiduel* est le volume de gaz qui reste dans les poumons à la fin d'une expiration forcée. Les sommes de ces différents volumes pulmonaires correspondent aux capacités. La **capacité vitale** est définie comme étant le volume d'air mobilisé lors d'une expiration forcée qui suit une inspiration forcée, donc comme étant la somme des volumes suivants : volume courant + volume de réserve inspiratoire + volume de réserve expiratoire (envion 4,5 à 5,7 l pour un jeune homme mesurant 1,80 m). La *capacité pulmonaire totale* ($\simeq$ 6 l) comprend en plus le volume résiduel, alors que la *capacité résiduelle fonctionnelle* est la somme du volume de réserve expiratoire et du volume résiduel (**A** et cf. p. 86).

A l'exception du volume résiduel et des capacités qui le contiennent, toutes les grandeurs indiquées ci-dessus peuvent être mesurées à l'aide d'un **spiromètre** (**A**).

Cet appareil est constitué d'une enceinte étanche remplie d'eau, dans laquelle est renversée une cloche. La poche d'air ainsi délimitée est munie d'un conduit par lequel sort l'air et qui est relié aux voies respiratoires du sujet. L'équilibre de la cloche est assuré par un contre-poids. La position de la cloche, qui est étalonnée en unités de volume (litres), renseigne sur le contenu gazeux du spiromètre. Lorsque le sujet respire dans le spiromètre (expiration), la cloche se soulève et, lorsqu'il est en inspiration, elle descend (**A**).

Si l'appareil est doté d'un cylindre enregistreur avec stylet inscripteur, il s'agit d'un *spirographe*. On peut ainsi mesurer le *débit ventilatoire* $\dot{V}_T$, donc le volume inspiré ou expiré par minute (cf. p. 90). On utilise également le spirographe pour mesurer la compliance (cf. p. 88) et la consommation d'oxygène, lors des tests dynamiques de la respiration (cf. p. 90), etc.

Il faut souligner que les volumes et capacités indiqués plus haut varient considérablement d'un sujet à l'autre en fonction de l'âge, de la taille, de la constitution, du sexe et de la condition physique. Ainsi, la capacité vitale peut aussi bien atteindre 2,5 ou 7 l sans que cela soit pathologique.

Pour pouvoir utiliser une partie au moins de ces facteurs, on fait appel à des formules empiriques de *normalisation*. Les valeurs normales de capacité vitale (CV) des Européens sont par exemple :

chez l'homme :
$CV = 5{,}2h - 0{,}022a - 3{,}6\ (\pm 0{,}58)$
chez la femme :
$CV = 5{,}2h - 0{,}018a - 4{,}36\ (\pm 0{,}42)$,

h désignant la taille en m, a l'âge en années et la valeur entre parenthèses représentant l'écart type. Même ainsi, on peut encore enregistrer des écarts relativement importants par rapport à la norme. Les mesures des volumes pulmonaires sont d'autant plus probantes que le nombre de mesures effectuées sur la même personne est plus élevé avec, par conséquent, un enregistrement des *variations* (par exemple lors de la surveillance de l'évolution d'une maladie pulmonaire).

Conversion des volumes gazeux. Le volume V [l] d'une quantité de gaz n [mol] dépend de la température absolue T [K] et de la pression totale P [kPa], c'est-à-dire de la pression barométrique P_B diminuée de la pression de vapeur d'eau P_{H_2O} :

$V = n \cdot R \cdot T/P$,

ou R = la constante des gaz parfaits = $8{,}31\ J \cdot K^{-1} \cdot mol^{-1}$.

On fait une distinction entre les conditions suivantes :

STPD : **S**tandard **T**emperature **P**ressure **D**ry
ATPS : **A**mbient **T**emp. **P**ress. H_2O–**S**aturated
BTPS : **B**ody **T**emp. **P**ress. **S**at.

ce qui donne :

$V_{STPD} = n \cdot R \cdot 273/101$

$V_{ATPS} = n \cdot R \cdot T_{amb}/(P_B - P_{H_2O})$

$V_{BTPS} = n \cdot R \cdot 310/(P_B - 6{,}25)$

V_{STPD}/V_{BTPS} par exemple est alors égal à

$$\frac{273}{310} \cdot \frac{P_B - 6{,}25}{101}$$

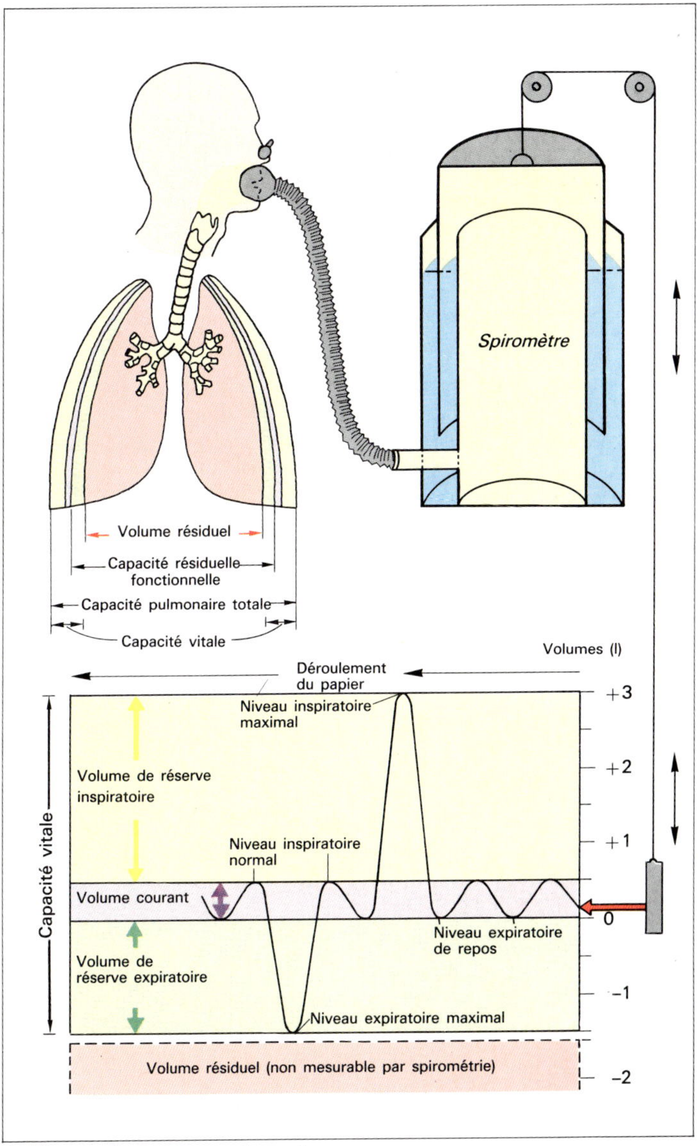

A. Mesure des volumes pulmonaires

Espace mort et volume résiduel

Les échanges gazeux dans l'appareil respiratoire se font uniquement au niveau des alvéoles. Ainsi, le volume courant (V_T) comprend deux parties, l'une (V_A) venant de l'espace alvéolaire, l'autre (V_D) de l'**espace mort.**

L'**espace mort** représente le volume total de toutes les voies anatomiques conduisant l'air inspiré jusqu'aux alvéoles ; il ne participe pas aux échanges gazeux. La *cavité buccale, les fosses nasales, le pharynx, la trachée* et les *bronches* forment l'**espace mort anatomique** (EMA), dont le volume en ml est équivalent à deux fois le poids de l'individu (environ 150 ml). L'EMA fonctionne comme un conduit d'air dans lequel l'air est simultanément débarrassé (purifié) des particules de poussières, humidifié et réchauffé avant d'atteindre les alvéoles. Il contribue également à la parole, un peu comme une caisse de résonance qui détermine les caractéristiques de la voix (cf. p. 324). L'EMA est normalement grossièrement égal **à l'espace mort fonctionnel ;** cependant quand les échanges gazeux sont diminués dans une partie des alvéoles, l'espace mort fonctionnel excède l'EMA (cf. p. 92). Le V_D peut être calculé à partir du contenu en CO_2 du gaz alvéolaire et du volume courant (V_T) au moyen de l'**équation de Bohr** (**A**).

Le volume courant V_T se compose du volume provenant de l'espace mort (V_D) et du volume alvéolaire (V_A) (**A**). Dans chacun de ces trois volumes règne une certaine « concentration » fractionnaire de CO_2 (**A**), à savoir F_{ECO_2} dans V_T, F_{ACO_2} dans V_A et la concentration fractionnaire de CO_2 dans l'air ambiant (F_{ICO_2}) qui reste identique dans V_D. Le produit des volumes totaux et de la concentration fractionnaire de CO_2 correspondante donne la quantité de CO_2. La quantité de CO_2 dans le volume expiré est en outre égale à la somme des quantités de CO_2 dans les deux espaces V_A et V_D (**A**, II). Cependant le facteur F_{ICO_2} est faible et peut être négligé.

Pour calculer V_D, trois grandeurs doivent être mesurées : (1) V_T déterminé à l'aide d'un spiromètre (cf. p. 84), (2) F_{ACO_2} déterminé à partir de la fraction terminale du gaz expiré qui correspond au gaz alvéolaire, et (3) F_{ECO_2}. Quand V_T = 0,5 l, F_{ACO_2} = 0,06 l/l (6 vol %) et F_{ECO_2} = 0,045 l/l (4,5 vol %), V_D est de 0,15 l. Le rapport V_D/V_T est un index de « défaillance » ventilatoire (au repos il est de l'ordre de 0,2 à 0,3 ; cf. p. 92).

Le **volume résiduel** ou la *capacité résiduelle fonctionnelle* par exemple (cf. p. 84) ne peuvent être mesurés à l'aide du spiromètre et doivent être déterminés indirectement.

On peut par exemple utiliser, comme traceur gazeux, de l'azote (N_2). La concentration fractionnaire de l'azote dans les poumons (F_{LN_2}) est constante ($\simeq$ 0,80 = 80 % du volume alvéolaire). On fait inhaler à un sujet un volume déterminé (V_B) d'un gaz qui ne contient pas d'azote et qui provient d'un récipient ; on fait ensuite expirer le sujet : l'azote se répartit de façon homogène dans les poumons et dans le récipient (**B**). Comme l'ensemble du volume de N_2 n'a pas varié, on peut considérer que le volume de N_2 au début de l'épreuve (N_2 uniquement dans les poumons) est égal au volume de N_2 à la fin de l'épreuve (N_2 dans les poumons et dans le récipient). V_L peut ensuite être calculé (**B**). Les grandeurs V_B et F_{LN_2} sont déjà connues et il reste donc à déterminer la concentration fractionnaire de N_2 à la fin de l'épreuve (F_{XN_2}). Pour cela, on analyse le contenu du récipient une fois l'épreuve terminée. V_L est égal au volume résiduel ($\simeq$ 1,5 l), lorsqu'on débute à partir de la position d'expiration extrême, ou à la capacité résiduelle fonctionnelle ($\simeq$ 3 l) lorsque le thorax se trouvait initialement en position de relaxation.

Pour mesurer le volume résiduel ou la capacité résiduelle fonctionnelle, on peut aussi utiliser un mélange *hélium*-O_2 provenant du spiromètre. Au moment de l'inspiration ou de l'expiration, l'hélium se répartit dans les poumons. La dilution de l'hélium dans le spiromètre permet, de la même façon que dans la méthode avec l'azote (cf. ci-dessus), de déterminer le volume résiduel ou la capacité résiduelle fonctionnelle.

Ces techniques ne permettent d'enregistrer que les espaces pulmonaires qui sont ventilés, alors que la *pléthysmographie* permet le calcul du volume résiduel d'espaces pulmonaires remplis d'air et n'ayant pas de communication avec l'extérieur. La valeur du rapport du volume résiduel à la capacité pulmonaire totale revêt une importance clinique (cf. p. 84). Ce rapport est normalement de 0,25 au maximum. Dans l'*emphysème,* qui est une dilatation pathologique des alvéoles, ce rapport est supérieur à 0,55 et peut donc être considéré comme un reflet approximatif du degré de gravité de cette affection.

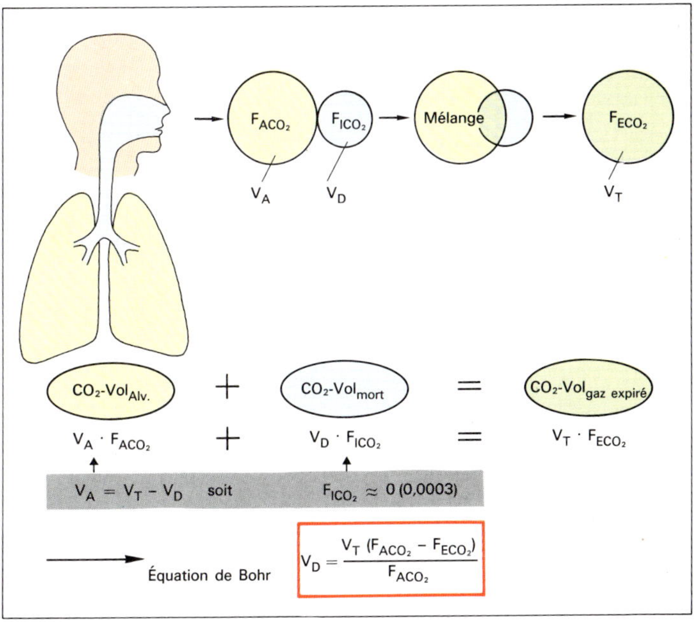

A. Détermination de l'espace mort

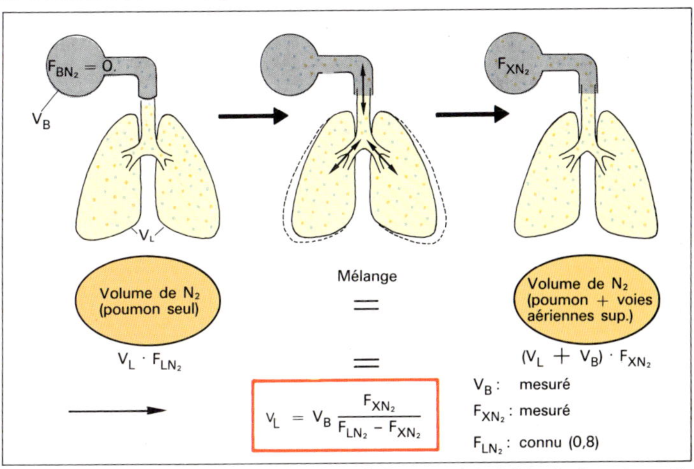

B. Détermination du volume résiduel ou de la capacité résiduelle fonctionnelle

Relation pression/volume des poumons et du thorax. Travail ventilatoire

La courbe pression-volume (PV) est obtenue en mesurant la pression dans les voies aériennes (pression intrapulmonaire, P_{pulm} ; cf. p. 81) pour différents niveaux de gonflement des poumons (V_{pulm}) durant un cycle respiratoire. La relation entre ces grandeurs est représentée graphiquement en couplant chaque valeur de V_{pulm} à la valeur de P_{pulm} correspondante (**A**).

Pour déterminer les caractéristiques de la relation pression-volume, V_{pulm} à la position de repos expiratoire (position de relaxation) est considéré égal à zéro. $P_{pulm} = 0$ par rapport à la pression atmosphérique (**A, a**). A partir de cette position de départ, de petits volumes d'air connus sont inspirés ($+V_{pulm}$) ou expirés ($-V_{pulm}$). A la fin de chaque palier, le robinet du spiromètre placé à la bouche du sujet est fermé et on mesure P_{pulm} correspondant au volume des voies respiratoires. (Les muscles respiratoires doivent être relaxés). Il faut noter que durant les mesures, V_{pulm} est respectivement comprimé ou distendu par rapport au volume original mesuré à l'aide du spiromètre (**A**, flèches obliques).

Dans ces conditions statiques de relaxation, on obtient la **courbe de distension de repos de l'ensemble « poumon + thorax »** (**A**, courbe bleue **c-a-b**). L'inspiration crée une augmentation de pression (V_{pulm} et $P_{pulm} > 0$; **A, b**), l'expiration produit une chute de pression (V_{pulm} et $P_{pulm} < 0$; **A, c**). Ces pressions s'élèvent à partir de la position de relaxation passive (**A**, flèches bleues) des poumons et de la cage thoracique puis retournent à leur position de départ (**A, a**). Ces forces de distension sont d'autant plus élevées que V_{pulm} s'écarte de 0.

La *pente de la courbe de distension de repos* décrit la **compliance** (statique) (**distensibilité du volume**) de l'ensemble **« poumons + thorax ».** La compliance s'exprime par $\Delta V_{pulm} / \Delta P_{pulm}$ en chaque point de la courbe (**B**). La *compliance la plus élevée* se situe entre la position de relaxation et $V_{pulm} = +1$ l, donc dans la *zone de respiration normale*. A ce niveau, il faut que la contre-pression par unité de volume soit la plus faible (valeur normale = 1 ml/Pa ou 0,1 l/cm H_2O).

La compliance qui vient d'être décrite s'applique à l'ensemble poumons + thorax. On peut aussi distinguer séparément d'une part, une *compliance pour le thorax seul* $\Delta V_{pulm}/\Delta P_{pl}$ et d'autre part une compliance pour les poumons seuls $\Delta V_{pulm}/\Delta(P_{pulm} - P_{pl})$ (P_{pl} = pression intrapleurale, cf. p. 81, **B**).

La compliance est augmentée dans l'emphysème et diminuée lors de fibrose et congestion pulmonaires.

Par analogie avec la courbe de distension de repos, on peut également tracer le diagramme pression/volume lors d'une *contraction maximale des muscles respiratoires* (**A**, courbes rouge et verte), **expiration** et **inspiration** étant **maximales.** Les muscles expiratoires ne peuvent provoquer qu'une pression relativement faible à partir d'une position d'expiration forcée ($V_{pulm} \leqslant 0$) (**A, g**), alors que le maximum de pression atteint plus de 15 kPa ($\simeq$ 150 cm H_2O) lorsque V_{pulm} est positif et élevé (**A, e**). De la même façon, l'attraction la plus élevée lors de l'inspiration peut être obtenue à partir de la position d'expiration maximale (**A, d, f**).

Si l'on mesure la courbe de distension *pendant* la respiration *(diagramme dynamique pression/volume)*, on obtient des valeurs différentes au cours de l'inspiration et de l'expiration : cela donne sur le diagramme un *ovoïde* (**C**). Le « gradient de pression » porté en abscisse correspond par exemple à la différence de pression entre la bouche et l'atmosphère lors de la ventilation artificielle à pression positive (cf. p. 83, **A**).

Les surfaces comprises à l'intérieur de l'ovoïde (**C**, A_{Rinsp}, A_{Rexp}) correspondent au **travail respiratoire** développé durant l'inspiration ou l'expiration contre les résistances à l'écoulement de l'air et contre les forces de frottement du poumon et du thorax. Ce travail est égal au produit pression-volume (Pa $\times$ m³ = J, cf. p. 328). La surface hachurée (**C**) représente le travail contre les forces élastiques ($A_{élast}$) de l'ensemble poumons + thorax. Le **travail inspiratoire total** correspond à $A_{Rinsp} + A_{élast}$ (aire rose + surface hachurée). Le **travail expiratoire total** est égal à $A_{Rexp} - A_{élast}$ (*petite* surface hachurée en vert). Comme au repos l'énergie élastique accumulée durant l'inspiration est plus grande que le travail expiratoire contre les forces de frottement ($A_{élast} > A_{Rexp}$), l'expiration ne demande aucune énergie supplémentaire. Lors de la *respiration forcée* la surface verte devient supérieure à la surface hachurée ($A_{Rexp} > A_{élast}$). Ainsi, l'activité musculaire devient nécessaire et est utilisée (1) pour le déplacement accéléré de l'air et (2) pour diminuer V_{pulm} en dessous du niveau respiratoire de repos. Durant des exercices pénibles, le travail respiratoire peut atteindre 20 fois sa valeur de repos.

Le travail respiratoire effectué contre les forces de frottement de l'air à l'écoulement et du poumon (mais pas du thorax) et contre les forces élastiques du poumon, peut être mesuré durant la respiration spontanée. Au lieu de mesurer le « gradient de pression efficace » (**C**), P_{pl} est mesuré à l'aide d'un capteur de pression placé dans l'œsophage. Dans ce cas, sur le diagramme **C**, « 0 kPa » doit être remplacé par P_{pl} au niveau de repos respiratoire (– 0,3 kPa ; cf. p. 81, **B**) et la pression inspiratoire la plus élevée doit être remplacée par la P_{pl} la plus négative (cf. p. 81, **B**).

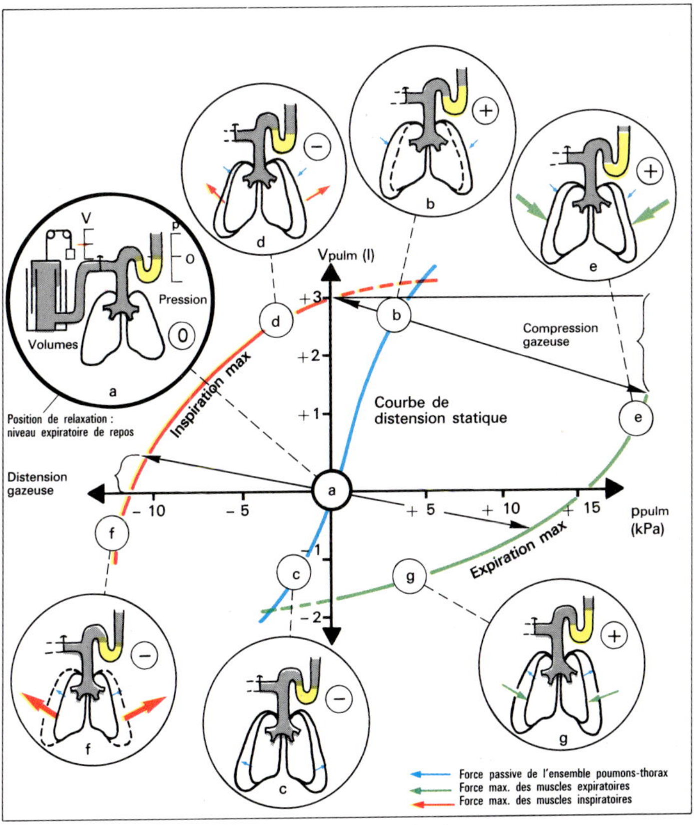

A. Distensibilité du volume des poumons et du thorax

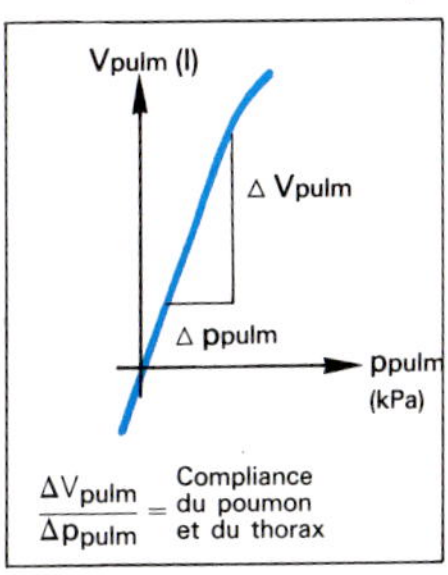

B. Compliance statique

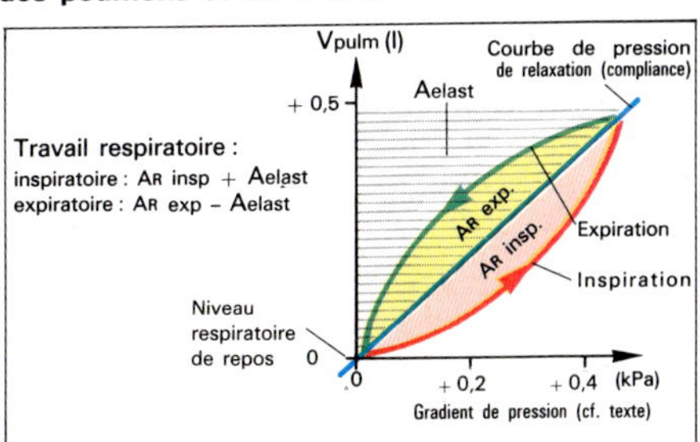

C. Diagramme dynamique pression/volume

Tension superficielle des alvéoles

La compliance passive des poumons et du thorax (en tant qu'unité, cf. p. 88) dépend grandement de la *tension superficielle.* Ces forces apparaissent au niveau de l'interface gaz/liquide, c'est-à-dire à la *surface des échanges gazeux des alvéoles* ($\simeq$ 100 m^2).

On peut démontrer l'action de la tension superficielle en mesurant la pression intrapulmonaire par remplissage d'un poumon collabé. Quand on utilise de l'air, le poumon oppose, surtout au début, une forte résistance au remplissage, un peu comme lorsqu'on gonfle un ballon neuf. Chez un nouveau-né, lors des premiers soupirs de la vie, cette résistance est vaincue seulement grâce à une pression intrapleurale (cf. p. 81, **B**) d'au moins −6 kPa (= −60 cm H_2O), alors qu'ultérieurement une pression d'environ −0,6 kPa est suffisante pour gonfler les poumons. Au contraire, si le poumon est rempli d'une solution saline, la résistance est quatre fois plus faible car la solution saline réduit la tension superficielle à une valeur proche de zéro.

L'augmentation de pression Δp due à la tension superficielle γ entre un liquide et une bulle de gaz de rayon *r*, entourée de ce liquide, est décrite par la *loi de Laplace :* $\Delta p = 2\,\gamma/r$ (dimension de γ : $N \cdot m^{-1}$) ; γ étant normalement constant pour un liquide donné (pour le plasma, $\gamma = 10^{-3}$ $N \cdot m^{-1}$), Δp est d'autant plus grand que *r* est petit.

Lorsqu'une bulle de savon aplatie apparaît à l'extrémité d'un cylindre, *r* est relativement grand (**A1**) et Δp petit (il faut prendre en compte ici 2 interfaces air-liquide, si bien que, dans ce cas, $\Delta p = 4\gamma/r$). Lorsqu'on essaie d'augmenter le volume de la bulle, il faut tout d'abord que *r* diminue (**A2**) pour que Δp augmente : il faut pour cela une *« pression d'ouverture »* relativement élevée. Si le volume de la bulle continue d'augmenter, *r* grandit à nouveau (**A3**) et le rapport pression nécessaire/augmentation du volume redevient beaucoup plus faible. La bulle est prête à éclater. Dans son principe, l'alvéole se comporte d'une façon analogue. Mais ici, l'*élasticité du tissu pulmonaire* s'oppose à l'éclatement.

Le modèle des bulles de savon permet aussi de constater que a) les alvéoles sont collabés au-dessous d'une certaine pression (**A2**) et b) dans le cas de deux alvéoles situés l'un à côté de l'autre, le plus petit alvéole (Δp élevé) continuerait de diminuer pour se vider dans le plus gros (Δp petit) (**A4**). Dans les poumons sains, ces deux phénomènes sont évités grâce à une **substance tenso-active** constituée d'un film phospholipidique (**surfactant**) recouvrant la surface de l'alvéole. Le surfactant abaisse γ à un niveau relativement bas, mais moins bas pour les gros alvéoles que pour les petits. Ainsi, les phénomènes a) et b) sont pratiquement supprimés.

Le surfactant est un complexe de phospholipides et de protéines, dans lequel le composant majeur est la dipalmitoyl lécithine. Le surfactant, produit dans l'un des deux groupes cellulaires recouvrant les alvéoles, les cellules de type II, est sécrété par exocytose. Une déficience de surfactant diminue la compliance ; les alvéoles se collabent (atélectasie) contribuant ainsi dans certaines conditions à la création d'un œdème pulmonaire, au développement d'anomalies pulmonaires notamment après occlusion bronchique ou après respiration de mélanges gazeux à P_{O_2} élevées (intoxication à l'oxygène, cf. p. 96).

Chez un certain nombre de nouveaux-nés, le surfactant a une action insuffisante (*maladie des membranes hyalines,* syndrome de détresse respiratoire), beaucoup d'alvéoles sont collabés et la pression d'ouverture ne peut être atteinte.

Débit respiratoire et tests dynamiques

Le **débit respiratoire** $\dot{V}_T$ est égal au produit : *volume courant* V_T (l) $\times$ *fréquence respiratoire f* (min^{-1}). Lors de la respiration au repos, il est de l'ordre de $0,5 \cdot 15 = 7,5$ $l \cdot min^{-1}$. Ce débit peut atteindre des valeurs de 120-170 $l \cdot min^{-1}$ si V_T et f augmentent : on parle de **respiration volontaire maximale**. La mesure de celle-ci revêt une certaine importance clinique, par exemple pour la surveillance de l'évolution des maladies des muscles respiratoires (comme la myasthénie grave ; **B**).

Un autre test consiste à déterminer le volume expiré maximal dans la première seconde (*volume expiratoire maximum seconde, test de Tiffeneau*) qui représente généralement une *fraction de la capacité vitale* (cf. p. 84) (rapport de Tiffeneau : normalement > 0,7, **C**). (La capacité vitale forcée est le volume gazeux qui, après une inspiration maximale, peut être expiré des poumons au cours d'une expiration rapide et aussi forcée que possible. Cette valeur est souvent plus faible que CV ; cf. p. 84). Tout comme pour la capacité vitale (cf. p. 84), le rapport de Tiffeneau est déterminé selon des formules empiriques qui tiennent compte de l'âge et du sexe. Le **débit expiratoire maximal** possible est de l'ordre de 10 l/s. Cela permet de différencier cliniquement les *troubles respiratoires restrictifs* (diminution du volume pulmonaire lors d'un œdème pulmonaire ou d'une pneumonie ou obstacle à la distension pulmonaire, à la suite d'une déviation de la colonne vertébrale) des *troubles respiratoires obstructifs* (rétrécissement des voies aériennes, dû à l'asthme, à une bronchite, à un emphysème, ou à une paralysie des cordes vocales) (**C**).

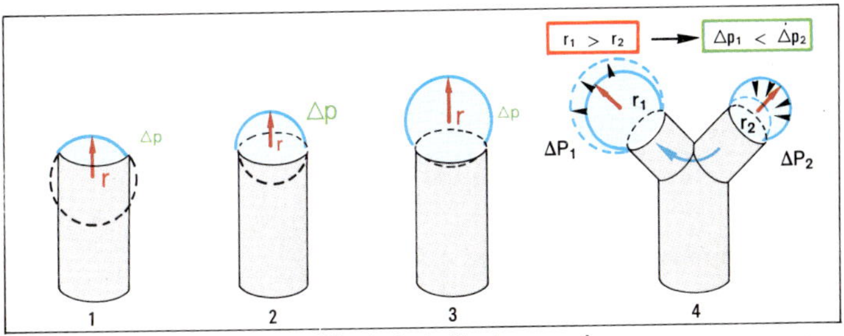

A. Tension superficielle (modèle de la bulle de savon)

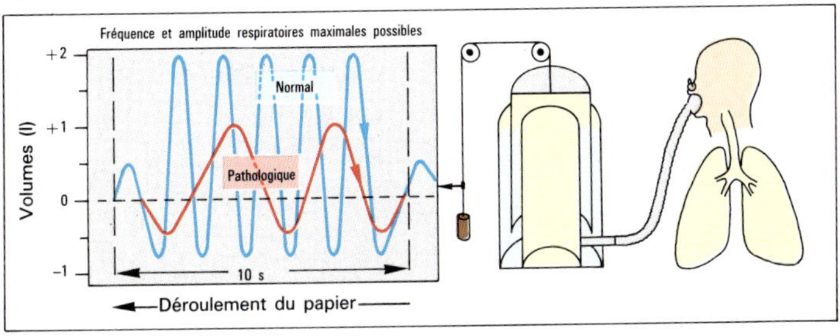

B. Limite respiratoire

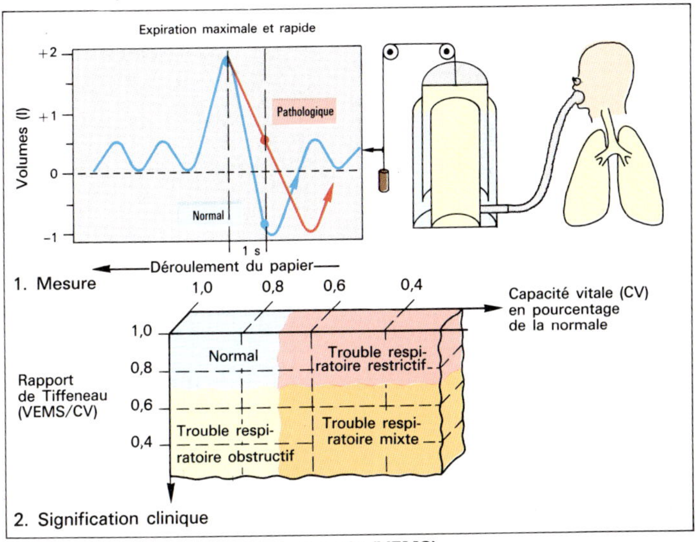

C. Volume expiratoire maximal seconde (VEMS)

Échanges gazeux dans les poumons

Les poumons doivent être ventilés (*ventilation*) pour permettre les échanges gazeux entre les alvéoles et le sang. A chaque cycle respiratoire, le *volume courant* (V_T) est inspiré et expiré. Mais de ce volume V_T seule la fraction alvéolaire (V_A) est en contact avec les alvéoles, tandis que le reste (V_D) représente l'espace mort. On a donc $V_T = V_A + V_D$ (cf. p. 86).

Le **volume ventilé par unité de temps** $\dot{V}_T$ ($l \cdot min^{-1}$) est égal au produit : $V_T \cdot$ fréquence respiratoire f. Par analogie, on peut aussi calculer **la ventilation alvéolaire :** $\dot{V}_A = V_A \cdot f$ ou **la ventilation de l'espace mort :** $\dot{V}_D = V_D \cdot f$.

Lorsque la fréquence respiratoire f augmente aux dépens de V_T, $\dot{V}_T$ restant constant (« respiration superficielle »), la grandeur $\dot{V}_A$ nécessaire aux échanges gazeux diminue ; ceci est dû à l'augmentation de $\dot{V}_D$ ($= V_D \cdot f$), car V_D est une grandeur anatomique donnée, et à l'augmentation de f.

Exemple :
Normal : $V_T = 0,5$ l, f = 15 min^{-1} ; $V_D = 0,15$ l donc $\dot{V}_T = 7,5 \, l \cdot min^{-1}$; $\dot{V}_D = 2,25 \, l \cdot min^{-1}$; $\dot{V}_A = 5,25 \, l \cdot min^{-1}$.

Respiration superficielle : $V_T = 0,375$ l ; f = 20 min^{-1} ; $V_D = 0,15$ l (constant) donc $\dot{V}_T = 7,5 \, l \cdot min^{-1}$ (resté constant) ; $\dot{V}_D = 3 \, l \cdot min^{-1}$ (augmenté) ; $\dot{V}_A = 4,5 \, l \cdot min^{-1}$ (diminué !).

La respiration superficielle conduit donc à une réduction des échanges gazeux du fait de la diminution de $\dot{V}_A$. Le même phénomène se produit lorsque l'espace mort est augmenté artificiellement (cf. p. 106).

Combien d'O_2 est utilisé et combien de CO_2 est formé ?

L'air inspiré contient une proportion d'O_2 égale à 0,21 (F_{IO_2}) et une proportion de CO_2 de 0,0003 (F_{ICO_2}) ; dans l'**air expiré,** la proportion d'O_2 est de 0,17 environ (F_{EO_2}) et celle de CO_2 est de 0,035 (F_{ECO_2}). Le *volume d'O_2* inspiré en fonction du temps est donné par la formule $\dot{V}_T \cdot F_{IO_2}$ et le *volume d'O_2* expiré en fonction du temps est donné par la formule $\dot{V}_T \cdot F_{EO_2}$. La différence $\dot{V}_T (F_{IO_2} - F_{EO_2})$ correspond à la **consommation d'oxygène** $\dot{V}_{O_2}$ qui est, au repos, d'environ 0,3 $l \cdot min^{-1}$. De façon analogue le **volume de CO_2** libéré $\dot{V}_{CO_2}$ est égal à $\dot{V}_T (F_{ECO_2} - F_{ICO_2})$, soit environ 0,25 $l \cdot min^{-1}$, au repos. $\dot{V}_{O_2}$ et $\dot{V}_{CO_2}$ sont multipliés par dix environ lors d'un travail pénible. Le rapport $\dot{V}_{CO_2}/\dot{V}_{O_2}$ est appelé **quotient respiratoire :** selon l'alimentation, il varie entre 0,75 et 1,0 (cf. p. 198).

Étant donné que les *pressions partielles alvéolaires* moyennes sont de 13,33 kPa (100 mmHg) pour O_2 et de 5,33 kPa (40 mmHg) pour CO_2 et que les *pressions partielles dans le sang veineux* sont de 5,33 kPa (40 mmHg) environ pour O_2 et 6,13 kPa (46 mmHg) pour CO_2, il existe pour O_2 un gradient de pression partielle de 8 kPa environ (60 mmHg) en sens inverse. La *diffusion des gaz* entre l'espace alvéolaire et l'intérieur des érythrocytes *est due* à ces différences de pression (cf. aussi p. 94 et suiv.) (**A**).

Le *trajet de diffusion* entre l'alvéole et les érythrocytes est de 1 à 2 µm, ce qui est suffisamment court pour qu'un équilibre de la pression partielle puisse s'établir pendant le laps de temps où l'érythrocyte et l'alvéole sont en contact (au repos $\simeq$ 0,75 s ; **A**). La P_{O_2} et la P_{CO_2} ont donc pratiquement la même valeur dans le sang capillaire ainsi artérialisé que dans l'alvéole [pour la diffusion du CO_2, la faible différence de pression (6 mmHg environ) est suffisante, car le CO_2 diffuse beaucoup plus vite que l'O_2]. Lors d'un travail physique ($\dot{Q}_c$ élevé), le temps de contact baisse jusqu'au tiers de la valeur de repos. S'il existe par exemple un obstacle à la diffusion (cf. ci-dessous), l'adaptation de la pression partielle alvéolaire sera donc plus difficile lors d'un effort qu'au repos.

Troubles relatifs aux échanges gazeux : ils sont dus au ralentissement de la circulation des capillaires sanguins alvéolaires (par exemple lors d'un infarctus pulmonaire ; **B2**), à la présence d'un obstacle à la diffusion (un épaississement de la membrane lors d'un œdème pulmonaire par exemple, **B3**), à la non ventilation des alvéoles (par exemple lors de l'inhalation d'un corps étranger, **B4**). Dans les cas **B3** et **B4**, le sang est insuffisamment artérialisé : on parle alors d'*admission veineuse (alvéolaire)* dans le sang artériel. Une *admission veineuse (extra-alvéolaire)* (**B**)est observée lorsque du sang veineux d'une partie des veines bronchiques et des veines de Thebesius du cœur, provenant de court-circuits (shunts) artérioveineux, parvient dans les poumons. Ces mélanges provoquent une baisse de la P_{O_2} de 13,33 kPa (100 mmHg) (après passage alvéolaire) à 12,66 kPa environ (95 mmHg) dans l'aorte (et une augmentation correspondante de la P_{CO_2}) (**A** et cf. p. 78).

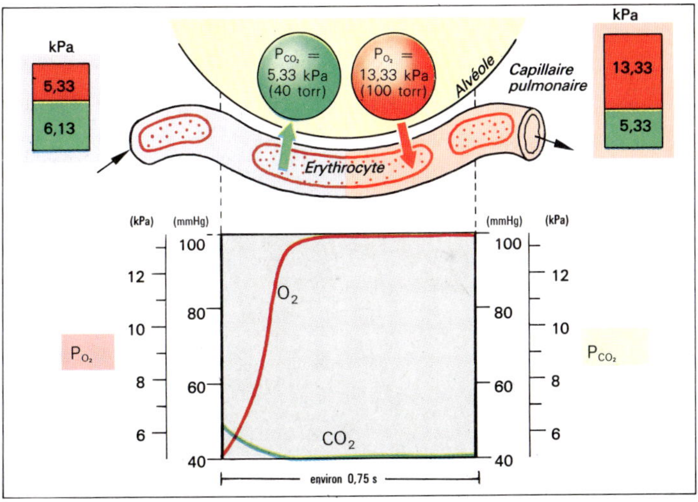

A. Echanges gazeux au niveau de l'alvéole

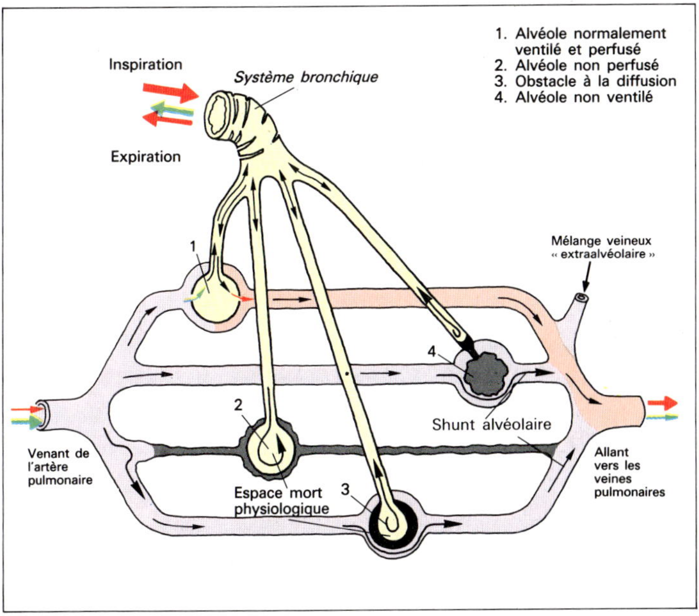

B. Troubles de la distribution dans le poumon

Circulation pulmonaire. Rapport ventilation-perfusion

Le ventricule droit envoie en moyenne exactement autant de sang vers les poumons que le ventricule gauche en envoie dans la circulation générale. À l'exception de la faible quantité de sang qui parvient aux poumons par les artères bronchiques, la *circulation pulmonaire moyenne ou perfusion moyenne* $\dot{Q}$ est égale au débit cardiaque ($\dot{Q}_c = 5 \text{ l} \cdot \text{min}^{-1}$). Cette valeur peut être calculée grâce au *principe de Fick* à partir de la différence artérioveineuse en oxygène et de la consommation d'oxygène (cf. p. 154).

La **pression sanguine** au début de l'artère pulmonaire s'élève à 25 mmHg environ (3,33 kPa) au cours de la systole, à environ 8 mmHg (1,07 kPa) durant la diastole et en moyenne ($\bar{P}$) à environ 15 mmHg (2 pKa). Jusqu'au début des capillaires sanguins, $\bar{P}$ tombe approximativement à 12 mmHg (1,6 kPa) (P_a) et atteint finalement environ 8 mmHg seulement (1,07 kPa) (P_v) à la fin du lit capillaire. Ces valeurs sont valables pour toutes les régions pulmonaires se situant à hauteur de la valve pulmonaire. Dans les vaisseaux se trouvant *au-dessous* du niveau de la valve pulmonaire (vers la base du poumon), $\bar{P}$ ou P_a s'élèvent lorsque le *thorax est en position verticale*, car ici la pression hydrostatique de la colonne sanguine s'ajoute (jusqu'à 12 mmHg environ), alors que $\bar{P}$ diminue dans les régions situées *au-dessus* de la valve pulmonaire (vers la pointe du poumon) (**A**). Ici, la pression au niveau de l'extrémité artérielle des capillaires (P_a) peut même tomber au-dessous de 0 (pression barométrique), si bien que la *pression atmosphérique* régnant dans les alvéoles (P_A) comprime les capillaires ($P_A > P_a > P_v$; **A**). Dans cette zone 1 (**A**), le poumon n'est guère perfusé que pendant la systole. Dans les régions moyennes du poumon (zone 2, **A**), il peut se produire, au moins partiellement, un rétrécissement de la lumière au niveau de l'extrémité des capillaires veineux ($P_a > P_A > P_v$), alors que la base du poumon (zone 3, **A**) est constamment perfusée ($P_a > P_v > P_A$). Par conséquent, la perfusion du poumon ($\dot{Q}$) augmente, par unité de volume pulmonaire, depuis la pointe jusqu'à la base (**B**, ligne rouge). Pour d'autres raisons, la ventilation de l'espace alvéolaire ($\dot{V}_A$) augmente également dans ce sens ; cette augmentation est toutefois moins prononcée (**B**, ligne orange), si bien que $\dot{V}_A/\dot{Q}$ augmente de la base vers la pointe (**B**, ligne verte).

Dans les alvéoles pulmonaires, il règne en moyenne une P_{O_2} de 100 mmHg (13,33 kPa) et une P_{CO_2} de 40 mmHg (5,33 kPa). Dans le sang de l'artère pulmonaire *pauvre* en O_2, la P_{O_2} s'élève à 40 mmHg (5,33 kPa) et la P_{CO_2} à 46 mmHg (6,13 kPa). Ces deux dernières valeurs sont ajustées aux pressions alvéolaires par les échanges gazeux alvéolaires (cf. p. 92). Ces valeurs moyennes pour l'ensemble des poumons sont valables pour une ventilation alvéolaire moyenne $\dot{V}_A$ de 5,25 $\text{l} \cdot \text{min}^{-1}$ environ et pour une perfusion $\dot{Q}$ de 5 $\text{l} \cdot \text{min}^{-1}$ environ. Le **rapport ventilation-perfusion $\dot{V}_A/\dot{Q}$** s'élève donc dans ce cas à $5{,}25/5 \approx 1$ (**C2**). Si, dans un cas extrême, il ne se produit absolument aucune ventilation [« court-circuit » fonctionnel (**shunt**)], le rapport $\dot{V}_A/\dot{Q}$ est alors égal à zéro (**C1**). Mais, à l'inverse, en cas de perfusion insuffisante, les conditions régnant dans les alvéoles concernés sont celles de la pression atmosphérique (espace mort physiologique, cf. p. 86). Le rapport $\dot{V}_A/\dot{Q}$ tend alors vers l'infini (**C3**). Cela signifie que, dans un cas extrême, le rapport $\dot{V}_A/\dot{Q}$ peut varier, dans différentes régions du poumon, entre 0 et ∞ ou la P_{O_2} entre les valeurs du sang du ventricule droit et celles de l'air ambiant (**D**). Ainsi, $\dot{V}_A/\dot{Q}$ diminue fortement au repos de la pointe vers la base lorsque le poumon est en position verticale (3,3-0,63, **D, B,** ligne verte). Lors d'un effort physique, ces variations sont moins marquées.

Les valeurs du rapport $\dot{V}_A/\dot{Q}$ très variables suivant les régions réduisent l'efficacité des poumons en ce qui concerne les échanges gazeux, car la P_{O_2} alvéolaire relativement élevée dans la pointe des poumons (**D**, à droite) n'intervient pratiquement pas pour équilibrer la P_{O_2} alvéolaire relativement faible dans la base des poumons en raison de la forme de la courbe de dissociation de l'O_2 du sang (cf. p. 101). En cas de shunt total ($\dot{V}_A/\dot{Q} = 0$), même une oxygénothérapie ne sert à rien pour les régions pulmonaires concernées, car à ce niveau l'O_2 apporté n'entre pas en contact avec le lit capillaire (situation **C1**). Pour éviter que le rapport $\dot{V}_A/\dot{Q}$ n'atteigne des valeurs extrêmes, il existe toutefois un mécanisme qui régule la perfusion alvéolaire ; ce mécanisme est appelé **vasoconstriction hypoxique.** Des récepteurs situés dans les alvéoles déclenchent, suivant un mécanisme encore inconnu (hormones tissulaires ?), une constriction des vaisseaux sanguins afférents lorsque la P_{O_2} alvéolaire est très basse. Ainsi, les régions pulmonaires mal ou pas du tout ventilées sont shuntées, de sorte que les régions pulmonaires plus « productives » disposent d'une quantité de sang relativement plus importante pour le transport des gaz.

Dans de nombreuses maladies pulmonaires, la valeur du rapport $\dot{V}_A/\dot{Q}$ peut s'écarter considérablement de la normale. Ainsi, dans le *poumon de choc*, le shunt peut atteindre jusqu'à 50 % de $\dot{Q}$. Un œdème pulmonaire associé (cf. p. 102), un autre obstacle à la diffusion alvéolaire ou une déficience du surfactant (cf. p. 90) provoquent alors très rapidement une insuffisance respiratoire grave.

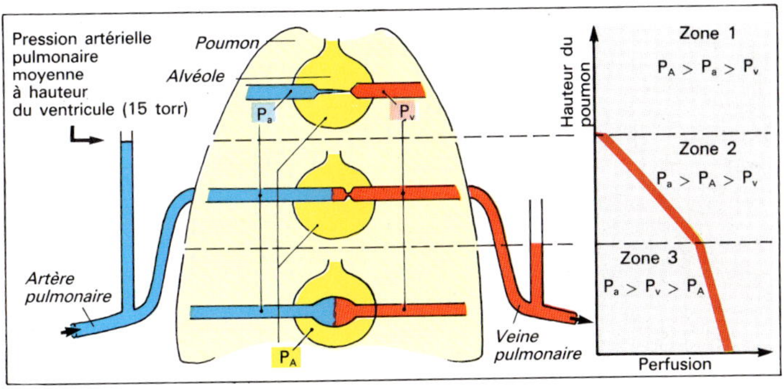

A. Circulation pulmonaire régionale

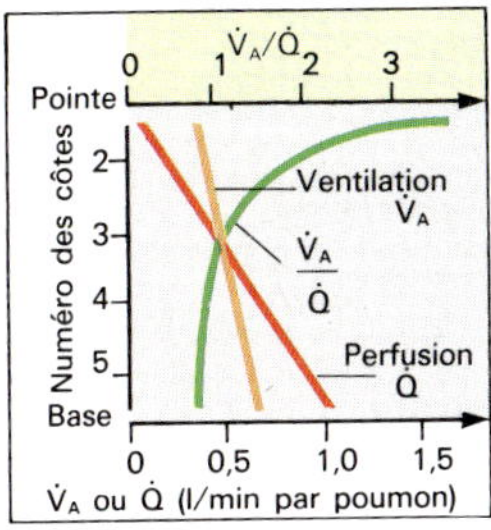

B. Perfusion et ventilation régionale pulmonaire

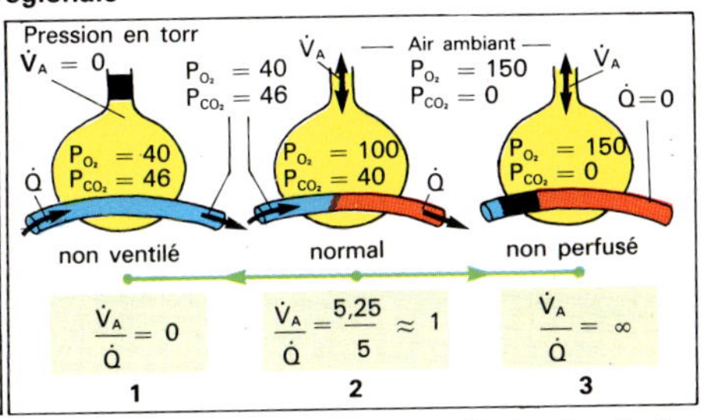

C. Influence du rapport ventilation/perfusion ($\dot{V}_A/\dot{Q}$) sur les pressions partielles pulmonaires

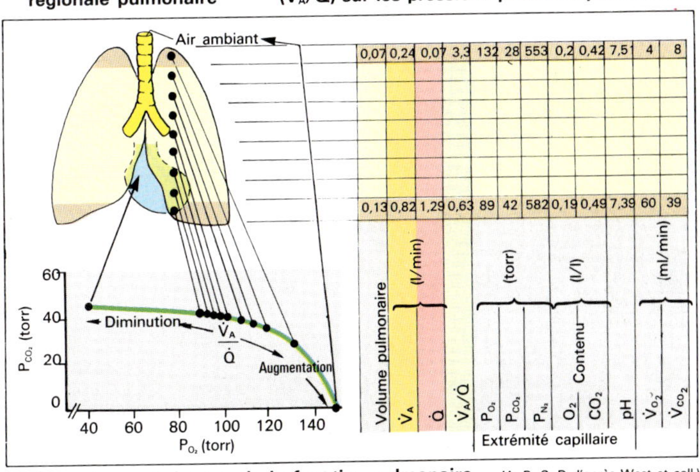

D. Paramètres régionaux de la fonction pulmonaire (A, B, C, D d'après West et coll.)

Transport du CO_2 dans le sang

Le gaz carbonique et l'eau constituent les principaux produits terminaux du métabolisme énergétique (cf. p. 109). Le CO_2 produit dans les cellules de l'organisme est *physiquement dissous* et diffuse dans les *capillaires sanguins.* Dans le sang, le CO_2 reste pour une faible part **dissous** et, pour une part plus importante, il est sous forme combinée (**A**, flèches bleues et cf. différence artérioveineuse en CO_2 dans le tableau ci-dessous). Ainsi chargé en CO_2, le sang véhiculé dans les vaisseaux parvient jusqu'aux capillaires pulmonaires par l'intermédiaire du cœur droit. Là, le CO_2 est à nouveau dissocié (**A**, flèches rouges) et il diffuse dans les *alvéoles* avant d'être rejeté dans l'air libre (**A**, et cf. p. 78 et tableau ci-dessous).

Le CO_2 diffuse hors des cellules (**A**, tissu) si bien que la P_{CO2} du sang artériel est de 5,33 kPa environ ou 40 mmHg et celle du sang veineux est de 6,27 kPa environ ou 47 mmHg. De ce fait, le CO_2 dissous dans le plasma augmente aussi. La majeure partie du CO_2 parvient aux érythrocytes où il augmente ainsi la concentration de CO_2 dissous et où il est en outre combiné. Il se forme du **HCO_3^-** ainsi qu'un **composé carbaminé** avec l'hémoglobine Hb. Les trois quarts environ du HCO_3^- quittent à nouveau les érythrocytes : ils sont échangés contre des ions Cl^- [**échange anionique** (courbe d'Hamburger-Shift), **A**].

Lors de la formation de HCO_3^- à partir du CO_2 dans les érythrocytes, l'*anhydrase carbonique* (AC ; **A**) joue un rôle déterminant (cf. p. 145) : en effet, cette enzyme permet une accélération de la réaction qui est relativement lente normalement, si bien que le court laps de temps (< 1 s), durant lequel les érythrocytes et les capillaires sont en contact, est suffisant pour que le CO_2 se transforme en HCO_3^-. (Le HCO_3^- formé directement dans le plasma sans aucune intervention de l'AC ne joue quantitativement aucun rôle. Il en est de même de la liaison carbaminée du CO_2 aux protéines plasmatiques).

Lors de la combinaison du CO_2, les ions H^+ sont libérés dans l'érythrocyte :

Formation de bicarbonate :
$CO_2 + H_2O \rightleftarrows HCO_3^- + H^+$.

Liaison carbaminée :
$Hb - NH_2 + CO_2 \rightleftarrows Hb - NH - COO^- + H^+$.

Les ions H^+ ainsi libérés sont tamponnés (**A**, pouvoir tampon). **L'hémoglobine** constitue le *principal tampon* dans l'*érythrocyte*, l'hémoglobine réduite (**B**, *Hb*) pouvant capter davantage d'ions H^+ que l'hémoglobine oxygénée (**B**, oxy-Hb). Ceci permet d'expliquer le phénomène suivant : la *libération d'O_2*, autrement dit la transformation de l'oxy-Hb en Hb, dans les capillaires des tissus périphériques augmente la capacité de liaison du CO_2 (*effet Haldane*), car une augmentation du pouvoir tampon des ions H^+ par l'Hb augmente les possibilités de combinaisons du CO_2, aussi bien sous la forme de HCO_3^- que sous la forme de composé carbaminé.

Dans les *capillaires pulmonaires*, toutes ces réactions se produisent à l'inverse (**A** et **B**, flèches rouges) : le HCO_3^- diffuse à nouveau dans les érythrocytes, capte les ions H^+ et est transformé en CO_2. L'oxygénation de l'Hb en oxy-Hb renforce ce processus par augmentation de la libération des ions H^+ (*effet Haldane*, **B**). Le CO_2 issu du composé carbaminé est également à nouveau dissous. Il diffuse enfin dans les alvéoles, car, à ce niveau, la P_{CO2} est plus basse que dans le sang veineux.

Répartition du CO_2 dans le sang (mmol/l sang, 1 mmol = 22,26 ml CO_2)

		CO_2 dissous	HCO_3^-	liaison carbaminée	CO_2 total
Compartiment artériel	Plasma *	0,7	13,2	0,1	14,0
	Erythrocytes **	0,5	6,5	1,1	8,1
	Sang	*1,2*	*19,7*	*1,2*	*22,1*
Compartiment veineux	Plasma *	0,8	14,3	≃ 0,1	15,2
	Erythrocytes **	0,6	7,2	1,4	9,2
	Sang	*1,4*	*21,5*	*1,5*	*24,4*
Différence artérioveineuse en CO_2 dans le sang (% de la différence totale)		0,2 (9 %)	1,8 (78 %)	0,3 (13 %)	2,3 (100 %)

* ≃ 0,55 l plasma/l sang ; ** ≃ 0,45 l érythrocytes/l sang

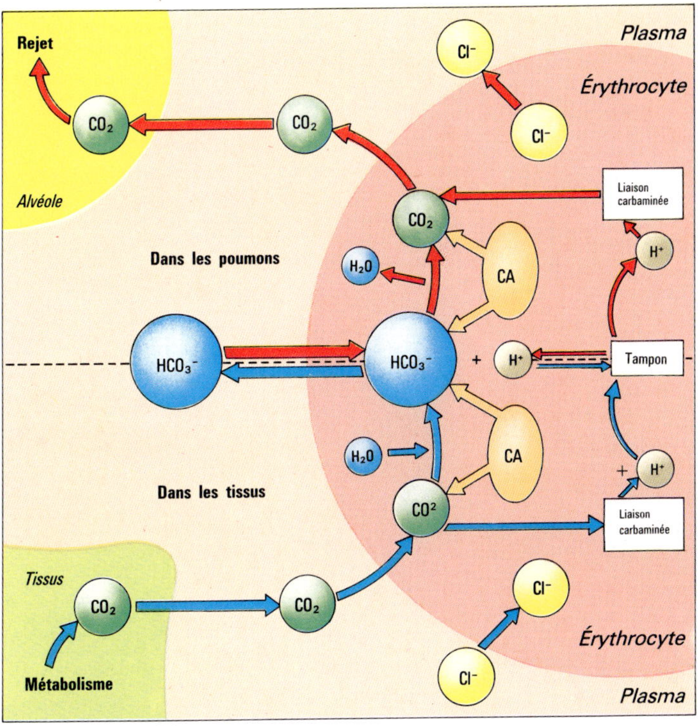

A. Transport du CO_2

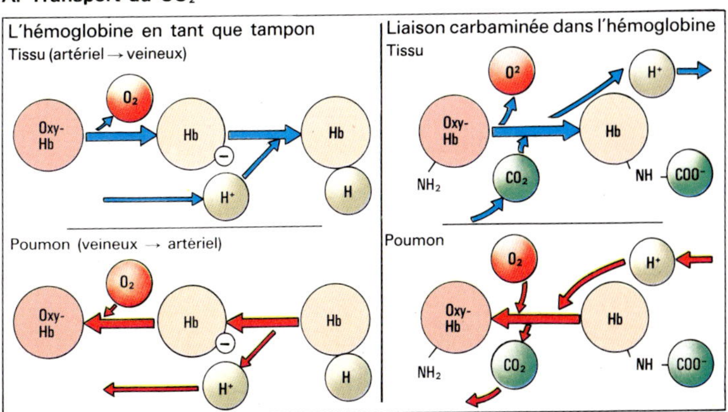

B. Pouvoir tampon et carbaminoformation dans les érythrocytes (ou hématies)

Liaison et répartition du CO_2 dans le sang

La *teneur en CO_2* du sang s'exprime en mmol/l et dépend plus ou moins de la *pression partielle du CO_2* (P_{CO_2}, en kPa ou en mmHg), qu'il soit sous forme combinée ou qu'il soit dissous. Elle est de 24 à 25 mmol/l dans le sang veineux mêlé, de 22 à 23 mmol/l dans le sang artériel. La représentation graphique de cette relation donne la **courbe de dissociation du CO_2** dans le sang (**A**).

La concentration en CO_2 **dissous** dans le sang dépend de façon linéaire de la P_{CO_2} régnant dans le sang et est égale au produit $\alpha \cdot P_{CO_2}$, α étant le coefficient de solubilité du CO_2. Dans le plasma à 37°C : $\alpha = 0{,}22$ (mmol · l^{-1} · kPa^{-1}). La *courbe de dissociation du CO_2 dissous* obtenue est donc une droite (**A**, ligne verte). Par contre, le CO_2 sous forme **combinée** n'est pas en relation linéaire avec la P_{CO_2}, car le pouvoir tampon est réduit et seul un nombre limité de liaisons carbaminées avec l'hémoglobine est possible : on obtient pour ce « CO_2 » une courbe de dissociation incurvée. La courbe de dissociation pour l'ensemble du *« CO_2 »* (**A**, lignes rouge et violette) se calcule à partir de la somme du CO_2 dissous et du CO_2 lié.

L'allure de la courbe de dissociation du CO_2 dans le sang dépend de la saturation en oxygène de l'hémoglobine : pour une P_{CO_2} donnée, le sang entièrement saturé en O_2 peut fixer moins de CO_2 que le sang désoxygéné (**A**, courbes rouge et violette). Cela s'explique également d'un point de vue physiologique : lorsque le sang veineux dans les poumons se charge d'O_2, la fixation du CO_2 diminue simultanément (effet Haldane, cf. p. 96). Le sang veineux n'est cependant jamais complètement désoxygéné et est toujours saturé d'une certaine fraction d'oxygène (en moyenne $\simeq$ 0,70) suivant que l'organe concerné a plus ou moins épuisé ses réserves. La courbe correspondant à cette valeur (**A**, ligne en pointillés) se situe entre les deux courbes correspondant à une saturation en O_2 de 0,00 ou de 1,00. La P_{CO_2} régnant dans le sang artériel est de 5,33 kPa environ (40 mmHg) pour une saturation en O_2 de 0,97 (**A**, point a). Dans le sang veineux, la P_{CO_2} est de 6,27 kPa environ (47 mmHg) avec une saturation en O_2 de 0,70 environ (**A**, point v). La courbe reliant les points a et v est appelée « **courbe de dissociation physiologique du CO_2** ».

La **totalité du CO_2** (= 1,00) se répartit quantitativement dans le sang artériel de la façon suivante (**B**) : 0,60-0,63 sous forme d'HCO_3^- dans le plasma, 0,26-0,29 sous forme d'HCO_3^- dans l'érythrocyte, 0,05 sous forme de carbamino-hémoglobine, 0,032 sous forme dissoute dans le plasma et 0,023 sous forme dissoute dans l'érythrocyte. Parmi ces valeurs, ce sont certes les composés carbaminés dans le sang veineux qui augmentent le plus, mais le CO_2 est transporté malgré tout essentiellement sous forme d'HCO_3^- (78 % de la quantité transportée, cf. tableau p. 96, dernière ligne) des tissus vers les poumons.

Le rapport concentration de HCO_3^-/concentration de CO_2 dissous est différent dans le plasma et dans l'érythrocyte ($\simeq$ 20 : 1 et 12 : 1). Ceci se traduit par une différence de pH entre le plasma (7,4) et l'érythrocyte ($\simeq$ 7,2) (cf. p. 110 et suiv.).

Le CO_2 dans le liquide céphalorachidien

Contrairement au HCO_3^- et à H^+, le CO_2 diffuse assez aisément à travers la barrière hémato-méningée (cf. p. 272), si bien que la P_{CO_2} du liquide céphalorachidien s'adapte rapidement aux variations brutales de la P_{CO_2} sanguine. Mais les variations (respiratoires) du pH dans l'organisme, qui sont dues au CO_2, ne peuvent plus dès lors être tamponnées que par les tampons non bicarbonates (**TNB**) (cf. p. 116). Leur concentration dans le liquide céphalorachidien étant faible, les variations brutales de la P_{CO_2} entraînent à ce niveau des variations relativement importantes du pH. Celles-ci sont captées par les chémorécepteurs centraux et la réponse se traduit par une adaptation de l'activité respiratoire (cf. p. 104). Contrairement au liquide céphalorachidien, le sang est riche en TNB (cf. p. 118), de sorte que, par exemple, une chute du pH dans le sang due au CO_2 (acidose respiratoire) est tamponnée de façon efficace. De ce fait, la concentration finale du HCO_3^- dans le sang (cf. p. 118) atteint des valeurs plus élevées que dans le liquide céphalorachidien, si bien que le HCO_3^- diffuse (relativement lentement) dans le liquide céphalorachidien ; ceci entraîne à ce niveau une remontée du pH et donc (par le biais des chémorécepteurs) un affaiblissement de la « stimulation respiratoire », un phénomène qui est renforcé par une compensation rénale (augmentation du pH, cf. p. 118). Ainsi, il se produit finalement une sorte « d'accoutumance » **aux variations chroniques de la P_{CO_2} normale.**

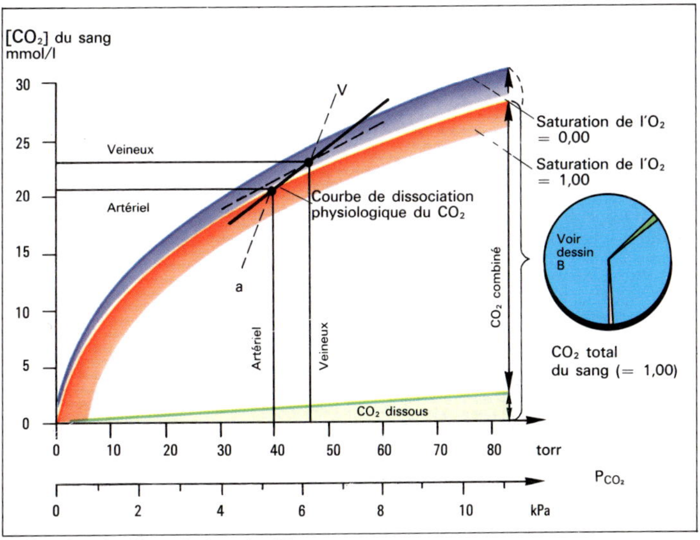

A. Courbe de dissociation du CO_2

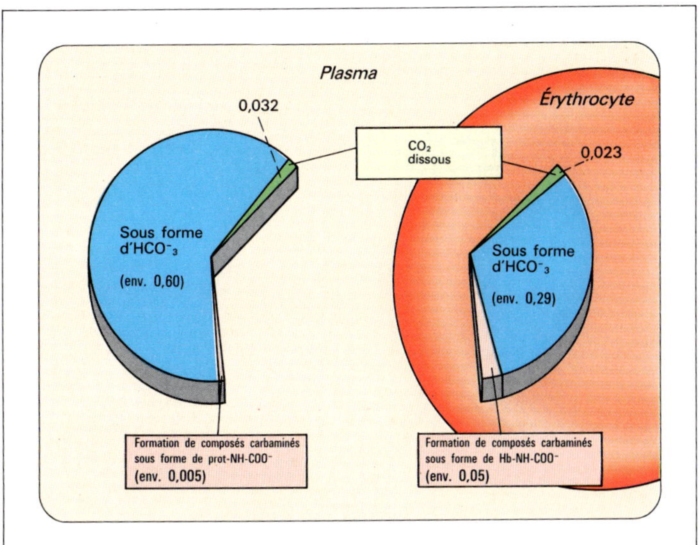

B. Répartition du CO_2 dans le sang artériel

Liaison et transport de l'O_2 dans le sang

L'hémoglobine (Hb) est une protéine de 64 800 Dalton, comprenant quatre sous-unités, chacune contenant une moitié d'**hème**. L'hème est un complexe de porphyrine et de fer (II). Chacun des quatre fragments de Fe (II) se combine de façon réversible à une molécule d'oxygène. Ce mécanisme est une oxygénation et non une oxydation. La **courbe de dissociation de l'oxygène** (**A**, courbe rouge) a une forme sigmoïde due aux variations d'affinité des groupements hèmes pour l'O_2. Quand l'O_2 se lie au premier groupement hème, l'affinité du second est augmentée ; la liaison de l'O_2 au second groupement augmente l'affinité du troisième, etc.

Quand elle est totalement saturée d'oxygène, 1 mol Hb fixe 4 mol O_2 (4 × 22,4 l) ou 1 g Hb peut transporter 1,38 ml d'O_2.

A partir d'une pression partielle d'O_2 donnée ($\simeq$ 20 kPa), l'Hb est entièrement saturée et la teneur en O_2 combiné dans le sang ne peut plus augmenter, même si la pression d'O_2 s'élève. La *concentration maximale possible* en O_2 combiné est appelée **capacité de fixation de l'oxygène** dans le sang. Elle peut être calculée à partir de la teneur en Hb dans le sang : 1 g Hb fixe au maximum 0,062 mmol d'O_2 (1,38 ml). Pour une teneur en Hb de 150 g/l, on a une capacité de fixation de l'O_2 de 9,3 mmol/l ou 0,2071 l d'O_2/l de sang. La *fraction de la totalité de l'Hb effectivement oxygénée* est dite saturée en O_2. Cette **saturation en O_2** peut aussi être calculée à partir du rapport : concentration d'O_2 réelle/capacité de fixation de l'O_2. Du fait des shunts AV alvéolaires et extra-alvéolaires (cf. p. 92) la **P_{O_2} du sang artériel** *est plus faible que la P_{O_2}* alvéolaire et atteint 12,7 kPa (95 mmHg) chez l'adulte jeune, ce qui amène à une saturation en O_2 du sang artériel d'environ 0,97 tandis que la saturation du sang veineux mêlé est de l'ordre de 0,73 (P_{O_2} = 5,33 kPa, = 40 mmHg). La valeur artérielle diminue avec l'âge, tandis que la valeur veineuse varie d'un organe à l'autre, car l'**extraction d'O_2** dépend de la nature et du travail de chaque organe.

La *courbe de dissociation de l'O_2* du sang est incurvée en forme de S (voir ci-dessus) et atteint un plateau lorsque les pressions partielles de l'O_2 sont élevées (**A**, courbe rouge), car la capacité de fixation de l'O_2 est atteinte. Si la teneur en Hb dans le sang augmente ou diminue (**A**, courbe jaune ou violette), la courbe se déplace (et la capacité de fixation de l'O_2 aussi) vers le haut ou le bas. Plusieurs facteurs peuvent aussi entraîner un déplacement des courbes vers la droite ou vers la gauche, donc rendre la partie initiale de la courbe plus plate ou plus prononcée, sans que la capacité de fixation de l'O_2 soit modifiée. Le **« déplacement vers la gauche »** est provoqué par une *baisse* de la P_{CO_2}, et donc une *augmentation du pH*, ainsi que par une *diminution de la température* et du *2,3-diphosphoglycérate* (2,3-DPG) qui se trouve dans les érythrocytes. Le **« déplacement vers la droite »** est dû, quant à lui, à une *chute du pH* et à une augmentation des autres facteurs indiqués ci-dessus (**B**).

Un « déplacement vers la droite » signifie que, pour une *même P_{O_2}*, le volume d'O_2 *fixé à l'Hb* est *moins* important (**A**, flèches en pointillés) ou que, à l'inverse, la P_{O_2} doit être plus élevée pour obtenir une concentration d'O_2 déterminée (**B**, flèches en pointillés). Un « déplacement vers la gauche » a les effets inverses. Les déplacements vers la droite ou vers la gauche peuvent être exprimés simplement par la *pression de demi-saturation en O_2* (**P_{50}**), pression pour laquelle l'hémoglobine est saturée à 50 %. Normalement, c'est-à-dire à pH 7,4 et à 37 °C, la P_{50} est de 3,46 kPa soit 26 mmHg (cf. par exemple courbe bleue dans **C**).

Le pH relativement bas ou la P_{CO_2} relativement élevée dans les tissus périphériques provoquent, à ce niveau, une augmentation de la dissociation de l'oxyhémoglobine par « déplacement vers la droite ». Inversement, le pH augmente dans les capillaires pulmonaires et la quantité d'O_2 fixé peut être plus importante (**effet Bohr**). Étant donné que le pH des sangs veineux et artériel ne cesse de varier (entre 7,2 et 7,4 environ), de même que la P_{O_2}, il est possible de tracer, comme pour le CO_2 (cf. p. 98), une *« courbe de dissociation physiologique de l'O_2* du sang » (**B**).

La *myoglobine* (qui sert de réservoir transitoire à l'O_2 dans les muscles) et l'*hémoglobine fœtale* présentent, pour une faible P_{O_2}, une courbe de dissociation dont la pente est plus prononcée que celle de l'Hb normale. L'oxyde de carbone (CO) présente une courbe de dissociation dont la pente est extrêmement abrupte, ce qui signifie que même un très faible pourcentage de CO dans l'air ambiant entraîne un déplacement de l'O_2 initialement fixé à l'Hb (*intoxication par le CO*) (**C**).

Lorsque le fer normalement bivalent dans l'Hb est oxydé en un fer trivalent, il se forme de la **Met-Hb** qui *n'est plus en mesure de fixer l'O_2* (**C**).

La concentration en **oxygène dissous** est très faible et dépend linéairement de la P_{O_2} (→ **A**, courbe orange). La concentration est donnée par le produit $\alpha \times P_{O_2}$ où α représente le coefficient de solubilité de l'O_2. Dans le plasma, à 37°C, ce coefficient pour l'oxygène est $\alpha = 0{,}01$ mmol · l^{-1} kPa^{-1}. Dans le sang artériel (P_{O_2} = 12,7 kPa) il y a environ 0,13 mmol/l d'O_2 dissous. Cette valeur représente environ 1/70 de l'oxygène combiné à l'hémoglobine.

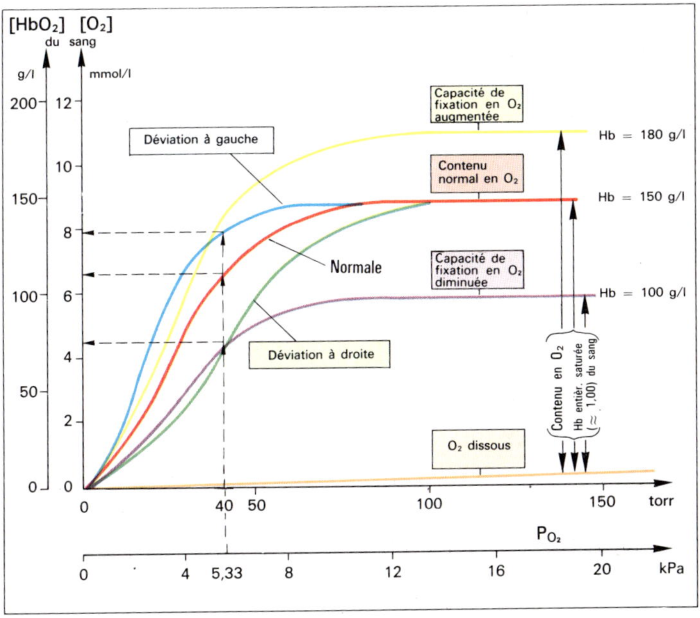

A. Courbe de dissociation de l'O_2 dans le sang

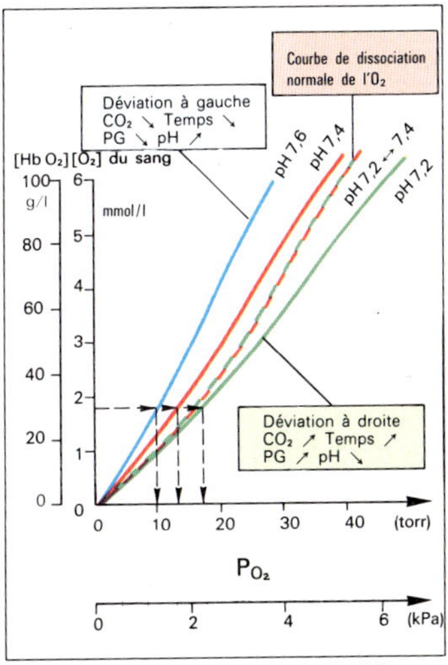

B. Courbe de dissociation de l'O_2 dans le sang (schéma détaillé)

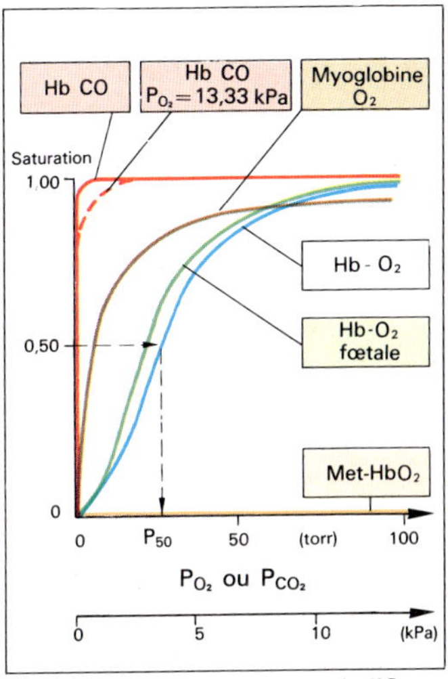

C. Courbes de dissociation de l'O_2 et du CO

Déficit en oxygène (hypoxie, anoxie)

L'**anoxie** ou absence complète d'oxygène ne se rencontre pas cliniquement, mais le terme est souvent employé. L'**hypoxie** correspond à une situation dans laquelle les cellules reçoivent trop peu d'O_2, ce qui provoque, au niveau des **mitochondries**, une diminution de la pression partielle en dessous d'une valeur critique de 0,1 –1 mm Hg. L'hypoxie se développe car seul un espace cylindrique restreint autour du capillaire peut être normalement approvisionné en O_2 grâce au mécanisme de diffusion. Le rayon de ce cylindre dépend de la P_{O_2}, du coefficient de diffusion, de la consommation d'O_2 par les tissus et du débit sanguin capillaire. Pour un fonctionnement optimal du muscle, ce rayon est de l'ordre de 20 μm (diamètre de la lumière capillaire : 6 μm) ; au delà de 20 μm, les cellules des tissus environnants reçoivent trop peu d'O_2 (hypoxie ; **A, 4**). Quatre types d'hypoxie peuvent être distingués selon leur étiologie :

1. **Anoxie hypoxémique** (**A, 1**) : Elle apparaît lorsque le sang est insuffisamment oxygéné :
a) lorsque la P_{O_2} de l'air ambiant est trop basse : c'est ce qui se produit en altitude (cf. p. 108) ;
b) lors d'hypoventilation consécutive, par exemple, à une paralysie des muscles respiratoires (cf. p. 80 et suiv.) ou du « centre » respiratoire (cf. p. 104) ou à la suite d'une pression ambiante trop élevée sur le thorax, par exemple en cas de plongée avec tuba (cf. p. 106) ;
c) lors de troubles de la diffusion alvéolocapillaire, par exemple : œdème pulmonaire, pneumonie ou fibrose ;
d) lors de troubles de l'équilibre ventilation-perfusion (cf. p. 94), comme par exemple dans l'emphysème.

2. **Anoxie anémique** (**A, 2**) : Il s'agit d'une anoxie due à une diminution de la capacité de fixation de l'O_2 dans le sang (cf. p. 100). La pression partielle en O_2 du sang artériel est normale, mais la quantité d'hémoglobine capable de fixer l'O_2 est diminuée. Au repos, l'hypoxie consécutive à l'anémie est rarement sévère, mais à l'exercice elle peut être restrictive.

Elle est *provoquée* par :
a) un déficit en érythrocytes (ex. lors d'une hémorragie), une diminution de la formation d'érythrocytes ou une augmentation de leur dégradation ;
b) un déficit en hémoglobine Hb malgré un nombre d'érythrocytes suffisant (anémie hypochrome) : ceci peut être dû à un manque de fer (cf. p. 62) ;
c) la formation d'Hb déficiente (comme lors d'une anémie à hématies falciformes) ;
d) une inefficacité de l'Hb : par exemple à la suite d'une intoxication par l'oxyde de carbone ou d'une formation de Met-Hb (cf. p. 100).

3. **Anoxie ischémique** (**A, 3**) : Elle apparaît lors d'un état de choc, d'une insuffisance cardiaque ou d'une obstruction vasculaire. La P_{O_2} pulmonaire comme la concentration en Hb sont normales, mais la délivrance d'O_2 aux tissus se fait mal et les P_{O_2} locales deviennent insuffisantes. La différence artérioveineuse pour l'O_2 augmente par suite d'une élévation de l'extraction.

A la différence de l'hypoxie hypoxémique ou anémique, dans l'hypoxie ischémique, le transport des produits du métabolisme est également impliqué. Dans ce cas, la glycolyse anaérobie (cf. p. 46) ne peut même pas être une aide car l'acide lactique produit s'accumule dans la zone ischémiée ; le métabolisme cellulaire est alors rapidement bloqué par suite de l'acidose locale.

4. **Anoxie cytotoxique** (**A, 5**) : Elle apparaît lorsque l'utilisation de l'O_2 est bloquée malgré une quantité d'O_2 suffisante dans la cellule (mitochondries). L'acide cyanhydrique (HCN) par exemple bloque l'oxydation des substances nutritives (substrats) de la cellule par inhibition de la cytochrome-oxydase.

La **sensibilité à l'anoxie** varie suivant les différents organes et tissus. Le *cerveau* est *particulièrement sensible au manque d'O_2* (**B**). Cela est d'autant plus grave qu'une cellule nerveuse qui meurt n'est pas remplacée. Lors d'une anoxie, c'est la durée de survie du cerveau qui est le facteur limitant dans le rétablissement du sujet après la guérison de l'anoxie. Après 15 secondes seulement d'anoxie, le sujet perd connaissance. Après 2 minutes d'anoxie les cellules sont endommagées de manière irréversible et après 4 à 5 minutes elles meurent. Des hypoxies de moindre importance, comme lors d'insuffisance cardiaque ou de troubles pulmonaires chroniques, peuvent se manifester par des états cliniques tels que confusion, désorientation ou conduite bizarre.

On parle de **cyanose** lorsque la quantité d'Hb réduite dépasse 50 g/l dans les capillaires. Elle se manifeste par une coloration violacée du lit de l'ongle, des lèvres, des lobes d'oreille et des régions où la peau est mince, ce qui lui fait prendre une coloration pourpre foncée.

Comme le développement d'une cyanose dépend de la concentration *absolue* d'Hb réduite, une hypoxie peut être sévère sans cyanose (c'est le cas dans l'anémie), de même une cyanose peut se rencontrer sans hypoxie significative (comme dans la polyglobulie). Dans ce dernier cas, la polyglobulie peut être une réponse adaptative, par exemple pour prévenir une anoxie hypoxémique (cf. p. 108).

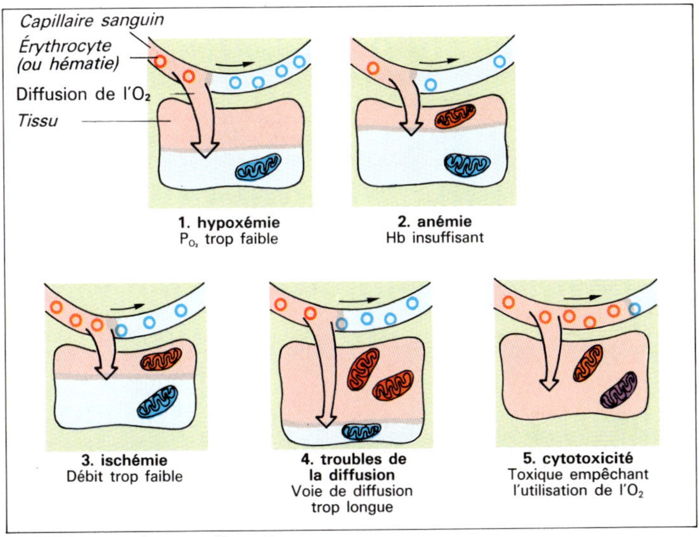

A. Différentes formes d'anoxie

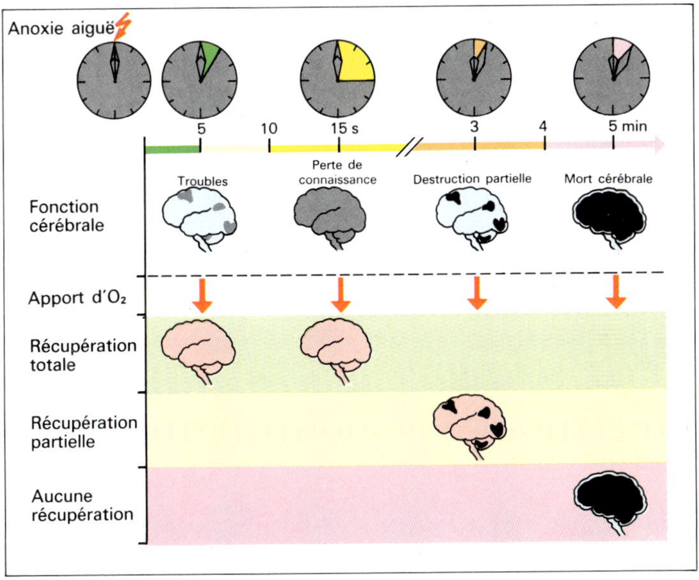

B. Conséquences de l'anoxie sur le cerveau

Régulation de la respiration

La respiration est soumise à une régulation du système nerveux central (SNC). La respiration volontaire est sous l'influence du cortex tandis que la respiration automatique est commandée par la région médullo-pontique (**A**). Les muscles respiratoires sont innervés par les nerfs des racines cervicales (C IV-VIII) et dorsales (D I-VII). La régulation de la respiration permet d'ajuster la ventilation de manière à maintenir les P_{O_2}, P_{CO_2} et le pH sanguin à des valeurs appropriées, le pH et la P_{CO_2} du sang étant intimement dépendants l'un de l'autre (cf. p. 110 et suiv.). Il y a différents types de récepteurs au niveau des voies afférentes du SNC, des chémorécepteurs, des mécanorécepteurs et d'autres récepteurs.

Les **chémorécepteurs périphériques** se situent au niveau des *corpuscules aortique et carotidien*. Chez l'homme le premier organe sensible à O_2 est le **corpuscule carotidien**. Les impulsions partant de ces récepteurs augmentent dès que la P_{O_2} chute au dessous d'environ 13,3 kPa (= 100 mmHg). La fréquence des impulsions ne peut être accrue au dessous de 4 kPa = 30 mmHg). L'augmentation de la réponse ventilatoire à une chute de P_{O_2} est potentialisée par une élévation de P_{CO_2} ou par une concentration accrue en H^+. La réponse à P_{CO_2} est linéaire en dessous de 5,3 kPa (= 40 mmHg) et pour un pH de 7,7 à 7,2.

Une augmentation du CO_2 et consécutivement une chute du pH du **liquide céphalorachidien** (LCR) stimule les **chémorécepteurs centraux** du bulbe rachidien antérieur (médulla oblongata, cf. p. 272). Ce stimulus renforce l'activité respiratoire afin d'abaisser la P_{CO_2} sanguine (et par là-même celle du LCR).

Lors de la **rétention chronique de CO_2**, le centre médullaire devient insensible aux variations de P_{CO_2} de telle manière que la P_{O_2} devient le « moteur de la respiration » (voir aussi p. 98). Dans ce cas, si la P_{O_2} est augmentée par respiration d'oxygène pur (100 % d'O_2), la commande respiratoire peut être abolie avec comme conséquence le coma et la mort. Pour prévenir cette éventualité, les malades ayant une élévation chronique de P_{CO_2} doivent seulement recevoir un air enrichi en O_2 plutôt que 100 % d'O_2 (cf. p. 108).

Les **mécanorécepteurs** se rencontrent dans les voies aériennes supérieures et les poumons. Ils sont de différents types et ont des fonctions variées. Dans les poumons, les principaux récepteurs sont les **tensorécepteurs pulmonaires** qui participent au réflexe de Hering-Breuer. Lors de l'augmentation de l'inspiration, les tensorécepteurs sont stimulés et engendrent des impulsions transportées jusqu'au SNC par des grosses fibres myélinisées du nerf vague (X). Ils augmentent la durée de chaque cycle et diminuent la fréquence. Ils sont également impliqués dans des réflexes amenant bronchoconstriction, tachycardie et vasoconstriction.

Le **contrôle** de la respiration automatique par le système nerveux central est sous l'influence des centres respiratoires situés au niveau du pont et de la moelle. Ces centres bulbaires modulent la profondeur de l'inspiration et le point de rupture de la fin de l'inspiration. Le centre médullaire est important pour établir l'activité rythmique respiratoire et joue également un rôle dans le réflexe de Hering-Breuer, lequel inhibe l'inspiration lorsque le poumon est distendu.

D'autres afférences arrivent aux centres médullaires concernant notamment : les **propriorécepteurs** (cf. p. 278) qui coordonnent l'activité musculaire avec la respiration ; la **température corporelle** qui, par exemple, augmente la fréquence respiratoire pendant la fièvre ; les **barorécepteurs** (cf. p. 179) qui envoient des afférences aux centres médullaires aussi bien qu'aux centres cardio-inhibiteurs médullaires ; en sens inverse, l'activité respiratoire a une influence sur la pression sanguine et la fréquence cardiaque, mais les effets sont faibles ; les **centres nerveux supérieurs** (cortex, hypothalamus, système limbique) ont également une action sur la respiration durant les émotions (anxiété, peur, douleur), ou lors des réflexes tels que l'éternuement, le baillement, etc. Quand on retient **volontairement sa respiration**, on peut inhiber la respiration automatique jusqu'au **point de rupture** atteint quand l'augmentation de P_{CO_2} et la chute de P_{O_2} sont telles qu'elles outrepassent l'inhibition volontaire. L'apparition du point de rupture peut être retardée par une hyperventilation préalable (cf. p. 106).

Les termes suivants décrivent l'activité respiratoire : l'**hyperpnée** et l'**hypopnée** caractérisent la profondeur de la respiration ; la **tachypnée**, la **bradypnée** et **l'apnée** caractérisent la fréquence respiratoire sans tenir compte de l'efficacité ou des besoins. La **dyspnée** est la conscience d'une respiration peu profonde et l'**orthopnée** est une dyspnée sévère nécessitant une position verticale du thorax pour permettre la respiration. L'**hypo-** ou l'**hyperventilation** décrivent les situations ou la ventilation alvéolaire est trop faible ou trop élevée par rapport aux besoins métaboliques, ceci aboutissant à une élévation ou une diminution respective de la P_{CO_2} alvéolaire.

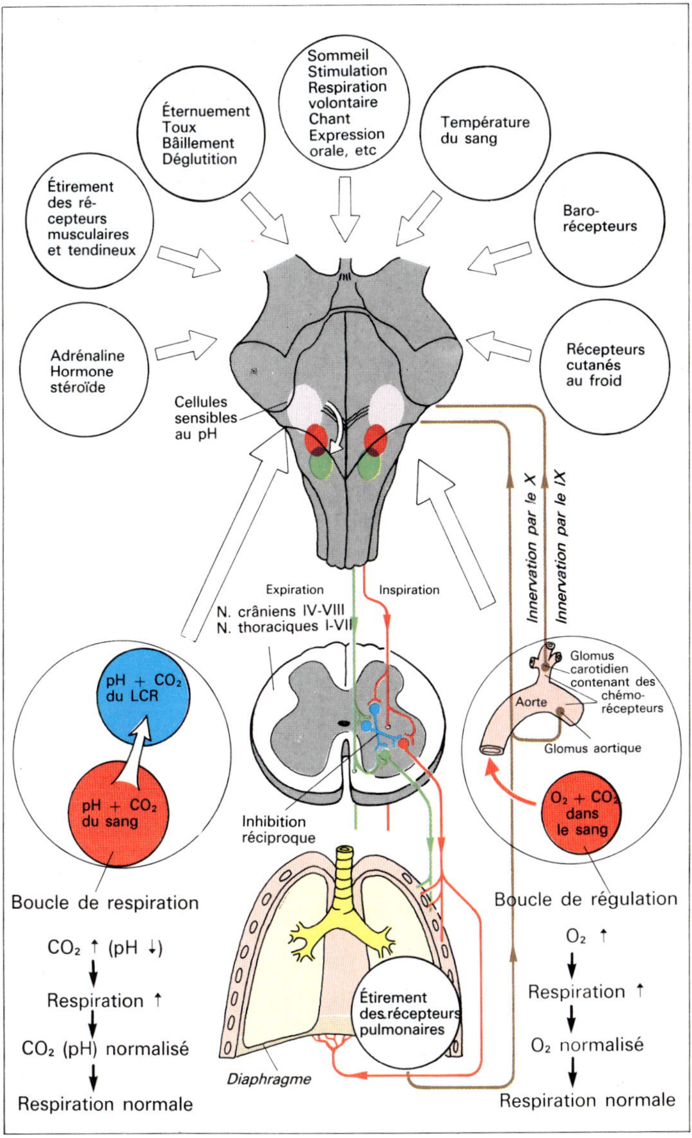

A. Les centres respiratoires et leurs influences

Respiration en plongée

Même si l'apport d'air est assuré, la plongée est la cause de problèmes respiratoires par suite de l'augmentation de pression barométrique (P_B) de 98 kPa (= 1 at = 735 mmHg) tous les 10 m de profondeur d'eau. Lors de la plongée juste sous la surface de l'eau, les voies respiratoires peuvent être reliées à l'extérieur par un **tuba** qui permet de respirer l'air ambiant (**B**). Cependant, plusieurs facteurs limitent la profondeur à laquelle la plongée avec tuba est possible : 1) Le tuba augmente l'espace mort fonctionnel (**B**). Quand l'espace mort (cf. p. 86, 92) atteint le volume courant, l'air renouvelé ne peut plus atteindre les alvéoles. La réduction du diamètre du tuba permet de diminuer le volume de l'espace mort mais n'a pas d'intérêt : cela augmente la résistance des voies aériennes. 2) La pression exercée par l'eau sur le thorax augmente les forces nécessaires à l'inspiration. La pression inspiratoire maximum que peuvent produire les muscles est approximativent de 11 kPa (112 cm H_2O ; cf. p. 89), si bien qu'à 112 cm de profondeur l'inspiration est impossible et le thorax est fixé en expiration (**B**). 3) De plus, la pression externe élevée comprime le sang de la périphérie dans les poumons (retour veineux, cf. p. 184), provoquant un œdème pulmonaire.

La plongée à de grandes profondeurs (jusqu'à 70 m environ) nécessite l'utilisation d'**appareils de plongée** réglant automatiquement la pression de l'air inspiré (contenu dans des bouteilles sous pression) à la pression de l'eau. L'élévation de la P_B liée à la profondeur augmente la quantité de N_2 et d'autres gaz dissous dans le plasma, par augmentation de leur pression partielle (**A**). Par rapport au niveau de la mer, à moins 60 m, il y a 7 fois plus d'azote sous forme dissoute. Lors de la remontée par paliers vers la surface, la pression diminue à nouveau et le N_2 supplémentaire ne reste pas en solution. Si la remontée est trop rapide, le *N_2* est brutalement libéré *dans le sang* à l'*état gazeux* sous forme *de bulles* (comme lorsqu'on ouvre une bouteille de boisson gazeuse) lesquelles provoquent une obstruction des petits vaisseaux sanguins créant ainsi une *embolie gazeuse* (**maladie des plongeurs ou des caissons, A**). Le traitement des troubles de décompression consiste en une recompression immédiate et ensuite une lente décompression. Bien que N_2 ne soit pas physiologiquement actif à la pression barométrique, des niveaux de P_{N_2} élevés sont toxiques et dépriment le système nerveux de la même manière que les gaz utilisés en anesthésie. A une pression de 400-500 kPa (correspondant à 30-40 m de profondeur), N_2 peut être cause d'euphorie, à de plus grandes profondeurs et pour une plus longue exposition il provoque une narcose (« ivresse des profondeurs »), qui ressemble à une intoxication alcoolique. Ces effets peuvent être prévenus en substituant l'hélium à N_2 car l'hélium a un effet anesthésique moindre. La fraction normale d'O_2 dans l'air (0,21 l/l ou 21 Vol %) devient mortelle à une profondeur de 100 m car la P_{O_2} inspiratoire atteint la valeur toxique absolue de 220 kPa (cf. p. 108).

Lorsque l'on plonge sans aucun appareil en **retenant sa respiration**, la pression partielle du CO_2, P_{CO_2} augmente (cf. p.78) dans le sang, car le CO_2 produit dans l'organisme n'est pas rejeté. A partir d'une certaine P_{CO_2}, la stimulation des chémorécepteurs (cf. p. 104), donne la sensation de dyspnée correspondant au signal « remontée ! ». Pour retarder ce moment, on peut, avant la plongée, diminuer la P_{CO_2} normale dans le sang en procédant à une *hyperventilation* (plusieurs respirations amples successives). L'évolution des pressions partielles dans l'alvéole ainsi que l'importance et la direction des échanges gazeux alvéolaires pour ce type de plongée (10 m de profondeur pendant 40 s) sont indiquées en **C** : l'hyperventilation initiale abaisse la P_{CO_2} (**C** ligne verte en trait plein) et augmente quelque peu la P_{O_2} (**C**, ligne rouge) dans l'alvéole (et dans le sang). La plongée à 10 m de profondeur double la pression sur le thorax et donc sur les alvéoles, ce qui provoque une forte augmentation des pressions partielles (P_{CO_2}, P_{O_2}, P_{N_2}) des gaz. De ce fait, les alvéoles libèrent davantage d'O_2 dans le sang et le CO_2 circule dès lors dans le même sens (**C**, en bas). Lorsque la P_{CO_2} dans le sang a suffisamment augmenté, le signal « remontée ! » se produit (cf. ci-dessus). Au cours de la remontée, la P_{O_2} dans le sang et l'alvéole diminue rapidement (consommation d'O_2 et décompression) et l'échange d'oxygène alvéolaire cesse. Au niveau de la surface de l'eau, la P_{O_2} atteint ainsi une valeur encore tolérable. Par contre, si l'on procède à une hyperventilation excessive avant la plongée, le signal « remontée ! » arrive trop tard et la P_{O_2} tombe à zéro avant que la surface de l'eau soit atteinte (perte de connaissance, mort par noyade, **C**, lignes en pointillés).

Barotraumatisme : Au cours de la plongée, certaines cavités remplies de gaz (poumons, oreille moyenne, etc.) sont réduites de volume sous l'effet de l'augmentation de la pression (jusqu'à 1/2 à 10 m de profondeur et 1/4 à 30 m), à moins que le volume d'air manquant ne soit remplacé. C'est ce qui se produit automatiquement dans les poumons lorsqu'on utilise des appareils de plongée. Mais la communication entre l'oreille moyenne et le pharynx par l'intermédiaire de la trompe d'Eustache n'est ouverte qu'occasionnellement (lors de la déglutition) ou pas du tout (par exemple, lorsqu'on est enrhumé). Si la compensation volumique fait défaut à ce niveau lors de la plongée, l'augmentation de la pression de l'eau dans le conduit auditif externe provoque un bombement du tympan vers l'intérieur (douleur) et peut même occasionner sa rupture : l'eau pénètre et irrite l'organe de l'équilibration (cf. p. 298) d'un côté, ce qui conduit à des nausées, des vertiges et une perte du sens de l'orientation. Pour prévenir cela, on doit de temps à autre comprimer l'air hors des poumons vers l'oreille moyenne (se boucher le nez et comprimer).

Lors de la remontée, les cavités remplies de gaz augmentent à nouveau de volume. Si la remontée se fait trop rapidement (> 18 m/min), donc sans aucun rejet d'air à étapes régulières, il se produit notamment des fissures dans les poumons (pneumothorax ; p. 82) avec des hémorragies et des embolies gazeuses souvent mortelles.

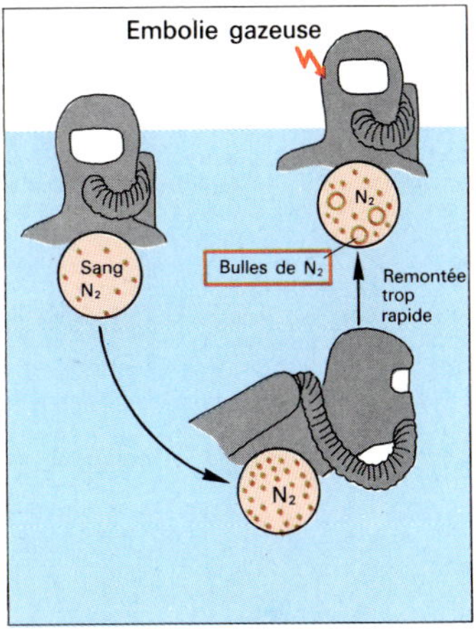

A. Plongée avec bouteilles

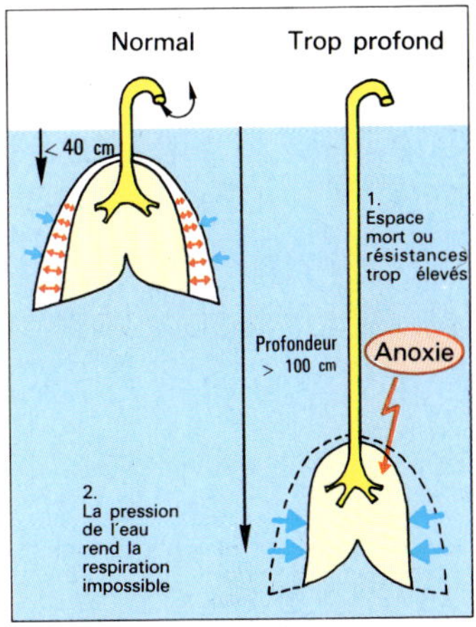

B. Plongée libre ou avec tuba

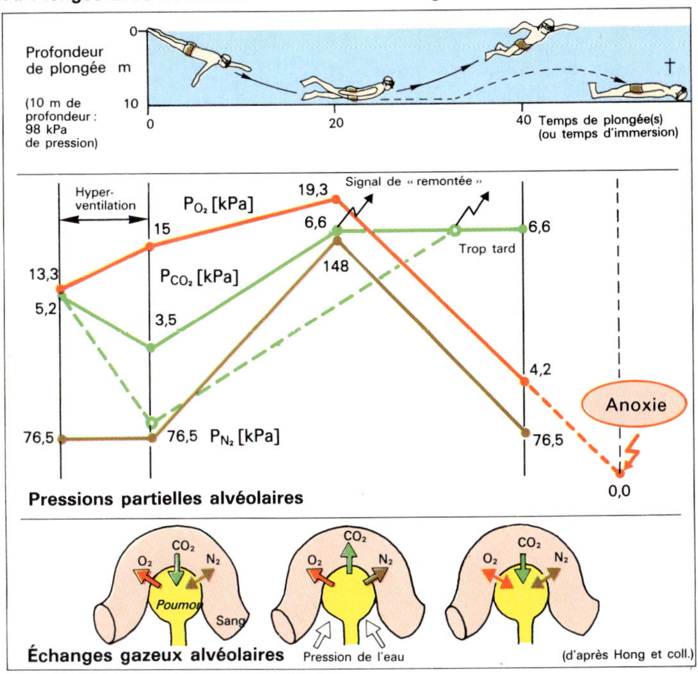

C. Plongée en profondeur en apnée

Respiration en haute altitude

Au niveau de la mer, la pression barométrique (P_B) est en moyenne de 101,3 kPa (760 mmHg). A partir du pourcentage d'O_2 dans l'air (0,21), on peut calculer la pression partielle de l'O_2 dans l'air inspiré (P_{IO_2}), soit 21,33 kPa environ (160 mmHg) (cf. p. 78). Au fur et à mesure que l'altitude s'élève au-dessus du niveau de la mer, la P_B, et donc la P_{IO_2} (**A**, colonne 1), diminuent de même que la pression partielle de l'O_2 dans les alvéoles (P_{AO_2}), la pression partielle alvéolaire de l'O_2 au niveau de la mer étant de 13,33 kPa environ (100 mmHg) (**A**, colonne 2). Si la P_{AO_2}, qui détermine l'apport d'O_2, atteint le seuil critique de 4,7 kPa environ (35 mmHg), des troubles de la fonction cérébrale apparaissent (hypoxie, cf. p. 102). Lors d'une respiration normale, ce seuil serait atteint à une altitude de 4 000 m environ (**A**, courbe en pointillés dans la colonne 2). Mais la diminution de la P_{O_2} provoque, grâce aux chémorécepteurs (cf. p. 102), une augmentation du débit respiratoire $\dot{V}_T$ (**respiration par manque d'O_2**) (**A**, colonne 4). La P_{AO_2} peut ainsi être maintenue à un niveau plus élevé, de sorte que le seuil critique n'est atteint qu'autour de 7 000 m environ (*gain d'altitude*, **A**). Comme on peut le voir à partir de l'**équation des gaz alvéolaires,** $P_{AO_2} = P_{IO_2} - P_{ACO_2}$ / QR à un niveau de pression barométrique donné, aucune chute de P_{ACO_2} (provoquée par une hyperventilation) ne peut amener une élévation de la P_{O_2} alvéolaire. Au dessus de 7 000 m d'altitude, il y a généralement perte de connaissance. Cependant la respiration d'**O_2 à l'aide de bouteilles sous pression** permet d'atteindre des altitudes plus élevées (**A**, colonne 1, courbe verte). La P_{AO_2} critique est alors atteinte pour une altitude de 12 000 m (**A**, colonne 3), mais si $\dot{V}_T$ est également augmenté, cette limite peut être repoussée à 14 000 m.

Toutefois à une altitude de 10 400 m, la P_B chute à 25 kPa (= 187 mmHg) et même en respiration sous 100 % d'O_2, il est impossible d'assurer une P_{O_2} de 13,33 kPa (= 100 mmHg). De telles altitudes ne peuvent être dépassées sans qu'apparaisse une hypoxie. Les avions long courrier modernes volent de ce fait légèrement sous ce plafond de P_B de façon à permettre la ventilation à l'aide de masque à oxygène, sans risque d'hypoxie, en cas de dépressurisation de la carlingue. En dessous des valeurs critiques de P_{AO_2} (4,7 kPa = 35 mmHg) ou de P_B (16,3 kPa = 122 mmHg) une combinaison pressurisée ou des cabines pressurisées sont indispensables pour survivre.

L'accélération maximale de la respiration (environ 3 fois la respiration de repos) est relativement plus faible en cas de manque d'oxygène que lors d'un effort physique à une altitude normale. Ceci est dû au fait que l'hyperventilation d'altitude entraîne une chute de la P_{CO_2} dans le sang ; il en résulte une *alcalose respiratoire* (cf. p. 116). Cela se traduit par une diminution de la stimulation respiratoire par les chémorécepteurs centraux (cf. p. 104), effet qui s'oppose à la stimulation respiratoire par les chémorécepteurs à l'O_2. L'alcalose respiratoire est néanmoins compensée au bout d'un certain temps par une augmentation de l'élimination du HCO_3^-. De ce fait, le pH sanguin se rapproche à nouveau de la normale, et la stimulation respiratoire peut être mise en évidence par l'insuffisance d'O_2. L'excitation des chémorécepteurs à l'O_2 en altitude provoque aussi une *augmentation de la fréquence cardiaque ;* un apport d'O_2 suffisant dans les tissus est également assuré par l'*augmentation du débit cardiaque* (cf. p. 154).

L'*érythropoïèse* est également stimulée en altitude. Après une **période d'acclimatation prolongée,** le nombre de globules rouges s'élève dans le sang (polyglobulie) par suite de l'augmentation de la sécrétion d'érythropoïétine (cf. p. 60). Cependant cette augmentation est limitée par l'élévation simultanée de la viscosité sanguine (cf. p. 64 et p. 156). Quand la P_{O_2} artérielle s'élève, la sécrétion d'érythropoïétine diminue. Les habitants du massif des Andes (5 500 m), ont une polyglobulie et une P_{AO_2} basse, mais les plus jeunes d'entre eux, tout au moins, semblent vivre assez normalement.

Intoxication par l'O_2

Si la pression partielle de l'O_2 dans l'air inspiré (P_{IO_2}) est supérieure à la normale (> 22 kPa ou 165 mmHg), que ce soit en raison d'une augmentation de la concentration d'O_2 *(oxygénothérapie)* ou d'une élévation de la pression totale pour une teneur en O_2 normale (*plongée*, cf. p. 106), il se produit une *hyperoxie*. La *toxicité de l'O_2* dépend de la P_{IO_2} (seuil critique > 40 kPa environ ou 300 mmHg) et de la durée de l'hyperoxie. Des *lésions pulmonaires* apparaissent (diminution du surfactant, cf. p. 90) lorsque la P_{IO_2} s'élève à 70 kPa environ (0,7 at) pendant plusieurs jours ou à 200 kPa environ (2 at) pendant 3 à 6 heures. Les premiers symptômes en sont la *toux* et des *douleurs* lors de la respiration. Si la P_{IO_2} est supérieure à 220 kPa (2,2 at), ce qui correspond à environ 100 m de profondeur avec alimentation en air comprimé, des *crampes* apparaissent, suivies d'une *perte de connaissance*.

Les prématurés perdent la vue s'ils sont longtemps exposés à une $P_{IO_2} \geqslant 40$ kPa (par exemple en couveuse), car, dans de telles conditions, le corps vitré se trouble.

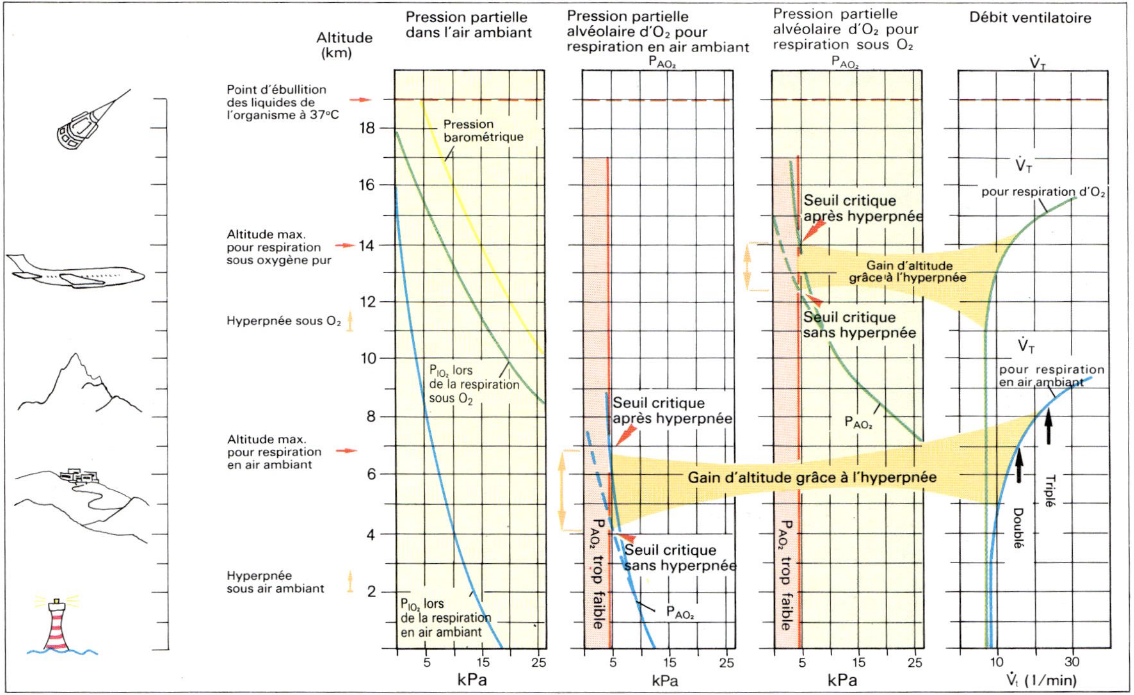

A. La respiration en altitude (sans acclimatation)

pH, tampon, équilibre acido-basique

Le **pH** qui représente la **concentration en ions H^+** $[H^+]$ est donné par la formule **pH** = – **log [H^+]** (cf. p. 333 et suiv.). Le **pH du sang** s'élève en moyenne à **7,4** environ (valeurs normales, cf. p. 114), ce qui correspond à une $[H^+]$ de 40 nmol/l environ. En dehors de certaines sécrétions locales (suc pancréatique, urine) le pH est presque identique pour tous les liquides de l'organisme avec une valeur de l'ordre de 7,2-7,4 pour les liquides intracellulaires. La constance du pH est particulièrement importante pour l'organisme : la *forme moléculaire des protéines* par exemple dépend du pH ; il en est de même de la *structure normale des éléments constitutifs de la cellule.* L'*activité* optimale *enzymatique* est assurée pour un pH normal. Par conséquent, lorsque le pH s'écarte beaucoup de cette valeur, des *troubles du métabolisme,* de la *perméabilité membranaire,* de la *répartition électrolytique,* etc. apparaissent. Des pH inférieurs à 7,0 et supérieurs à 7,8 sont incompatibles avec la vie.

Plusieurs **tampons pH** assurent la **constance du pH** dans l'organisme (cf. p. 334 et suiv.). Le principal tampon du sang et du liquide interstitiel est le système **$CO_2 + H_2O \rightleftarrows HCO_3^- + H^+$**.

Pour un pH donné dans une solution, le *rapport* des concentrations de chaque « base » tampon (par exemple $[HCO_3^-]$) est fixé par « l'acide » tampon correspondant (donc, dans l'exemple cité, $[CO_2]$) (**équation d'Henderson-Hasselbalch ; A** et cf. p. 113).

Le **système tampon CO_2/HCO_3^-** revêt une grande **importance** dans le sang ; non seulement il peut tamponner les ions H^+ (comme les autres tampons), mais aussi les concentrations des deux constituants du tampon peuvent varier sensiblement, indépendamment l'une de l'autre : la $[CO_2]$ est régulée par la **respiration** et la $[HCO_3^-]$ est régulée par les **reins** (**A**).

Parmi les autres tampons, le plus important est l'**hémoglobine** contenue dans les érythrocytes :

$HbH \rightleftarrows Hb^- + H^+$;

$HbO_2H \rightleftarrows HbO_2^- + H^+$.

L'Hb oxygénée et relativement acide capte moins d'ions H^+ et en libère davantage que l'Hb réduite qui est moins acide (cf. aussi p. 96 et 98). De ce fait, si de l'Hb est oxygénée en HbO_2 dans les poumons, des ions H^+ sont libérés : ils compensent partiellement l'augmentation du pH qui est due au rejet du CO_2 à ce niveau.

Les *protéines plasmatiques* ainsi que les *phosphates* inorganiques ($H_2PO_4^- \rightleftarrows H^+ + HPO_4^{2-}$) et organiques (dans l'érythrocyte) exercent en outre un effet tampon. L'intérieur des cellules des divers tissus peut aussi servir de tampon.

L'**ensemble des tampons du sang** (cf. p. 112) à pH 7,4 constant est d'environ 75 mmol · l^{-1} $(\Delta\,pH)^{-1}$ et la somme des **bases tampons** est normalement **de l'ordre de 48 meq/l** (cf. p. 114 et 118). Cette dernière est la somme de toutes les formes de tampon qui peuvent capter des ions H^+ (HCO_3^-, Hb^-, HbO_2^-, phosphoglycérate, protéine e^- plasmatique, HPO_4^{2-}, etc).

Pour évaluer le pouvoir tampon du sang dans l'organisme, la concentration en base tampon est généralement préférée à la capacité tampon car cette dernière valeur dépend de la PCO_2.

Le pH du plasma, et donc du sang, peut être influencé par toute une série de facteurs (**A**) :

a) des **ions H^+** peuvent être *directement apportés* sous forme d'acide chlorhydrique, d'acide lactique, d'acide acétyl-acétique, d'acide β-hydroxybutyrique, d'acide cétonique, d'acide sulfurique, etc., au cours du métabolisme ou *éliminés du sang,* par voie rénale (cf. p. 144 et suiv.) ou lors de vomissements (cf. p. 114).

b) des **ions OH^-** peuvent être apportés avec les sels (basiques) des acides faibles lors d'une alimentation essentiellement végétale. Les ions OH^- libérés au cours de la dégradation se lient principalement au CO_2 ; il se forme du HCO_3^-, ce qui provoque une augmentation du pH.

c) la **concentration en gaz carbonique** $[CO_2]$ peut changer à la suite de modifications de la production de CO_2 lors du **métabolisme** ou à la suite du rejet du CO_2 dans les **poumons.** Si la concentration en CO_2 diminue, le pH augmente et inversement (**A**).

d) la **concentration en bicarbonates** $[HCO_3^-]$ peut être *modifiée,* à la suite de l'élimination du HCO_3^- par les **reins** ou de la perte de HCO_3^- lors de diarrhées (cf. p. 114 et 146), l'augmentation (ou la diminution) de la $[HCO_3^-]$ provoquant une augmentation (ou une diminution) du pH.

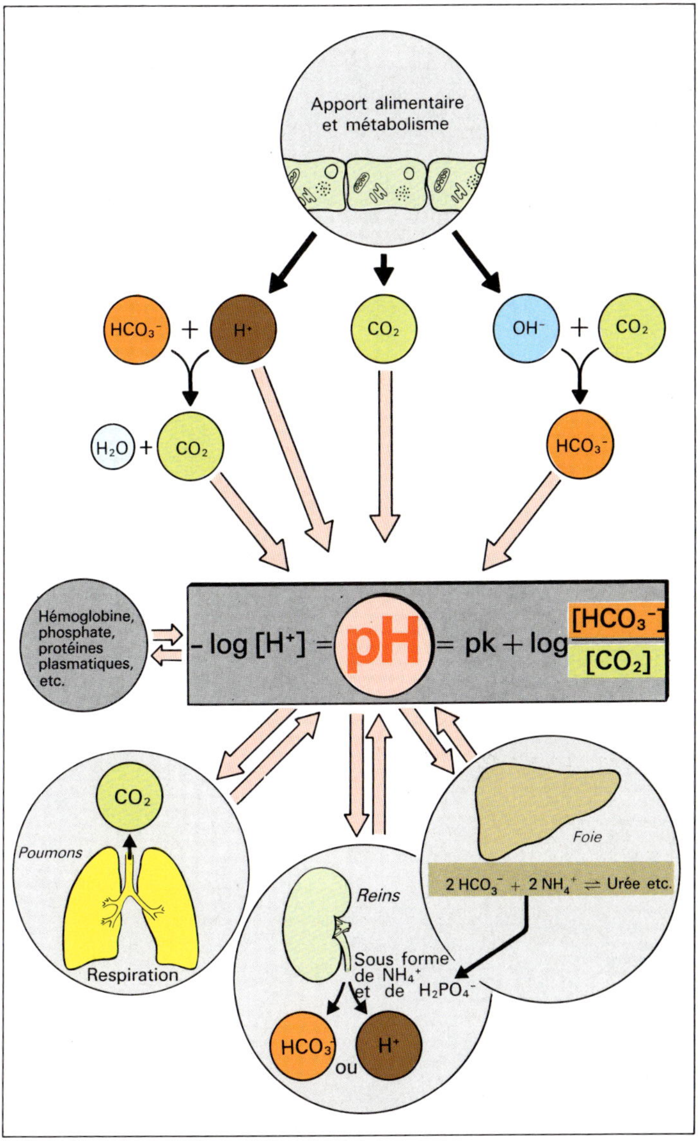

A. Facteurs modifiant le pH sanguin

Le tampon bicarbonate-gaz carbonique

Dans une solution de bicarbonate, le **rapport** entre la concentration en bicarbonate [HCO_3^-] et la concentration en gaz carbonique dissous [CO_2H] détermine le **pH** (**A**, en haut, équation d'Henderson-Hasselbalch).

Si par exemple la [HCO_3^-] = 24 mmol/l et la [CO_2] = 1,2 mmol/l, le rapport [HCO_3^-] / [CO_2] est alors égal à 24/1,2 = 20 ; si on introduit log 20 (= 1,3) et pK (= 6,1) dans l'équation, on obtient un pH de 7,4 (**A**, en haut). Si la [HCO_3^-] tombe à 10 mmol/l et la [CO_2] à 0,5 mmol/l, le rapport devient 10/0,5 = 20 : bien que les concentrations baissent, le *rapport* des deux valeurs ne varie pas et le pH reste donc constant.

Si des ions H^+ sont introduits dans une solution tamponnée, ils se lient à la base tampon (ici HCO_3^-), ce qui donne l'acide tampon $HCO_3^- + H^+ \rightarrow CO_2 + H_2O$. Dans un **système fermé,** la quantité d'acide tampon qui se forme est exactement la même que la quantité de base tampon qui est consommée (l'inverse est également valable lorsqu'on ajoute des ions OH^-).

Les valeurs initiales qui ont été indiquées, à savoir 24/1,2 mmol/l pour [HCO_3^-] / [CO_2] (**A**, en haut), varient lorsqu'on ajoute par exemple 2 mmol/l d'ions H^+ et deviennent 22/3,2, le pH tombant à 6,93 (**A**, à gauche). Ceci signifie que la capacité tampon (voir ci-dessus) du HCO_3^-/CO_2 est plus faible dans un système fermé, puisque la valeur du pH : 6,93 est assez éloignée de la valeur souhaitée de 7,4 (cf. p. 334).

Mais si le CO_2 qui se forme en plus est *enlevé de la solution* (**système ouvert ; A,** à droite), seule la concentration en bicarbonate varie lorsqu'on ajoute des ions H^+ (2 mmol/l). Le rapport [HCO_3^-] / [CO_2] (= 22/1,2) et donc aussi le pH (7,36) diminuent beaucoup moins dans ce cas que lors du tamponnage dans le système fermé.

Le pouvoir tampon du bicarbonate dans l'organisme provoque la formation d'un **système ouvert,** car la **pression partielle du CO_2** (P_{CO_2}) et donc la **concentration en CO_2** ([CO_2] = $\alpha \cdot P_{CO_2}$; cf. p. 98) du plasma sont réglées par la **respiration** (**B**).

Normalement, la quantité de CO_2 rejetée est égale à la quantité de CO_2 produite lors du métabolisme (15 000 à 20 000 mmol/j). Il règne dans les alvéoles une P_{CO_2} constante (cf. p. 92 et suiv.), qui modifie la P_{CO_2} plasmatique à chaque passage pulmonaire ; autrement dit, la P_{CO_2} dans le sang artériel est également constante. Un apport d'ions H^+ provoque une augmentation de la P_{CO_2} dans le sang ($H^+ + HCO_3^- \rightarrow CO_2 + H_2O$) (**B**, à gauche). Le CO_2 supplémentaire est rejeté très rapidement par le poumon, de sorte que la P_{CO_2} artérielle ne varie pratiquement pas malgré l'addition d'ions H^+ (système ouvert).

Le calcul ci-après montre qu'une telle augmentation du rejet de CO_2 n'est quantitativement pas très importante : par exemple, si la production d'ions H^+ est multipliée par 2 dans l'organisme en l'espace d'une journée (normalement 60 mmol/j), il se forme (sans tenir compte du tampon non bicarbonate) 60 mmol de CO_2 supplémentaires par jour, ce qui représente environ 0,3 % seulement du rejet normal de CO_2 par jour. D'un autre côté, le HCO_3^- utilisé pour tamponner ces 60 mmol/j d'ions acides est quantitativement beaucoup plus important. Il représente environ 1/6 de la quantité totale de HCO_3^- contenue dans le LEC. L'excrétion rénale d'ions H^+ est donc nécessaire. Pour chaque ion H^+ excrété, un ion HCO_3^- est formé (cf. p. 147, **C1**).

Dans son principe, l'**apport d'OH^-** périphérique agit de façon analogue. Étant donné que $OH^- + CO_2 \rightarrow HCO_3^-$, la [$HCO_3^-$] augmente et la P_{CO_2} sanguine est plus faible que la normale. Par suite de la diminution du rejet de CO_2, la P_{CO_2} artérielle n'est en rien modifiée (**B**, à droite), si bien que le pH artériel augmente légèrement du seul fait de l'augmentation de la concentration du HCO_3^-.

Parallèlement au système HCO_3^- / CO_2 (environ 53 % du pouvoir tampon du sang), des ions OH^- ou H^+ dans le sang sont également tamponnés par les **tampons non bicarbonates** (principalement intracellulaires) (**TNB :** ≃ 47 % du **pouvoir tampon**).

Les TNB sont les tampons dans un **système fermé ;** autrement dit, leur concentration totale ([base TNB] + [acide TNB]) reste constante, même après un tamponnage. Dans le sang, l'**hémoglobine** est le TNB le plus important (cf. p. 118). La capacité tampon du sang peut être réduite, de façon sensible, dans l'anémie. Les TNB sont efficaces non seulement avec le tampon HCO_3^- / CO_2 dans les troubles du métabolisme acido-basique (cf. p. 114), mais ils deviennent le *seul* tampon efficace dans les troubles acido-basiques *respiratoires* dont les premiers signes sont des modifications prolongées du CO_2 plasmatique (cf. p. 116).

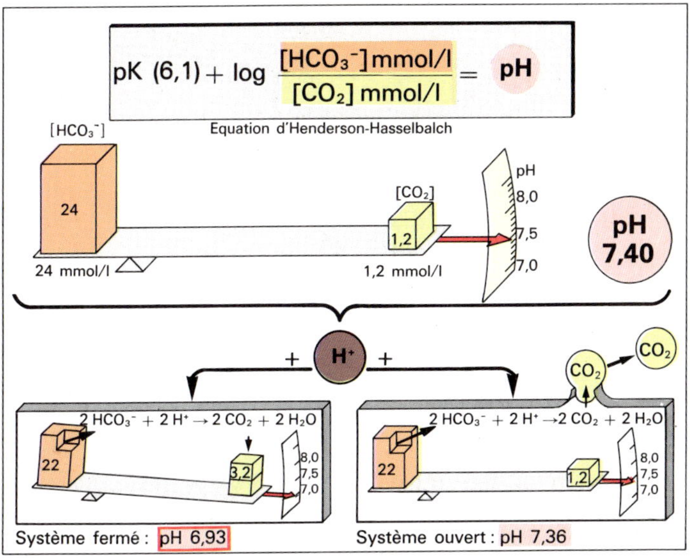

A. Pouvoir tampon du bicarbonate dans un système ouvert et dans un système fermé

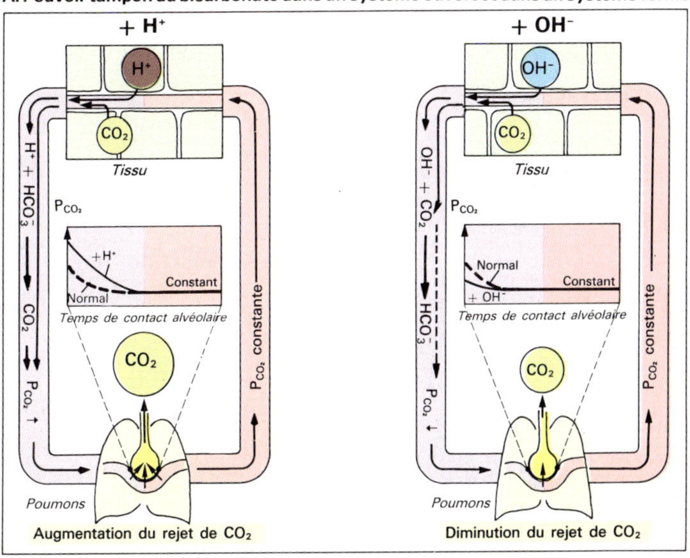

B. Pouvoir tampon du bicarbonate dans le sang : système ouvert

Équilibre acido-basique
Maintien et régulation

L'équilibre acido-basique est assuré par les mécanismes homéostatiques maintenant le pH constant. Les **paramètres acido-basiques normaux du plasma artériel** (mesuré dans le sang capillaire artérialisé) sont les suivants (pour les valeurs dans les érythrocytes, voir tableau p. 96) :

	Femmes	Hommes
$[H^+]$	39,8 ± 1,4 nmol/l	40,7 ± 1,4 nmol/l
pH	7,40 ± 0,015	7,39 ± 0,015
P_{CO_2}	5,07 ± 0,3 kPa (= 38 ± 2 mmHg)	5,47 ± 0,3 kPa (= 41 ± 2 mmHg)
$[HCO_3^-]$	24 ± 2,5 mmol/l	24 ± 2,5 mmol/l

L'équilibre acido-basique est assuré lorsque les bilans ci-après sont équilibrés dans l'organisme :

1. Apport ou production d'ions H^+ – Apport ou production de HCO_3^- = Élimination des ions H^+ – Élimination du HCO_3^- $\simeq$ 60 mmol/j (suivant l'alimentation) ;
2. Production de CO_2 = Élimination du CO_2 $\simeq$ 15 000 à 20 000 mmol/j.

Dans le premier bilan, la production d'ions H^+ (H_3PO_4 et H_2SO_4) et l'élimination correspondante des ions H^+ par les reins (cf. p. 144 et suiv.) jouent les principaux rôles. Cependant, une alimentation végétale peut entraîner un apport d'HCO_3^- considérable (métabolisme : $OH^- + CO_2 \rightarrow HCO_3^-$) (cf. p. 110). Pour que l'équilibre soit rétabli, le HCO_3^- est éliminé dans l'urine (c'est la raison pour laquelle l'urine d'un végétarien est alcaline).

La **somme des bases tampon** (**BT**) dans le sang est également importante pour apprécier l'équilibre acido-basique (cf. p. 110). Les écarts de la BT par rapport à la normale [qui dépend de la concentration d'hémoglobine (cf. p. 118)] expriment un excédent en base ou **excès de base** (**EB**) : **EB** = **BT** $_{\text{réelle}}$ – **BT** $_{\text{normale}}$. La diminution de la BT entraîne un EB négatif et l'augmentation de la BT un EB positif (cf. aussi p. 118).

Perturbations de l'équilibre acido-basique

Si le pH sanguin s'élève au-dessus de la limite supérieure de la normale (7,45), on parle d'**alcalose ;** si le pH tombe au-dessous de la limite inférieure de la normale (7,35), on parle d'**acidose.** De plus, suivant l'origine du trouble, on distingue d'une part une **acidose métabolique** ou une **alcalose métabolique** et d'autre part une **acidose respiratoire** ou une **alcalose respiratoire** (troubles respiratoires, cf. p. 116 et suiv.).

Les troubles métaboliques sont souvent liés à un déséquilibre entre la production et l'excrétion des ions H^+. Les troubles de l'équilibre acido-basique peuvent être partiellement ou totalement **compensés** ou **non compensés.**

Acidose métabolique

Une acidose métabolique (non respiratoire, pH bas, HCO_3^- bas) peut être provoquée notamment par : 1) une incapacité du rein à éliminer les ions H^+ produits ; 2) une ingestion d'acide ; 3) une production acide endogène accrue comme c'est le cas dans le diabète ou lors du jeûne (dégradation incomplète des graisses, acidocétose) ; 4) une production anaérobique d'acide lactique (oxydation incomplète des hydrates de carbones) ; 5) une augmentation de la production d'H_3PO_4 et d'H_2SO_4 lors du métabolisme cellulaire ; 6) une perte en HCO_3^-, comme dans les diarrhées ou vomissements ou encore par le rein (acidose tubulaire rénale, ou utilisation d'inhibiteurs de l'anhydrase carbonique ; cf. p. 142).

Dans l'acidose métabolique (**A**), il se produit avant tout un **tamponnage** des ions H^+ excédentaires (une perte d'HCO_3^- par les reins ou l'intestin correspond aussi à une augmentation des ions H^+). Le HCO_3^- et les bases tampon non bicarbonates (TNB^-) participent chacun dans un rapport 2/3 pour 1/3 à ce tamponnage, le CO_2 formé à partir du HCO_3^- quittant l'organisme par les poumons (système ouvert, cf. p. 112). La deuxième étape consiste en une **compensation de l'acidose métabolique :** l'abaissement du pH conduit (par l'intermédiaire des chémorécepteurs, cf. p. 118) à une augmentation du débit respiratoire et celle-ci entraîne à son tour un abaissement de la P_{CO_2} alvéolaire et artérielle. Au cours de cette **compensation respiratoire** (**A,** en bas), non seulement le rapport $[HCO_3^-] / [CO_2]$ se rapproche à nouveau de la normale (20 / 1), mais le TNB-H est retransformé en TNB^- (en raison de l'augmentation du pH). Ce processus entraîne une consommation de HCO_3^-, ce qui, pour compenser, rend nécessaire un rejet supplémentaire de CO_2 par le poumon (**A**, en bas). Si la cause de l'acidose persiste, la compensation respiratoire devient insuffisante. Une augmentation de l'**élimination des ions H^+ par les reins** (cf. p. 144 et suiv.) devient alors nécessaire.

Alcalose métabolique

Une alcalose métabolique (non respiratoire, pH élevé, HCO_3^- élevé) est provoquée notamment par : 1) l'entrée de substances alcalines (par exemple HCO_3^-) ; 2) l'augmentation du métabolisme d'anions organiques comme le lactate et le citrate sous forme de sels basiques ; 3) la

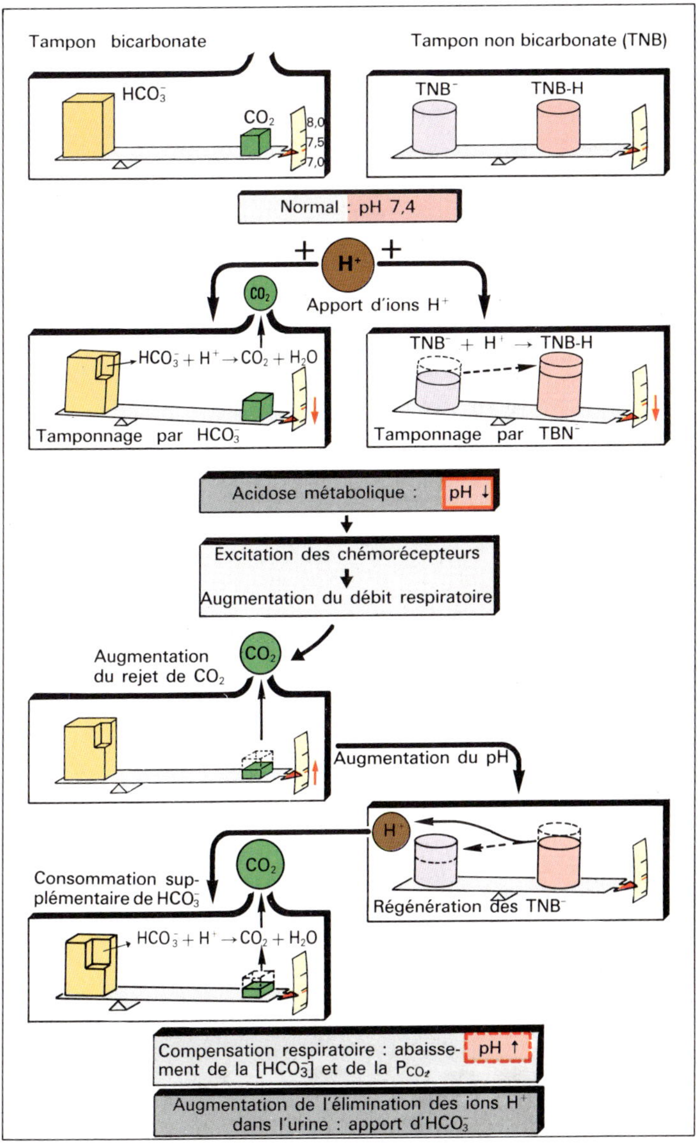

A. Acidose métabolique

perte d'ions H^+ à la suite de vomissements ou par suite d'excrétion rénale accrue de H^+ ou de déficience de K^+ (cf. p. 148). Le **tamponnage** de ce trouble évolue suivant le même schéma que lors de l'acidose métabolique (base tampon en excès), mais la *compensation respiratoire* par hypoventilation est toutefois limitée en raison du *manque simultané d'O_2*. Si l'alcalose n'est pas d'origine rénale, elle peut être corrigée par une augmentation de l'élimination urinaire d'ions HCO_3^-.

L'alcalose métabolique est courante en clinique. L'élévation du pH diminue le calcium libre et peut conduire à la *tétanie*. Le système nerveux devient plus irritable, ce qui peut produire des convulsions. L'ECG se modifie comme dans l'hypokaliémie (cf. p. 172). L'alcalose est particulièrement dangereuse pour les patients sous digitaliques.

Perturbations respiratoires

Si la quantité de CO_2 rejeté est plus importante que celle qui est produite au cours du métabolisme, la P_{CO_2} qui règne dans le plasma diminue (*hypocapnie*), ce qui conduit à une **alcalose respiratoire** (**A**). A l'inverse, si la quantité de CO_2 rejetée est trop faible, la P_{CO_2} plasmatique augmente (*hypercapnie*), ce qui donne lieu à une **acidose respiratoire** (**A**). Alors que, lors d'une acidose métabolique (cf. p. 114), le bicarbonate et les bases tampon non bicarbonates (TNB^-) tamponnent *parallèlement* la diminution du pH, lors d'une acidose respiratoire (**A**) les deux systèmes tampon ont un comportement très *différent*. Le tampon HCO_3^- / CO_2 ne peut être très longtemps efficace car, dans les perturbations respiratoires, les modifications de P_{CO_2} sont la cause et non le résultat de celles-ci, comme c'est le cas dans les désordres métaboliques (cf. p. 114).

Les causes de l'acidose respiratoire (pH bas, P_{CO_2} élevée) sont liées à une difficulté des poumons à éliminer le CO_2 ; c'est notamment le cas lors : 1) d'une diminution du tissu pulmonaire (tuberculose, pneumonie) ; 2) d'une stimulation ventilatoire insuffisante (par exemple lors de polyomyélite ou d'intoxication par les barbyturiques) ; 3) enfin par anomalie de la cage thoracique (scoliose).

L'augmentation de la P_{CO_2} provoque une élévation de la concentration du CO_2 dans le plasma ($[CO_2] = \alpha \cdot P_{CO_2}$), ce qui entraîne à nouveau une augmentation de la formation de HCO_3^- et des ions H^+ (**A**). Les ions H^+ sont captés par les bases TNB ($TNB^- + H^+ \rightarrow TNB\text{-}H$), alors que la $[HCO_3^-]$ dans le plasma augmente. La somme des bases tampon (BT ; cf. p. 110) reste donc égale, contrairement à ce qui se passe dans l'acidose métabolique (une faible diminution des BT conduit donc à une diffusion partielle du HCO_3^-, mais pas de l'hémoglobine, dans l'interstitium). Malgré l'augmentation de la $[HCO_3^-]$, le rapport $[HCO_3^-]/[CO_2]$ est plus faible et le pH diminue (pH bas, acidose). Si l'élévation de la P_{CO_2} persiste, un processus de compensation se déclenche (**A**) : après 1 ou 2 jours, les ions H^+ sont éliminés par les reins (sous forme d'acide titrable de NH_4^+, cf. p. 144 et suiv.). Chaque fois qu'un ion H^+ est sécrété par la cellule tubulaire, un ion HCO_3^- est rejeté dans le sang (le seuil rénal pour l'HCO_3^- augmente). De ce fait, la $[HCO_3^-]$ dans le sang augmente jusqu'à ce que le pH se soit normalisé à nouveau malgré l'élévation de la P_{CO_2} (**compensation rénale**). Une fraction du HCO_3^- est utilisée pour capter les ions H^+ qui, pendant l'augmentation du pH, sont de nouveau libérés à partir de la réaction $TNB\text{-}H \rightarrow TNB^- + H^+$ (**A**, en haut).

Comme la réponse métabolique rénale à l'acidose demande 1 à 2 jours de délai, une acidose respiratoire *aiguë* est faiblement compensée comparativement à une acidose respiratoire chronique. Dans ce dernier cas, HCO_3^- peut augmenter de 1 mmol pour chaque élévation de 10 mmHg de P_{CO_2} au dessus de la normale.

L'**hyperventilation est la cause de l'alcalose respiratoire** (pH élevé, P_{CO_2} basse). Elle est provoquée par un séjour en haute altitude : respiration par manque d'O_2 (cf. p. 108), ou liée à des troubles psychiques. De ce fait, la $[HCO_3^-]$ baisse aussi quelque peu, car une fraction du HCO_3^- se transforme en CO_2 ($H^+ + HCO_3^- \rightarrow CO_2 + H_2O$) et, pour cette réaction, des ions H^+ sont fournis en permanence par les TNB ($TNB\text{-}H \rightarrow TNB^- + H^+$). Pour la même raison, la $[HCO_3^-]$ diminue aussi lors de la compensation respiratoire d'une acidose métabolique (cf. p. 115, **A**, en bas et p. 118). Pour que le pH se normalise (compensation), il faut qu'il y ait une nouvelle diminution de la $[HCO_3^-]$. Ceci est réalisé par les reins qui éliminent davantage de HCO_3^- (par une diminution de la sécrétion des ions H^+ par les tubules) ; autrement dit, le seuil rénal pour l'HCO_3^- est abaissé (**compensation rénale**).

Le CO_2 peut passer du sang dans le **liquide céphalorachidien** beaucoup plus vite que les ions HCO_3^- et les ions H^+. De plus, étant donné que la concentration des protéines dans le LCR est faible et donc que les TNB disponibles sont limités, une acidose ou une alcalose respiratoire aiguë déclenchera des variations du pH relativement fortes dans le LCR. Ces variations constituent le stimulus adéquat pour les chémorécepteurs centraux (cf. p. 98 et 104).

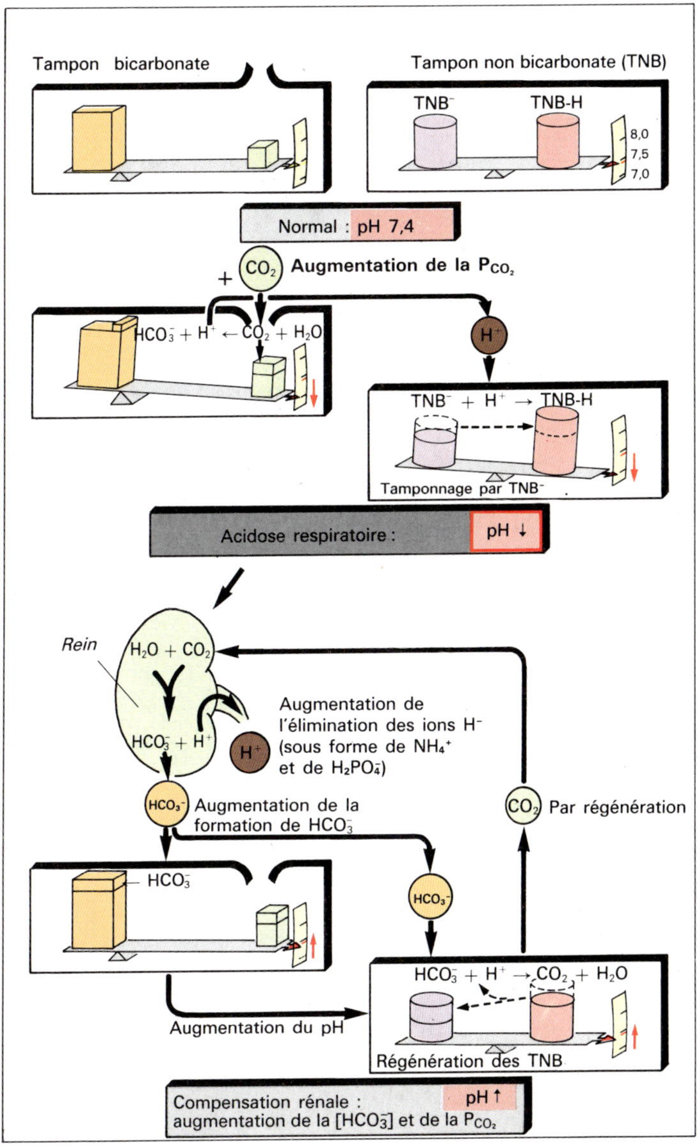

A. Acidose respiratoire

Détermination des rapports acide-base dans le sang

Dans l'équation d'Henderson-Hasselbalch :

$pH = pK_a + \log [HCO_3^-]/[CO_2]$,

$[CO_2]$ peut être remplacé par $\alpha \cdot P_{CO_2}$ (cf. p. 98). L'équation comprend alors deux grandeurs constantes (pour le plasma, à 37°C) : le pK_a de $[CO_2]/[HCO_3^-] = 6{,}1$ dans les conditions physiologiques et le coefficient de solubilité $\alpha = 0{,}225$ mmol · l^{-1} · kPa^{-1} = 0,03 mmol · l^{-1} · $mmHg^{-1}$.

Par ailleurs, l'équation comporte *trois variables* (**pH, $[HCO_3^-]$** et **P_{CO_2}**). Si l'une d'entre elles est maintenue constante ($[HCO_3^-]$ par exemple), il en résulte que les deux autres (*P_{CO_2} et pH*) doivent dépendre l'une de l'autre : si on représente graphiquement le *logarithme* de la **P_{CO_2}** en fonction du **pH** (**A-C**), on obtient une *droite*.

Dans une solution contenant 24 mmol/l d'HCO_3^- *(mais sans aucun tampon)*, la $[HCO_3^-]$ reste *constante alors que la P_{CO_2}* varie en fonction du pH (le long de la ligne bleue sur les nomogrammes **A** et **B**). Pour des valeurs plus basses (par exemple 13 mmol/l) ou plus élevées (par exemple 40 mmol/l), on peut aussi tracer des droites de la $[HCO_3^-]$ (**A** et **B**, lignes oranges) qui sont parallèles les unes aux autres.

Le **sang** contient non seulement des ions HCO_3^- mais également des *tampons non bicarbonates* (TNB). Ceux-ci influencent la courbe de titration ; donc si la P_{CO_2} sanguine est modifiée, les variations de pH seront comparativement moindres que si HCO_3^- était le seul tampon. La pente des droites par rapport à l'axe des abscisses est alors supérieure à 45° (**B**, lignes verte et rouge). Cela signifie qu'un changement de la P_{CO_2}, par exemple de 40 (**B, d**) à 20 mmHg (**B, c**) s'accompagne d'une variation dans le même sens de la concentration en HCO_3^- (**B**, le point **c** se situe alors sur la ligne pointillée, dont la $[HCO_3^-]$ est plus basse que celle de la courbe jaune). La « **concentration de bicarbonate standard** », qui est toujours mesurée après équilibration à une P_{CO_2} de 5,33 kPa ou 40 mmHg, ne change cependant pas. Cela permet l'évaluation de $[HCO_3^-]$ indépendamment des changements de P_{CO_2}.

Le **nomogramme de Siggaard-Andersen** (**C**) est utilisé pour l'évaluation clinique de l'équilibre acide-base. Le log de la P_{CO_2}, sur l'axe des y, est couplé à la valeur du pH, sur l'axe des x. Une ligne horizontale servant d'échelle de référence est tracée à partir de la valeur de P_{CO_2} normale (5,33 kPa = 40 mmHg) sur l'axe des y. Sur cette ligne se trouvent les valeurs de HCO_3^- qui représentent la famille des courbes de titration de HCO_3^- de la figure **A**. A chaque point de cette ligne, différentes droites de pente 45° peuvent être retracées, sur lesquelles se trouvent les valeurs vraies de HCO_3^-.

A la partie supérieure du nomogramme, la courbe a deux échelles, l'une pour l'hémoglobine (Hb) l'autre pour les **bases tampons totales** (BT). Les BT sont composées en majorité de HCO_3^-, de Hb et d'autres protéines (cf. p. 110). Une ligne tracée à partir d'une valeur donnée de Hb jusqu'au point P_{CO_2} = 40 mmHg ; pH 7,40 représente la courbe de titration normale en HCO_3^- en présence de tampon non bicarbonate. Quand Hb est diminuée, comme dans l'anémie, la pente de cette droite diminue d'une certaine valeur.

Détermination des droites pour P_{CO_2}/pH dans le sang. Pour utiliser le nomogramme, on se sert de la méthode d'*équilibration (méthode d'Astrup)*. On prélève un échantillon sanguin sur lequel on mesure le pH à trois reprises: dans un premier temps sur l'échantillon inchangé, puis après équilibration à deux P_{CO_2} différentes ; les valeurs correspondantes de pH sont alors couplées. Exemple: Fig. **C**, point A : pH pour une P_{CO_2} élevée de 10 kPa (= 75 mmHg) et point B : pH pour une P_{CO_2} basse de 2,67 kPa (= 20 mmHg). A partir de la droite A-B, on peut lire, sur l'axe des y, la P_{CO_2} initiale correspondant au pH de la première mesure (**C**, ligne verte pour des valeurs normales de l'équilibre acido-basique).

Sur la Fig. **C**, les majuscules vertes correspondent aux valeurs normales tandis que les minuscules rouges représentent les valeurs respectives obtenues lors d'un trouble de l'équilibre acido-basique : a et b sont les valeurs à l'équilibre. La valeur de 7,2 pour le pH initial indique une acidose. La concentration *standard* en HCO_3^- de 13 mmol/l correspondant à cette courbe (d) est faible. La P_{CO_2} du sang de départ est également basse et correspond à une compensation respiratoire partielle consécutive à une hyperventilation. La droite de pente 45° reliant les points c à e montre que la concentration *effective* en HCO_3^- du sang de départ est plus faible (11 mmol/l) que la concentration standard en HCO_3^-. La différence reflète la diminution de P_{CO_2}. La valeur de base tampon totale (BT) peut être lue sur la courbe supérieure en g (valeur normale des BT = 48 meq/l pour Hb = 150 g/l). L'**excès de base (BE)** est indiqué sur le nomogramme à l'endroit ou la courbe de titration croise la courbe inférieure (F ou f). Le BE est la quantité d'acide ou de base nécessaire pour titrer 1 litre de sang à une P_{CO_2} normale de 5,33 kPa (= 40 mmHg). Le BE est (+) dans l'alcalose métabolique et (–) dans l'acidose métabolique. Dans les troubles respiratoires de l'équilibre acido-basique, les BT sont virtuellement inchangées (cf. p. 116) et BE $\approx$ 0.

La droite P_{CO_2}/pH d'un échantillon sanguin peut aussi être représentée lorsque premièrement la P_{CO_2} (sans équilibration), deuxièmement le pH et troisièmement la concentration d'hémoglobine dans le sang sont connus. Connaissant la P_{CO_2} et le pH, on peut marquer le point de la droite recherchée (cf. par exemple **C**, point c). La droite doit dès lors passer par ce point, de façon à ce que BT (point g) – $BT_{normale}$ (dépend du pH) soit égale à BE (point f).

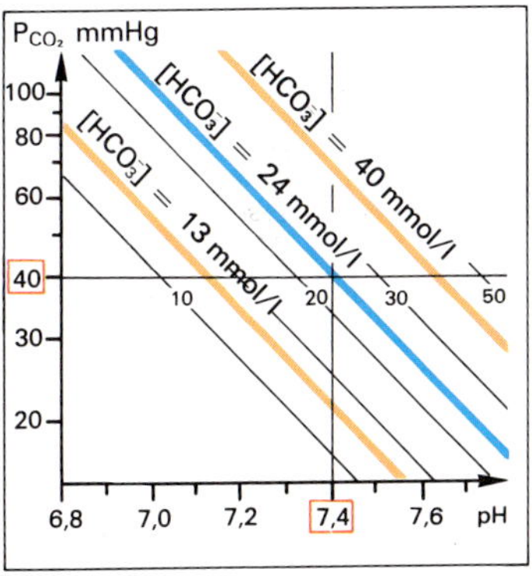

A. Nomogramme P_{CO_2}/pH (sans TNB)

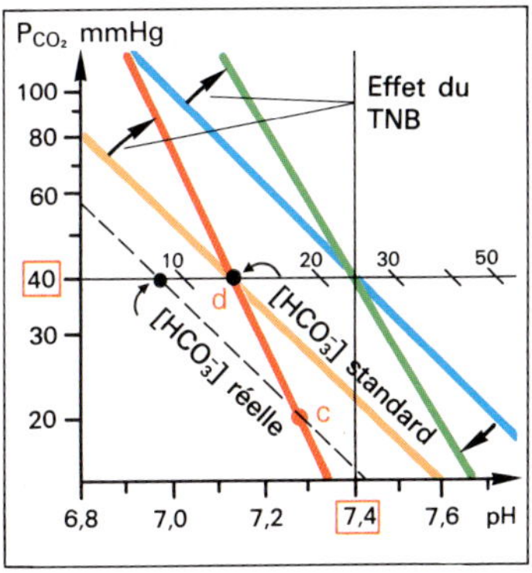

B. Nomogramme P_{CO_2}/pH (avec TNB)

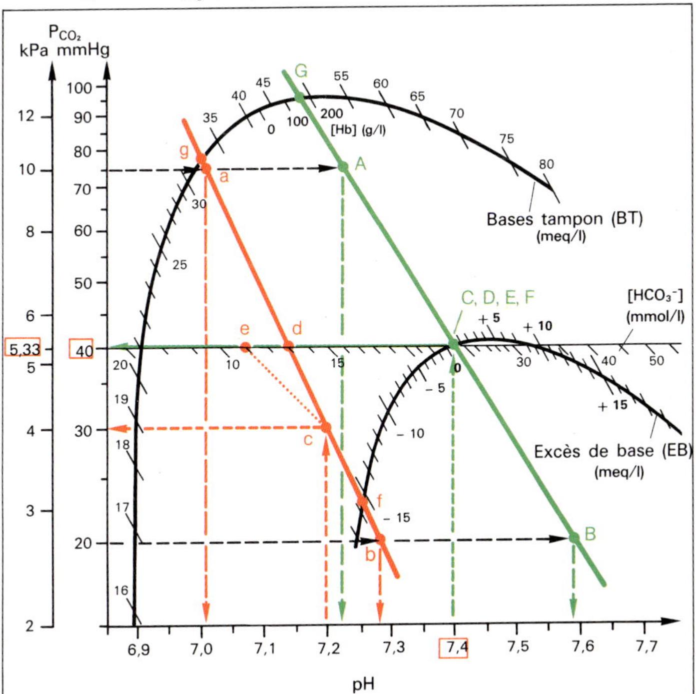

C. Nomogramme de Siggaard-Andersen

Structure et fonctions du rein

Une des fonctions essentielles du rein est de contrôler **l'élimination du sel et de l'eau** et donc de limiter les variations du **volume** et de l'osmolalité (cf. p. 335) du **milieu extracellulaire** (cf. p. 138). Le rein maintient la concentration du K^+ extracellulaire et le **pH** sanguin constant par une régulation de l'élimination des ions H^+ et HCO_3^-, en fonction de leur absorption dans l'organisme et des processus respiratoires et métaboliques (cf. p. 110 et suiv.).

Le rein a en plus pour fonction d'**excréter les produits terminaux du métabolisme** *(urée, acide urique)* mais aussi, en même temps, de *conserver* des composants essentiels (glucose, acides aminés). Il joue en outre un rôle dans le **métabolisme** (dégradation des protéines et des peptides, néoglucogenèse) et dans la synthèse de certaines **hormones** (rénine, érythropoïétine, vitamine D, prostaglandine).

Le **néphron** représente l'*unité fonctionnelle du rein.* Chez l'homme, chaque rein contient 1 200 000 néphrons. Le sang est *filtré* au départ du néphron dans le *glomérule* : les protéines et les cellules sont retenues, alors que l'eau est éliminée, avec toutes les autres substances, dans le **tubule** (tubule urinifère). La majeure partie de ce *filtrat* retourne ensuite dans le sang, à travers la paroi tubulaire *(réabsorption)*. Le reste est éliminé avec l'**urine (excrétion).**

Quelques solvants urinaires pénètrent dans la lumière du néphron, en provenance des cellules tubulaires, par un phénomène de **sécrétion.**

Les parties du néphron

a) Les *corpuscules de Malpighi,* situés dans la partie corticale (**A1** et **A2**), sont constitués de la **capsule de Bowman** et du **glomérule** (**B**), lui-même logé dans la capsule. Cet ensemble forme le feuillet épithélial viscéral et le feuillet épithélial pariétal de la capsule. Entre les deux, se trouve l'*espace capsulaire* dans lequel se produit la filtration de l'**urine primitive** (**B**). Une artériole afférente *(vas afferens)* transporte le sang jusqu'au glomérule. Là, elle se divise en capillaires qui fusionnent à nouveau pour former une artériole efférente *(vas efferens),* celle-ci donnant naissance à un *réseau capillaire péritubulaire* (cf. p. 122).

Le *filtre glomérulaire* est constitué de plusieurs couches (**B**) : côté urine, l'épithélium viscéral de la capsule de Bowman est formé de cellules (les *podocytes*) disposées en une succession de digitations séparées par des interstices en forme de « fente » recouvertes par une *membrane* dotée de pores de 5 nm de diamètre ; côté sang, la *membrane basale* et l'*endothélium* capillaire constituent les deux autres couches de la membrane filtrante.

b) **Le tube proximal,** qui constitue la partie la plus longue du néphron, est contourné dans sa partie initiale (d'où son nom : *tube contourné proximal ;* **A3**) et se transforme ensuite en une section droite (*pars recta ;* **A4**). Ses cellules possèdent, au pôle luminal, une *bordure en brosse* assez dense et, au pôle basal, la *membrane basale* présente de *profondes invaginations (région basale)* qui sont en contact étroit avec les *mitochondries* de la cellule (**A** et p. 5, **C**).

c) Prolongeant la partie terminale du tube proximal, l'**anse de Henle** (faisant partie de la médullaire) comporte une *branche grêle descendante* (**A5**), une *branche grêle ascendante* et un *segment large ascendant* (**A6**). Ce dernier se prolonge par un amas de cellules spécialisées (la *macula densa ;* cf. p. 152) qui jouxtent les capillaires glomérulaires du néphron concerné.

Seulement 20 % des anses des néphrons dits *juxtamédullaires* parviennent jusque dans la médullaire, le reste étant plus court (**A** et p. 122).

d) Le **tube contourné distal** (**A7**) est plus court que le tube proximal. Les cellules du tubule distal ne sont pas homogènes et ne possèdent pas de bordure en brosse et ont moins de mitochondries que celles du tube proximal (**A**). Il commence au niveau de la macula densa et débouche dans les **tubes collecteurs** (**A8**).

D'un point de vue anatomique et fonctionnel, les tubes collecteurs sont répartis en une zone *corticale* (cortex) et une zone *médullaire* (médulla) au niveau desquelles ont lieu les dernières modifications de l'urine définitive ; celle-ci est alors conduite jusqu'aux **papilles rénales** et au pelvis pour y être excrétée.

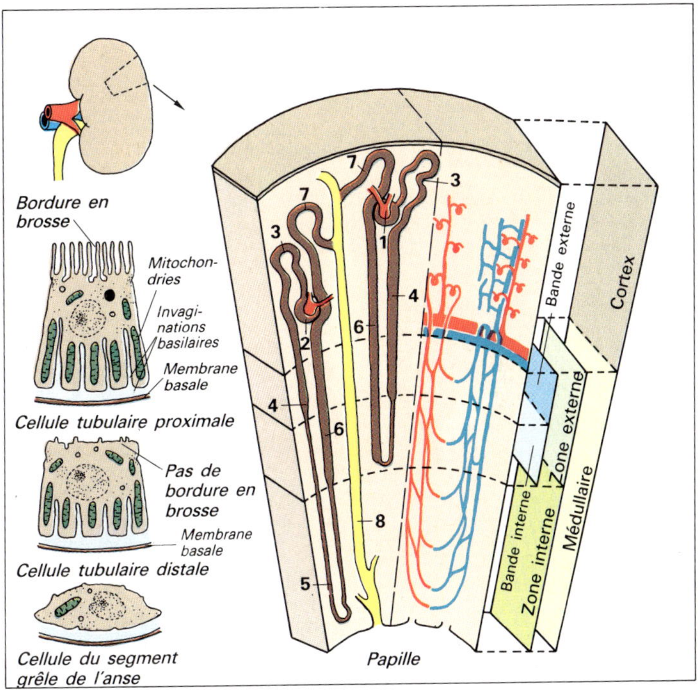

A. Anatomie fonctionnelle du rein

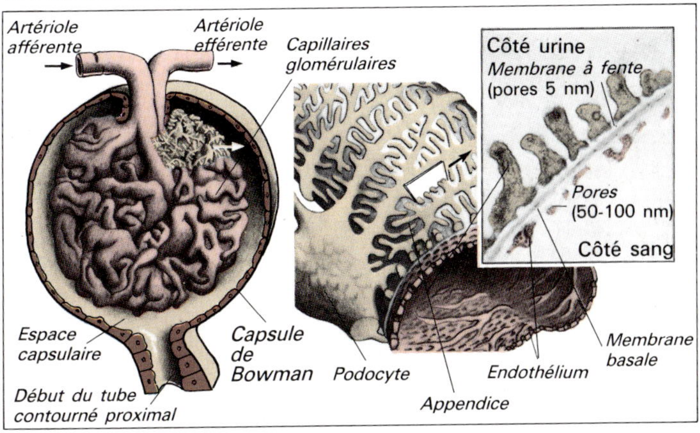

B. Glomérule et capsule de Bowman

Circulation rénale

Le sang passe par l'*artère rénale (A. renalis)*, puis par les *artères interlobaires (A. interlobares)* et enfin par les *artères arquées (A. arcuatae)* (**A1a** et **A2a**) qui circulent dans la zone entre cortex et médullaire. Le **flux sanguin** se répartit *inégalement* entre ces deux parties : sur l'ensemble du **débit sanguin rénal** qui est de 1,2 l/min environ (1/4 – 1/5 du débit cardiaque ; cf. p. 154), la médullaire ne « prend » normalement que 8 % seulement bien que son poids représente 20 à 25 % du poids total du rein.

Contrairement à la plupart des autres organes, le rein possède **deux réseaux capillaires** *disposés en série* (**A2** et **B**). Le premier réseau à pression élevée se situe entre l'artériole afférente (**A 2c**) et l'artériole efférente (**A 2d**) du glomérule (cf. p. 120). Les modifications de résistance de ces vaisseaux influencent non seulement le flux sanguin cortical rénal mais également la pression de filtration glomérulaire. Le sang de l'artériole efférente est dirigé vers le second réseau capillaire. Celui-ci enveloppe les tubules *(vaisseaux péritubulaires)*. Il sert à la vascularisation des cellules tubulaires et aussi aux échanges des substances avec la lumière tubulaire (réabsorption, sécrétion ; cf. p. 126 et suiv.).

Le rein possède *deux types de néphrons* qui diffèrent, notamment par la disposition du réseau capillaire péritubulaire (**A2**).

1. Les **néphrons corticaux** ont des anses de Henle *courtes* et un réseau capillaire semblable à celui de la plupart des tissus de l'organisme.

2. En revanche les **néphrons juxtamédullaires** (à la limite corticomédullaire) possèdent des artérioles efférentes qui se divisent pour donner des vaisseaux *très longs* (40 mm !), les **vasa recta,** lesquels parcourent la médullaire. Ils accompagnent en partie les longues anses de Henle des néphrons juxtamédullaires jusqu'à la pointe de la papille (cf. p. 121). Les vasa recta vascularisent seuls la médullaire. Leur allure en forme d'épingle à cheveux est *importante pour la concentration des urines* (cf. p. 136).

Toute *modification dans la distribution du flux sanguin* entre les capillaires des deux types de néphrons a une influence sur l'élimination du NaCl en particulier.

Une *augmentation du flux sanguin médullaire* entraîne une diminution de l'osmolalité de la médullaire rénale *(effet de lavage)* et donc du pouvoir de concentration des urines (cf. p. 136 et *diurèse osmotique,* p. 142).

Autorégulation du débit sanguin rénal. On désigne par autorégulation du flux sanguin rénal (FSR) le fait que le flux plasmatique rénal (FPR, cf. ci-dessous) et le TFG (cf. p. 124) ne varient guère (y compris sur un rein dénervé) lorsque la pression sanguine dans la circulation générale oscille entre 10,6 kPa environ (80 mmHg) et 26,6 kPa (200 mmHg) (**C**). Par un mécanisme encore en partie inexpliqué, la résistance artériolaire des néphrons corticaux s'adapte automatiquement à la pression sanguine régnante. Néanmoins, si celle-ci tombe en dessous de 10,6 kPa (80 mmHg), il n'y a plus de contre-régulation possible : le flux sanguin chute rapidement et la filtration cesse (**C**).

Le **flux sanguin rénal (FSR)** peut être déterminé selon le principe de Fick en mesurant *le flux plasmatique rénal (FPR)*. La quantité d'une substance éliminée du plasma au niveau d'un organe est égale à la quantité de cette substance entrant dans cet organe par le plasma artériel (FPR · concentration artérielle) diminuée de la quantité sortant de cet organe par le plasma veineux (FPR · concentration veineuse). En d'autres termes, FPR = quantité de substance éliminée/(C artérielle – C veineuse). Ce principe est applicable à tous les organes pourvu qu'une substance indicatrice adéquate soit utilisée. La concentration plasmatique de la substance indicatrice arrivant et quittant l'organe doit être déterminée. Pour le rein, la concentration de la substance indicatrice, l'*acide para-amino-hippurique* **(PAH)** quittant le rein par voie veineuse est très faible (pour des concentrations rénales faibles, la concentration veineuse de PAH est environ 10 fois plus faible que la concentration artérielle), et donc seule la concentration artérielle est mesurée. Étant donné que :

quantité/unité de temps = volume/unité de temps · concentration,

on obtient l'équation :

$$(FPR \cdot P_{aPAH}) - (FPR \cdot P_{rPAH}) = \dot{V}_u \cdot U_{PAH}$$
ou
$$FPR = \dot{V}_u \cdot U_{PAH} / (P_{aPAH} - P_{rPAH})$$

avec P_{aPAH} = concentration artérielle du PAH ; P_{rPAH} = concentration du PAH dans la veine rénale ; U_{PAH} = concentration urinaire du PAH ; $\dot{V}_u$ = volume urinaire par minute (= débit urinaire).

FSR peut être calculé à partir de l'hématocrite (Ht) (cf. p. 60) et du flux plasmatique rénal selon la formule FSR = FPR/(1 - Ht). P_{rPAH} ne s'élevant qu'à environ 1/10 de P_{aPAH}, on utilise souvent simplement la formule $FPR = \dot{V}_u \cdot U_{PAH}/P_{aPAH}$, donc = **clairance du PAH** (cf. p. 124).

La **consommation rénale en oxygène** est de 18 ml/min. En raison de la vascularisation élevée des reins qui ne pèsent que 300 g environ (0,5 % du poids corporel), la *différence artérioveineuse rénale en oxygène* reste faible (14 ml/l de sang). L'oxygène est surtout utilisé pour le *métabolisme oxydatif du cortex rénal.* Celui-ci a besoin d'une énergie considérable pour le transport actif. Dans la médullaire, le métabolisme est principalement *anaérobie* (cf. p. 46 et p. 246).

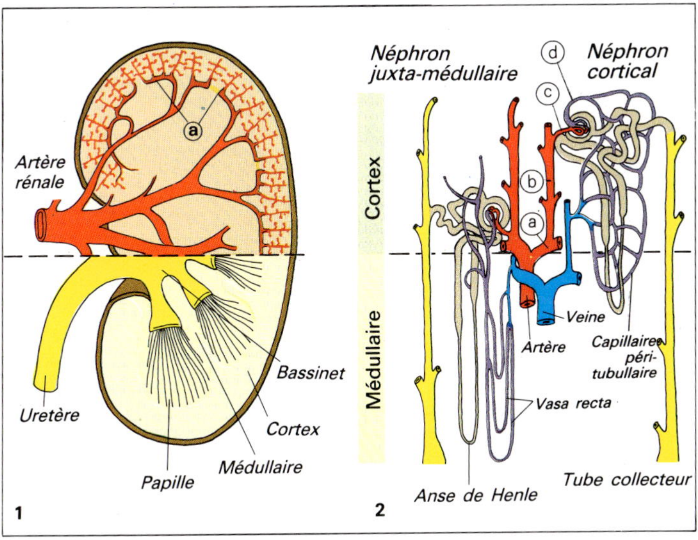

A. Système sanguin rénal

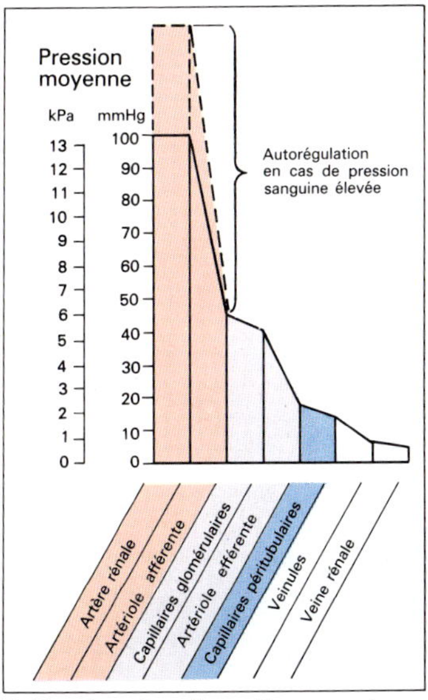

B. Pressions dans le système sanguin rénal

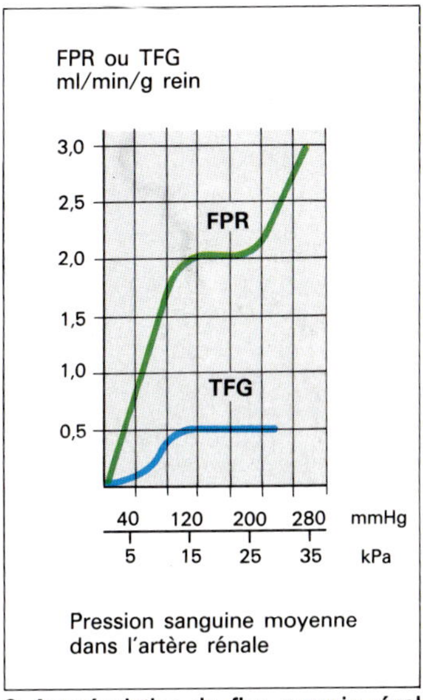

C. Autorégulation du flux sanguin rénal et du taux de filtration glomérulaire

Filtration glomérulaire – Clairance

Le volume du filtrat de l'ensemble des glomérules par unité de temps est appelé **taux de filtration glomérulaire** (TFG en ml/min).

Pour **mesurer le TFG** on utilise une substance contenue dans le sang et *ayant les propriétés suivantes :* 1) elle doit être filtrée sous forme libre ; 2) la quantité de substance filtrée ne doit être ni réabsorbée, ni sécrétée par les cellules tubulaires et doit donc rester constante ; 3) elle doit être ni détruite, ni produite par le rein ; 4) elle ne doit avoir aucun effet sur les fonctions du rein. Ces exigences sont remplies, par exemple, par l'**inuline.** Dans certaines limites (voir ci-dessus), on peut aussi utiliser une substance **endogène** : la **créatinine** (normalement présente dans le sang).

La quantité de substance filtrée par unité de temps se calcule (**A**) à partir de la concentration plasmatique de la substance : P_{in} (g/l) multipliée par le TFG (ml/min). Selon les exigences 2 et 3 (cf. plus haut), *cette quantité filtrée par unité de temps ne varie pas durant le passage dans le néphron :* par conséquent, la quantité apparaissant dans les urines pendant le même intervalle de temps est la même. On l'obtient en multipliant le volume urinaire par minute $\dot{V}_u$ (ml/min) par la concentration urinaire de la substance U_{in} (g/l) soit :

$P_{in} \cdot TFG = U_{in} \cdot \dot{V}_u$. D'où :

$$TFG = \frac{U_{in}}{P_{in}} \cdot \dot{V}_u \text{ (ml/min) } (\mathbf{A}).$$

Le TFG est alors égal à la **clairance** (voir ci-dessus) de l'**inuline** ou de la **créatinine.** Bien que la concentration plasmatique de la créatinine (P_{cr}) augmente avec une chute du TFG, la P_{cr} est seulement un indicateur approximatif de la valeur du TFG.

Le TFG varie avec la surface corporelle. Afin d'avoir des valeurs cliniquement comparables, le TFG est généralement rapporté à une surface corporelle de 1,73 m². Celle-ci se calcule à partir de la taille et du poids corporel.

Le TFG est normalement de l'ordre de 120 ml/min/1,73 m² de surface corporelle, c'est-à-dire 180 l/jour. Étant donné qu'un homme de 70 kg dispose d'environ 15 litres de liquide extracellulaire échangeable (LEC) (cf. p. 138), les LEC passent dans les tubules rénaux à peu près 12 fois par jour et même près de 60 fois par jour pour ce qui concerne le volume plasmatique (3,2 l). Sur les 180 litres ainsi filtrés chaque jour, plus de 99 % quittent les cellules tubulaires et retournent dans l'espace extracellulaire par un processus de *réabsorption* (cf. p. 136) *(réabsorption fractionnelle de l'eau)* et **1,5 litre d'urine** seulement sont éliminés **par jour**.

Le TFG est le produit résultant de la *pression de filtration efficace* dans le glomérule (P_{eff}), de la *surface de filtration glomérulaire* (qui, bien entendu, dépend aussi du nombre de glomérules fonctionnels) et de la *conductivité hydraulique* du filtre glomérulaire (cf. p. 120) qui est la valeur de sa perméabilité à l'eau.

P_{eff} correspond à la pression sanguine dans les capillaires (env. 6,0 kPa = 45 mmHg) moins la pression oncotique (cf. p. 158) dans le plasma (2,7 à 4,0 kPa = 20 à 30 mmHg ; cf. ci-après) et moins la pression dans la capsule de Bowman (env. 2 kPa = 15 mmHg). P_{eff} et donc TFG peuvent varier s'il y a une modification de la résistance des artérioles glomérulaires (cf. p. 122).

Il est à noter qu'environ 20 % seulement du plasma traversant le rein sont filtrés (**fraction de filtration** = TFG/FPR). La filtration peut être limitée lorsque la pression oncotique dans les capillaires glomérulaires passe de 2,7 à 4,0 kPa du fait de la filtration de l'eau, P_{eff} tombant ainsi à zéro *(équilibre de filtration)*.

Parallèlement à l'autorégulation du FSR (cf. p. 122), le TFG est constant pour des pressions systématiques de l'ordre de 11 kPa. Ainsi, la pression de filtration est maintenue constante dans cette plage de valeur par modifications des résistances préartériolaire et artériolaire. Les facteurs déclenchant cette autorégulation sont a) la pression artérielle du sang (réponse myogénique) et b) un signal déclenchant un mécanisme de feed back (connu, en partie seulement), transmis par l'*appareil juxta-glomérulaire* (cf. p. 152). Si la pression moyenne systémique tombe en dessous de 8 kPa (= 60 mmHg), la filtration cesse.

L'expression $U \cdot \dot{V}_u /P$ définit la **clairance.** La clairance des substances citées plus haut, par exemple l'inuline (C_{in}), est égale à TFG (voir plus haut). La clairance d'une substance X quelconque (C_x) peut être comparée à C_{in}. Ce rapport C_x/C_{in} est équivalent à l'**élimination fractionnelle** et indique quel pourcentage de la quantité filtrée a été éliminé. Lorsqu'une substance est excrétée des cellules tubulaires par *réabsorption,* le rapport C_x/C_{in} est inférieur à 1 (**B1**, par ex. Na^+, Cl^-, glucose, acides aminés ; cf. p. 126 et suiv.). D'autres substances sont épurées du sang par les cellules tubulaires et ajoutées à l'urine par sécrétion transépithéliale (**B2**). Avec l'acide **PAH** (cf. 122), cette sécrétion est si forte que 90 % de cet acide sont épurés du sang (**taux d'épuration**) après un seul passage rénal. La *clairance du PAH représente* donc approximativement *le flux plasmatique rénal* (**FPR**) et est environ 5 fois supérieure à la C_{in} ou au TFG. D'autres substances encore sont ajoutées par synthèse cellulaire et sont **sécrétées à travers la membrane cellulaire luminale** (par exemple NH_3/NH_4^+). Dans tous ces cas, la quantité apparaissant dans l'urine est supérieure à la quantité filtrée, et le rapport C_x/C_{in} est supérieur à 1.

La quantité d'une substance réabsorbée ou sécrétée par unité de temps est égale à la *différence* entre la *quantité* de *substance filtrée* par *unité de temps* ($P_x \cdot TFG$) et la *quantité de substance éliminée* pendant le même *intervalle de temps* ($U_x \cdot \dot{V}_u$).

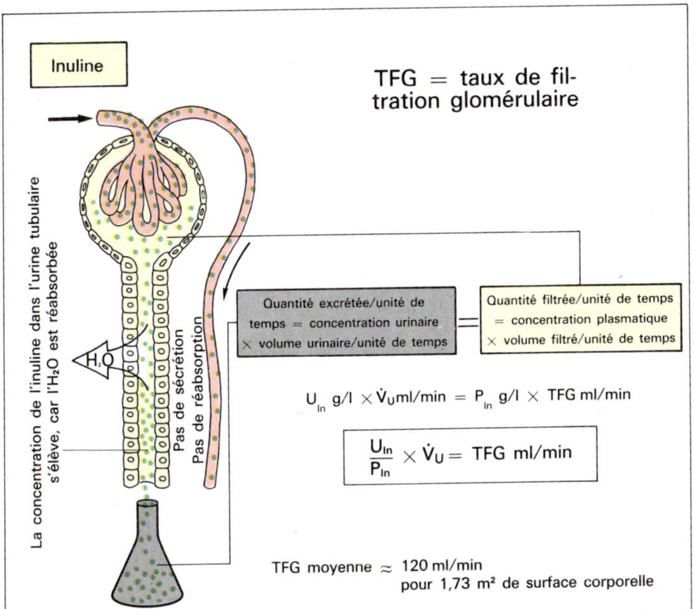

A. Clairance de l'inuline (= taux de filtration glomérulaire)

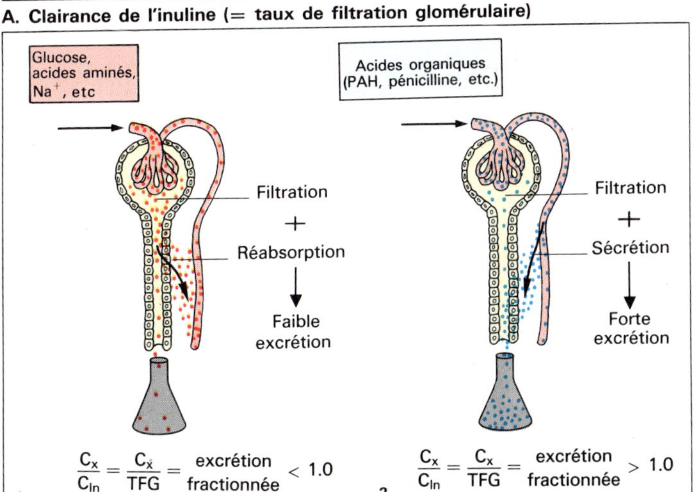

B. Clairances inférieure (1) ou supérieure (2) à la clairance de l'inuline

Mécanismes de transport dans le néphron I

Les substances dissoutes dans le plasma parviennent dans l'urine, soit par *filtration* au niveau du glomérule, soit par *sécrétion* à travers la paroi tubulaire. Ces substances peuvent à nouveau quitter le tubule par réabsorption (**A**)

1. **Filtration** : Environ 1/5e du plasma est filtré par le glomérule (*fraction de filtration* = TFG/FPR, cf. p. 124). Ainsi, le filtre glomérulaire (cf. p. 120) laisse passer toutes les substances dissoutes dans le plasma qui ont un rayon moléculaire r < 1,8 nm (poids moléculaire ≃ 15 000 Dalton). Les substances ayant un rayon r > 4,4 nm (poids moléculaire ≃ 80 000 Dalton) ne sont normalement *pas* filtrables (par exemple la globuline).

Les molécules dont le rayon est compris entre 1,8 et 4,4 nm ne sont que partiellement filtrables, le filtre glomérulaire laissant moins bien passer les particules chargées négativement (comme l'*albumine*, r = 3,5 nm) que les substances neutres. Ceci est probablement dû aux charges négatives de la paroi du filtre glomérulaire (cf. p. 120) qui repoussent les anions.

Lorsque des petites molécules sont liées partiellement à des protéines plasmatiques (**liaison protéique** ; cf. p. 10), la fraction liée aux protéines ne peut virtuellement *pas* être filtrée (**B** : T).

Pour les substances restées accrochées au *filtre glomérulaire*, l'épuration se fait probablement par phagocytose (cf. p. 66) grâce aux cellules mésangiales du glomérule.

2. **Réabsorption** (**A**, w, x, y) : Après filtration, l'eau et plusieurs substances sont soumises à **réabsorption tubulaire**. Ce sont les électrolytes (Na^+, Cl^-, K^+, Ca^{2+}, HCO_3^-, phosphate, etc.), les acides aminés, l'acide urique, les lactates, l'urée, les peptides, la vitamine C ou acide ascorbique, le glucose et bien d'autres encore (**C** et p. 128 et suiv.).

3. **Sécrétion transcellulaire active** (**A**, z) : *Les métabolites de l'organisme* comme l'acide urique, le glucuronide, l'hippurate, les sulfates ainsi que les *substances exogènes* (pénicilline, diurétiques et aussi acide PAH ; cf. p. 124) sont excrétés de cette manière (**C**).

4. **Sécrétion cellulaire** : Plusieurs substances (comme les ions ammonium = NH_4^+, les ions H^+ et l'hippurate) ne sont formées que dans la cellule tubulaire et parviennent ensuite dans le tubule par un mécanisme de *sécrétion cellulaire.* Alors que le *NH_3 diffuse passivement* dans la lumière tubulaire (**A** : v), les *ions H^+* sont *sécrétés de façon active* (**A** : u et cf. p. 144 et suiv.).

Les **transports actifs** et **passifs** (cf. p. 8 et 11 et suiv.) sont souvent étroitement liés : l'*H_2O* par exemple est *réabsorbé passivement* lorsqu'un *gradient osmotique* apparaît (cf. p. 335) à la suite de la *réabsorption active* d'une substance dissoute (**Na^+** ou **HCO_3^-**). La *réabsorption de l'eau* conduit, d'une part, au « solvent drag » (entraînement par le solvant) (cf. p. 10 et p. 132) et, d'autre part, à une *concentration* tubulaire d'autres *substances dissoutes* (dont l'**urée**) qui sont ensuite réabsorbées passivement dans le sang, le long d'un gradient de concentration. Pour les ions, il faut aussi tenir compte de leurs *charges électriques* : lorsque l'ion Na^+ est réabsorbé, il faut qu'un anion soit excrété (par exemple dans le tube proximal **Cl^-** ; cf. p. 132) ou qu'un cation soit éliminé (par exemple dans le tube distal, **K^+** ; cf. p. 148 et suiv.). Le **glucose, les acides aminés, le phosphate,** etc. sont *transportés de façon active ;* dans de nombreux cas, l'énergie libérée est *étroitement liée au transport de Na^+* **(co-transport),** ce type de **transport actif secondaire** est décrit pages 11 et 128.

Le PAH est transporté à travers la membrane basale dans les cellules par un processus de transport actif « tertiaire ». Au début, les dicarboxylates (par ex. le glutarate) pénètrent dans la cellule par un transport actif secondaire (cf. p. 129, **B**, c), après quoi, échangés avec le PAH (antiport, cf. p. 11) ils quittent la cellule et regagnent le flux sanguin.

Nombre de substances sont réabsorbées par diffusion *passive* (par ex. l'**urée**). La *perméabilité* de ces substances dépend, notamment, de leur *liposolubilité.* Les électrolytes faibles non ionisés ont une meilleure liposolubilité et peuvent donc passer à travers la membrane plus facilement que les substances ionisées (**diffusion non-ionique** ; **A** : « $Y^- \rightleftarrows Y^\circ$ »). Le *pH* de l'urine a donc une influence sur la réabsorption passive. La *grosseur des molécules* joue aussi un rôle lors de la diffusion : plus la molécule est petite, mieux elle diffuse (cf. p. 8 et suiv.).

Les voies de diffusion à travers l'épithélium tubulaire incluent les mécanismes *transcellulaire* et *paracellulaire.* Les « tight junctions » (= jonctions serrées) du tubule proximal (cf. p. 8) sont relativement perméables et permettent le transport par diffusion paracellulaire des petites molécules et des ions.

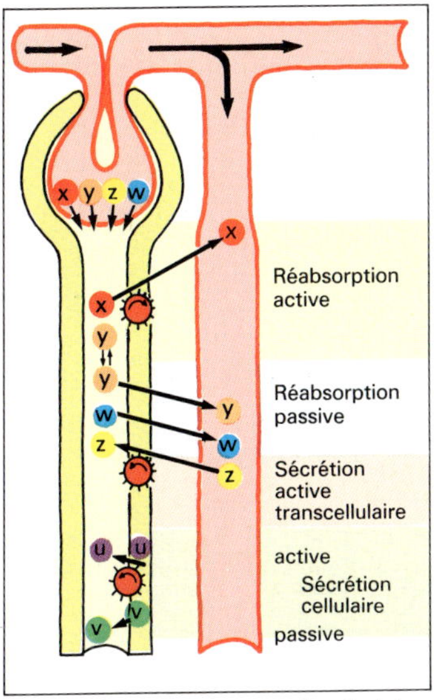

A. Filtration et transport glomérulaire

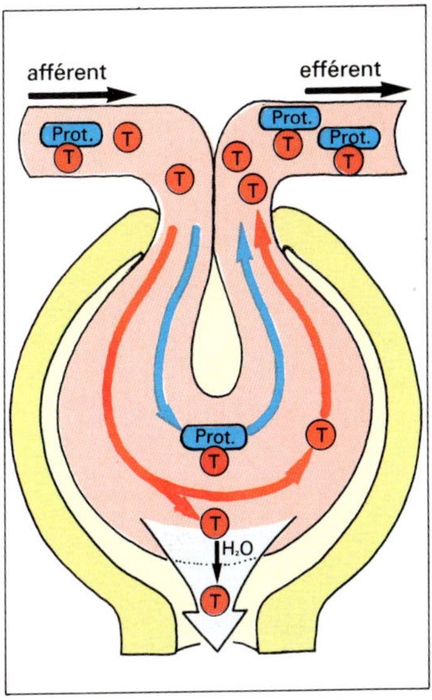

B. Liaison protéique et filtration

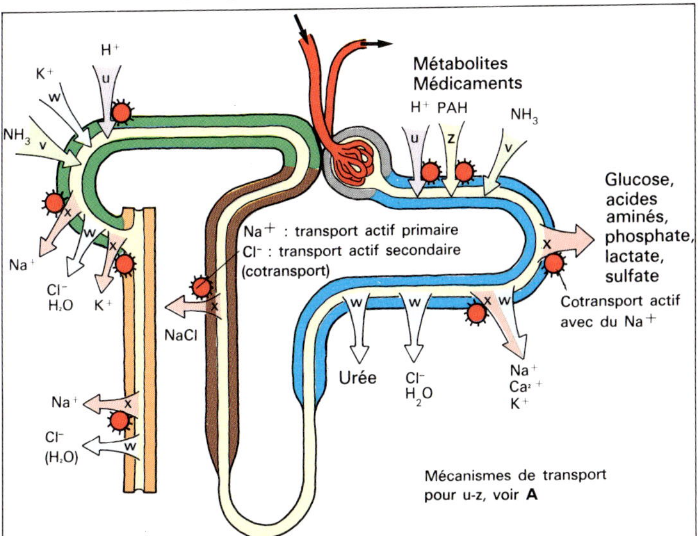

C. Localisation des principaux mécanismes de transports le long du néphron (schéma général)

Mécanismes de transport dans le néphron II

Lorsque l'on multiplie le TFG (cf. p. 124), c'est-à-dire 180 l/jour, par la concentration plasmatique de la substance filtrée, on obtient une **quantité filtrée par unité de temps** (« load » = charge) ; par exemple pour le glucose, elle est de 160 g/jour et, pour l'ensemble des acides aminés, de 70 g/jour environ. Malgré la faible perméabilité du filtre glomérulaire à l'albumine (environ 0,01-0,05 %), on estime cependant que 1 à 3 g/jour (180 l/j · 42 g/l · 0,0001 à 0,0005) parviennent dans l'urine primitive. Les systèmes de réabsorption dans le néphron limitent ainsi l'excrétion de ces substances indispensables à l'organisme.

Le glucose est absorbé dans la cellule tubulaire contre un gradient de concentration (c'est-à-dire de façon active). Pour cela, il utilise un système de transport dans la membrane à bordure en brosse (« carrier », **B, a**) ; simultanément le **Na^+** passe aussi dans la cellule (« selon un gradient ») (*co-transport secondaire actif avec Na^+*). Le gradient du Na^+ est à son tour maintenu contre la membrane basolatérale par la « pompe » à Na^+ active (Na^+-K^+-ATPase) (**B**). Le glucose quitte à nouveau la cellule par un mécanisme de diffusion facilitée (**B, b** et p. 11).

Le **glucose** est normalement réabsorbé à plus de 99 %. La courbe de la concentration du glucose dans le tube proximal (**A, a**) montre que la réabsorption s'effectue très rapidement au début du tube proximal, alors que la concentration du glucose devient très faible, quoique constante, vers la fin du tube (C_∞). A ce stade, la réabsorption active augmente à l'extérieur de la lumière tubulaire et la « fuite » passive devient plus forte vers l'intérieur de la lumière tubulaire. Plus loin, en aval, le glucose peut encore être réabsorbé, car la concentration luminale est à nouveau supérieure à C_∞ en raison de la réabsorption de l'eau.

La **fuite** mentionnée ci-dessus est le résultat d'une diffusion passive du glucose essentiellement au niveau des espaces intercellulaires mais également à travers les cellules dans la lumière. La **réabsorption active** J_{act} du glucose est saturable lorsque la concentration du glucose (**C**) augmente ; elle est fonction, selon *Michaelis et Menten*, du taux de transport maximal (J_{max}) et de la constante de demi-saturation (K_m) (cf. aussi p. 11 et 333) :

$$J_{act} = J_{max} \cdot C/(K_m + C).$$

Lorsque C dépasse 10 mmol/l dans le plasma et l'urine primitive (par ex. dans le cas d'un *diabète sucré*), le système de réabsorption est saturé (J_{act} se rapproche de J_{max}) et la courbe de concentration du glucose (**A**) s'aplatit : cela se traduit par l'apparition de glucose dans l'urine définitive (*glycosurie*).

La réabsorption des **acides aminés** est très voisine de celle du glucose (**A** et **B**). Il existe environ 7 systèmes de transport différents (généralement co-transport du Na^+), de sorte que J_{max} et K_m peuvent varier en fonction de la nature des acides aminés et du transporteur (« carrier »). La L-valine par exemple est très rapidement réabsorbée (**A, b**), la L-glutamine à peu près comme le glucose (**A, a**) et la L-histidine relativement lentement (**A, c**). En conséquence, on peut considérer pour ces acides aminés que respectivement 99,9 %, 99,2 % et seulement 94,3 % de la quantité filtrée retournent dans le sang.

Une augmentation de l'excrétion des acides aminés (**hyperamino-acidurie**) apparaît *en aval du rein* lorsque la concentration plasmatique s'élève (saturation de la réabsorption, cf. plus haut) ou *au niveau du rein* en raison d'un transport défaillant qui peut être spécifique (par ex. *cystinurie*) ou non spécifique (par ex. *syndrome de Fanconi*). Les acides aminés sont également absorbés, du côté sang, dans les cellules tubulaires (**B** et **C**), ce qui permet bien sûr une alimentation cellulaire, en particulier dans les parties distales du néphron.

Le **phosphate** (cf. p. 144), le **lactate** et le **citrate,** parmi d'autres substances, sont également soumis à une réabsorption secondaire active dans le tube contourné proximal (co-transport du Na^+). Un cotransport Na^+-Cl^--K^+ s'opère dans le néphron distal (cf. p. 132). L'**acide urique** et l'**oxalate** sont simultanément réabsorbés et sécrétés. Dans le cas de l'acide urique, la réabsorption domine (seulement 10 % d'excrétion) et, pour l'oxalate, c'est la sécrétion (excrétion > quantité filtrée).

Les **oligopeptides** (par ex. le glutathion, l'angiotensine) sont si rapidement scindés par les peptidases luminales actives de la bordure en brosse (γ-glutamyltransférase, aminopeptidase M, etc.) qu'ils peuvent être entièrement réabsorbés sous forme d'acides aminés. Il en est de même pour le *maltose* qui est dégradé en glucose et réabsorbé sous cette forme (**C**).

Les **protéines** (albumine, lysozyme, β-microglobuline, etc.) sont réabsorbées par *endocytose* et soumises à une « digestion » intracellulaire lysosomale (**D**). Cette réabsorption est normalement déjà saturée, de sorte qu'une augmentation de la perméabilité glomérulaire aux protéines provoque une **protéinurie**.

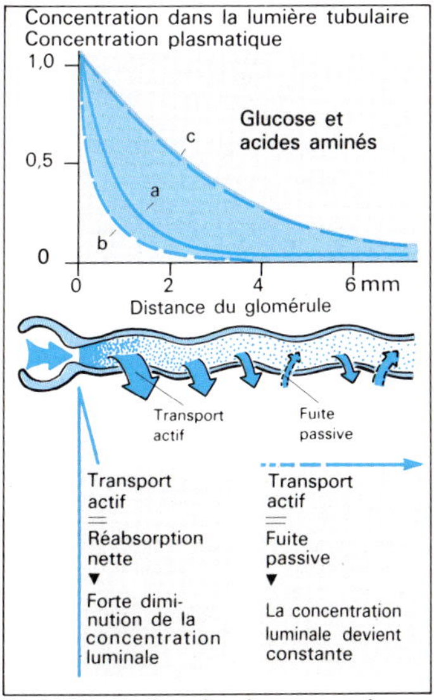

A. Réabsorption du glucose et des acides aminés

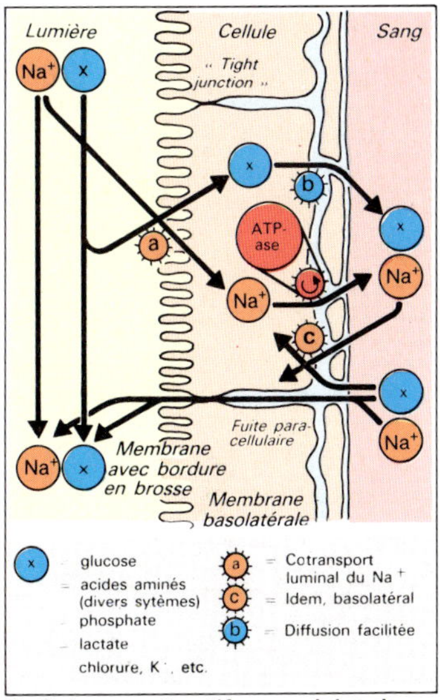

B. Cotransport actif secondaire du Na^+

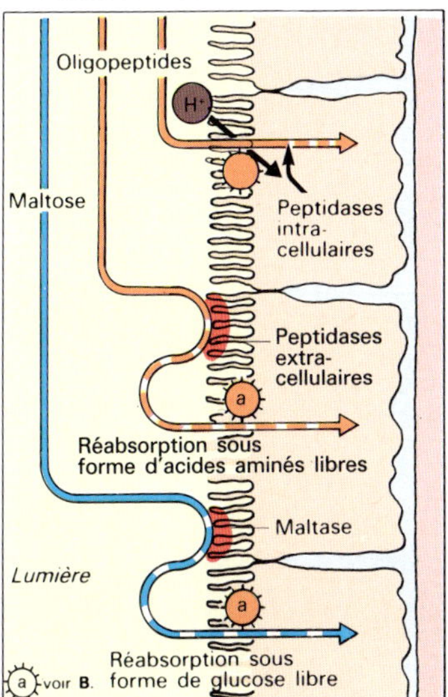

C. Résorption des oligopeptides et du maltose

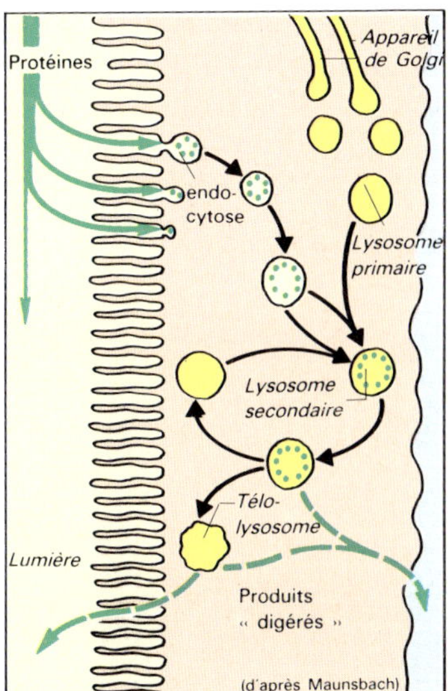

D. Réabsorption protéique par endocytose

Sélection des substances, « détoxication » et excrétion dans l'organisme

Lorsque l'homme s'**alimente** (**A1**), il absorbe non seulement des substances que l'organisme peut utiliser pour sa croissance et son équilibre énergétique, mais aussi des substances *physiologiquement inutiles* ou même *toxiques*, ces dernières étant inhalées, le cas échéant, avec l'*air respiré*. L'organisme est à même de discerner les substances utilisables des autres au moment où elles sont *absorbées*, *lors du métabolisme* et lorsqu'elles sont *excrétées*. Ce processus débute lors de **l'ingestion alimentaire** : l'*odeur* et le *goût* (cf. p. 296) de nombreuses *substances toxiques* empêchent leur absorption ou provoquent des *vomissements* (cf. p. 204).

Les substances utiles sont ensuite scindées et absorbées dans le **tube digestif** (**A2**) du fait de la **spécificité** des *enzymes digestives* et des *mécanismes de réabsorption* (cf. p. 218 et suiv.), tandis que les substances physiologiquement inutiles ne sont guère absorbées par l'épithélium intestinal et sont éliminées dans les fèces.

Les substances absorbées dans l'**intestin** parviennent jusqu'au **foie** qui, dès le *premier passage* dans la circulation portale, peut déjà capter jusqu'à 95 % d'une substance donnée. Les groupes de substances citées plus haut sont à nouveau différenciés dans la cellule hépatique : les produits utiles sont stockés dans la cellule ou sont métabolisés.

Le foie est en outre en mesure de *rendre inoffensives* des substances inutiles ou toxiques (« **détoxication** ») :

Le foie dispose pour cela de plusieurs mécanismes : après action enzymatique par addition d'un groupe OH ou COOH (**A3**), ces produits se combinent avec l'*acide glycuronique*, un *sulfate*, un *acétate* ou des *acides aminés* (**A4** et cf. p. 214) ; les substances ainsi formées peuvent être *sécrétées* de façon active dans la bile et parviennent ainsi jusqu'à l'intestin où elles sont pour la plupart éliminées dans les fèces (**A5**). Pour les substances devant être excrétées, un second mécanisme utilise le glutathion comme accepteur : des enzymes spécifiques combinent des substances aussi toxiques ou cancérigènes que le chloroforme, l'iodure de méthyle, les époxydes, le naphtalène, le phénanthrène, etc. au glutathion, et ces composés sont ensuite excrétés par le *rein* sous forme d'*acides mercapturiques*.

Le poumon (**A6**) peut aussi servir d'*organe excréteur*. Il agit comme un *filtre* pour le sang qui, venant du tube digestif, est passé dans le foie. Le poumon peut en particulier capter les substances *liposolubles* (comme la sérotonine, la méthadone) avant de les inactiver et de les excréter en partie au niveau de la *muqueuse bronchique*. Le cerveau, particulièrement sensible à ces substances, est ainsi protégé.

Une fraction des substances absorbées dans l'intestin arrive telle quelle dans la circulation générale où elle devient disponible pour les **cellules des autres organes ;** il se produit, là aussi, une nouvelle sélection. Les cellules nerveuses ou musculaires par exemple absorbent, par des mécanismes de transport spécifiques, les substances qui sont nécessaires à leur propre métabolisme.

Enfin, le **rein** exerce un *contrôle efficace sur la composition du sang*, car son débit représente une part importante du débit cardiaque (cf. p. 154).

Les **tubules rénaux** se comportent de façon tout à fait analogue : les substances inutilisables et toxiques se trouvant dans le sang ne sont guère réabsorbées après la filtration glomérulaire et sont donc *excrétées* dans l'urine. Il en est ainsi par exemple des produits résultant du métabolisme des substances azotées (cf. p. 146). Les acides organiques ou les bases inutiles ou néfastes pour l'organisme sont sécrétés dans le tubule par un processus de transport actif (**A7** et cf. p. 126). Par contre, des substances essentielles pour l'organisme (comme le glucose, les acides aminés, etc.) sont *réabsorbées par des systèmes de transport* propres au rein et à l'intestin et sont donc protégées contre toute excrétion.

Le **plexus choroïde** des ventricules cérébraux et le tractus uvéal de l'**œil** peuvent transporter ces mêmes anions organiques hors du tissu et vers le sang, à la manière dont le foie et le rein le font pour ces ions hors du sang et dans la bile ou l'urine respectivement.

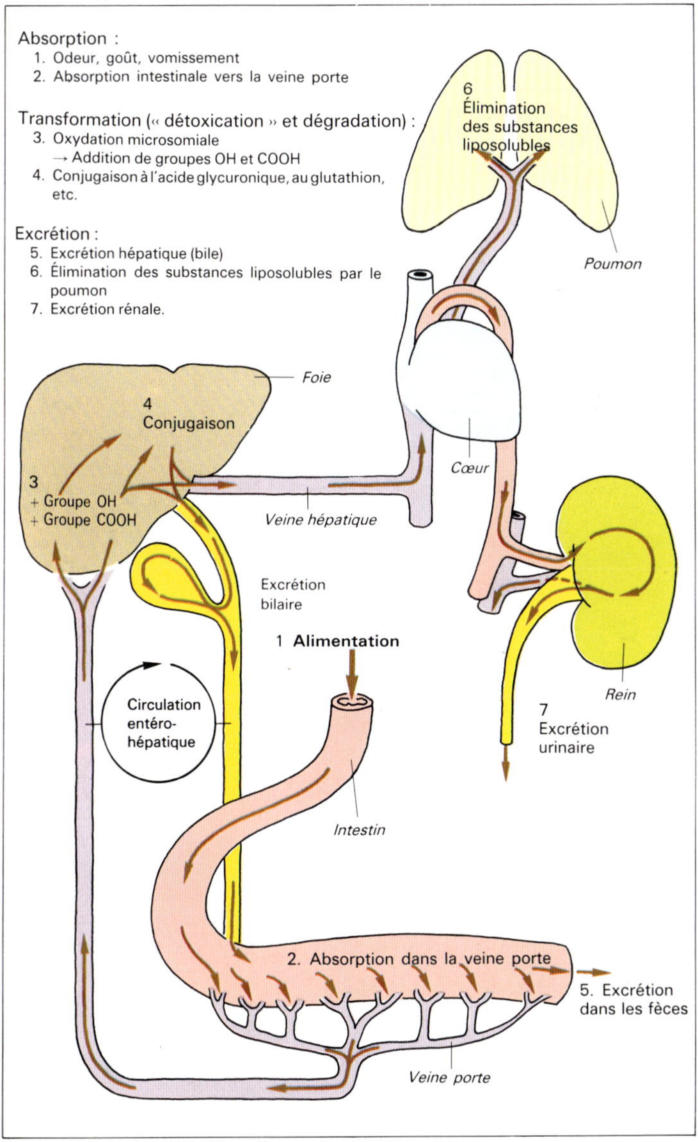

A. Sélection des aliments, mécanismes de « détoxication » et d'excrétion dans l'organisme

Le rôle du rein dans l'équilibre du sodium

Le sel (**NaCl**) est absorbé, suivant le goût de chacun, à raison de 8 à 15 g/jour. Les 180 litres qui sont filtrés quotidiennement dans les reins contiennent environ 1,5 kg de NaCl (*load* = charge, cf. p. 128). Normalement, plus de 99 % de cette quantité sont **réabsorbés** et moins de 1 % est excrété. Le rein régule la quantité exacte de Na^+ excrétée en fonction de l'absorption de sodium, de telle sorte que la concentration de Na^+ et donc le volume extracellulaire (cf. p. 138) restent constants dans l'organisme. Le transport tubulaire du Na^+ nécessite une certaine consommation d'énergie tandis que le Cl^- est réabsorbé par un transport passif ou un transport actif secondaire. Le NaCl ainsi que l'eau qui le suit passivement sont réabsorbés au niveau du **tube contourné proximal** sur toute sa longueur. Le liquide réabsorbé, tout comme le liquide restant dans le tubule, est en permanence isotonique au plasma. A l'extrémité du tube proximal, 60 à 70 % de la quantité d'eau et de Na^+ filtrée sont à nouveau réabsorbés dans le sang (**B**). Du fait de la réabsorption simultanée du HCO_3^-, la réabsorption du Cl^- est légèrement postérieure. Les ions H^+ sont sécrétés dans la portion initiale du tubule proximal en échange d'ions Na^+. Ainsi, les ions HCO_3^- sont réabsorbés rapidement (environ 85 à 90 % sont absorbés pendant le temps de passage du filtrat jusqu'à la fin du tubule proximal). La réabsorption du Cl^- est plus tardive, mais le gradient électrochimique s'inverse rapidement établissant un passage pour la réabsorption du Cl^- (moins de 60 % de la quantité totale filtrée en amont sont réabsorbés dans le tubule contourné proximal).

Mécanisme de la réabsorption « proximale » du Na^+ : la Na^+-K^+-ATPase, localisée dans la membrane basolatérale (*région basale*, cf. p. 5 et suiv.), constitue le **mécanisme de transport actif pour le Na^+** qui est pompé de la cellule vers l'interstitium. La concentration cellulaire du Na^+ est ainsi maintenue à un niveau bas et de nouveau Na^+ peut quitter la lumière tubulaire par un transport passif et parvenir jusque dans la cellule à travers la membrane des cellules à bordure en brosse. Ce flux est maintenu par le gradient électrochimique élevé du Na^+ entre la lumière et la cellule ; il entraîne le transporteur (« carrier ») à l'aide duquel les ions $\mathbf{H^+}$ sont libérés vers la lumière (cf. p. 144) et le *glucose*, les *acides aminés*, etc. (cf.p. 128) sont réabsorbés à partir de l'urine primitive. Une fraction importante du Na^+ est a priori *réabsorbée passivement* dans le tube proximal, essentiellement à travers les interstices *entre* les cellules tubulaires (**paracellulaires**), contrairement au transport actif. Deux mécanismes sont à l'origine de ce flux transépithélial passif des ions Na^+ et Cl^- :

a) les ions Na^+ et Cl^- *diffusent* le long de leur gradient électrochimique de la lumière vers l'interstitium ;

b) au transport actif du Na^+et du HCO_3^- succède un transport paracellulaire de *l'eau*. Celle-ci entraîne avec elle les ions Na^+ et Cl^- (et aussi l'urée) : phénomène dit de « l'entraînement par le solvant » (**« solvent drag »**) (cf. p. 10).

De plus, 15 à 20 % du NaCl filtré sont réabsorbés activement dans le *segment large ascendant* de l'**anse de Henle.**

Le transport actif primaire du Na^+ est assuré à nouveau par la Na^+-K^+-ATPase basolatérale, tandis qu'il existe un « carrier » luminal commun au Na^+, au K^+ et à 2 Cl^- (cotransport actif secondaire ; cf. p. 149, **B2**). Ce transport peut être inhibé par des substances appelées *diurétiques* comme par exemple le furosémide (cf. p. 142). Cet épithélium n'est que très peu perméable à l'eau. La perméabilité passive aux ions Na^+ et Cl^- est également faible, de sorte que ces ions ne peuvent plus rétrodiffuser dans la lumière tubulaire. La pompe à sodium peut donc produire dans la lumière une urine hypotonique et, dans l'interstitium, un milieu hypertonique (**B** et p. 134 et suiv.).

Les 10 à 20 % de Na^+ restant parviennent jusqu'au **tube contourné distal,** puis au **tube collecteur.** Le Na^+ (suivi du Cl^-) est ensuite réabsorbé activement au niveau de ces deux zones. C'est surtout dans le *tube collecteur cortical* que la réabsorption du Na^+ (par le moyen de canaux Na^+ ou de systèmes antiport Na^+/H^+ dans la membrane luminale) est sous l'influence de l'**aldostérone** (cf. p. 140 et 150). Cette excrétion varie, suivant l'absorption du sodium et de l'eau, entre 5 % et 0,5 % de la quantité filtrée.

Mais outre l'aldostérone, le TFG, la *vascularisation médullaire rénale, l'innervation* sympathique *rénale* et *les « peptides natriurétiques » auriculaires* (PNA, p. 140) agissent également sur l'excrétion du Na^+. La somme de ces effets stimulateurs, mais aussi parfois inhibiteurs (sur des parties du tubule très différentes), détermine en fin de compte l'excrétion des ions Na^+ et Cl^-.

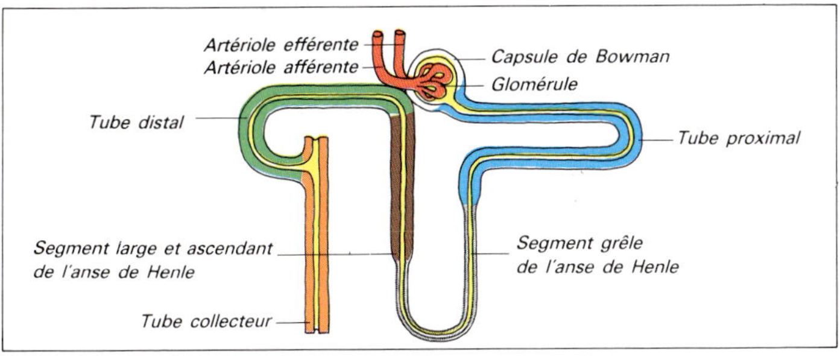

A. Parties du néphron

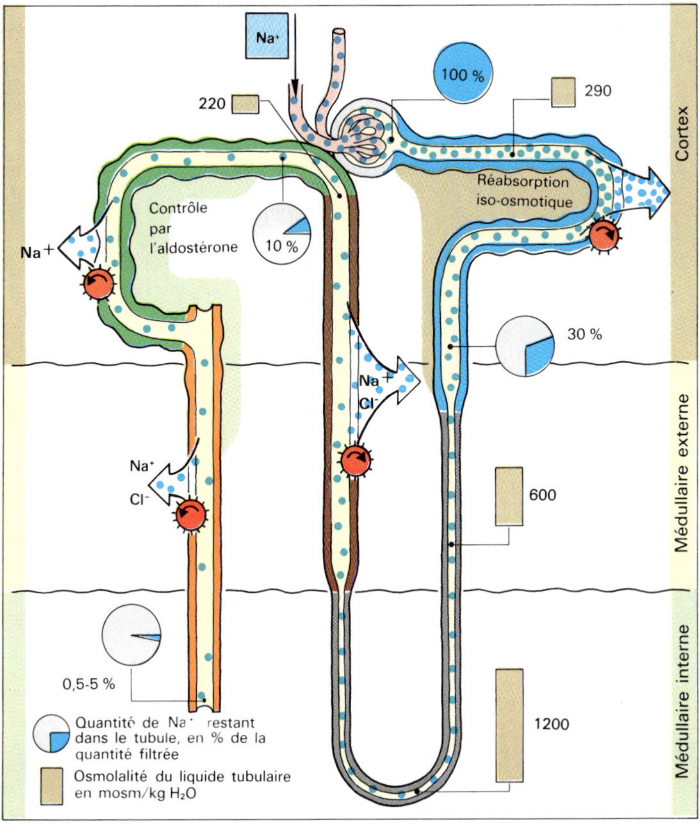

B. Réabsorption du Na+ le long du néphron

Les systèmes à contre-courant

Les systèmes à contre-courant, largement répandus dans la nature, remplissent plusieurs fonctions :

1. **Système d'échange simple** (**A1**) : un système d'échange simple est constitué par exemple de deux tubes dans lesquels de l'eau froide (0 °C) et de l'eau chaude (100 °C) coulent *en parallèle.* Grâce à l'échange de chaleur entre les deux tubes l'eau sortant à leurs extrémités est à 50 °C, ce qui signifie que le gradient de température initial (100 °C) a disparu.

2. **Un système d'échange à contre-courant** (**A2**) apparaît lorsque le *sens du courant dans un des deux tubes est inversé.* Étant donné qu'un gradient de température se manifeste dès lors sur l'ensemble du système, la chaleur peut être échangée sur toute la longueur. Mis à part la chaleur, certaines substances peuvent aussi être échangées à travers une paroi semi-perméable, dans la mesure où il existe un gradient de concentration pour ces substances. Prenons l'exemple du *foie :* la bile coule à contre-courant vers le sang artériel et portal, de sorte que de nombreuses substances excrétées avec la bile peuvent retourner vers le sang.

Si l'on considère maintenant un flux liquidien s'écoulant *dans un tube coudé en épingle à cheveux,* en contact avec un milieu dont la température s'écarte de celle régnant à l'intérieur du tube (glace, **A3**), il y aura certes perte constante de chaleur au début du coude, mais le liquide à la sortie sera à peine plus froid que le liquide se trouvant à l'entrée du coude. Un tel mécanisme permet par exemple aux pingouins et aux canards de se poser sur la glace et d'y rester. Cet échange de chaleur entre les artères et les veines joue aussi un rôle dans la thermorégulation chez l'homme (cf. p. 194).

Un *échange à contre-courant* semblable se produit, dans les **vasa recta du rein** (cf. p. 122), pour le plasma et les substances dissoutes dans le sang. La condition préalable à cet échange est une augmentation de l'hypertonie de la médullaire rénale (cf. ci-dessous). Pour des raisons d'équilibre osmotique, une fraction du plasma coule de la partie descendante vers la partie ascendante des vasa recta et donc dans la médullaire (**A4**). Inversement, les substances dissoutes venant de la branche veineuse ascendante, qui entraîne ces substances hors de la médullaire hypertonique, arrivent toujours dans la branche descendante. Cela concerne en particulier les substances formées dans la médullaire rénale comme le CO_2 et celles qui y sont réabsorbées comme l'urée (cf. p. 137, **B**). L'osmolalité élevée de la médullaire (cf. ci-après) n'est donc que peu perturbée malgré l'apport sanguin nécessaire.

3. Dans le **système à contre-courant multiplicateur,** un *gradient de concentration* permanent est *créé,* par **dépense d'énergie,** entre les deux branches (**A5**). Ce **gradient** relativement faible **entre les deux branches** (*effet élémentaire*) est renforcé par le contre-courant et devient un **gradient** relativement élevé **le long des branches de l'anse.** Ce gradient est d'autant plus élevé que l'*anse est longue* et le *gradient* de l'effet élémentaire *important ;* il est, en outre, inversement proportionnel (au carré) à la *force du courant* dans l'anse.

Dans le tubule rénal (**A5** et **A6**), les ions **Na^+** et **Cl^-** sont constamment **transportés activement,** c'est-à-dire avec dépense d'énergie, de la **branche ascendante de l'anse de Henle** vers l'interstitium environnant (cf. p. 132). Cette partie tubulaire est **très peu perméable à l'eau** contrairement à la branche descendante, dont l'osmolalité (**A5**) s'équilibre avec celle de l'interstitium ; le **transport actif du NaCl** *produit* donc le *gradient de l'effet élémentaire* entre la branche ascendante de l'anse d'un côté et la branche descendante ainsi que l'interstitium de la médullaire de l'autre côté. Étant donné que l'osmolalité élevée de l'interstitium provoque une fuite de l'eau hors du tube collecteur (cf. p. 136), on peut considérer que ce transport actif du NaCl constitue la force motrice du **mécanisme de concentration rénale.**

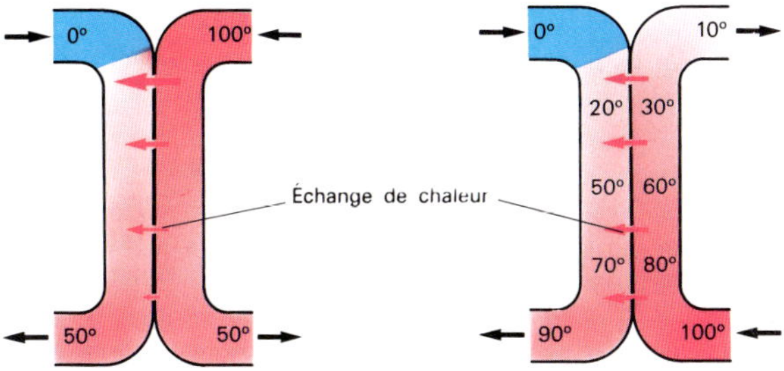

1. Système d'échange en parallèle

2. Système d'échange à contre-courant

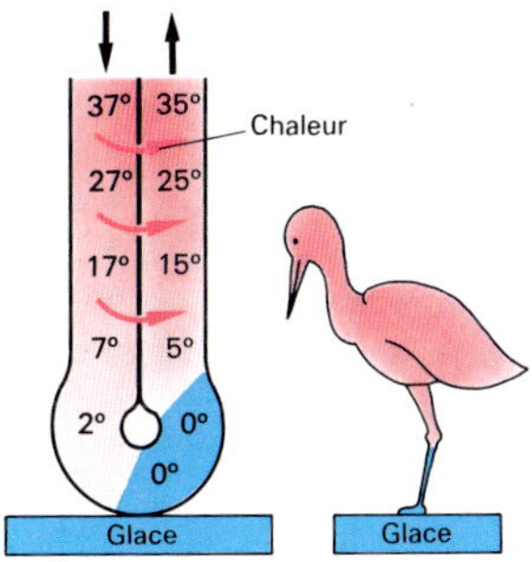

3. Échange à contre-courant en U (chaleur)

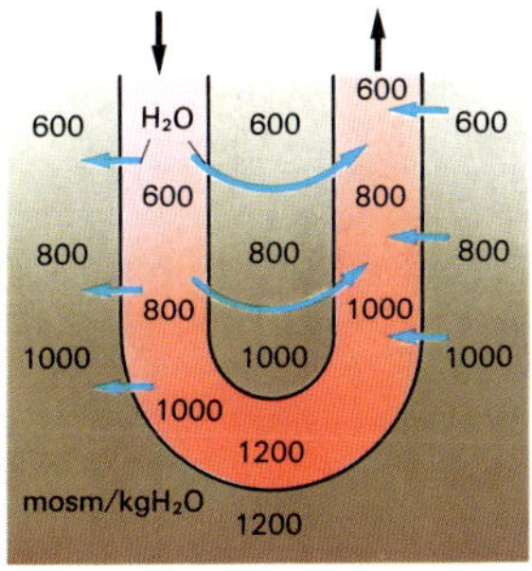

4. Échange à contre-courant en U (eau)

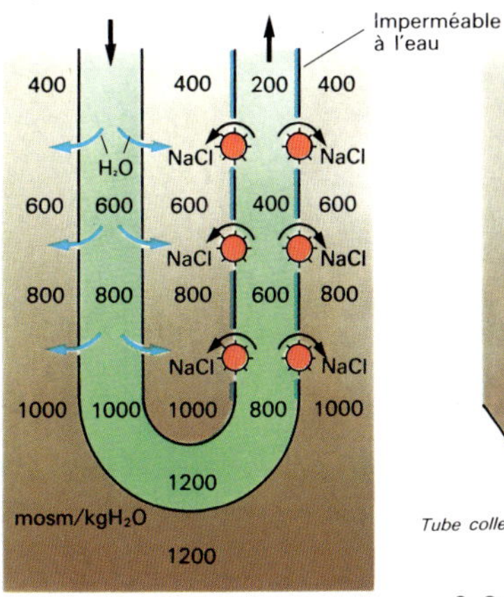

5. Contre-courant multiplicateur

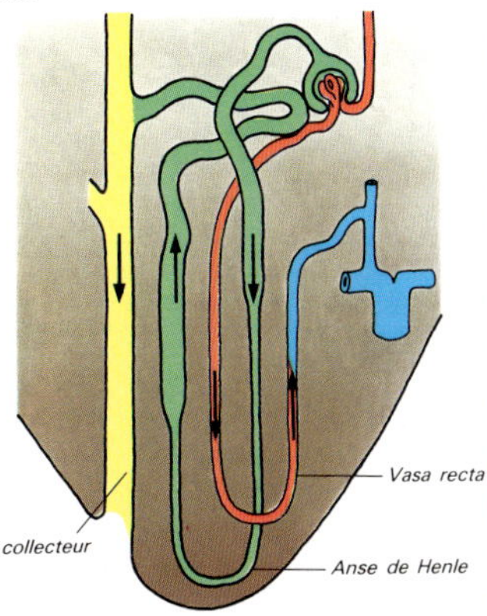

6. Systèmes à contre-courant de la papille rénale

A. Systèmes à contre-courant

Réabsorption de l'eau et concentration rénale des urines

La filtration du plasma dans les glomérules rénaux de l'homme est d'environ 120 ml/min ou 180 l/jour (TFG ; cf. p. 124). Cette urine primitive est isotonique au plasma, ce qui signifie qu'elle a une osmolalité (cf. p. 335 et suiv.) de 300 mosm/kg H_2O environ. Par contre, l'excrétion urinaire n'est en moyenne que 1,5 l/jour et l'osmolalité de l'urine définitive peut varier, suivant la quantité d'eau absorbée, entre 50 et 1 200 mosm/kg H_2O (cf. p. 140).

L'urine définitive peut être hypotonique si le débit urinaire est de l'ordre de 18 ml/min (**diurèse**), ou au contraire hypertonique si le débit est inférieur à quelques dixièmes de ml/min (**antidiurèse**).

Tube proximal : Les **2/3** environ de l'urine primitive sont **réabsorbés** le long de ce segment du néphron (**A**). La **force motrice** en est la *réabsorption du* Na^+ ; elle est suivie de la réabsorption de Cl^-, HCO_3^- etc, établissant ainsi un (petit) gradient osmolaire facilitant le passage de l'eau et l'atteinte de l'équilibre osmotique. L'urine primitive reste donc isotonique le long de ce segment tubulaire (cf. p. 132).

La *pression oncotique* (π ; cf. pp. 124, 158, 335 et suiv.) dans les capillaires péritubulaires constitue probablement une autre force motrice de la réabsorption de l'eau. La pression oncotique est d'autant plus élevée que le volume d'eau filtré dans le glomérule est important. En effet, les protéines restent dans le sang lors de la filtration (cf. p. 127, **B**).

Anse de Henle : Le système à contre-courant multiplicateur (**A** et cf. p. 134) concentre de plus en plus d'urine dans la *branche descendante de l'anse*. L'eau qui va dans l'interstitium est en grande partie *transportée par les vasa recta* (**A**). Le **NaCl** est **transporté activement** *de la branche ascendante de l'anse de Henle* **vers l'interstitium** (**A** et p. 134). Étant donné que la paroi de la branche ascendante de l'anse de Henle est imperméable à l'eau, l'**urine** est **hypotonique** à l'entrée du tube distal et le reste probablement *le long du* **tube distal.** Là, le Na^+ (et le Cl^-) sont à nouveau réabsorbés (cf. p. 132) ; malgré tout, l'osmolalité n'en est vraisemblablement pas trop modifiée, car d'autres substances (NH_3, K^+) sont excrétées ; de plus, pour des raisons osmotiques, l'H_2O passe aussi dans l'interstitium (environ 5 % du TFG ; **A**).

La régulation définitive du volume urinaire à excréter a lieu dans les **tubes collecteurs**. Sous l'*action de l'ADH* (c'est-à-dire pendant l'**antidiurèse**), la quantité d'eau excrétée de l'urine lors de son passage à travers la médullaire rénale de plus en plus hypotonique est si importante que l'osmolalité de l'urine (U_{osm}) fait plus que quadrupler par rapport à celle du plasma (P_{osm}), ce qui donne $U/P_{osm} = 4{,}5$. **En l'absence d'ADH**, il se produit une **diurèse aqueuse** ; le rapport U/P_{osm} peut tomber à moins de 0,2. Cette faible osmolalité urinaire (min. environ 50 mosm/kg H_2O) est due à la **très faible perméabilité à l'eau du tube collecteur en l'absence d'ADH**, si bien que l'eau n'est plus éliminée de l'urine à ce niveau. L'osmolalité tombe même au-dessous de celle du tube distal car le transport du NaCl se poursuit dans le tube collecteur (cf. p. 132) sans que l'eau puisse suivre.

L'**urée** joue un **rôle** important dans la *concentration des urines* ; les détails de ce mécanisme ne sont toutefois pas très bien connus. Le tube distal et la partie initiale du tube collecteur ne sont que peu perméables à l'urée ; la concentration de celle-ci augmente donc constamment dans ces parties du néphron (**B**). Les parties du tube collecteur au voisinage de la papille présentent une bonne perméabilité à l'urée. De ce fait, l'urée rétrodiffuse en partie dans l'interstitium (où elle contribue au maintien d'une osmolalité élevée) ; le reste de l'urée *est excrétée* (**B** et cf. p. 146). La *diurèse* augmente l'excrétion de l'urée.

L'osmolarité médullaire élevée nécessaire à la concentration urinaire peut être diminuée par de nombreux facteurs : a) par un flux sanguin médullaire trop important qui « élimine » les solutés (NaCl et urée) de la médullaire, b) par une diurèse osmotique abolissant le gradient osmotique médullaire, c) par une diurèse aqueuse réduisant le gradient médullaire et limitant celui-ci à la médullaire interne, d) par un blocage du transport du NaCl dans la partie ascendante épaisse de l'anse de Henle, enfin e) par déficience en ADH (voir ci-dessus).

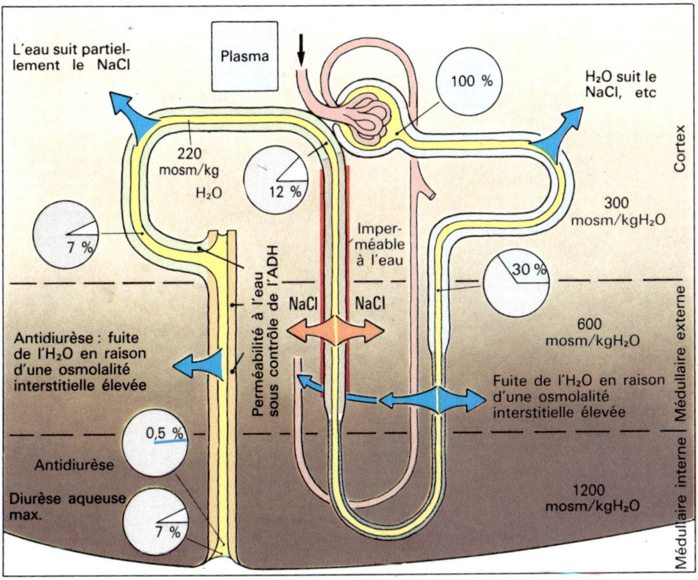

A. Réabsorption et excrétion de l'eau

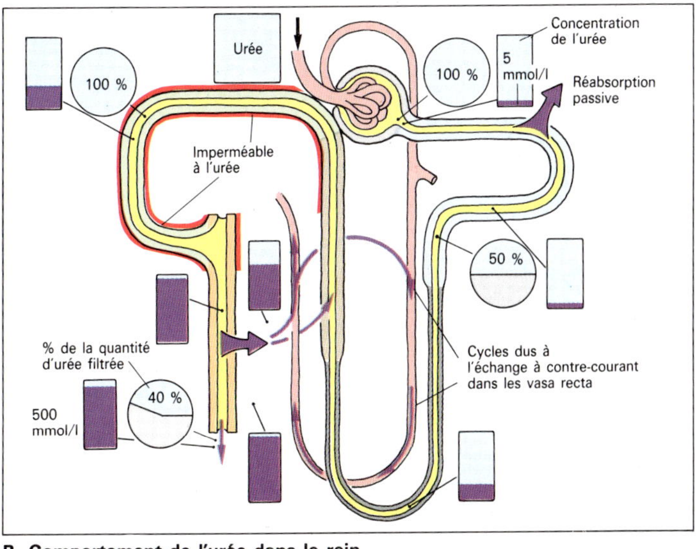

B. Comportement de l'urée dans le rein

Équilibre hydrique dans l'organisme

L'eau est un solvant vital pour l'organisme. Suivant l'âge et le sexe, l'eau représente **0,46** (46 %) à **0,75** (75 %) du poids corporel (1,0) (**B**).

La teneur exacte en eau de l'organisme (régulation, cf. p. 21) est le résultat d'un équilibre du **bilan de l'eau** : *l'apport (et la formation) d'eau doit constamment équilibrer les pertes d'eau* (cf. ci-dessous) (**A**). Un **apport d'eau** moyen (2,5 l/jour) se décompose de la façon suivante (**A**) : a) *boissons* (environ 1,3 l/jour), b) *eau des aliments solides* (0,9 l/jour) et c) *eau provenant de l'oxydation des aliments* (cf. p. 199, **C**). A cet apport d'eau correspond une **perte d'eau équivalente** (**A**) qui se décompose comme suit : a) *urine* (1,5 l/jour), b) eau éliminée par l'*air expiré* et par la peau (cf. p. 193, **B3**) et c) eau contenue dans les *fèces* (**A** et cf. p. 231, **C**). **Le « turnover » moyen de l'eau** représente donc chez l'adulte environ 1/30 du poids corporel (2,4 l/70 kg) ; par contre, il représente chez le nourrisson 1/10 du poids corporel (0,7 l/7 kg), ce qui rend le nourrisson plus sensible aux troubles de l'équilibre hydrique.

Le « turnover » de l'eau (ou les échanges, les mouvements) peut s'écarter considérablement des quantités indiquées, mais le bilan de l'eau doit toujours être rééquilibré. Une marche dans des conditions de température extérieure élevée ou le travail dans une fonderie par exemple peuvent entraîner d'énormes pertes d'eau par **sudation** (cf. p. 192) (plusieurs litres par heure !), ces pertes devant être compensées par l'ingestion de quantités d'eau (et de sel) équivalentes. Inversement, l'absorption d'une trop grande quantité de liquides doit être équilibrée par une excrétion urinaire élevée (cf. p. 140).

Une déshydratation provoque la sensation de **soif** ; la régulation s'effectue grâce à un *centre de la soif* situé dans l'*hypothalamus.* Les facteurs qui déclenchent la soif sont, d'une part, une augmentation de l'osmolalité des liquides de l'organisme et, d'autre part, une augmentation de la concentration d'angiotensine II dans le liquide céphalorachidien (cf. p. 140 et 290).

Alors que la proportion d'eau chez le *nourrisson* est encore de 0,75, elle tombe chez un *homme jeune* à 0,64 (*femme* : 0,53) et chez un homme *âgé* à 0,53 (femme : 0,46). Ces différences entre l'homme et la femme (ainsi que les variations individuelles) sont dues essentiellement à une *plus ou moins grande quantité de graisse dans l'organisme* : alors que la plupart des tissus (chez l'adulte jeune) ont une teneur en eau de 0,73 en moyenne, celle-ci n'est que de 0,2 environ dans les graisses (**B**).

Pour une teneur en eau totale moyenne de 0,6 dans l'organisme (poids corporel = 1,0), le **compartiment intracellulaire (CIC)** contient environ 3/5 (= 0,35 du poids du corps) de cette eau et le **compartiment extracellulaire** (**CEC**) environ 2/5 (= 0,25 du poids du corps), le CEC comprenant l'espace intercellulaire (**interstitium** : 0,19), le **plasma** (0,045) et les *liquides transcellulaires* (liquide céphalorachidien, lumière intestinale, etc. : 0,015) (**C**). Le CIC présente une *composition ionique* très différente de celle du CEC (cf. p. 65, **B**) et, à l'intérieur du CEC, le plasma se distingue essentiellement par sa *teneur en protéines*. Puisque le Na^+ est l'ion principal du CEC, le contenu de l'organisme en Na^+ est le facteur déterminant essentiel du volume de CEC (cf. p. 132 et 140).

Les compartiments liquidiens de l'organisme sont généralement **mesurés** suivant le *principe de dilution des indicateurs.* En supposant que la substance test considérée (qui est injectée par voie sanguine) diffuse uniquement dans l'espace à mesurer (**C**), on aura : *volume de cet espace* (l) = *quantité d'indicateur injectée* (g)/*concentration de l'indicateur* (g/l) après diffusion dans l'espace concerné (mesure dans le sang prélevé). L'*inuline*, par exemple, est un indicateur pour la plus gande partie du **volume du liquide extracellulaire** et l'*antipyrine* pour l'**eau totale de l'organisme.** Le volume du **liquide intracellulaire** est donc exactement égal à l'espace antipyrine moins l'espace inuline. Le *bleu Evans*, qui se lie fortement aux protéines plasmatiques, est un indicateur pour le **volume plasmatique**. Le **volume sanguin** peut se calculer dès lors à partir de l'hématocrite HT (cf. p. 65, **A**) :

$$\text{Volume sanguin} = \frac{\text{volume plasmatique}}{1 - \text{Ht}}.$$

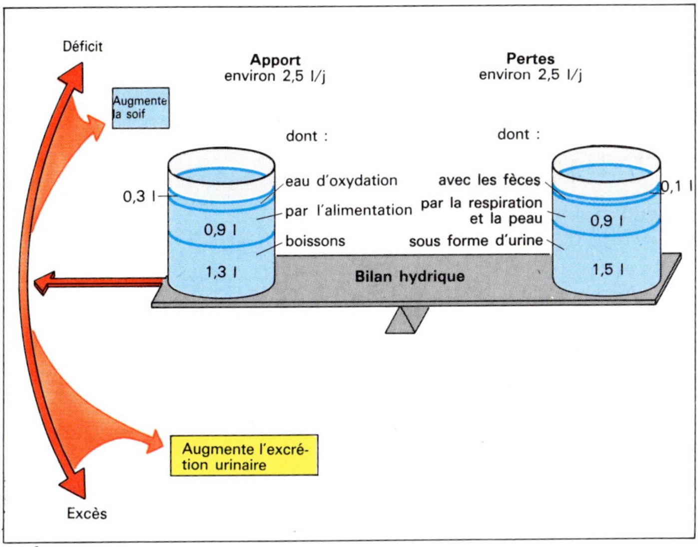

A. Équilibre hydrique de l'organisme

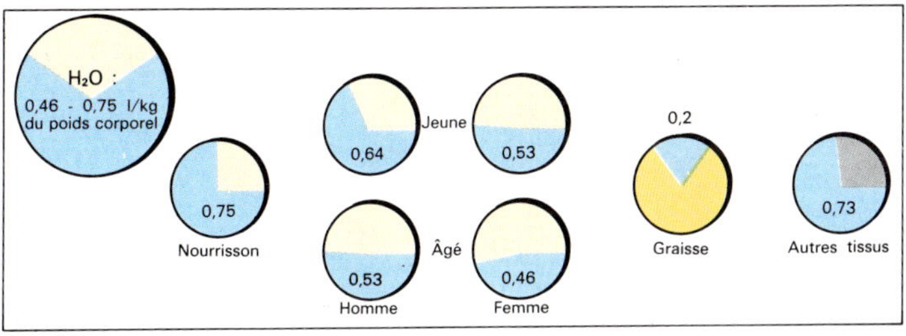

B. Teneur en eau dans l'organisme

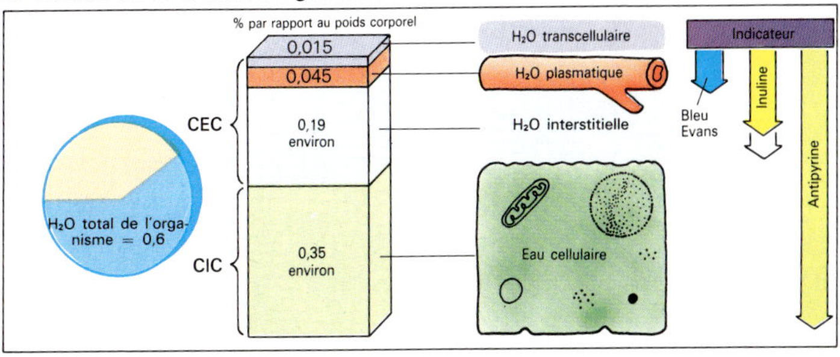

C. Compartiments liquidiens dans l'organisme

Contrôle hormonal de l'équilibre hydro-électrolytique

Les liquides extra- et intracellulaires de l'organisme ont, à peu d'exceptions près, une **osmolalité de 290 mosm/kg H_2O** environ (cf. p. 335). L'absorption de NaCl ou les pertes d'eau par exemple accroissent l'osmolalité dans le compartiment extracellulaire (CEC) ; celui-ci étant en équilibre osmotique avec le compartiment intracellulaire (CIC), il devrait en résulter logiquement une fuite d'eau hors du CIC (cf. p. 143, **A**). En fait les cellules sont protégées contre d'importantes variations de volume et d'osmolalité par une régulation stricte de l'osmolalité du CEC. Celle-ci est assurée par des **osmorécepteurs** (surtout dans l'hypothalamus), par l'**hormone antidiurétique** (ADH = vasopressine) et par le **rein** en tant qu'organe cible (cf. p. 136). Dans l'exemple ci-dessus (absorption trop élevée de NaCl), l'osmolalité est régulée par une rétention d'eau qui entraîne, en contre-partie, une augmentation du CEC. La *concentration du NaCl dans l'organisme* détermine donc le volume du CEC. Comme c'est l'**aldostérone** qui contrôle l'excrétion du NaCl (cf. p. 132 et p. 150), cette hormone régule donc aussi le volume du CEC.

Déshydratation (**A1**) : Lorsque les pertes d'eau (par la sudation, l'air expiré) ne sont pas compensées ou le sont insuffisamment, le CEC devient *hypertonique* : une *augmentation de l'osmolalité* de seulement 3 mosm/kg H_2O suffit à provoquer une augmentation de la **sécrétion d'ADH** au niveau de l'hypothalamus et de la posthypophyse (**A1**) (cf. p. 240). L'ADH, transportée jusqu'au rein par le flux sanguin, provoque une *réduction de l'excrétion de l'eau* (cf. p. 136). La soif qui se manifeste simultanément incite à l'ingestion d'eau (cf. p. 138).

Hyperhydratation (**A2**) : L'absorption d'un liquide hypotonique *diminue l'osmolalité dans le CEC*. Ce signal **inhibe** la sécrétion d'**ADH**. Il s'ensuit une *élimination excédentaire d'urine hypotonique* (cf. p. 136) : l'eau en excès est éliminée en moins d'une heure.

Lorsqu'une trop grande quantité d'eau est **trop vite** ingérée, il peut se produire une **intoxication par l'eau** (nausées, vomissements, choc). La cause en est une forte diminution de l'osmolalité du plasma avant même que l'inhibition de la sécrétion d'ADH puisse être efficace.

Déficit en sel (**A4**) : Une *perte de sel trop importante ou une trop faible ingestion de sodium* pour un volume d'eau normal diminuent la sécrétion d'ADH du fait de l'abaissement de l'osmolalité sanguine et *augmente ainsi l'élimination de l'eau* (cf. ci-dessus). Cela se traduit par une **diminution du volume du CEC** et donc aussi **du volume plasmatique** (**A4**). La diminution du volume plasmatique et l'abaissement éventuel de la pression sanguine (cf. p. 153, **B**) conduisent à une sécrétion d'angiotensine II. Cette hormone déclenche la soif et stimule la sécrétion d'**aldostérone** (cf. p. 150 et suiv.). L'aldostérone stimule à son tour la réabsorption du Na^+ (cf. p. 153, **B**) et inhibe ainsi l'excrétion du Na^+ (*rétention du Na^+*). L'eau est alors retenue en raison de la rétention du sel ; cela entraîne simultanément une ingestion d'eau (soif), si bien que le volume du CEC redevient normal (**A4**).

Une diminution du volume plasmatique provoque également une chute de la pression dans le système basse pression de la circulation sanguine ; cela est directement signalé à l'hypothalamus par des *tensorécepteurs situés dans l'oreillette gauche* et déclenche une sécrétion d'ADH (*réflexe de Henry-Gauer*).

Excès de sel (**A3**) : L'*augmentation de l'osmolalité plasmatique* qui en résulte entraîne une augmentation de la sécrétion d'ADH (*rétention d'eau et soif*). A l'inverse de ce qui se passe pour les déficits en sel, le *volume du CEC et donc du plasma augmentent* ; ceci se traduit par une augmentation de l'excrétion du sodium et ultérieurement de l'eau sous l'effet d'un *freinage du système rénine-angiotensine II-aldostérone*, d'une libération accrue de **FNA** (**F**acteur **N**atriurétique **A**uriculaire, voir ci-dessous) et aussi d'autres mécanismes (p. 132 et p. 152) ; le volume du CEC redevient normal (**A4**).

Le **P**eptide **N**atriurétique **A**uriculaire ou **F**acteur **(PNA = FNA)** ou peptide auriculaire est stocké dans des vésicules au niveau des cellules de la paroi auriculaire cardiaque. Une augmentation de la tension de l'oreillette induit une libération de ce peptide, dont l'un des effets est d'accroître jusqu'à un certain point l'excrétion de Na^+ par le rein. Comme il a aussi des effets directs sur le système cardiovasculaire, sur d'autres hormones et sur le SNC, le terme de peptide auriculaire doit être préféré. Bien que cette hormone semble agir par intégration sur de nombreux organes cibles pour moduler les fonctions cardiovasculaires et la balance hydrique, son rôle physiologique n'est pas totalement élucidé.

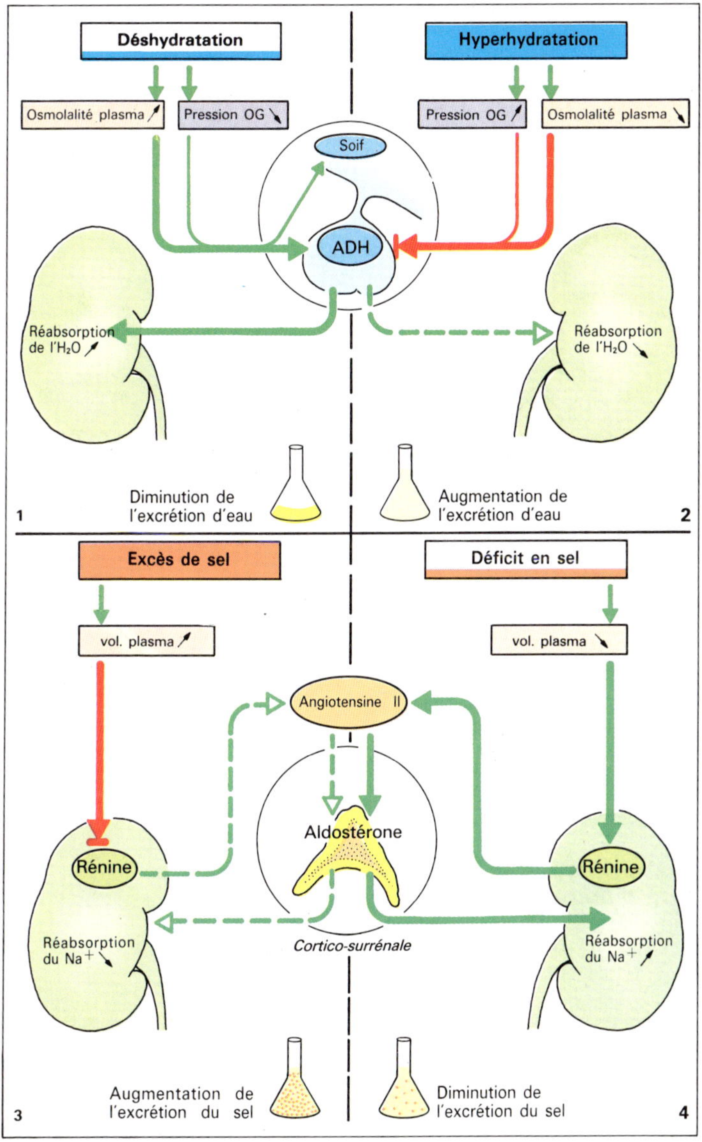

A. Contrôle hormonal de l'équilibre hydro-électrolytique

Troubles de l'équilibre hydro-électrolytique

Les troubles de l'équilibre hydro-électrolytique (**A** et p. 140) peuvent être dus à des perturbations dans a) le bilan de l'eau et du sodium (c'est-à-dire l'apparition d'un déséquilibre entre l'apport et les pertes), b) la répartition entre le plasma, l'interstitium (c'est-à-dire l'espace extracellulaire) et l'espace intracellulaire et c) la régulation hormonale. Voici quelques *causes* et *conséquences* de ces troubles (↙ = diminution, ↗ = augmentation, inch. = inchangé) :

1. **Diminution du volume iso-osmotique (A1)** : volume extracellulaire (LEC) ↙, volume intracellulaire (LIC) inch., osmolalité (osm) inch. ; lors de vomissements, de diarrhées, de thérapie diurétique (cf. ci-dessous), d'hémorragies, de brûlures, de ponction d'ascite, etc.
2. **Déshydratation (A2)** : LEC ↙, osm ↗, déplacements liquidiens de LIC vers LEC ; lors de sudation, d'hyperventilation, de diurèse osmotique (cf. ci-après), de déficit en ADH (diabète insipide), etc.
3. **Déficit en sel (A3)** : osm ↙, déplacement liquidien de LEC vers LIC et LEC ↙ ; lors de vomissements, de diarrhées, de sudation, de déficit en aldostérone, d'hypokaliémie, de lésions du SNC, de néphrite avec pertes de sel, etc.
4. **Augmentation du volume iso-osmotique (A4)** : LEC ↗, osm inch. ; lors d'une insuffisance cardiaque, de néphroses, de glomérulonéphrite aiguë, de cirrhose hépatique décompensée, etc.
5. **Hyperhydratation (A5)** : LEC ↗, osm ↙, déplacement liquidien de LEC vers LIC ; lors de l'ingestion d'eau, d'une trop grande sécrétion d'ADH, d'un lavage d'estomac intensif, d'une perfusion de solutions glucosées, etc.
6. **Excès de sel (A6)** : osm ↗, déplacement liquidien de LIC vers LEC ET LEC ↗ ; lors de perfusions de solutions salines hypertoniques, d'une trop grande sécrétion d'aldostérone, d'une thérapie par des hormones stéroïdes, de l'ingestion d'eau salée (mer), de lésions du SNC, etc.

Les **conséquences** des troubles 1, 2 et 3 sont une *hypovolémie* (cf. p. 186), celles des troubles 3 et 5 un *œdème intracellulaire* (*notamment œdème cérébral*) et celles des troubles 4, 5 et 6 un *œdème extracellulaire (œdème pulmonaire)*.

Diurèse et substances à action diurétique

La diurèse est l'augmentation de l'élimination urinaire (> 1 ml/min environ). Causes :

a) La **diurèse aqueuse** apparaît lors d'une diminution de l'osmolalité plasmatique et/ou d'une segmentation du volume sanguin (cf. p. 140). La baisse du taux d'ADH conduit à une excrétion d'une urine hypotonique (minimum 40 mosm/kg H_2O) et donc aussi de l'eau libre. Le même phénomène se produit lorsqu'il existe un trouble de la sécrétion d'ADH, comme c'est le cas dans le *diabète insipide*. Le terme d'*eau libre* définit la quantité d'eau qui pourrait être soustraite à une telle urine jusqu'à ce qu'elle devienne isotonique au plasma (= P_{osm} = 290 mosm/kg H_2O). La proportion d'eau libre peut être calculée à partir de la relation $1-(U_{osm}/P_{osm})$ ou U_{osm} est l'osmolalité urinaire. Ainsi, 1 litre d'urine avec une osmolalité de 60 mosm/kg H_2O par exemple contient 0,8 litre d'eau libre.

b) La **diurèse osmotique** apparaît lorsque des *substances non réabsorbables* sont filtrées dans le tubule (par exemple, le *mannitol* utilisé en thérapeutique). Pour des raisons d'équilibre osmotique, ces substances fixent l'eau dans le tubule, l'eau étant ensuite éliminée avec la substance. Lorsque, avec des substances réabsorbables comme le glucose, la capacité de réabsorption tubulaire est dépassée du fait de concentrations plasmatiques très élevées (cf. p. 128), l'eau n'est pas éliminée avec la fraction de substance non réabsorbée (par exemple *glycosurie* et *diurèse* en cas de *diabète*).

c) La **diurèse forcée** est consécutive à une augmentation de la pression sanguine (cf. p. 122). Quand la pression sanguine augmente, l'autorégulation empêche une augmentation du FPR dans le cortex (cf. p. 122). Dans la médullaire, cependant, l'autorégulation est moins efficace ; le flux sanguin médullaire augmente et abolit le gradient de concentration médullaire (cf. p. 136). Cette action diminue l'osmolalité urinaire maximale, aboutissant à une diurèse forcée. Puisqu'une augmentation du volume du CEC élève la pression sanguine (cf. p. 180), provoquant une diurèse forcée qui ramène le volume du CEC à la normale, la diurèse forcée peut jouer un rôle important dans la **régulation à long terme de la pression sanguine.**

d) Les **diurétiques (B)** sont des médicaments qui provoquent la diurèse. Ils agissent généralement en inhibant la réabsorption du NaCl (*salidiurétiques*), ce qui entraîne, comme effet secondaire, une diminution de la réabsorption de l'eau (cf. p. 132). Toutefois, la diminution du volume des LEC qui en résulte peut entraîner une stimulation de la sécrétion d'aldostérone (cf. p. 140 et p. 152), ce qui peut gêner l'effet diurétique ce qui peut gêner l'effet diurétique (hyperaldostéronisme secondaire). *Les inhibiteurs de l'anhydrase carbonique* (AC ; cf. p. 144 et suiv.) comme par exemple l'acétazolamide agissent sur le tube proximal et le tube distal en inhibant la réabsorption du $NaHCO_3$ **(B)** et produisent une diurèse modérée (pH élevé, augmentation du $NaHCO_3$ et diminution du NH_4^+ dans les urines). Les inhibiteurs de l'anhydrase carbonique ne sont plus utilisés comme diurétiques. Les **diurétiques les plus puissants** (par ex. le furosémide) inhibent le système de co-transport $Na^+ - K^+ - 2Cl^-$ au niveau de la *branche ascendante de l'anse de Henle* (cf. p. 132) et produisent une diurèse abondante et une diminution de la clairance de l'eau libre comme du gradient osmotique médullaire. L'excrétion du Na^+ est augmentée, mais celle du K^+ est diminuée (cf. p. 150). Les **diurétiques thiazidiques** inhibent avant tout le transport du Ca^{2+} et du Na^+ au niveau du *tube distal ;* ils peuvent augmenter la sécrétion de K^+. L'**amiloride** et les diurétiques semblables inhibent les échanges entre Na^+ et K^+ au niveau du tube proximal et diminuent l'excrétion du H^+ en bloquant le canal sodique, et par là même le potentiel transépithélial au niveau du tubule distal (cf. p. 148). Une diminution de l'excrétion du K^+ est aussi observée avec les diurétiques **antagonistes de l'aldostérone** dans le tube distal (comme la spironolactone), ce qui provoque une faible perte en Na^+ (cf. p. 152).

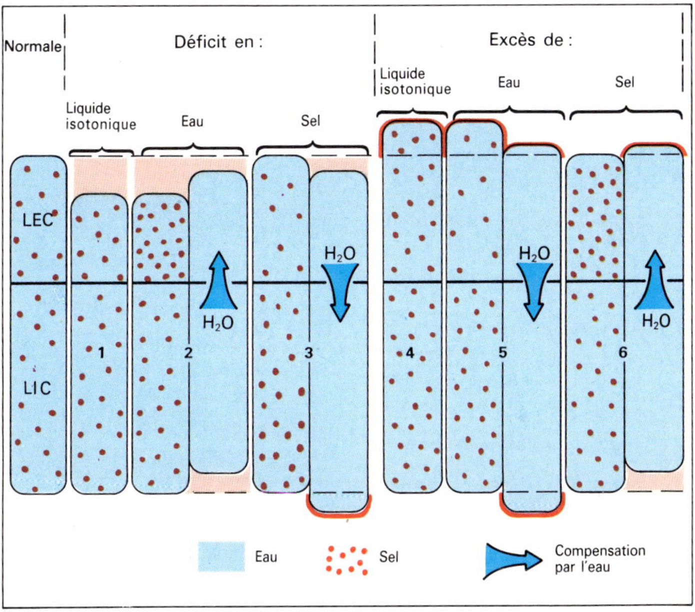

A. Troubles de l'équilibre hydro-électrolytique

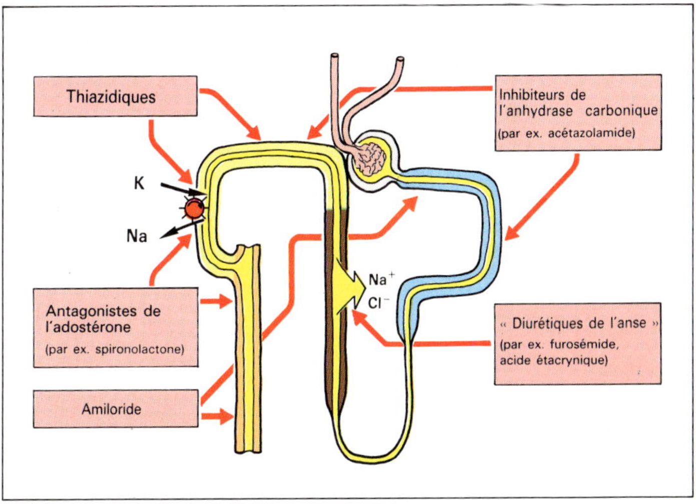

B. Sites d'action des substances diurétiques

Rein et équilibre acido-basique

L'**anhydrase carbonique** (**AC**) est une enzyme qui joue un rôle essentiel dans l'organisme partout où s'établit un gradient d'ions H^+ (donc une différence de pH), ainsi dans le *tubule rénal*, la *muqueuse intestinale*, l'*intestin grêle*, les *glande salivaires*, etc. L'AC joue aussi un rôle important lors du *transport du CO_2* dans les *érythrocytes* (cf. p. 96). L'AC catalyse la réaction $H_2O + CO_2 \rightleftarrows H^+ + HCO_3^-$.

La réaction peut être catalysée selon deux processus (**A**) :

a) $H_2O + CO_2 \overset{AC}{\rightleftarrows} H_2CO \rightleftarrows H^+ + HCO_3^-$;

b) $H_2O \rightleftarrows H^+ OH^-$;

$OH^- + CO_2 \overset{AC}{\rightleftarrows} HCO_3^-$.

Habituellement, l'acide carbonique (H_2CO_3) est considéré comme un composé intermédiaire dans cette réaction (**A**). Cependant, on a aussi récemment proposé que l'ion OH^- au lieu de H_2O se lie à l'enzyme (**A**).

Dans le tubule rénal et la paroi gastrique (cf. p. 208), les ions H^+ sont transportés vers la lumière, alors que les ions HCO_3^- quittent la cellule du côté basal (sang). Inversement, le HCO_3^- apparaît dans la lumière des glandes salivaires (cf. p. 202 et p. 212), tandis que les ions H^+ passent dans le sang.

La **libération d'ions H^+ dans la lumière tubulaire rénale** s'effectue par échange contre des ions Na^+ (transporteur commun, cf. p. 132). La majeure partie des ions H^+ est sécrétée dans le tubule proximal, où, malgré l'action tampon des ions HCO_3^-, phosphate etc., le pH chute de 7,4 à approximativement 6,7. Au niveau du tube collecteur on a mis en évidence une pompe à H^+ ATP-dépendante. A ce niveau, le pH luminal peut chuter à environ 4,5. La **libération d'ions H^+** dans la lumière tubulaire a deux fonctions essentielles : 1. **l'excrétion des acides** (sous forme d'acides titrables, de NH_4^+ et sous forme libre ; cf. ci-dessous) ; 2. la **réabsorption du bicarbonate** filtré (HCO_3^-).

Excrétion urinaire des acides : Dans le cas d'une alimentation moyenne contenant environ 70-100 g de protéines par jour (cf. p. 196), la production d'ions H^+ dans l'organisme est de 190 mmol/jour. Les principaux acides (appelés *fixes*) sont HCl (provenant du métabolisme de l'arginine, de la lysine et de l'histidine), H_2SO_4 (provenant de la méthionine et de la cystine), H_3PO_4 (provenant du métabolisme des phospholipides) et l'acide lactique. Environ 130 mmol/jour sont utilisés pour le métabolisme des acides aminés anioniques (glutamate et aspartate ; à partir des protéines) et des autres anions organiques (lactate, etc.) ; le résultat global est une production nette d'ions H^+ d'environ 60 (40-80) mmol/jour.

Les ions H^+ de ces acides sont certes tamponnés (cf. p. 110 et suiv.) lorsqu'ils sont libérés, mais ils doivent malgré tout être excrétés (pour la régénération du tampon).

Le **pH urinaire** peut tomber jusqu'à 4 dans les cas extrêmes, ce qui signifie que la concentration de l'urine en ions H^+ est de 0,1 mmol/l au maximum (cf. p. 334). Donc, pour un volume urinaire de 1,5 l/jour, seulement 0,15 mmol/l, soit moins de 1 % des ions H^+ produits sous forme libre, est excrété. Cependant, l'établissement d'un pH urinaire bas, spécialement au niveau du tube collecteur (pompe à H^+, voir ci-dessus), est nécessaire pour tamponner le phosphate, etc., et pour que les ions H^+ se fixent au NH_3 sécrété afin de former les ions NH_4^+ (voir ci-dessous).

Une grande quantité d'acides appelés fixes, **10-30 mmol/jour**, est excrétée, sous forme d'**acidité** dite **titrable (B)** (80 % de phosphate, 20 % d'urate, de citrate, etc.).

Cette acidité excrétée est dite *titrable* car la quantité de l'acide peut être déterminée par retitration de l'urine avec du NaOH jusqu'au pH plasmatique (7,4).

Le **phosphate** est présent dans le *sang* (pH 7,4) à 80 % sous forme d'HPO_4^{2-}, dans l'*urine* (*acide*) presque exclusivement sous forme d'$H_2PO_4^-$ (cf. p. 335), ce qui signifie que les ions H^+ sécrétés ont été tamponnés par du HPO_4^{2-} (**B**). Environ 150-250 mmol de phosphate sont filtrées par jour et 80 à 95 % de cette quantité sont réabsorbés (cf. aussi p. 154 et suiv.) ; le reste est excrété. Sur cette quantité, 80 % ont capté une quantité équimolaire d'ions H^+ lors du passage tubulaire. Il est à noter qu'un ion Na^+ a pu être réabsorbé pour chaque ion H^+ sécrété et excrété (**B**). Lors d'une *acidose* (cf. p. 114 et suiv.), l'excrétion de phosphate augmente. L'augmentation de l'excrétion d'ion H^+ qui en résulte précède une augmentation de la formation de NH_4^+ ; cette augmentation est provoquée principalement par la mobilisation des phosphates d'origine osseuse consécutive à l'acidose (cf. p. 254 et suiv.).

Cela n'est pas le cas lors de l'**excrétion d'ions H^+ sous forme d'ions NH_4^+** (cf. p. 147, **C2**). Le métabolisme des acides aminés (cf. ci-dessous) provoque constamment la formation d'ammoniac (NH_3) dans les cellules tubulaires. Le NH_3 n'est pas chargé et peut donc aisément diffuser dans la lumière tubulaire (cf. p. 126 et 11). Les ions H^+ libérés à ce niveau forment, avec le NH_3, les ions NH_4^+ qui ne peuvent plus guère rétrodiffuser. 30 à 50 mmol/jour d'ions H^+ sont ainsi excrétées. Pour une alimentation normale en protéine, le métabolisme des acides aminés produit des ions HCO_3^- et NH_4^+ en quantité approximativement équimolaire (environ 700-1000 mmol/jour). La majorité de ces composés est utilisée (mécanisme énergie-dépendant) pour la **formation d'urée** dans le **foie** :

$$2HCO_3^- + 2NH_4^+ \rightleftarrows H_2N{-}\overset{\overset{\displaystyle O}{\|}}{C}{-}NH_2 + CO_2 + 3H_2O.$$

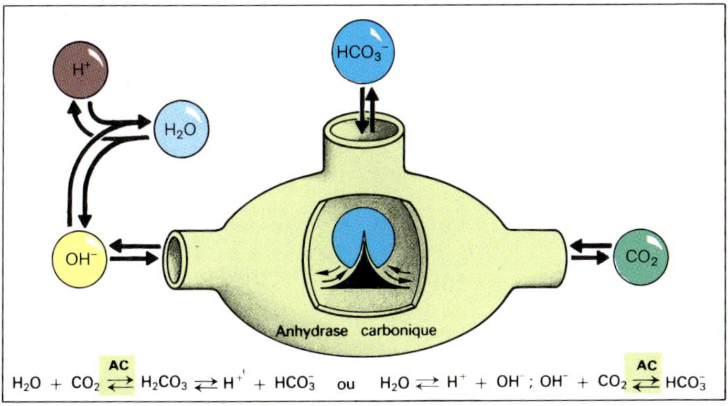

A. Anhydrase carbonique

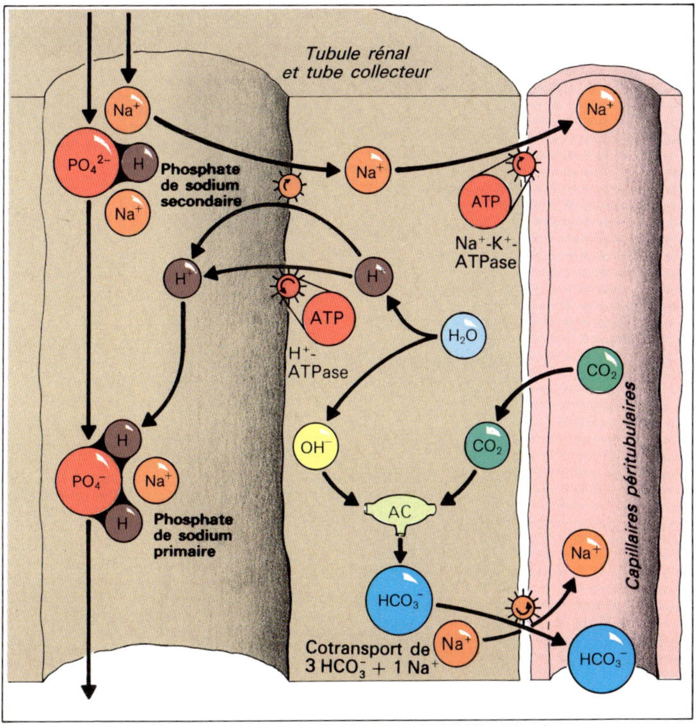

B. Excrétion de H^+ sous forme de $H_2PO_4^-$ (« acidité titrable »)

Ainsi, chaque ion NH_4^+ excrété par le rein épargne un ion HCO_3^- hépatique qui peut tamponner un H^+. Ce mécanisme est appelé « excrétion indirecte d'H^+ ». Cependant, le foie exporte seulement 15 à 30 % du NH_4^+ vers le rein (sous forme inchangée). La majorité du NH_4^+ est incorporée, au niveau des hépatocytes, à la **glutamine** (= Glu-NH_2), pour former des ions glutamate qui sont temporairement privés de leur H^+ pour les besoins du métabolisme (voir ci-dessus).

Le rôle du foie dans l'homéostasie du pH par *régulation* du transfert de la glutamine vers le rein a même été évoqué.

Dans le **rein**, la glutamine peut être scindée par des **glutaminases** rénales (**C2, a**) en NH_4^+ et *glutamate* (= glu^-). Glu^- peut être à nouveau métabolisé en 2-oxoglutarate et en un second NH_4^+ par une *glutamate déshydrogénase rénale* (**C2, b**) (ou peut être recyclé au niveau hépatique pour une nouvelle synthèse de glutamine). Lorsqu'un métabolite bivalent de la glutamine, le 2-oxoglutarate, est finalement converti en un composé non ionisé, comme le glucose ou le CO_2 (ce qui se passe habituellement dans le rein), deux ions H^+ sont alors neutralisés, et par là même « indirectement excrétés », sous forme de NH_4^+.

Le NH_4^+ est dissocié en NH_3 + H^+ dans les cellules du tubule proximal et sécrété dans la lumière par diffusion non ionique (NH_3) et par sécrétion de H^+ (en échange avec Na^+, ou pompé par l'H^+-ATPase) dans la lumière tubulaire où le NH_4^+ est à nouveau formé (**C2**).

Une partie de ce NH_4^+ est apparemment résorbée (sous sa forme ionisée !) par utilisation des mécanismes de transport du K^+ au niveau de la partie épaisse de la branche ascendante (cf. p. 149, **B2**). Par diffusion non ionique (par ex. sous forme de NH_3), il réintègre l'espace urinaire au niveau du tube collecteur, où, grâce au pH très bas de ce segment, il est définitivement entraîné avec les urines sous forme de NH_4^+. L'excrétion de NH_4^+ est normalement de l'ordre de 25-50 mmol/jour.

Dans **l'acidose métabolique chronique** (cf. p. 114), l'excrétion de NH_4^+ augmente. La *formation de glutamine hépatique* augmente parallèlement à la formation d'urée et est accompagnée d'une augmentation du flux par le moyen de la *glutaminase rénale*. En conséquence, l'excrétion de NH_4^+ peut atteindre 3 fois la normale. Il faut 1-2 jours pour que cette adaptation soit totale. Les mécanismes de régulation mis en jeu ne sont pas complètement élucidés.

Réabsorption du bicarbonate (HCO_3^-) (**C1**) : Environ 4 300 mmol/jour de HCO_3^- sont filtrées, soit approximativement 35 fois la quantité contenue dans le sang. Il faut donc que la réabsorption du HCO_3^- soit extrêmement efficace, sinon l'équilibre acido-basique dans l'organisme serait rompu (cf. p. 110 et suiv.). Les ions H^+ libérés dans le tubule réagissent avec du HCO_3^- pour donner du CO_2 et du H_2O (**C1**), une AC luminale (dans la bordure en brosse) jouant aussi éventuellement un rôle. Le CO_2 peut aisément diffuser dans la cellule ; là, les ions H^+ et HCO_3^-, se forment à nouveau. Les ions H^+ sont alors libérés, tandis que le HCO_3^- passe dans le sang. Le HCO_3^- est ainsi transporté, sous forme de CO_2, à travers la membrane cellulaire luminale. 85-90 % des ions HCO_3^- filtrés sont réabsorbés dans le tube proximal, le reste principalement dans le tube collecteur. Le cas échéant, le HCO_3^- peut aussi passer tel quel (donc sans être transformé en CO_2) entre les cellules de la paroi tubulaire.

Une augmentation (ou une diminution) de la P_{CO_2} dans le plasma conduit à une augmentation (ou à une baisse) de la sécrétion d'ions H^+ et donc aussi de la réabsorption du HCO_3^-, ce qui revêt une grande importance dans la *compensation des troubles respiratoires* (cf. p. 116).

Métabolisme et excrétion de l'azote

Alors que les hydrates de carbone et les graisses de l'organisme sont presque exclusivement dégradés en eau et en CO_2 (cf. p. 198), l'azote (N) des substances azotées, donc des **protéines**, des **acides aminés**, des **nucléotides**, etc., est excrétée par le rein sous forme d'autres substances azotées, le plus souvent sous forme d'**urée** (formée dans le foie) mais aussi, pour une faible part, sous forme de $\mathbf{NH_4^+}$ (cf. ci-dessus), de **créatinine**, d'**acide urique**, etc.

L'excrétion de l'**acide urique** (formé par le métabolisme des nucléotides) ne joue quantitativement qu'un rôle secondaire avec environ 4 mmol/jour contre plus 300 mmol/jour pour l'**urée**. L'excrétion de l'acide urique revêt malgré tout une importance clinique considérable, car cet acide est difficilement soluble et peut former des *calculs rénaux*. Un taux d'acide urique élevé dans le sang peut en outre être à l'origine de la *goutte*.

Du point de vue du bilan énergétique de l'organisme, la voie la plus favorable serait une excrétion de l'azote sous forme de NH_3, ce que font les animaux vivant dans l'eau. Mais les animaux terrestres ne peuvent pas excréter le NH_3 car il est toxique. Par contre, l'urée, bien que sa synthèse exige la présence d'ATP, est non toxique, parfaitement hydrosoluble et elle porte en outre 2 atomes d'azote par molécule. Les reptiles et les oiseaux éliminent l'azote essentiellement sous forme de cristaux d'acide urique, ce qui signifie que l'excrétion de l'azote est ici combinée à l'excrétion des ions H^+ (*acide urique*) sans l'intermédiaire de l'eau. Ce mécanisme convient donc aussi tout à fait aux animaux vivant dans le désert.

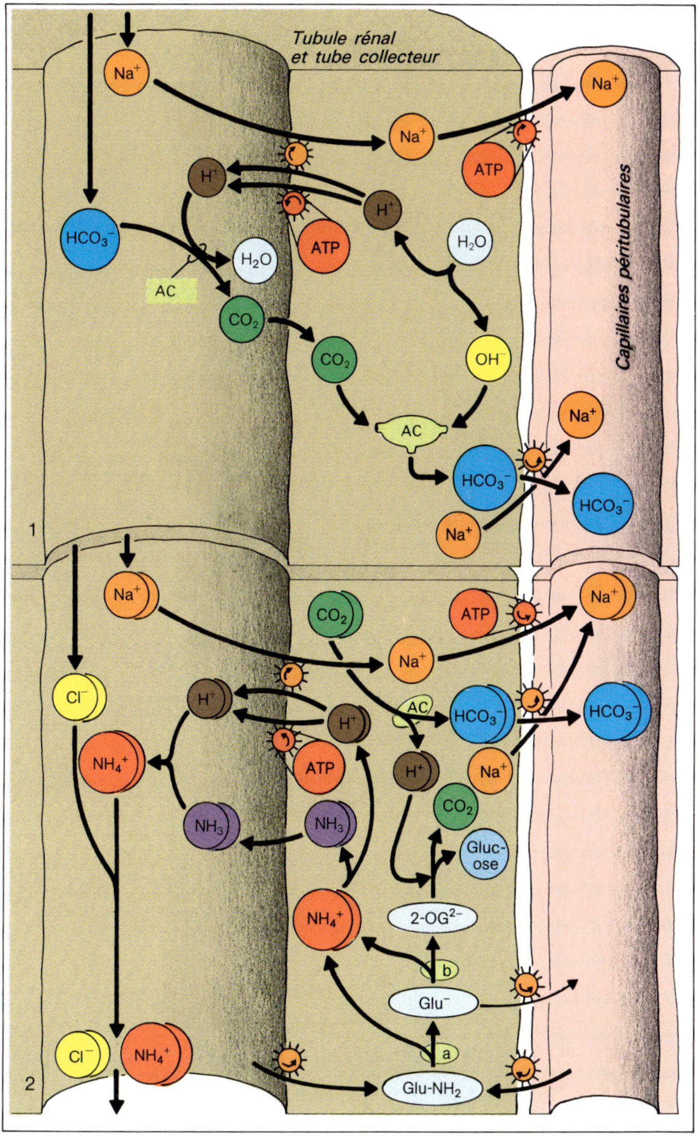

C. Réabsorption du bicarbonate (1) et excrétion de H^+ sous forme de NH_4^+ (2)

Régulation du bilan potassique

Environ 50 à 150 mmol de K^+ sont absorbées chaque jour (quantité minimale nécessaire : 25 mmol), 90 % de cette quantité étant excrétés par l'urine et 10 % par les fèces. La **concentration plasmatique en K^+** est de 3,4 à 5,2 mmol/l, alors que dans les cellules de l'organisme la concentration « efficace » en potassium est 20 à 30 fois supérieure (cf. p. 65, **B**) ; en d'autres termes, 98 à 99 % des 4 500 mmol d'ions K^+ de l'organisme se trouvent dans les cellules (3 000 mmol dans les cellules musculaires, 200 mmol environ dans les cellules hépatiques et les érythrocytes, etc.). Bien que la fraction extracellulaire ne représente que 1 à 2 %, elle n'en est pas moins importante car elle règle l'ensemble du bilan potassique.

La concentration extracellulaire en K^+ peut être **régulée de façon brutale** par un **déplacement des ions K^+** entre le liquide extracellulaire (LEC) et le liquide intracellulaire (LIC). Ce phénomène relativement rapide empêche ou freine par exemple une augmentation dangereuse du nombre des ions K^+ dans le LEC lorsque d'importantes quantités d'ions K^+ sont apportées de l'extérieur (alimentation) ou libérées dans l'organisme (par exemple par hémolyse). Ce déplacement des ions K^+ a une *régulation principalement hormonale.* Une augmentation brutale du potassium dans le LEC conduit ainsi à une sécrétion d'**insuline** qui stimule par la suite l'absorption des ions K^+ et abaisse ainsi à nouveau la concentration potassique dans le LEC. L'*épinéphrine*, l'*aldostérone* et une *alcalose* stimulent aussi l'absorption cellulaire du potassium.

La régulation **de fond** du bilan potassique dans l'organisme est principalement assurée par le **rein** (cf. ci-dessous) mais aussi, pour une part plus faible, par le **côlon.** L'excrétion du potassium est surtout influencée par la concentration en ions K^+ et H^+ du LEC, par l'aldostérone et par l'excrétion du sodium (**C**). En cas d'augmentation chronique de l'apport en potassium, la capacité du mécanisme excréteur du potassium augmente (**adaptation potassique**). Même dans le cas d'une fonction rénale très réduite, l'appareil tubulaire restant encore fonctionnel assure par cette adaptation l'équilibre du bilan potassique.

Le potassium est filtré au niveau du **glomérule rénal** et est normalement à nouveau réabsorbé en grande partie (*réabsorption* nette) ; mais la quantité excrétée peut, le cas échéant, dépasser la quantité filtrée (*sécrétion* nette, cf. ci-dessous).

70 % de la quantité de potassium filtrée sont **réabsorbés** le long du **tube proximal**, indépendamment de l'apport en potassium (**A**). Ce transport s'effectue probablement contre un faible gradient électrochimique. Les ions K^+ doivent de ce fait être excrétés *activement* de la lumière tubulaire mais, tout comme pour la réabsorption du Na^+, la majeure partie des ions K^+ quitte *passivement* le tube proximal (**B1**).

10 à 20 % environ de la quantité de potassium filtrée quittent le liquide tubulaire au niveau de l'**anse de Henle** (la sécrétion dans la branche descendante est plus faible que la réabsorption dans le segment ascendant ; **B2**), de sorte que 10 % seulement de la quantité filtrée apparaissent dans le **tube distal** (**A**).

En cas de **surcharge en potassium**, la quantité excrétée dans l'urine augmente (dans les cas extrêmes, jusqu'à 150 % de la quantité filtrée) et, en cas de **déficit en potassium**, l'excrétion urinaire du potassium diminue (au minimum 3 % environ de la quantité filtrée). Cette *adaptation suivant les besoins* s'effectue presque exclusivement par une forte augmentation ou par une diminution de la libération d'ions K^+, dans la portion terminale du **tube distal** et dans les parties initiales du **tube collecteur** (**B**) ; le potassium peut en outre être à nouveau (activement) réabsorbé à ce niveau.

Les **mécanismes cellulaires du transport du potassium** dans le tube distal et dans la partie initiale du tube collecteur ne sont pas encore parfaitement connus. Le potassium venant aussi bien de la lumière tubulaire que du sang, est probablement *transporté activement vers l'intérieur de la cellule* (cf. ci-dessus, **B**) (dans ce dernier cas, par un échange contre des ions Na^+). Il en résulte une *concentration potassique intracellulaire très élevée,* celle-ci constituant la force motrice essentielle du *flux passif de potassium* s'échappant de la cellule (**B**). C'est la raison pour laquelle les variations de l'absorption active de potassium et de la perméabilité passive de la membrane cellulaire luminale aux ions K^+ influencent la sécrétion du potassium par le biais du potentiel cellulaire et de la concentration intracellulaire des ions K^+.

Il y a deux types de cellules dans cette zone tubulaire : les **cellules principales**, qui sécrètent K^+, et les **cellules intermédiaires,** qui, on le pense, sont responsables de la réabsorption active du K^+ durant les déficiences en K^+ (et de la sécrétion de H^+ dans ce segment du tubule).

Mécanisme de la sécrétion du K^+ par les *cellules principales* (**B3**) : Comme avec toutes les autres cellules tubulaires, la Na^+–K^+–ATPase de la membrane des cellules basolatérales diminue la concentration intracellulaire en Na^+ et augmente dans le même temps celle du K^+. K^+ peut quitter la cellule au moyen des **canaux K^+** des deux côtés de la cellule, où le gradient électrochimique membranaire détermine la diffusion du K^+. De plus sur la membrane cellulaire luminale des cellules principales, il y a des canaux Na^+ (qui peuvent être inhibés par les diurétiques tels que l'*amiloride*) à travers lesquels le Na^+ peut diffuser de la

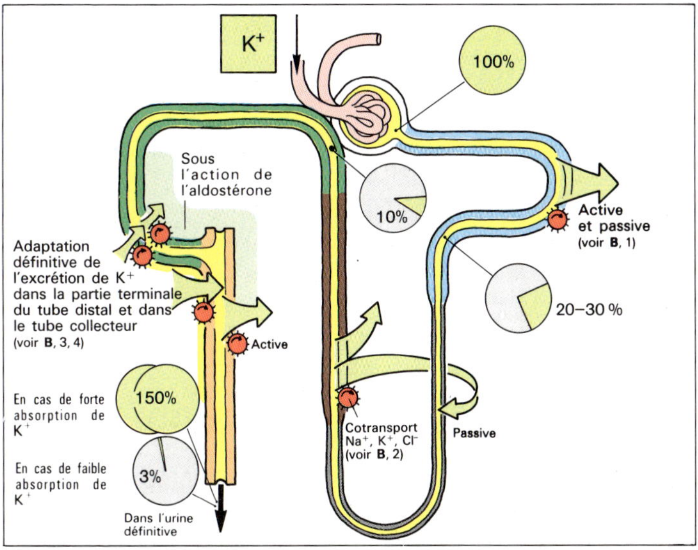

A. Réabsorption, sécrétion et excrétion de K^+

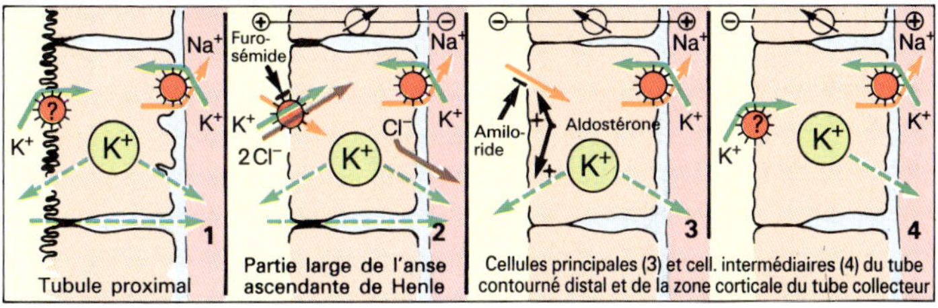

B. Réabsorption (1, 2, 4) et sécrétion du K^+ (3) dans le tubule rénal

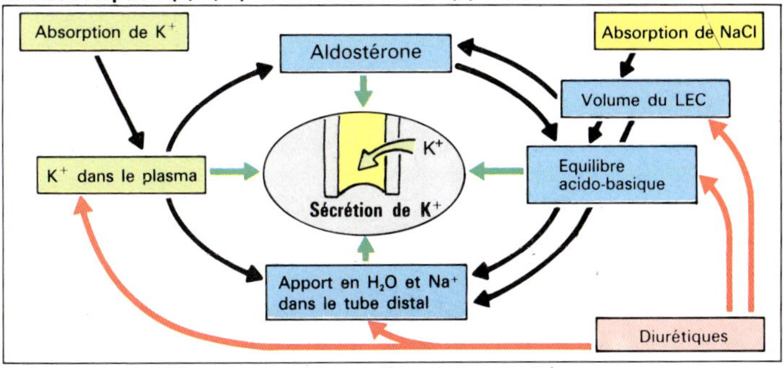

C. Facteurs modifiant la sécrétion et l'excrétion du K^+

(d'après Wright et coll.)

lumière jusque dans la cellule. Cette entrée est de nature électrogénique (cf. p. 15), si bien que la membrane luminale est dépolarisée à environ 30 mV (+ du côté luminal) alors que la membrane basolatérale garde son potentiel de repos normal, soit approx. 70 mV (extérieur +). Il en résulte une force motrice plus importante pour la sortie de K^+ du côté de la lumière par rapport à l'autre côté de la cellule, celle-ci favorise la sortie de K^+ dans la direction de la lumière tubulaire : il y a **sécrétion**.

Le potentiel membranaire des cellules principales étant différent des deux côtés de la cellule, il en résulte un **potentiel transépithélial luminal négatif** d'environ 40 mV. Parmi d'autres moyens, il peut être une force motrice pour la réabsorption paracellulaire du Cl^-, mais il n'est pas encore certain que ce mécanisme soit le principal ou même le seul moyen de passage pour la réabsorption du Cl^- dans cette portion du néphron.

Les *cellules intermédiaires* (**B4**) n'ont pas de canaux Na^+ du côté luminal, et la conductivité au K^+ est diminuée si bien qu'il n'y a presque pas de K^+ sécrété à ce niveau. La *réabsorption active de K^+* s'effectue au niveau des cellules au moyen de la **H^+-K^+-ATPase** présente dans leur membrane luminale.

Plus la réabsorption de Na^+ est importante au niveau des cellules principales, plus la sécrétion de K^+ est élevée. Il y a deux raisons probables à ce mécanisme de couplage de transport Na^+–K^+ dans le tubule distal et dans le tube collecteur cortical : a) l'augmentation de la dépolarisation luminale (voir ci-dessus) au fur et à mesure que le Na^+ est réabsorbé et b) l'augmentation de la concentration en Na^+ à l'intérieur de la cellule. Ceci ralentit les échanges Na^+/Ca^{2+} au niveau de la membrane cellulaire basolatérale, avec en conséquence une augmentation de la concentration intracellulaire en Ca^{2+} qui est à l'origine de l'ouverture des canaux K^+ du côté luminal de la cellule.

Facteurs modifiant l'excrétion du K^+ (C) :

1. Une augmentation de **l'apport en K^+** provoque une élévation de la concentration plasmatique et cellulaire en K^+, qui en retour augmente la force motrice essentielle pour la sécrétion de K^+.

2. **pH sanguin**. L'alcalose augmente et l'acidose diminue la concentration potassique intracellulaire et en conséquence l'excrétion de K^+ ; toutefois dans l'acidose chronique l'excrétion de K^+ continue de croître. Ce phénomène a pour origine a) une augmentation du flux urinaire distal (voir point 3), et b) l'hyperkaliémie qui provoque une libération d'aldostérone (voir point 4).

3. S'il y a une augmentation de l'**apport en liquide** dans le tubule distal, consécutive par ex. à une augmentation de l'apport en NaCl, de la diurèse osmotique, ou à toute autre forme d'inhibition du courant de réabsorption de Na^+, le potassium excrété augmente (voir par ex. perte de K^+ lors de l'administration de certains diurétiques ; cf. p. 142).

L'explication probable est que l'excrétion de K^+ est limitée par une concentration luminale en K^+ donnée. Ceci signifie que le passage d'un plus grand volume par unité de temps peut entraîner avec lui plus de K^+ par unité de temps.

4. **L'aldostérone** (voir aussi ci-dessous) augmente l'incorporation, la formation et/ou les mécanismes d'entrée au moyen des canaux Na^+ et K^+ au niveau de la membrane luminale, ce qui aboutit directement ou indirectement (dépolarisation) à une augmentation de la sécrétion de K^+ (et une réabsorption de Na^+). L'aldostérone accroît l'activité de la Na^+-K^+-ATPase et aboutit à plus longue échéance, par ex. dans le cas d'une adaptation potassique (voir ci-dessus), à des changements morphologiques importants des cellules cibles. (Toutefois l'excrétion de K^+ reste élevée en cas d'administration chronique d'aldostérone, alors que la réabsorption du Na^+, pour des raisons inconnues, augmente à nouveau au bout de 2 semaines : *phénomène de « fuite »* = escape phenomenon).

Minéralocorticoïdes

Les minéralocortico(stéro)-ïdes sont synthétisés dans la **corticosurrénale** (CS). Ces hormones ont pour fonction essentielle de réguler le transport du Na^+ et du K^+ dans le rein et dans d'autres organes (vésicule biliaire, intestin, glandes sudoripares, glandes salivaires, etc.). Le principal représentant des minéralocorticoïdes est l'**aldostérone**, mais la corticostérone, la désoxycorticostérone et même les glucocorticoïdes (cf. p. 260) ont une influence sur le transport du sel.

Biochimie : L'aldostérone appartient aux stéroïdes C_{21} ; elle possède donc 21 atomes C et est formée dans la zone glomérulaire (*zona glomerulosa*) (cf. p. 261) de la corticosurrénale (CS). La *biosynthèse* de l'aldostérone se fait à partir du cholestérol qui est issu essentiellement du plasma, mais qui peut aussi être formé dans la corticosurrénale. L'**ACTH** (cf. p. 261) agit en stimulant la biosynthèse (et non la sécrétion) de l'aldostérone. Le **taux de synthèse** de l'aldostérone est de 80 à 240 µg/jour et la *concentration plasmatique* est de 0,10 à 0,15 µg/l. Ces valeurs varient selon l'absorption de NaCl et l'heure de la journée : les taux de sécrétion les plus élevés sont observés le matin et ils atteignent un minimum tard le soir. L'aldostérone se combine à l'acide glycuronique *dans le foie* (cf. p. 214) et est *excrétée*, sous cette forme, dans la *bile* et dans l'*urine*.

Régulation de la sécrétion d'aldostérone : L'aldostérone provoque dans tout l'organisme une *rétention du Na^+* et une augmentation de l'excrétion du K^+. On constate aussi une rétention secondaire de l'eau, si bien qu'il en résulte, entre autres, une *augmentation du volume extracellulaire* (cf. p. 140 et suiv.).

Il est donc compréhensible que, d'un point de vue physiologique, la sécrétion d'aldostérone soit stimulée a) par une *diminution du volume sanguin*, b) par une *hyponatrémie* et c) par une *hyperkaliémie*. L'*angiotensine II* (cf. p. 152) joue un rôle essentiel dans la sécrétion d'aldostérone mais on ne connaît pas encore le mécanisme permettant ce déclenchement. La libération d'aldostérone est également stimulée par l'ACTH (cf. p. 261, **A**) ; elle est inhibée par l'atriopeptine provenant des oreillettes du cœur (cf. p. 140).

Action de l'aldostérone : L'aldostérone stimule la réabsorption du Na^+ et l'excrétion du K^+ au niveau des cellules transportant le sel. Son action commence 1/2 heure à 1 heure après sa libération (ou sa sécrétion) et atteint sa valeur maximale au bout de quelques heures. Ce retard s'explique par le temps nécessaire à la progression de la réaction intracellulaire jusqu'au moment de l'action des hormones stéroïdes (cf. p. 244) : (1) diffusion de l'aldostérone (= A) à travers la membrane cellulaire, (2) liaison spécifique aux récepteurs protéiques cytoplasmiques (= R), (3) « activation » et changement de conformation du complexe activé A-R, (4) liaison sur la chromatine des récepteurs intranucléiques en vue de la réaction, (5) induction de l'ARN, (6) production des **P**rotéines **I**nduites par l'**A**ldostérone (AIPs) qui modulent les effets cellulaires de celle-ci.

Lorsque la corticosurrénale synthétise une trop grande quantité d'aldostérone, cela provoque un **hyperaldostéronisme.** Lors d'un *hyperaldostéronisme primaire* (à la suite de tumeurs corticosurrénales produisant de l'aldostérone : syndrome de Conn), la sécrétion de l'aldostérone ne répond pas au rétrocontrôle. La rétention du Na^+ conduit à une augmentation du volume extracellulaire (CEC) et de la pression artérielle ; les pertes en K^+ provoquent une hypokaliémie qui est accompagnée d'une alcalose hypokaliémique.

L'hyperaldostéronisme secondaire, encore plus fréquent, apparaît lors d'une diminution du volume plasmatique efficace (lors de la grossesse, d'une insuffisance cardiaque, de l'administration chronique de diurétiques, d'un régime pauvre en NaCl, d'une cirrhose hépatique avec ascite). Dans chacune de ces situations, l'activation du système rénine-angiotensine II (cf. p. 152) aboutit à la sécrétion d'aldostérone.

En cas d'*insuffisance surrénalienne* (maladie d'Addison), l'absence d'aldostérone provoque une forte augmentation de l'excrétion du Na^+ avec rétention du K^+, ce qui conduit, associé à un déficit en glucocorticoïdes (cf. p. 260), à une situation dont le pronostic est vital.

Excrétion du Ca^{2+} et du phosphate

En tant qu'organe excréteur, le rein participe de façon importante à l'équilibre du **bilan calcique** (cf. p. 254 et suiv.). La *concentration plasmatique du calcium libre et lié* est de 2,3 à 2,7 mmol/l (4,6 à 5,4 meq/l) : 1,3 mmo/l environ sont à l'état de *Ca^{2+} ionisé*, 0,2 mmol/l sont liés (à du phosphate et du citrate) et le reste, 0,8 à 1,2 mmol/l, est *lié à des protéines plasmatiques* et n'est donc *pas filtrable* (cf. p. 10 et p. 127, **B**). Ainsi, environ 270 mmol (1,5 mmol/l × 180 l/jour) sont filtrées quotidiennement et, de cette quantité, **0,5 à 3 %** seulement apparaissent **dans l'urine**. Le **site de réabsorption** est l'ensemble du néphron, à l'exception des tubes collecteurs. La réabsorption du Ca^{2+} est généralement parallèle à celle du Na^+ (cf. p. 132). Cela est vrai, tant pour l'*action des diurétiques* (cf. p. 142) que pour le site de la régulation fine de l'excrétion du Ca^{2+} qui se déroule essentiellement dans le *tube distal*. La **parathormone** (cf. p. 254) et, à un moindre degré, le 1,25 dihydroxycalciférol (provenant de la vitamine D ; cf. p. 256) *diminuent* l'excrétion du Ca^{2+}, tandis que la **calcitonine** (cf. p. 256) *l'augmente*.

80 à 95 % du **phosphate** filtré dans le glomérule (cf. p. 144 et suiv.) sont **réabsorbés** (principalement dans le tube proximal). Contrairement à ce qui se passe pour le Ca^{2+}, la parathormone stimule l'élimination du phosphate, alors que le *1,25-dihydroxycalciférol* diminue l'excrétion du phosphate et la *calcitonine* l'augmente (cf. p. 256).

Système rénine-angiotensine

L'**appareil juxtaglomérulaire** (**A**) comprend a) les *cellules de la macula densa* au début du tube contourné distal, b) les *cellules granulaires* en contact étroit avec les *artérioles afférentes* et *efférentes* du **même** néphron et c) les *cellules* interstitielles *agranulaires* (Polkissen = coussinet polaire) (cf. p. 120).

Par sa position, l'appareil juxtaglomérulaire est tout à fait apte à capter les signaux rendant compte de la composition urinaire dans la partie initiale du tube distal (macula densa) et à les utiliser pour la régulation du flux sanguin glomérulaire, de la pression de filtration et donc du TFG (cf. p. 124) (*rétroaction*).

Biochimie (**B**) : Parmi d'autres organes (comme le cerveau, le cœur, la glande surrénale) le rein contient (dans les cellules granulaires de l'appareil juxtaglomérulaire) de la **rénine**, une enzyme protéolytique qui passe dans le sang. La rénine détache de son *substrat*, l'**angiotensinogène** (venant du foie), un décapeptide (peptide ayant 10 groupes d'acides aminés) encore appelé angiotensine I. L'**enzyme de conversion** (converting enzyme), qui est présente dans le poumon et dans d'autres tissus, détache de l'angiotensine I deux acides aminés et donne naissance à l'**angiotensine II**, octapeptide très actif qui est ensuite inactivé (dégradé) dans le foie et le rein.

La **régulation du système rénine-angiotensine** (**B**) n'est pas encore totalement élucidée. Les *concentrations de NaCl élevées au niveau de la macula densa* (par exemple à la suite d'une augmentation du TFG) stimulent de toute évidence l'excrétion de la rénine, de sorte que le flux sanguin rénal (FSR) et le **TFG** diminuent. D'où une diminution de l'excrétion du NaCl (**B**). En outre, une chute brutale de la pression sanguine (ou une diminution brutale du volume plasmatique) conduit à une libération de rénine (barorécepteurs dans l'artère rénale ?), ce qui provoque une remontée de la pression artérielle, du volume plasmatique et une diminution de la libération de rénine (rétroaction négative ; **B**). Une diminution de la pression artérielle moyenne dans un seul rein (par ex. suite à une sténose de l'artère rénale) augmente également la libération de rénine par le rein, ce qui conduit dans ce cas à une *hypertension* systémique (cf. p. 180).

La libération de rénine est assurée (du moins en partie) par des β_2-adrénorécepteurs (cf. p. 56) ; elle réagit à l'adrénaline circulant dans le sang et est inhibée par quelques β-bloqueurs. L'*angiotensine II* et l'aldostérone libérée (cf. ci-dessous) agissent en inhibant également la sécrétion de rénine (**B**).

Organes-cibles et action de l'angiotensine II

1. *Système cœur-circulation* : L'angiotensine II est le plus puissant *vasoconstricteur* de l'organisme et agit directement sur les artérioles. Il en résulte une augmentation de la pression sanguine (**B**). On ne sait pas encore exactement si cela joue un rôle dans la régulation physiologique.

2. *SNC* : L'angiotensine II provoque aussi une vasoconstriction par le biais d'une stimulation du « centre » circulatoire, ce qui renforce encore l'effet immédiat sur les artérioles. L'angiotensine II déclenche en outre le *mécanisme de la soif* au niveau de l'hypothalamus et joue le rôle de stimulateur lors de la régulation du *besoin de sel* (**B**).

3. *Rein* : L'angiotensine II agit là aussi comme vasoconstricteur, ce qui entraîne une chute du flux sanguin rénal et du TFG (cf. p. 122 et suiv.). Certains résultats d'examens montrent que le système rénine-angiotensine dans l'appareil juxtaglomérulaire peut aussi intervenir *purement localement* comme une *rétroaction sur le néphron isolé*. Une augmentation du TFG pourrait de ce fait provoquer une élévation de la concentration (ou de la réabsorption) du NaCl au niveau de la macula densa, ce qui se traduirait par une production locale de rénine et d'angiotensine II. Une constriction de l'artériole afférente abaisserait alors le TFG et la charge en Na^+, et inhiberait la stimulation de la macula densa.

Cependant, la libération de rénine dans la circulation systémique, et la formation d'angiotensine II qui en découle, *diminue* si la concentration en NaCl (ou sa réabsorption) au niveau de la macula densa augmente. Ainsi, l'angiotensine II plasmatique ne peut être le signal qui engendre la vasoconstriction par rétrocontrôle au niveau de l'artériole afférente. Bien que l'angiotensine II intracellulaire ou d'autres signaux (prostaglandines ?) soient impliqués dans ce rétrocontrôle, leur mode d'action reste à élucider.

4. *Corticosurrénale* : L'angiotensine II y stimule la sécrétion d'aldostérone (cf. p. 150) ; celle-ci augmente la réabsorption du Na^+ dans le tube distal et accentue ainsi l'économie du Na^+ et du H_2O provoquée par la diminution du TFG (**B**).

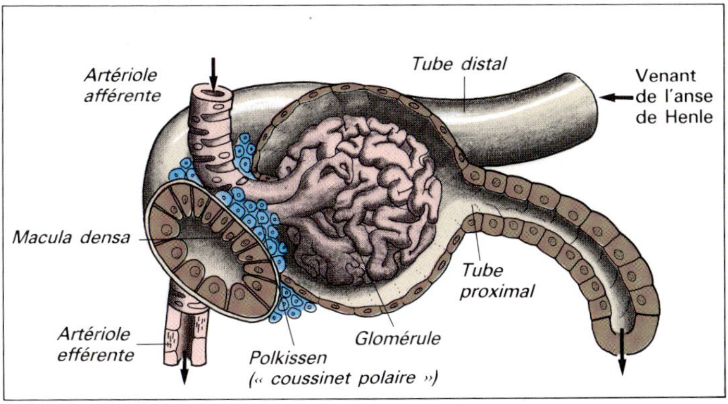

A. Appareil juxtaglomérulaire

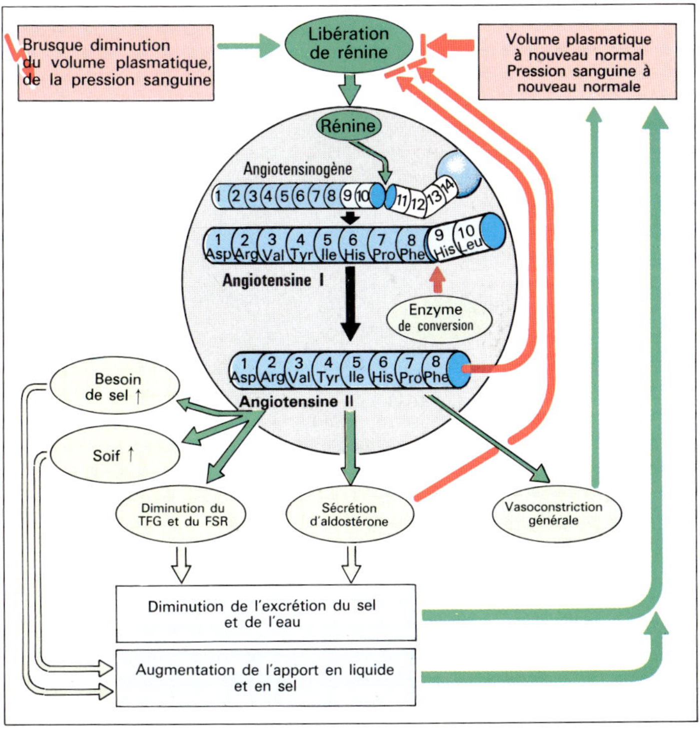

B. Système rénine-angiotensine

Le système cardiocirculatoire

Le cœur propulse le sang à partir de sa **cavité gauche** *(ventricule gauche)* dans les **vaisseaux artériels** de la **grande circulation** jusqu'aux vaisseaux capillaires périphériques. Le sang revient au cœur droit par le *réseau veineux* : il est à nouveau propulsé du *ventricule droit* vers les poumons d'où il revient au cœur gauche (**circulation pulmonaire** ou **petite circulation ; A**).

Le volume total de sang (volémie) est de 4,5-5,5 litres environ (soit 6 à 8 % de la masse corporelle) ; environ 80 % de ce volume se trouvent dans **le système à basse pression** qui comporte, d'une part, les veines, d'autre part, toute la petite circulation, éléments du système circulatoire où la pression est relativement basse (**A**), en moyenne 2 kPa (15 mmHg) ; ce système à basse pression sert de *réservoir de sang* grâce à sa *grande capacité* et à sa *grande extensibilité.* Si l'on augmente la volémie (par exemple par une transfusion), 98 % du volume de sang transfusé se répartissent dans le système à basse pression contre 2 % seulement dans le *système artériel* à **haute pression.** Inversement, la diminution de la volémie globale se traduit presque exclusivement par une diminution de volume du système à basse pression.

Le débit cardiaque ($\dot{Q}_c$), c'est-à-dire le volume de sang éjecté du cœur par unité de temps, est le produit de la *fréquence cardiaque* par le *volume d'éjection systolique*, ce qui donne : 70 (min^{-1}) · 0,07 (l) $\simeq$ **5 l/min** pour un sujet normal au repos (4,5 chez la femme, 5,5 chez l'homme). Une élévation simultanée de la fréquence et du volume systolique peut conduire à une augmentation considérable de $\dot{Q}_c$ (cf. p. 48).

$\dot{Q}_c$ peut être déterminé à partir du **principe de Fick** appliqué à la prise en charge de l'oxygène par le sang au niveau du poumon ($\dot{V}_{O_2}$; cf. p. 92) et à la différence des concentrations artérielle et veineuse en O_2, DAV_{O_2} (cf. p. 92) :

$$\dot{Q}_c = \frac{\dot{V}_{O_2}}{DAV_{O_2}}$$

$\dot{Q}_c$ se partage entre plusieurs organes « placés en parallèle » sur **la grande circulation** (cerveau, myocarde, tractus digestif, muscles, reins, peau, etc.). *La répartition entre les divers organes* tient compte, d'une part, de l'importance vitale de chacun d'eux et, d'autre part, *de leur besoin à tout instant ; la* **circulation pulmonaire,** quant à elle, reçoit l'*ensemble du débit cardiaque car elle est « placée en série » sur la grande circulation* (**A**).

Une **irrigation suffisante du cerveau** (environ 13 % du débit cardiaque) est essentielle : d'une part, le cerveau est un organe d'importance vitale, d'autre part, il est très sensible à un manque d'O_2 (hypoxie ; cf. p. 102) et, enfin, une cellule nerveuse détruite ne peut être remplacée.

L'irrigation du muscle cardiaque (environ 4 % de $\dot{Q}_c$ au repos, cf. p. 188) *ne doit pas chuter*, car sa diminution entraînerait la défaillance globale du cœur et, par voie de conséquence, celle de toute la circulation.

Les poumons reçoivent du sang par deux voies : 1) par *les artères pulmonaires* (petite circulation), du sang veineux arrive aux poumons où il s'artérialise (100 % du débit ventriculaire droit) ; 2) par *les artères bronchiques*, du sang artérialisé vient de la grande circulation et alimente le tissu pulmonaire. Tout ce sang retourne au cœur par une voie commune : *les veines pulmonaires.*

Les reins reçoivent à peu près 20 à 25 % de $\dot{Q}_c$ (cf. p. 122). Cette irrigation tout à fait exceptionnelle compte tenu du poids de ces organes (seulement 0,5 % du poids corporel) s'explique par leur *rôle de contrôle et d'épuration.* L'alimentation du tissu rénal ne requiert qu'une infime fraction du débit sanguin rénal. En cas de défaillance circulatoire (par exemple lors d'un état de choc ; cf. p. 186), le débit rénal peut chuter en faveur d'un maintien de la circulation cérébrale et cardiaque.

Lors d'un effort musculaire intense, près des 2/3 de $\dot{Q}_c$ peuvent être consacrés à l'alimentation des **muscles squelettiques** (cf. p. 48). Durant la digestion, **le tractus digestif** reçoit, de même, une importante fraction de $\dot{Q}_c$. Il est donc évident que ces deux groupes d'organes ne peuvent pas recevoir simultanément un débit maximum de sang (**A**).

L'irrigation de la **peau** (au repos environ 10 % du débit cardiaque) intervient principalement dans la *thermolyse* (cf. p. 192). La peau est, de ce fait, richement irriguée lorsque l'organisme produit beaucoup de chaleur (effort musculaire) et/ou lorsque la température ambiante est élevée.

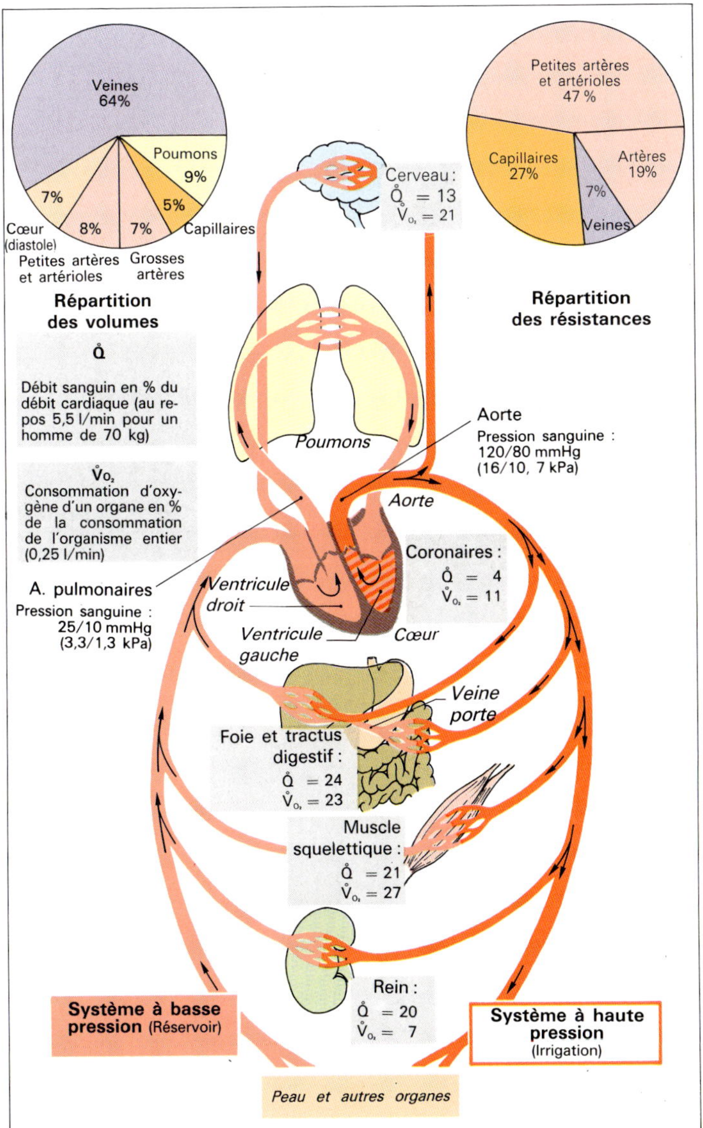

A. Système cardiovasculaire

Le réseau vasculaire

Les artères qui reçoivent le sang de l'*aorte* se divisent elles-mêmes plusieurs fois jusqu'aux *artérioles*. Celles-ci se ramifient pour former le *réseau capillaire* ; puis les capillaires se réunissent pour donner des *veinules* à partir desquelles le sang par les *petites veines*, puis les *grosses veines*, enfin les *veines caves supérieure et inférieure* gagne le cœur droit (**A**). Dans ce circuit, **la pression sanguine moyenne** (cf. p. 160) passe de 13,33 kPa (100 mmHg) dans l'aorte à 0,25 à 0,5 kPa (environ 2 à 4 mmHg) dans les veines caves (cf. p. 94). La **différence de pression moyenne** (**ΔP**) entre l'aorte et le ventricule droit (environ 13 kPa) et la **résistance périphérique totale** (TPR) dans la circulation systématique (environ 2,4 kPa. min. l^{-1}) déterminent le flux sanguin total (**$\dot{Q}$**) qui est l'équivalent du débit cardiaque (cf. p. 154). *La loi d'Ohm* **$\Delta P = \dot{Q} \cdot R$** peut s'appliquer, soit à la circulation dans son ensemble ($\dot{Q} = \dot{Q}_c$ et R = résistance totale périphérique, RPT), soit à des portions du réseau circulatoire ; la chute de pression ΔP est particulièrement importante dans les portions du réseau où la résistance est élevée. Le **débit sanguin $\dot{Q}$** (**m^3/s**) est le même dans deux portions successives du circuit placées en série, en d'autres termes, l'aorte est traversée, par unité de temps, par autant de sang que l'ensemble des artères et par autant de sang que l'ensemble des capillaires de la grande circulation. D'autre part, la **vitesse sanguine (m/s)**, qui détermine le temps de contact, est inversement proportionnelle à la surface de section (**A2**) des vaisseaux (vitesse rapide dans l'aorte, lente dans les capillaires). L'**aorte et les grosses artères** ne font pas que répartir le sang vers la périphérie (au repos, la vitesse moyenne du sang est de 0,2 m/s, ou 0,05-0,1 m/s respectivement), elles servent également, grâce à leur élasticité (qui diminue avec l'âge) à transformer un flux de sang pulsé au niveau de la portion initiale de l'aorte (systole : 0,7 m/s) en un flux continu (**effet Windkessel** ; cf. p. 163). Quand le cœur se contracte et que la pression augmente, les artères se distendent et emmagasinent de l'énergie potentielle ; quand il se relache (diastole), la pression diminue et les artères restituent cette énergie. Ceci permet au flux sanguin de progresser durant la diastole bien que les valves aortiques soient fermées.

Les artérioles et les petites artères sont dans leur ensemble responsables de 50 % de la RPT (cf. p. 155) ; il en résulte une **chute considérable** des **pressions sanguines** à ce niveau (**vaisseaux résistifs**). La moindre modification des résistances artériolaires a un grand effet sur la RPT (cf. p. 176 et suiv.). Le diamètre de chaque artériole, et plus spécialement des **sphincters précapillaires**, détermine également le flux sanguin dans les capillaires d'aval et, par là même, l'importance de la *surface d'échange capillaire*.

D'après la **loi de Hagen-Poiseuille**,

$$R = \frac{8 \cdot l \cdot \eta}{\pi \cdot r^4}$$

la résistance (R) d'un tube dépend de la *longueur de ce tube* (l), de *la fluidité (viscosité, η)* du liquide et de la **puissance quatre du rayon de ce tube** (r^4). Ainsi, une diminution de 16 % du rayon (par ex. des artérioles) suffit pour doubler la résistance.

La viscosité η du sang augmente lorsque l'*hématocrite* augmente (cf. p. 65, **A**) mais aussi lorsque la *vitesse d'écoulement* du sang diminue car le sang est un liquide hétérogène dans lequel les hématies ont tendance à s'agglutiner en pile d'assiettes lorsqu'il s'écoule lentement (cf. p. 64 et p. 186). Cette propriété peut conduire au cercle vicieux suivant, notamment lors d'un état de choc : $\eta \nearrow$; → RPT $\nearrow$ → $\dot{Q}_c \searrow$ → $\eta \nearrow\nearrow$, etc., ce qui fait tendre $\dot{Q}_c$ vers 0 (stase).

Les capillaires, bien qu'ayant chacun un rayon bien plus faible que les artérioles (**A**), ne participent que pour 27 % à la RPT car leur nombre est considérable (5.10^9). La chute de pression dans le réseau capillaire joue un rôle important dans **les échanges de liquide entre le sang et l'espace extracellulaire des tissus** (cf. p. 158), échanges qui constituent le rôle majeur des capillaires. Compte tenu de la *faible vitesse du sang* à ce niveau (0,3 mm/s) de leur *surface d'échange importante* (environ 300 m^2) et de leur *paroi perméable* et extrêmement mince, les capillaires sont particulièrement bien adaptés à ce rôle d'échange de solutés et de liquides.

D'après **la loi de Laplace**, la *tension de paroi* (T) est égale, dans un vaisseau sanguin, à *la pression transmurale* (P_t = pression sanguine dans le vaisseau moins la pression de l'environnement) multipliée par *le rayon du vaisseau r* :

$T = P_t \cdot r$.

Étant donné que r est très petit dans les capillaires (3 000 fois plus petit que dans l'aorte ; **A**), la tension de la paroi est faible, ce qui explique qu'une paroi capillaire mince suffise pour résister à cette pression.

Les veines collectent le sang et assurent son retour vers le cœur. Leur volume global considérable leur fait jouer un rôle important comme **réservoir de sang** (**A**) ; elles représentent une part essentielle du système à basse pression (cf. p. 184) (*vaisseaux capacitifs*).

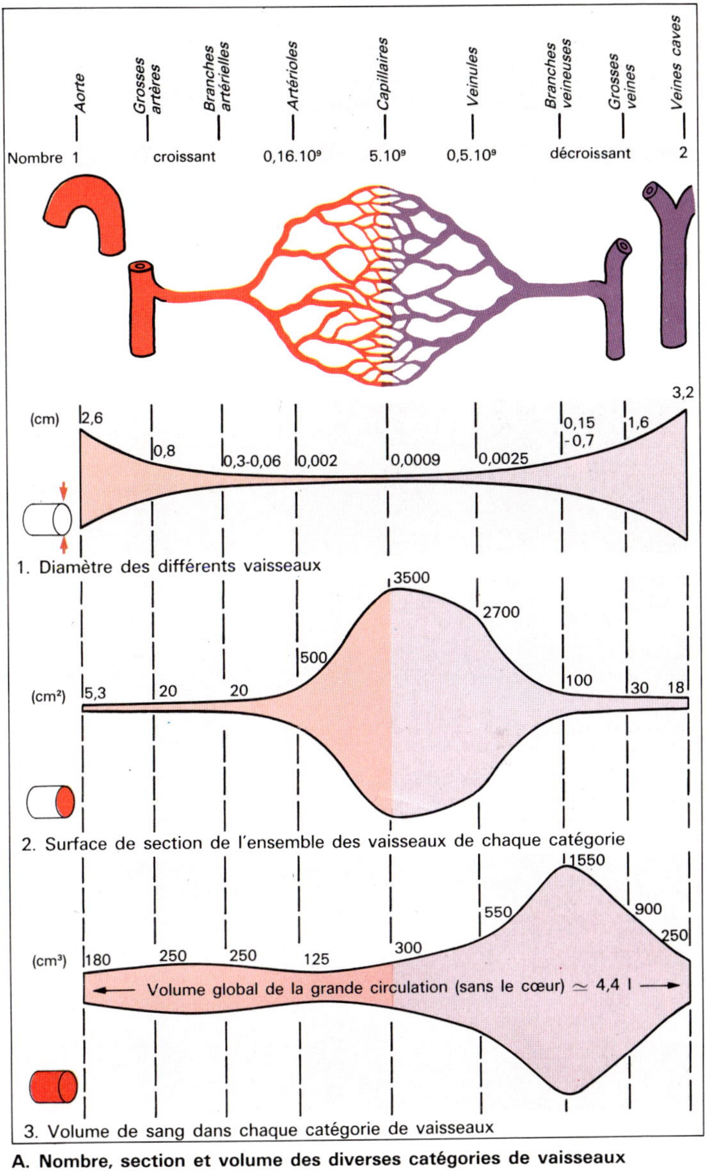

A. Nombre, section et volume des diverses catégories de vaisseaux

Échanges liquidiens à travers les parois capillaires

Les capillaires ravitaillent les cellules. *Leurs parois* relativement minces (cf. p. 156) comportent *des pores* de 8 nm de diamètre qui permettent un libre passage des solutés, hormis les grosses molécules de protéines. Les cellules sanguines sont elles aussi retenues dans le lit vasculaire. Au niveau de l'ensemble des capillaires de l'organisme, 20 litres de liquide (soit 1/200 environ de l'eau plasmatique éjectée par le cœur dans la grande circulation) **filtrent** du sang vers le milieu interstitiel en 24 heures. Dix-huit litres de liquide **sont réabsorbés,** c'est-à-dire retournent dans les capillaires pendant le même temps. La différence, soit 2 litres, retourne dans la voie sanguine par l'intermédiaire de la **circulation lymphatique** (**A**).

Les **forces motrices de la filtration et de la réabsorption** au niveau de la paroi capillaire (**A**) sont, d'une part, la *différence de pression hydrostatique* (ΔP), d'autre part, la différence de pression oncotique ($\Delta\pi$) et le coefficient de filtration (σ) (cf. p. 335 et suiv.) entre l'intérieur et l'extérieur des capillaires (*hypothèse de Starling, 1896*). ΔP et $\Delta\pi$ sont en rapport avec la *différence de pression* en question, avec la *perméabilité* (conductibilité électrique) et avec la *surface d'échange* de la paroi capillaire.

ΔP, force motrice de filtration, a pour valeur environ 3,9 kPa (29 mmHg) *au niveau de l'artériole*, et chute à environ 1,9 kPa (14 mmHg) *au niveau de la veinule* (**A** et **B**, lignes rouge et violette). La différence de pression oncotique, $\Delta\pi$ = 2,7 kPa (20 mmHg ; **A** et **B** ligne verte) (lorsque σ = 1 ; aucune protéine ne passe), agit à l'encontre de ΔP. Dans la mesure où les protéines sont rares dans le milieu interstitiel, on peut concevoir que les protéines du plasma retiennent l'eau. La différence $\Delta P - \Delta\pi$ est de 1,2 kPa (3,9 – 2,7) du côté artériolaire, c'est-à-dire *favorable à la filtration*, et de –0,8 kPa (1,9 – 2,7) du côté veinulaire, c'est-à-dire *favorable à la réabsorption*. L'augmentation de la perméabilité d'un endothélium aux protéines (par exemple dans le foie) signifie que la pression oncotique ($\Delta\pi \cdot \sigma$) s'est modifiée parce que $\sigma < 1$ (cf. p. 336 et suiv.).

La branche veineuse du système d'échanges liquidiens est plus large et plus perméable que la branche artérielle. La réabsorption nécessite donc un trajet plus court ou une $\Delta P - \Delta\pi$ plus faible que la filtration (**A**).

Ces données montrent que, *en moyenne*, une partie du capillaire seulement assure la réabsorption tandis que l'autre partie assure la filtration. Le flux transcapillaire est le reflet global de ces mouvements.

Les pressions mentionnées ci-dessus sont seulement applicables aux régions situées au dessus du cœur ; pour celles situées au dessous, le « poids » de la colonne sanguine (**pression hydrostatique**) augmente considérablement la pression dans les capillaires (+ 12 kPa au niveau des pieds en position debout). Lorsque la station debout se prolonge, les valeurs élevées de ΔP dans les capillaires du pied (16 kPa = 120 mmHg au niveau artériel) conduisent à une filtration locale élevée ; ces pressions élevées seront compensées, comme au niveau du rein, par une sortie d'eau et donc une augmentation (disproportionnée) de $\Delta\pi$ (cf. p. 336 et suiv.).

Le flux transcapillaire et la formation des œdèmes sont susceptibles d'être influencés par les facteurs suivants :

a) *Modification de la pression dans la partie artérielle du capillaire ;*

b) *Modification de la pression dans la portion veineuse du capillaire* ; ceci peut survenir par contraction différentielle des veinules. Dans le domaine pathologique, cette pression peut augmenter par suite de *stase veineuse* (conséquence d'une insuffisance cardiaque par exemple) ce qui conduit à un excès de filtration par rapport à la réabsorption (**B1**) et donc à *une rétention de liquide dans l'espace interstitiel* (œdème).

c) *Modification du taux des protéines plasmatiques*, agissant sur $\Delta\pi$. Le changement de $\Delta\pi$ est plus important que celui attendu d'après la loi de van't Hoff (cf. p. 336, **E**).

d) Lors de l'*augmentation de la perméabilité aux protéines* (σ < 1), par exemple occasionnée par l'histamine (cf. p. 72), la filtration prédomine (œdème).

e) Enfin, *la diminution du flux lymphatique* peut avoir un effet sur la quantité d'eau interstitielle et conduire à la constitution d'un œdème (par exemple par obstruction ou destruction des voies lymphatiques).

Toute augmentation du volume du tissu interstitiel conduit à une augmentation de la pression et donc à une diminution de ΔP. La constitution d'un œdème augmente la distension de l'espace interstitiel tant qu'un nouvel équilibre n'est pas atteint entre, d'une part, la filtration et, d'autre part, la réabsorption et le drainage lymphatique.

La filtration et la réabsorption de l'eau au travers des parois capillaires entraînent aussi des solutés (« solvent drag », cf. p. 10) ; cependant il faut reconnaître aux **processus de diffusion un rôle quantitativement prépondérant** dans les échanges de matière (cf. p. 8). Lorsque la concentration d'une substance est égale de part et d'autre de la paroi capillaire, le flux de diffusion qui pénètre équilibre celui qui sort, c'est-à-dire que la résultante de ces flux est nulle. Si, par contre, il existe une différence de concentration entre le plasma et le tissu interstitiel, le flux résultant devient unidirectionnel pour la substance en question. Les éléments nutritifs et O_2 quittent ainsi la voie sanguine, tandis que les catabolites et CO_2 diffusent dans la direction opposée.

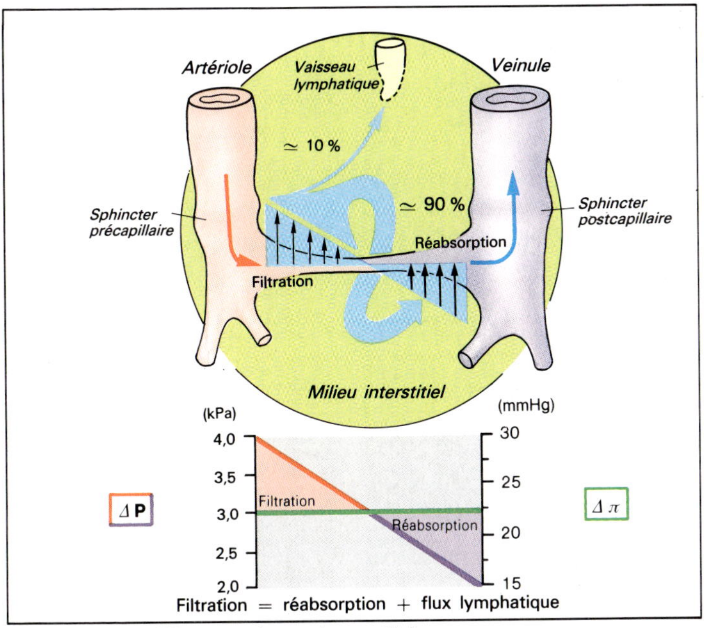

A. Echanges liquidiens au niveau des capillaires

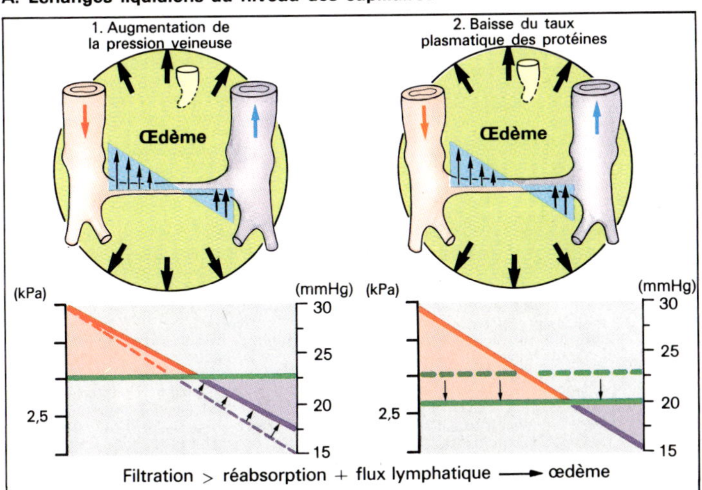

B. Causes de l'œdème

Pression sanguine

Lorsque, dans le langage courant, on parle de « tension artérielle », il est question, en fait, de la **pression artérielle**. Elle oscille entre chaque battement cardiaque entre une valeur maximale (**pression systolique**) qui se situe durant la systole du cœur (cf. p. 162) et une valeur minimale (**pression diastolique)** qui se produit pendant la diastole (**A** et **B**). Alors que la pression systolique dépend de *la fonction cardiaque* et de *l'élasticité des grosses artères*, la pression diastolique dépend surtout de la *vitesse d'écoulement du sang*, c'est-à-dire de la *résistance totale périphérique* (cf. p. 156).

La valeur de la **pression systolique au repos** (assis ou couché) mesurée au bras est de **16 kPa** (**120 mmHg**), et la **pression diastolique** de **10,7 kPa** (**80 mmHg**). La moyenne « géométrique » des deux grandeurs (voir ci-dessus) est la **pression moyenne** ($\bar{P}$) ; la différence entre elles est la **pression différentielle** (ou pulsatile : PP).

PP est principalement fonction du volume systolique (V_S ; cf. p. 154) et de la compliance artérielle ou capacitance (= changement de volume/ changement de pression ; $\Delta V / \Delta P$). Pour un V_S donné et une *compliance diminuée* (les vaisseaux deviennent plus rigides), P_S augmente plus que P_D, et en conséquence PP augmente (c'est ce qui se passe lors du vieillissement). Une *augmentation* de V_S sans modification de compliance occasionne aussi une plus forte augmentation de P_S que de P_D (PP augmente). Pour une fréquence cardiaque et un V_S donnés, $\bar{P}$ est proportionnelle à la RPT (cf. p. 156). Si la RPT *augmente* et que le V_S est éjecté aussi rapidement que précédemment, P_S et P_D augmentent dans la même proportion et PP reste inchangée. Toutefois, l'augmentation de RPT allonge la durée d'éjection. Dans ce cas, le rapport augmentation du volume artériel/écoulement périphérique durant l'éjection diminue. En conséquence, P_S augmente moins que P_D et PP est diminuée.

On peut **mesurer la pression sanguine** soit *directement* à l'aide d'une aiguille placée dans le flux sanguin (**A** et **B1**, courbe de pression figurée), *soit de manière indirecte* à l'aide d'un brassard gonflable. Pour cela, le brassard placé autour du bras est gonflé jusqu'à ce que la pression du brassard dépasse la pression maximale du sang. Un stéthoscope est placé en regard de l'artère humérale, au pli du coude, et l'on dégonfle peu à peu le brassard. Pour une pression donnée, lue sur le manomètre, on entend des battements traduisant le passage en jet du sang au niveau de l'obstacle que constitue le brassard : cette pression correspond approximativement à la pression systolique. Les battements s'atténuent et disparaissent lorsque l'écoulement du sang devient continu ; la pression lue sur le manomètre correspond alors à la pression diastolique. La pression artérielle peut être exprimée aussi bien en mmHg qu'en kPa (cf. p. 328).

La pression artérielle moyenne permet de déterminer la *perfusion d'un organe*. Cette pression peut être estimée par un graphique (**A**) : une ligne droite, parallèle à l'axe des temps, est tracée de telle manière que les surfaces définies par la courbe de pression au-dessus et au-dessous de la droite soient égales. L'intersection de la droite avec l'axe des y (axe des pressions) indique la pression moyenne. Bien que la pression moyenne décroisse de l'aorte à l'artère fémorale, on peut trouver une pression maximale plus élevée dans l'artère fémorale que dans l'aorte (**A1** et **A2**).

Il est indispensable, pour l'alimentation des tissus, que la pression sanguine (cf. p. 176 et suiv.) soit bien régulée. **Une pression artérielle trop faible** conduit à un *état de choc* (cf. p. 186), *à l'anoxie* (cf. p. 102) et *à la mort tissulaire*. Une **pression artérielle trop haute chroniquement** (hypertension, cf. p. 180) est, elle aussi nuisible, car *les vaisseaux* en souffrent (en particulier ceux du cœur, du cerveau, des reins et de la peau).

La pression est beaucoup *plus basse* dans l'**artère pulmonaire** que dans l'aorte (**B2**) ; *la pression systolique* n'est que de 3,3 kPa environ (25 mmHg) et *la pression diastolique* de 1,3 kPa (10 mmHg). **La circulation pulmonaire appartient** donc **au système à basse pression** (cf. p. 154). Une autre particularité de la circulation pulmonaire est *la souplesse de l'environnement* des vaisseaux pulmonaires (tissu pulmonaire rempli d'air). Une augmentation du débit dans la circulation pulmonaire (par ex. durant l'exercice) entraîne plutôt une *dilatation des vaisseaux pulmonaires* (diminution des résistances) qu'une évélation de pression pulmonaire. A cet instant, les vaisseaux pulmonaires font transitoirement fonction de **réservoir** (cf. p. 94 et p. 184).

Alors que la pression artérielle dépend en premier du débit cardiaque $\dot{Q}_c$ et de la résistance périphérique totale RPT (cf. p. 156), **la pression dans les veines** est surtout liée au volume sanguin et à ses modifications en fonction du temps ; ainsi la pression veineuse n'est que de 0,2 à 0,5 kPa (soit 1,5 à 4 mmHg) dans les veines proches du cœur (**B3**). Une pression aussi basse dans les vaisseaux rend le diamètre de ceux-ci fortement dépendant de la pression environnante, car le diamètre dépend de *la pression transmurale* (cf. p. 156 et p. 184). Dans la cage thoracique, cette pression varie en fonction du cycle respiratoire (*pression thoracique*) (**B4** et p. 80), de sorte que le diamètre des veines caves oscille en fonction de la ventilation, ce qui se traduit par *une sorte de pompage du flux veineux lors de la respiration* de la périphérie vers le cœur (cf. aussi p. 184). A l'inspiration, la pression intrathoracique chute (**B4**) en dessous de la pression veineuse moyenne de la veine cave (**B3**), ce qui a pour effet d'élargir la lumière veineuse et donc (**B5**) d'augmenter le débit veineux instantané du sang revenant au cœur droit. Le phénomène de Frank-Starling (cf. p. 182 et suiv.) entraîne en conséquence une augmentation du volume d'éjection du ventricule droit (**B7**) et donc une augmentation du flux dans les artères pulmonaires (**B6**). Le volume d'éjection du cœur gauche diminue en même temps légèrement car l'élargissement des veines pulmonaires, lors de l'inspiration, diminue le retour du sang vers le cœur gauche.

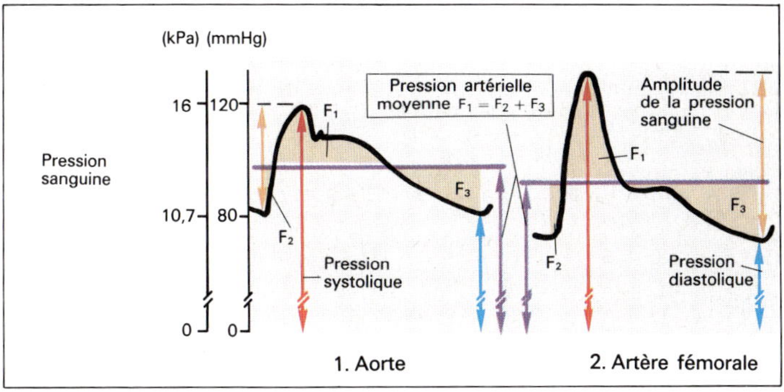

A. Décours temporel de la pression sanguine

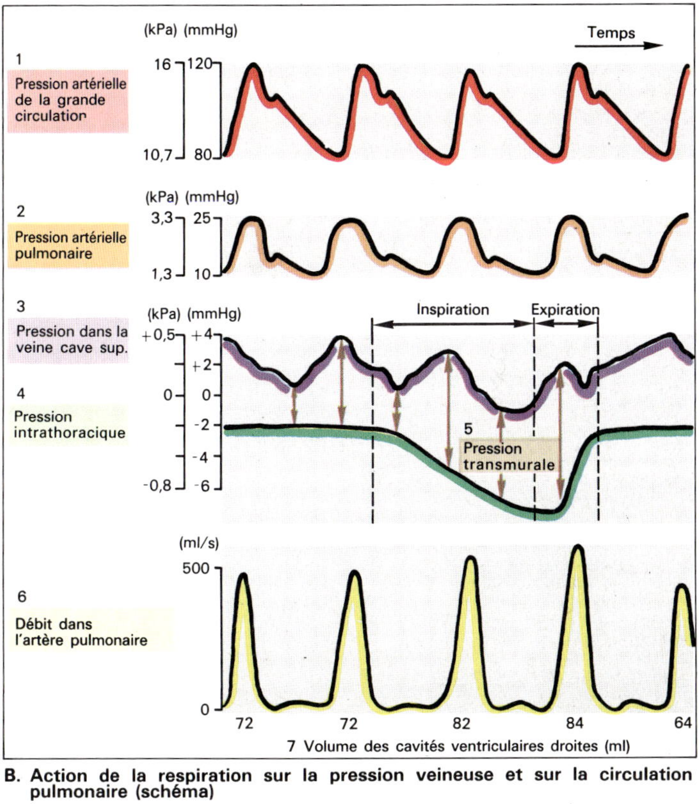

B. Action de la respiration sur la pression veineuse et sur la circulation pulmonaire (schéma)

Les phases du fonctionnement cardiaque (le cycle cardiaque)

La **fréquence cardiaque** au repos est de 70/min ; les quatre **phases du fonctionnement** se succèdent en moins d'une seconde ; ce sont : **la phase de mise en tension (I), la phase d'éjection systolique (II), la phase de relaxation (III) et la phase de remplissage diastolique (IV) (A).**

Les valvules cardiaques assurent l'**écoulement unidirectionnel** dans le cœur, *c'est-à-dire des oreillettes vers les ventricules* (phase **IV**) *et des ventricules vers l'aorte* ou l'*artère pulmonaire* selon le cas (phase **II**).

L'**ouverture** ou la **fermeture des valvules** (**A10**) dépend de la *différence de pression de part et d'autre de celles-ci* : par exemple, lorsque la pression dans le ventricule gauche devient supérieure à celle de l'aorte, les valvules aortiques s'ouvrent, et inversement si cette pression devient plus faible que la pression dans l'aorte, elles se ferment.

Les phases mécaniques du cycle cardiaque correspondent à des modifications électriques bien précises (**A1**) ; celles-ci peuvent être recueillies pour donner un tracé ECG (cf. p. 168 et suiv.) (les diverses phases du cœur gauche ne se superposent pas exactement aux phases correspondantes du cœur droit ; **A1 a**).

Le cycle cardiaque

Contraction de l'oreillette (phase **IV c**) : Pendant la diastole ventriculaire, la dépolarisation du pacemaker cardiaque (= nœud sinusal ; cf. p. 164) excite la musculature de l'oreillette (**onde P** sur l'ECG ; **A1**) qui se contracte (la pression auriculaire croît, phase **IV c ; A4**) ; le sang éjecté par cette contraction achève le remplissage ventriculaire. La diastole prend fin à ce moment ; le **volume ventriculaire en fin de diastole** est en principe de 125 ml environ (**A6**) mais peut atteindre 250 ml.

L'excitation électrique du cœur (cf. p. 164) atteint alors les ventricules (complexe **QRS** de l'ECG ; **A1**) qui vont se contracter. Durant **la phase de mise en tension** (phase **I**), les quatre valvules sont fermées : le volume ventriculaire reste stable (**A6**) (**contraction isovolumétrique**) et la pression monte alors très rapidement (**A3**). Quand la pression dans le ventricule gauche dépasse la pression aortique (10,7 kPa ou 80 mmHg ; **A2** et **A3**), les sigmoïdes s'ouvrent. Cet événement marque le début de la **phase d'éjection** (phase **II**), durant laquelle la pression dans le ventricule gauche et dans l'aorte atteint un maximum de 16 kPa (120 mmHg) (**A2**, phase **IIb**). Les pressions systolique et diastolique dans l'artère pulmonaire sont respectivement de 3,3/1,1 kPa ou 25/8 mmHg ; cf. p. 94). **Après l'éjection totale du sang** (**A6** et **A7**), les ventricules se relachent (**relaxation** isovolumétrique, **phase III**) et leur pression tombe subitement en-dessous de celle de l'aorte et de l'artère pulmonaire respectivement (**A3**). De ce fait, les valves sigmoïdes se ferment ce qui marque le commencement de la **phase de remplissage, phase IV**, première partie de la **diastole.**

Pendant ce temps, les oreillettes se sont à nouveau remplies sous l'effet prépondérant de *l'aspiration* réalisée par *l'abaissement du plancher valvulaire* (mitral ou tricuspidien) dû à la contraction ventriculaire. Tout est ainsi prêt, dès le début de la phase de remplissage (phase **IV a**), pour un nouveau remplissage énergique des ventricules (**A6**). La **contraction active** des oreillettes (phase **IV c**) n'intervient que pour 15 % du remplissage ventriculaire pour une fréquence cardiaque normale.

L'apport sanguin au **muscle cardiaque** se fait par les *artères coronaires* (**A8** et p. 188). Le **débit coronaire** n'a lieu que pendant la diastole, surtout au niveau du ventricule gauche, car ces vaisseaux sont comprimés par la contraction du muscle cardiaque durant la systole (pression transmurale < 0).

« L'expression acoustique » des phases cardiaques normales reflète **les bruits du cœur** (**A9**) : le premier, durant la phase de contraction isovolumétrique, le deuxième à la fermeture brutale des valvules sigmoïdes. **Des bruits pathologiques du cœur** se manifestent lorsque les valvules sont trop étroites ou lorsqu'elles occasionnent des fuites (*sténose ou insuffisance*).

Les ondes des pulsations veineuses (**A5**, a, c, x, v, y) sont aussi le reflet du cycle cardiaque. C'est ainsi, par exemple, que l'*onde « a » positive* est provoquée par la contraction auriculaire, l'*onde « x » négative* par l'abaissement du plan valvulaire.

Le fonctionnement intermittent de la pompe cardiaque produit une **onde pulsatile** (**A**, effet « Windkessel »), qui s'étend à travers les vaisseaux artériels avec une certaine vitesse : vitesse pulsatile. Celle-ci est plus élevée que la vitesse sanguine (cf. p. 156), d'autant plus grande que les parois des vaisseaux sont épaisses et rigides (elle augmente dans l'hypertension et avec l'âge) et d'autant moins grande que le diamètre des vaisseaux est élevé (environ 6 m/s dans l'aorte et 10 m/s dans l'artère radiale).

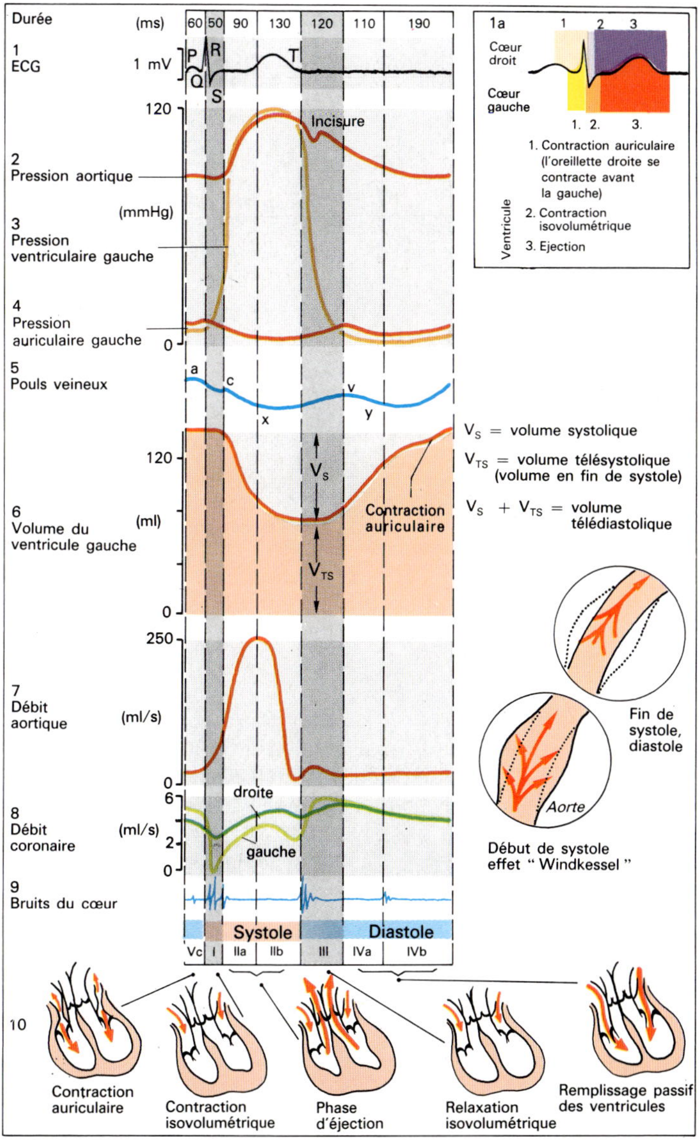

A. Les phases d'activité du cœur (cycle cardiaque)

Electrophysiologie cardiaque

Le cœur comporte *deux types de cellules musculaires* :

1) des cellules qui produisent et conduisent des impulsions,

2) des cellules qui répondent à ces impulsions par un raccourcissement (contraction). Ces cellules représentent la musculature fonctionnelle du cœur, *le myocarde*. La genèse de l'excitation (impulsion) siège dans l'organe lui-même contrairement à ce qui se passe pour les muscles squelettiques (cf. p. 32) : **on parle de rythme spontané** ou **d'autonomie du cœur.**

Du *point de vue fonctionnel*, le myocarde ventriculaire est *un syncitium*, c'est-à-dire que les cellules ne sont pas isolées les unes des autres ; une excitation qui naît quelque part dans les ventricules conduit, quelle que soit sa localisation, à une contraction complète des deux ventricules (**contraction par tout ou rien**). Il en est de même pour les oreillettes.

L'excitation du cœur (**B** et **C**) naît normalement au niveau **du nœud sinusal : c'est l'entraîneur du cœur ou pacemaker** (**A**). L'excitation s'étend à partir de ce point aux deux *oreillettes* et au **nœud atrioventriculaire** (*nœud AV* ; **A** et **B**) et aboutit au *réseau de Purkinje* après avoir cheminé le *long du faisceau de His* et de *ses deux branches (Tawara). Le faisceau de Purkinje* conduit l'excitation au *myocarde ventriculaire* ; l'excitation parcourt le myocarde de l'intérieur vers l'extérieur, de la pointe à la base, ce qui peut être suivi sur l'organisme intact à l'aide de l'**ECG** (**B** ; cf. p. 168).

Dans ce système où l'excitation naît et se propage, il n'existe **pas de potentiel de repos membranaire stable** ; mais après chaque repolarisation, ce potentiel de repos réaugmente peu à peu jusqu'à un certain niveau (**seuil ou prépotentiel**) au delà duquel **un potentiel d'action** (PA) se produit (cf. p. 26 et p. 45 ; **D**). *On appelle potentiel diastolique maximal (PDM)* le potentiel le plus négatif qui est enregistré juste après un potentiel d'action.

Les changements ultérieurs de conductance ou perméabilité **g** et les courants ioniques **I déterminent le PA des cellules du nœud sinusal** (pacemaker ; cf. aussi p. 26) : à partir du **PDM** (environ – 70 mV au nœud sinusal), on observe d'abord une diminution continue de g_K alors que, pendant le même temps, g_{Ca} et g_{Na} sont tous deux bas ; I_{Ca} et I_{Na} entraînent une lente dépolarisation qui peut conduire par étapes au *prépotentiel ou potentiel seuil.* Ensuite g_{Ca} (et un peu g_{Na}) s'élève par palier jusqu'à ce que l'augmentation de I_{Ca} amène finalement au *prépotentiel.* Quand le potentiel seuil (PS) est atteint (environ – 40 mV pour le nœud sinusal), g_{Ca} augmente rapidement puis retrouve ensuite sa valeur de départ tandis que g_K augmente d'abord lentement puis brutalement. La courbe du PA, après une montée rapide, s'infléchit, s'arrondit : le maximum du PA est atteint ; alors il décroît et la cellule se repolarise jusu'à son PDM (cf. p. 167, **D**).

Dans le myocarde actif, la naissance rapide du PA (cf. p. 31, **A**) est la conséquence de l'entrée brève mais brutale de Na^+ (cf. p. 42). Au contraire, au niveau du nœud sinusal et du nœud AV où la densité des canaux sodiques est plus faible, la naissance du PA (dont l'origine principale est l'entrée de Ca^{2+}) est relativement plus lente.

Chaque potentiel d'action du nœud sinusal produit un battement cardiaque, ce qui signifie que la fréquence de cet entraîneur (pacemaker) **détermine la fréquence des battements.** Celle-ci peut être modifiée, de ce fait, par des changements de potentiels membranaires des cellules de l'entraîneur (dans le nœud sinusal) : 1) *le seuil du potentiel d'action* peut être augmenté, et de ce fait, le prépotentiel est atteint plus tard (**D1**) ; 2) *la pente du prépotentiel peut être diminuée*, ce qui conduit au même résultat qu'en 1) (**D2**) ; 3) le potentiel diastolique maximum peut devenir plus négatif et, de même qu'en 1) et 2), le seuil est atteint plus tard, la remontée du prépotentiel débutant pus bas (**D3**) ; 4) *la repolarisation* après un potentiel d'action peut avoir un décours temporel plus lent (potentiel d'action plus durable).

Le rôle prépondérant du nœud sinusal dans l'excitation normale du cœur tient au fait que les autres parties du système excitateur et conducteur du cœur ont une fréquence propre plus basse que celle du nœud sinusal. C'est pourquoi l'excitation venue du nœud sinusal touche les autres cellules avant qu'elles ne se soient spontanément dépolarisées jusqu'à leur potentiel seuil propre.

Modifications et perturbations de l'excitabilité cardiaque

Le cœur peut battre sans innervation extérieure en raison de son autonomie ; pourtant *l'innervation* est nécessaire à l'**adaptation de la fonction cardiaque** et à une demande variable de l'organisme (cf. p. 48). **Les caractéristiques suivantes** de la fonction cardiaque peuvent être modifiées : 1) *la fréquence* de la formation des impulsions par l'entraîneur, donc la fréquence des battements du cœur (**effet chronotrope**) ; 2) la vitesse de conduction de l'excitation, spécialement dans le nœud AV (**effet dromotrope**) ; 3) *la force* de contraction musculaire, c'est-à-dire la *contractilité* du cœur (**effet inotrope**) ; 4) *l'irritabilité*, dans le sens d'une modification du niveau d'excitation ou de stimulation (**effet bathmotrope**).

L'innervation cardiaque par des branches du **nerf vague** et du **sympathique** agit sur la fonction cardiaque (cf. p. 51 et suiv.) de diverses manières : les faisceaux du nerf vague qui vont

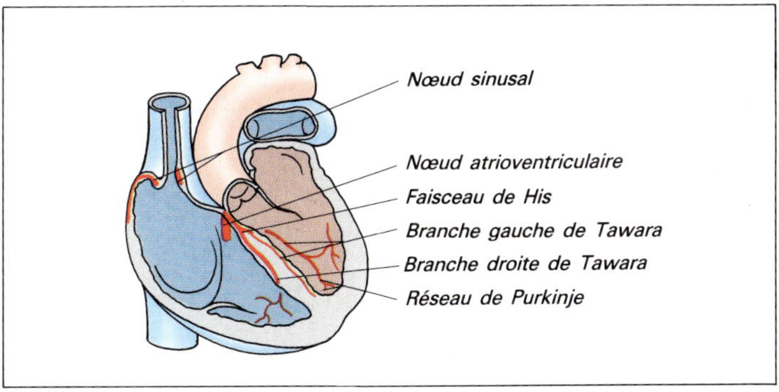

A. Formation et conduction de l'excitation dans le cœur

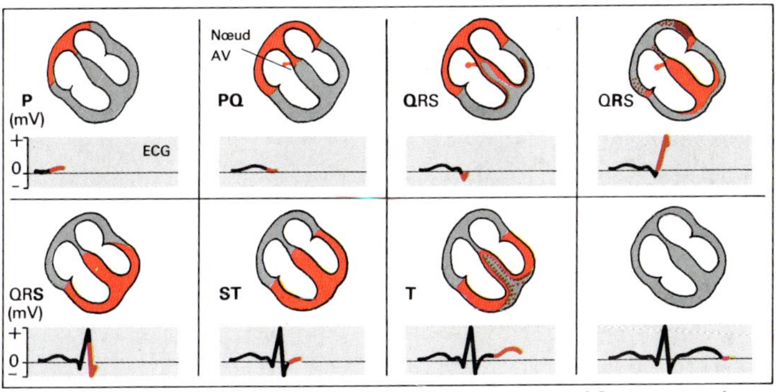

B. Dépolarisation et repolarisation dans le cœur et image ECG correspondante

Circonstance		Temps (m.s)	ECG	Vitesse de conduction ($m \cdot s^{-1}$)	Fréquence propre (min^{-1})
Nœud sinusal					
formation de l'impulsion		0	Onde P	0,05	70 – 80
arrivée de l'impulsion dans les parties éloignées des oreillettes	OD	50		0,8 – 1,0	
	OG	85			
Nœud AV					40 – 60
arrivée de l'impulsion		50	Intervalle PQ (excitation différée)		
conduction de l'impulsion		125		0,05	
Activation du **faisceau de His**		130		1,0 – 1,5	20 – 40
Activation des **branches**		145		1,0 – 1,5	
Activation du **réseau de Purkinje**		150		3,0 – 3,5	
Partie interne du myocarde totalement activée	VD	175	Complexe QRS	1,0 dans le myocarde	
	VG	190			
Partie externe du myocarde totalement activée	VD	205			
	VG	225			

C. Excitation du cœur : décours temporel, ECG et vitesse de conduction

au nœud sinusal en *diminuent la fréquence* **(effet chronotrope négatif)** et ceux du sympathique *l'augmentent via les adrénorécepteurs* β_1 **(effet chronotrope positif).** *Une modification de la vitesse de dépolarisation spontanée* des cellules du nœud sinusal (**D2** et **E1**) et un *changement brusque du PDM* (**D3**) sont responsables de ces effets.

La diminution de la pente de dépolarisation spontanée et le PDM négatif sous l'influence du nerf vague proviennent d'une *augmentation de la perméabilité au* K^+ (g_K, cf. p. 26) ; *l'augmentation de la pente* sous l'influence du système sympathique (et de l'adrénaline) provient d'une *augmentation de* g_{Ca} et d'une *diminution de* g_K. Seul le système sympathique exerce une action chronotrope sur le reste du système d'excitation cardiaque, ce qui lui confère un rôle décisif dans la prise en charge de la genèse de l'excitation par d'autres parties du système excitateur cardiaque.

Le nerf vague (tronc gauche) *retarde* **la conduction vers le nœud AV**, alors que le sympathique *l'accélère* (cf. p. 164) : l'**effet dromotrope** est **respectivement négatif et positif.** Le PDM (**D3**) et la vitesse d'ascension du potentiel d'action sont modifiés par ces afférences (**E2**). Il faut aussi souligner le rôle important joué par les modifications des perméabilités g_K et g_{Ca}.

Alors que le système de conduction est sous la dépendance du sympathique et du nerf vague pour le chrono- et le dromotropisme, la contractilité peut être augmentée par une stimulation directe sympathique du myocarde actif : **c'est l'effet inotrope positif.** L'effet stimulant est dû à une augmentation de la concentration intracellulaire en Ca^{2+} (= $[Ca^{2+}]i$).

Le potentiel d'action myocardique (cf. p. 42 et 45) provoque la **libération de** $\mathbf{Ca^{2+}}$ du système longitudinal intracellulaire, mais en plus faible quantité que dans le muscle squelettique (cf. p. 34 et suiv.). Pendant le PA, le Ca^{2+}, venant de *l'espace extracellulaire,* entre dans les fibres myocardiques au moyen des canaux calciques ; le PA est probablement le facteur déclenchant de la libération des stocks de Ca^{2+} intracellulaire. L'entrée de Ca^{2+} de l'extérieur de la cellule augmente quand la $[Ca^{2+}]$ extracellulaire est élevée, elle peut être facilitée par les récepteurs β_1 adrénergiques (effet inotrope positif direct sympathique) et peut être inhibée pharmacologiquement par les substances bloquant les canaux Ca^{2+}, également connues sous le nom d'*inhibiteurs calciques.* La $[Ca^{2+}]i$, très importante pour le couplage excitation-contraction (cf. p. 36 et suiv.), ne dépend pas seulement de l'entrée mais aussi de la sortie de Ca^{2+} du sarcoplasme. Celles-ci s'effectuent grâce à un mécanisme actif primaire de « pompes » à Ca^{2+} (Ca^{2+}-ATPase) dans le système longitudinal et dans l'espace extracellulaire. Le Ca^{2+} entre le dernier par échange avec le Na^+ (*antiport* Ca^{2+}/Na^+). Ce mécanisme de transport actif secondaire du Ca^{2+} est directement sous la dépendance d'une Na^+-K^+-ATPase (cf. p. 11).

Perturbations de l'excitation cardiaque

(voir aussi p. 174)

Les variations des concentrations électrolytiques du sérum modifient l'excitation cardiaque. *Une faible* **hyperkaliémie** élève le PDM du nœud sinusal et exerce alors un effet chronotrope positif. Une *forte hyperkaliémie* conduit à un PDM positif par inactivation du canal sodique (cf. p. 26) et provoque par là même une diminution de la vitesse de montée et de l'amplitude du PA du nœud auriculo-ventriculaire (effet dromotrope négatif). A part cela, le g_K s'élève, entraînant une pente de dépolarisation lente plus faible (effet chronotrope négatif ; **D2** et **E1**) et la repolarisation du myocarde s'accélère avec un abaissement de la concentration Ca^{2+} intracellulaire. Les conséquences en sont un effet inotrope négatif et un bouclage (re-entry) du phénomène au niveau myocardique. Dans les cas extrêmes, il s'ensuit un arrêt du pacemaker (*paralysie cardiaque ou cardioplégie*). Une **hypokaliémie** (*massive*) a un effet chronotrope et inotrope positif (**E**). Une **hypercalcémie** augmente probablement g_K et raccourcit par là le potentiel d'action.

La température influence aussi l'excitabilité cardiaque. La fièvre par exemple a des effets chronotrope positif (**E1**) et inotrope négatif, le refroidissement (hypothermie) des effets chronotrope et dromotrope négatifs (**E1**) et inotrope positif.

Les perturbations du rythme cardiaque peuvent concerner les modifications dans la genèse des impulsions comme la propagation de celles-ci (cf. p. 174). La cause la plus importante du flutter et de la fibrillation ventriculaire (cf. p. 174) est certainement une boucle (re-entry, ré-entrée) de l'excitation (**F**) : une des raisons de ce phénomène pourrait être par exemple un blocage de l'excitation normotrope au niveau du passage entre le réseau de Purkinje et le myocarde ventriculaire (**F2**). Cette excitation va alors se propager « à rebours » jusqu'à atteindre la zone normale d'excitation (**F1** et **F3**), laquelle va permettre le réacheminement d'une nouvelle impulsion (**F4**). Dans le myocarde sain, ce phénomène est suivi d'un raccourcissement du PA (par exemple lors d'une hyperkaliémie) et aussi de la période réfractaire ce qui permet cette « ré-entrée » (bouclage).

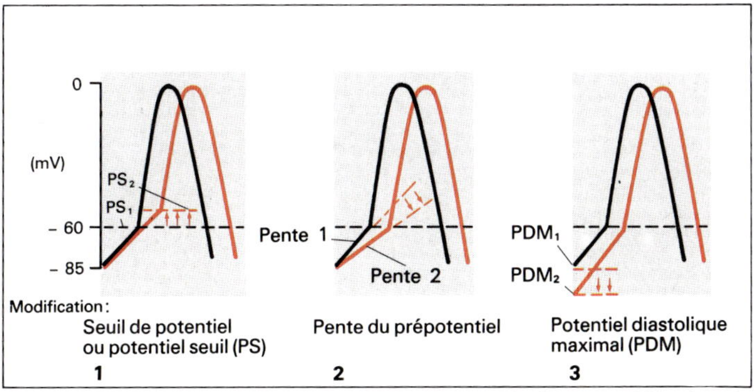

D. Modification de fréquence cardiaque (ici diminution) par modification du potentiel au niveau du pacemaker (voir texte page précédente)

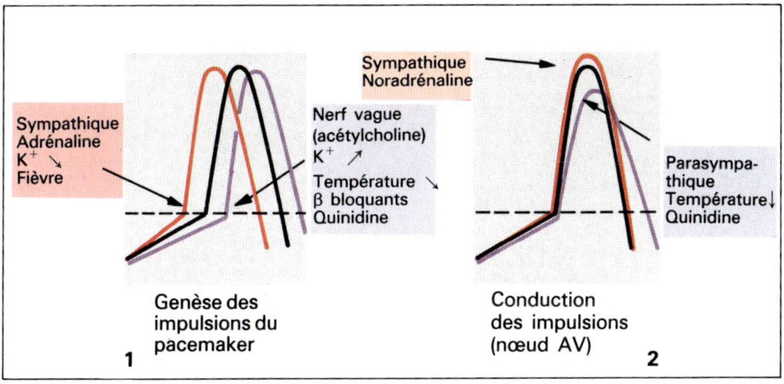

E. Influences de la fréquence (1) et de la vitesse de conduction (2) de l'excitation cardiaque

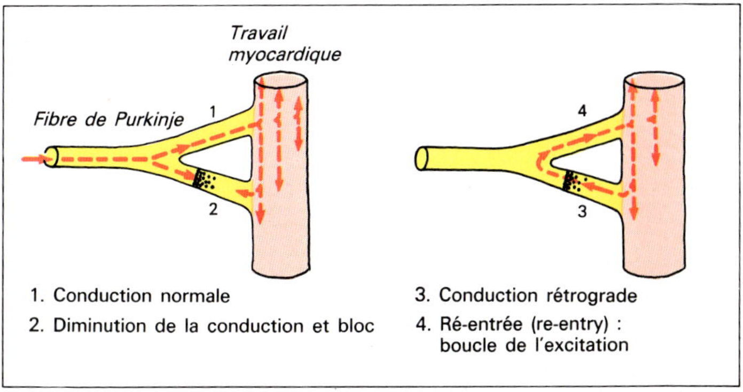

F. Boucle de l'excitation myocardique (d'après A. M. Katz)

L'électrocardiogramme (ECG)

Le tracé électrocardiographique (ECG) est une forme de visualisation des tensions électriques (**potentiels en mV** ; cf. p. 329) qui résultent de l'excitation du cœur. Ces signaux sont obtenus à partir de points bien précis situés sur la peau (*dérivations*). L'ECG exprime donc les événements *électriques* de l'excitation cardiaque et peut renseigner sur *l'état du cœur, la fréquence de battement, la nature et la genèse du rythme, l'extension et les effets de l'excitation*, ainsi que sur les *perturbations éventuelles*, que celles-ci soient d'origine anatomique ou mécanique, qu'elles concernent des altérations tissulaires ou des perturbations de la circulation sanguine. Les variations des concentrations électrolytiques (cf. p. 166 et 172) et les effets de certains agents pharmacologiques (par ex. la digitaline) peuvent être détectés sur l'ECG. L'ECG *n'apporte aucune* information directe sur la contraction proprement dite, ni sur la fonction de « pompe » du cœur. Pour analyser ces éléments, il faudrait recueillir des informations sur la pression sanguine (cf. p. 160), le débit sanguin (cf. p. 154) et les bruits du cœur (cf. p. 162).

On admet que les potentiels dérivés à la surface du corps naissent à la limite entre la zone excitée et celle non excitée du myocarde, c'est-à-dire que la **courbe ECG rend compte du mouvement de ce front d'excitation.** Un myocarde non excité ou totalement excité se manifeste par un potentiel ECG nul (= ligne de base, cf. p. 170).

Pendant la progression du front d'excitation à travers le muscle cardiaque, se constituent des potentiels de formes diverses qui se distinguent par *leur taille* et *leur direction*. Ces grandeurs orientées sont des *vecteurs* ; ils sont représentés sur un graphique par des flèches plus ou moins longues selon la valeur absolue du potentiel ; la direction de ces flèches exprime la direction du potentiel (point de la flèche : +). Comme dans un parallélogramme de composition de vecteurs force, on peut déterminer un **vecteur somme** (**A**). Le vecteur somme des potentiels d'excitation cardiaque varie tout au long du cycle d'excitation tant en taille qu'en direction ; la pointe du vecteur résultant décrit une trajectoire en lacet (**C**). Le **vectocardiogramme** visualise directement **ces « lacets »** sur l'écran d'un oscillographe cathodique.

L'étude du décours temporel du vecteur résultant est obtenue en clinique par l'examen **des dérivations des extrémités** et des **dérivations** à partir de la **paroi thoracique**. En d'autres termes, chaque dérivation ECG donne une image unidirectionnelle du vecteur résultant et, de ce fait, *deux dérivations* (3 points au moins) déterminent un plan dans lequel elles indiquent l'évolution du vecteur résultant (il s'agit le plus souvent du plan frontal) ; *une représentation tridimensionnelle* du vecteur résultant nécessite au moins l'addition d'une dérivation à partir d'un autre plan (cf. p. 171, **F**).

Il faut encore ajouter que les amplitudes des potentiels ne sont comparables d'une dérivation à l'autre que si la résistance entre le cœur et chacun des points de mesure est la même (elle dépend de la distance et de l'état des tissus) ; cette condition est à peu près remplie pour les trois dérivations standards des extrémités. Pour la représentation vectocardiographique, les différences de résistance doivent être corrigées par l'addition de résistances dans les circuits de mesure (**dérivations** orthogonales corrigées **de Frank**).

Les **dérivations électrocardiographiques standards I, II, III de Einthoven** (**D**) sont des dérivations bipolaires dans le plan frontal. Pour les obtenir, on place des électrodes sur chacun des deux avant-bras et sur la jambe gauche. On examine l'évolution temporelle de la différence de potentiel entre les deux bras (I), entre le bras droit et la jambe gauche (II), et entre le bras gauche et la jambe gauche (III) (**D**).

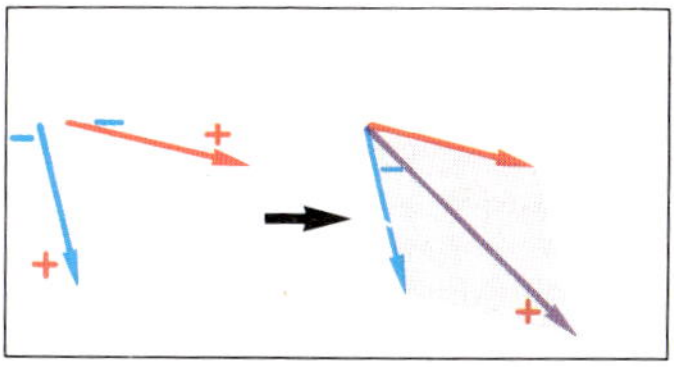

A. Sommation des vecteurs

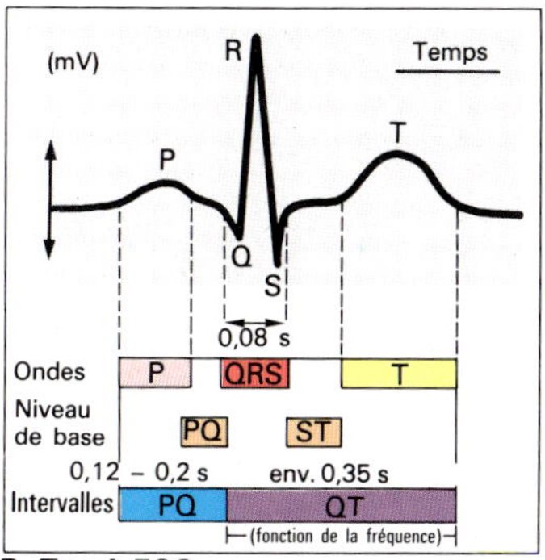

B. Tracé ECG

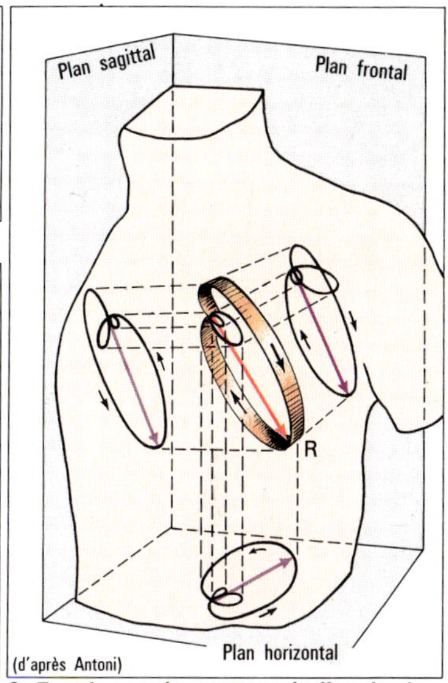

C. Enveloppe du vecteur de l'excitation cardiaque

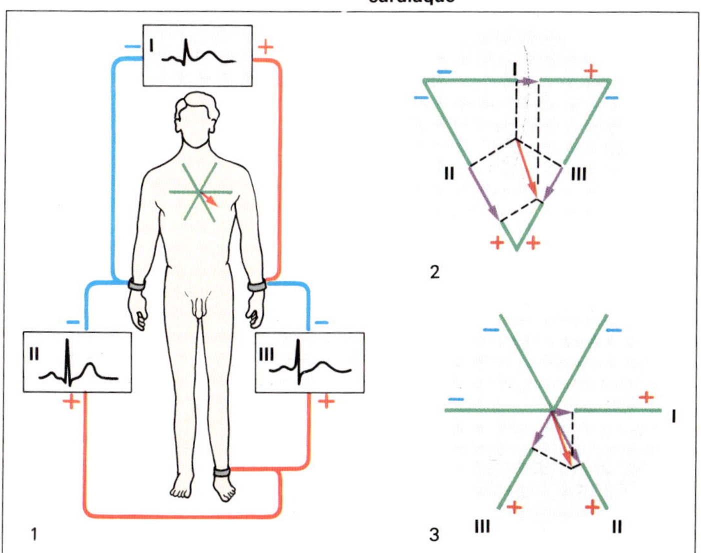

D. Dérivations bipolaires I, II et III d'Einthoven

Les **dérivations unipolaires de Goldberger** sont aussi des dérivations dans le plan frontal. Ces dérivations sont obtenues également à partir des deux bras et de la jambe gauche, cependant, ici, deux électrodes sont reliées ensemble (par des résistances) et servent d'électrode de référence par rapport à la troisième (**E**). La dénomination des électrodes de Goldberger est la suivante : aVR = bras droit (**E1**), aVL = bras gauche et aVF = jambe gauche.

Le **tracé ECG** (**B**) comporte plusieurs **déflections** (**ondes**), une incursion vers le haut étant notée positivement et vers le bas négativement. L'**onde P** (< 0,25 mV, < 0,1 s) traduit la *dépolarisation des oreillettes*. Leur repolarisation *n'est pas* visible car elle disparaît dans les déflections suivantes. L'**onde Q** (amplitude < 1/4 de l'amplitude de R), l'**onde R** et l'**onde S** (R + S > 0,6 mV) forment ensemble le complexe QRS (< 0,1 s) (on l'appelle ainsi même s'il manque une composante) ; celui-ci traduit la *dépolarisation des ventricules*. Pour le complexe QRS, la convention veut que toute première déflection négative soit notée par Q, toute déflection positive (avec ou sans onde Q précédente) soit notée R, et toute déflection négative suivant l'onde R soit appelée S. Ceci peut donner une situation dans laquelle des déflections de QRS portant la même appellation ne sont pas synchrones sur toutes les dérivations. Puis survient l'**onde T** qui traduit la *repolarisation des ventricules*. Bien que la dépolarisation et la repolarisation soient des événements opposés, l'onde T est de même signe que l'onde R (positive dans la plupart des cas), ce qui indique que la formation de l'excitation et son extension se font de manière différente.

L'**espace PQ** et l'**espace ST** (**B**) sont normalement proches de la ligne de base du tracé (0 mV). Les oreillettes totalement dépolarisées (espace PQ) ou les ventricules totalement dépolarisés (espace ST) ne produisent *aucun* potentiel dérivable à l'extérieur du corps. L'**intervalle PQ** (< 0,2 s ; **B** et cf. p. 165, **C**) représente le temps écoulé entre le début de l'excitation des oreillettes et celui des ventricules, on l'appelle aussi le **temps de conduction.** L'**intervalle QT** dépend de la fréquence cardiaque et sa valeur est de 0,35 à 0,40 s pour une fréquence de 75/min ; c'est le temps nécessaire à la repolarisation des ventricules.

Selon les diverses dérivations ECG, le vecteur résultant instantané de l'excitation apparaît « sous divers angles ». Une mesure de potentiel sur une dérivation *parallèle* au vecteur résultant montre, de ce fait, l'extension maximale de celui-ci ; une dérivation *orthogonale* ne montre, quant à elle, *aucune* extension (amplitude nulle). Dans les dérivations I-III, le vecteur est observé sous « trois faces » (**D2** et **D3**) et pour les dérivations de Goldberger sous « trois autres faces » (**E**).

Si l'on enregistre des événements contemporains dont les potentiels ont la même direction sur deux dérivations (par exemple I et II), on peut construire la projection du vecteur résultant dans le plan frontal (par exemple pour le complexe QRS) et connaître, de ce fait, l'amplitude des potentiels dans les autres dérivations du même plan frontal (par exemple III ; **D2** et **D3**). Un procédé analogue permet de déterminer « l'**axe électrique du cœur** ». On entend par ce terme le **vecteur QRS moyen** qui représente à peu près l'axe anatomique du cœur lorsque l'excitation se propage de manière normale.

Le potentiel moyen du QRS se calcule exactement à partir de *la somme des surfaces* des ondes Q, R et S. Les ondes négatives sont déduites des ondes positives. En pratique, il suffit de calculer la somme des *amplitudes* de ces ondes. Si le calcul est fait sur deux dérivations (par exemple : dérivation I : 0,5 mV – 0,5mV = 0 mV et dérivation II : + 1,1 mV ; **G1**), on peut construire « *l'axe électrique du cœur* » (les valeurs d'une troisième dérivation, la III dans l'exemple choisi, ne seraient d'aucune utilité car elle est déterminée par différence de I et II).

Le « domaine » normal de « l'axe électrique du cœur » (**H**) s'étend de la verticale ($\alpha = +90°$) vers le bas, à un peu plus que l'horizontale en remontant vers la gauche ($\alpha = +30°$; tableau angulaire, **E3**).

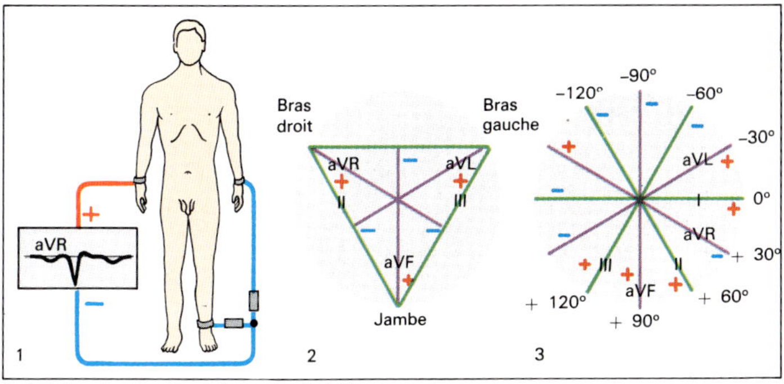

E. Dérivations unipolaires de Goldberger

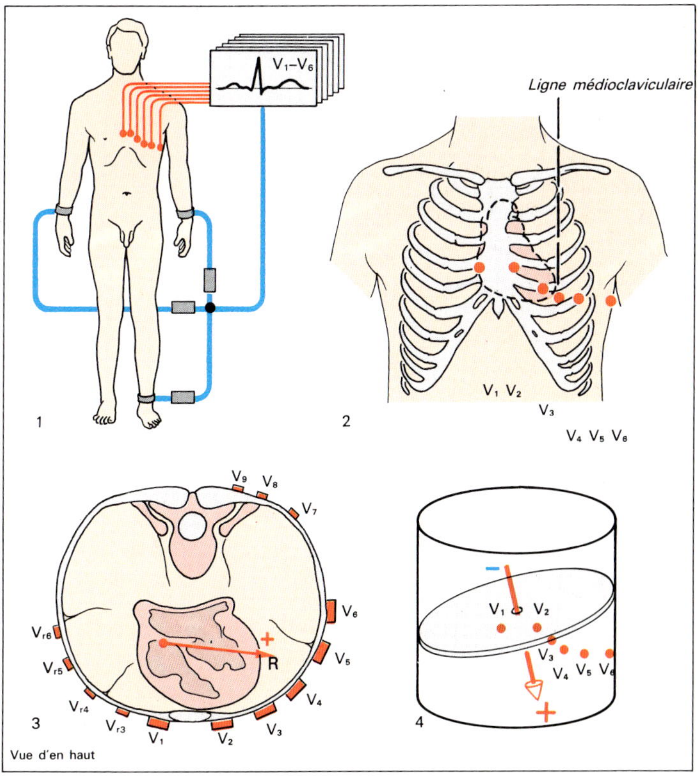

F. Dérivations unipolaires précordiales de Wilson

Normalement, on distingue *le type droit* : $\alpha = +120°$ à $+90°$ (fréquent chez l'enfant, il peut être déjà pathologique chez l'adulte) ; *le type vertical* : $\alpha = +90° + 60°$ (**G1**) ; *le type indifférencié ou type habituel* : $\alpha = +60°$ à $+30°$ (**G2**) ; enfin *le type horizontal* : $= +30°$ à $-30°$ (**G3**). **En pathologie,** dominent la rotation axiale droite (**H**) ($\alpha = 120°$, lors de la surcharge chronique du cœur droit, par exemple à la suite de certaines affections pulmonaires) et la rotation axiale gauche (**H**) (α plus négatif que $-30°$, lors de la surcharge du cœur gauche, par exemple lors de l'hypertension artérielle ou lors des défaillances valvulaires aortiques).

Les six **dérivations** *unipolaires* **précordiales V_1 à V_6 de Wilson**, associées à celles précédemment décrites, permettent de rendre compte du vecteur résultant en trois dimensions. Elles sont enregistrées à partir du thorax le long d'une *ligne à peu près horizontale* (**F**). L'électrode indifférente est constituée par la réunion des trois dérivations des extrémités (**F1**). Ces dérivations précordiales permettent de visualiser tout particulièrement les vecteurs à orientation dorsale ; ces vecteurs ne produisent que des déflections minimes, sinon nulles, dans le plan frontal. Étant donné que le vecteur QRS moyen pointe vers le bas, en arrière et à gauche, le thorax (représenté schématiquement comme un cylindre à grand axe vertical) est partagé en deux moitiés par un plan perpendiculaire au vecteur QRS moyen, une moitié positive et une moitié négative (**F4**). De ce fait, le vecteur QRS est le plus souvent négatif en V_1 - V_3 et positif en V_5 - V_6.

Dans certains cas particuliers, on peut ajouter aux 12 dérivations standards déjà citées les dérivations suivantes : a) enregistrement « derrière le cœur » par une électrode déglutie, placée dans le tube digestif, b) sur d'autres parties du thorax, notamment dans le dos à gauche (V_7 - V_9) ou sur le thorax à droite (V_{r3} - V_{r6}) (**F3**).

La **repolarisation** du ventricule est à l'origine d'une boucle vectorielle propre (**C**) qui donne l'**onde T** sur les dérivations. On peut construire dans l'espace un vecteur T. Il fait normalement un angle de moins de 60° avec le vecteur QRS moyen. Avec l'âge, cet angle s'ouvre ce qui semble résulter d'une carence en O_2 du cœur. Un angle QRS-T de 180° est pathologique et peut alors correspondre à : 1) une pression ventriculaire exagérée, 2) un bloc de branche, 3) l'effet des digitaliques. La durée du QRS et l'intervalle QT permettent de différencier ces cas (**J**).

Lors de l'**infarctus** (**infarctus myocardique**), la circulation d'une portion bien précise du myocarde est interrompue. *Au centre* de l'infarctus, le muscle meurt (nécrose) ; *il ne peut plus être le siège d'une dépolarisation.* Ainsi, durant les premières 0,04 s de l'excitation ventriculaire, naît un vecteur « particulier » (vecteur 0,04) qui « désigne » l'infarctus. Comme l'infarctus siège le plus souvent sur le cœur gauche, et que le vecteur QRS moyen « pointe » aussi vers la gauche, le vecteur « 0,04 » est en opposition avec le vecteur QRS moyen (**K**) ; ainsi par ex. lorsque l'onde R positive est grande, il y a également une *onde Q négative plus large* et plus profonde que la normale (**K2**). Entre le myocarde mort et l'environnement sain se trouve une *région mal perfusée* dont, par conséquent, *l'excitabilité est perturbée. Sa repolarisation modifiée* conduit souvent dans ce cas à *une inversion de l'onde T* (négative dans beaucoup de dérivations) ; on dit que l'onde T « montre » la zone ischémiée de l'infarctus (**K**). En outre, durant le stade aigu de l'infarctus, l'espace ST est souvent au-dessus (sus-décalage) ou au-dessous (sous-décalage) de la ligne de base (« potentiel de lésion » de la « zone lésée »). Le potentiel de lésion de la région endommagée déforme l'ensemble QRS-T dans le sens d'un potentiel d'action monophasique myocardique (cf. p. 31, **A3**). On donne à ce potentiel le nom de « *déformation monophasique de l'ECG de l'infarctus récent* » (**K1**). La première anomalie à se normaliser est le sus ou le sous-décalage de ST (**K2**) ; l'onde T anormale reste visible durant plusieurs mois (**K2**). L'onde « Q de 0,04 s » (Q profond et large) diminue très progressivement (**K2**) ; elle reste ainsi visible des années après l'infarctus (**K3**).

ECG et électrolytes sériques

Les modifications de concentration de K^+ ou de Ca^{2+} *sérique* entraînent des modifications d'excitabilité du myocarde et *de ce fait « perturbent » l'ECG* : si $[K^+] > 6{,}5$ mmol/l, l'onde T s'accroît en amplitude et devient plus pointue, les troubles de la conduction accroissent la durée de QT, le QRS devient « empâté » et, dans les cas extrêmes, on assiste même à une « pause » cardiaque (arrêt du pacemaker, cf. p. 166). Si $[K^+] < 2{,}5$ mmol/l, on constate un sous-décalage de ST, une onde T biphasique (d'abord +, ensuite −) et *une onde* positive supplémentaire *en forme de U* apparaît (onde U suivant l'onde T). Si $[Ca^{2+}] > 2{,}75$ mmol/l (> 5, 5 meq/l), l'intervalle QT et par là même ST se raccourcissent. Si $[Ca^{2+}] < 2{,}25$ mmol/l (< 4,5 meq/l) l'intervalle QT s'allonge.

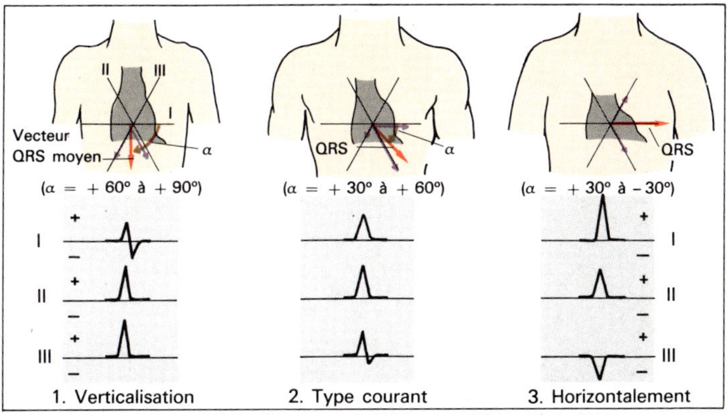

G. Définition du vecteur QRS moyen à l'aide des dérivations ECG

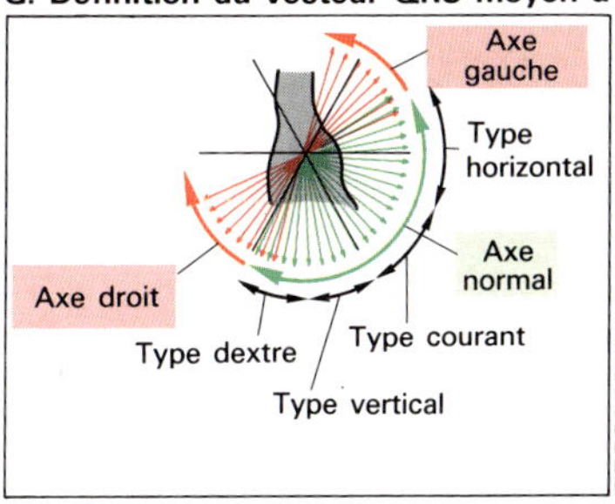

H. Les différents types d'axe électrique du cœur

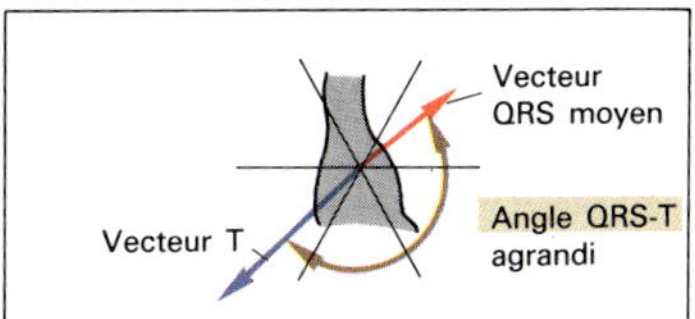

Origine	Durée du QRS	Intervalle QT
1. Hyperpression V	normal (0,08 - 0,10 s)	normal
2. Bloc de branche	> 0,12 s	normal
3. Digitalique	normal	diminué

J. Significations possibles de l'élargissement du QRST

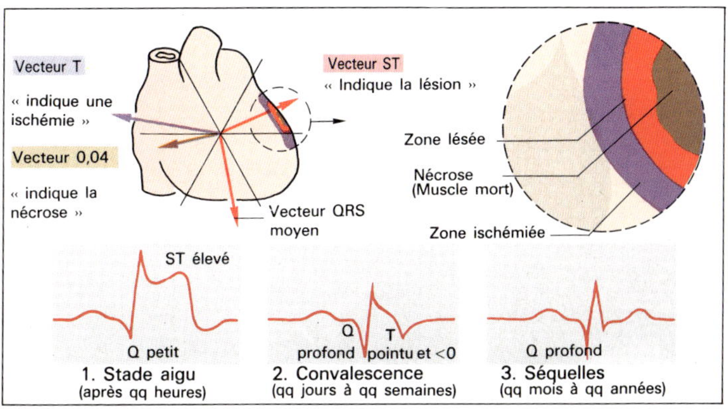

K. Infarctus du myocarde

Troubles du rythme cardiaque (arythmies)

Les troubles du rythme sont le résultat *de perturbations dans la formation ou la conduction de l'excitation cardiaque.* Leur diagnostic se fait par l'examen de l'ECG. Les perturbations de la formation de l'excitation se traduisent par une *modification du rythme sinusal.* Lorsque la fréquence sinusale de repos dépasse 100/min, [exercice, excitation psychique, fièvre (augmentation de 10 battements/min pour 1 °C), hyperthyroïdie, etc.] on parle de **tachycardie sinusale** (**A2**) ; lorsqu'elle tombe en dessous de 50/min, il s'agit d'une **bradycardie sinusale.** Dans ces deux cas, le rythme est régulier, alors que ce rythme oscille lors de l'**arythmie sinusale,** ce qui se produit surtout chez les adolescents et *est lié à la respiration* : l'inspiration accélère le rythme, l'expiration le ralentit.

Même lorsque l'excitation a lieu normalement dans le nœud sinusal (excitation nomotope, **A**), des excitations anormales (*hétérotopes*) peuvent naître dans *l'oreillette, dans le nœud AV ou dans le ventricule.* Les impulsions d'un foyer ectopique auriculaire (ou nodal) sont conduites aux ventricules qui échappent de ce fait au rythme sinusal : **l'arythmie supraventriculaire** est la conséquence d'**extrasystoles** (**ES**) **auriculaires ou nodales.**

Lors d'une ES auriculaire, l'*onde P* de l'ECG *est déformée* mais le complexe QRS est normal. Lors d'une ES nodale, la stimulation auriculaire est rétrograde : *l'onde P en principe négative,* est soit masquée par l'onde QRS, soit apparaît juste après le complexe QRS (**B1 à droite**). Dans les ES supraventriculaires, le nœud sinusal se dépolarise aussi assez fréquemment, en conséquence l'intervalle entre l'onde R de l'ES ($= R_{ES}$) et l'onde R consécutive normale est augmenté par un intervalle de temps, requis pour que l'impulsion se déplace du foyer ectopique jusqu'au nœud sinusal : *c'est l'intervalle postextrasystolique.* On a alors $R_{ES}R > RR$ et $(RR_{ES} + R_{ES}R) < 2RR$ (**B1**).

Dans la **tachycardie auriculaire** (foyer se dépolarisant à > 180 /min ; onde P remplacée par une ligne de base irrégulière), le ventricule peut suivre le rythme d'excitation jusqu'à une fréquence de 200/min. Pour des fréquences plus élevées, seule chaque 2e ou 3e excitation est transmise, les impulsions intermédiaires arrivant lors de la période réfractaire (cf. p. 26) du nœud AV. De telles fréquences auriculaires (jusqu'à 350/min) sont appelées **flutter auriculaire**. Lors de la **fibrillation auriculaire**, les décharges du foyer peuvent atteindre 500/min, mais seules quelques impulsions occasionnelles sont transmises. L'excitation ventriculaire est alors totalement irrégulière (**arythmie totale**).

Une stimulation ectopique peut aussi naître dans le *ventricule* : on parle d'**extrasystole ventriculaire** (**B2, B3**). Le *complexe QRS de l'ES est alors déformé.* Pour une fréquence sinusale basse, l'excitation sinusale consécutive est transmise normalement aux ventricules : **on parle d'extrystole interposée** (**B2**). Si la fréquence sinusale est plus élevée, l'impulsion sinusale suivante arrive pendant la période réfractaire du myocarde, aussi seule l'impulsion sinusale ultérieure sera efficace : on a alors une **pause compensatoire.** Ici $RR_{ES} + R_{ES}R = 2\ RR$.

La tachycardie ventriculaire est le résultat d'une succession d'excitations (ectopiques) ventriculaires à rythme élevé (**B3**). Le remplissage des ventricules et les possibilités d'éjection cardiaque diminuent. Il peut en résulter une fibrillation ventriculaire, c'est-à-dire des pulsations non coordonnées dans le temps et dans l'espace au niveau des différentes parties du myocarde (**B4**). En l'absence de mesure thérapeutique, cette situation a les mêmes conséquences funestes qu'un arrêt cardiaque, car la circulation est interrompue. La fibrillation ventriculaire naît principalement lorsqu'une extrasystole survient dans la **« période vulnérable »** du cycle cardiaque, correspondant à la *période réfractaire relative* contemporaine de l'onde T de l'ECG. Les potentiels d'action apparaissant durant cette phase : a) montrent une pente moins accentuée et sont de ce fait transmis plus lentement, et b) sont de plus courtes durées. L'ensemble de ces propriétés détermine les possibilités de l'excitation myocardique répétée de parvenir dans des zones toujours ré-excitables (« ré-entrée » ; cf. p. 167, **F**). La fibrillation ventriculaire peut aussi résulter d'une *électrocution,* et peut être traitée avec succès à l'aide d'un choc électrique adéquat (*défibrillateur*).

Des arythmies peuvent aussi avoir pour origine **un trouble de la conduction** *dans le nœud AV* (bloc AV) ou *dans un branche du faisceau de His* (**bloc de branche** gauche ou droit). 1) *Dans le bloc du 1er degré,* on a un simple ralentissement de la conduction AV (intervalle PQ > 0,2 s) ; 2) *dans le bloc du 2e degré,* seule une excitation sur 2 ou 3 franchit le nœud AV ; enfin 3) *dans le bloc du 3e degré,* aucune excitation ne parvient au myocarde ventriculaire : on a un bloc complet (**B5**) qui se traduit par des pauses cardiaques temporaires (syndrome d'*Adam-Stokes*). Des entraîneurs ventriculaires assurent la rythmicité cardiaque dans ce cas (bradycardie ventriculaire avec fréquence auriculaire normale). Il s'ensuit une indépendance totale entre les ondes P de l'ECG et les complexes QRS (**B5**). Lorsque la fréquence sinusale de repos est de 60 à 80/min, celle du cœur décroît jusqu'à 40-60/min si le nœud auriculo-ventriculaire prédomine (**B5**). Lorsque le bloc est total (bloc du 3e degré), le « foyer » ventriculaire fixe la fréquence cardiaque entre 20 et 40/min. Ces blocs sont une indication formelle pour l'utilisation thérapeutique d'**entraîneurs artificiels (pacemakers artificiels).**

Un bloc de branche se traduit par une importante déformation de l'ECG car la portion du myocarde concernée par le bloc est excitée par des voies anormales à partir du côté sain.

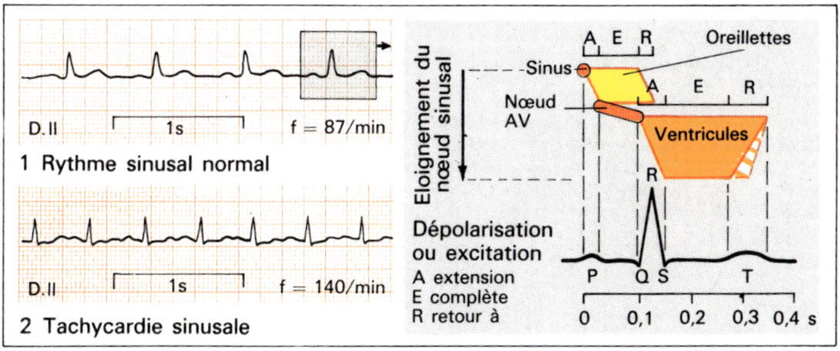

A. Excitation nomotope avec conduction normale (d'après Trautwein)

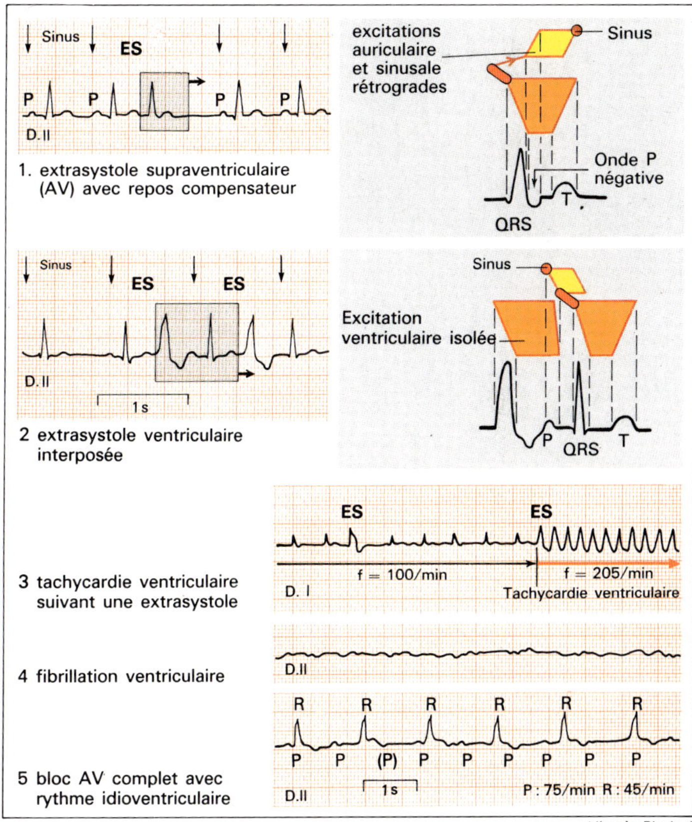

B. Excitation hétérotope (1-5) et troubles de la conduction (5) (d'après Riecker)

Régulation de la circulation

La régulation de la circulation a pour objet de procurer à toutes les parties du corps assez de sang, que l'individu soit au repos ou au travail, et quelles que soient les conditions ambiantes (cf. aussi p. 48 et p. 154). Pour ce faire, il faut a) **assurer une perfusion minimale à chaque organe,** b) garantir *la régulation* de la fonction cardiaque et de la pression artérielle (**homéostasie**) et c) **assurer** *la répartition* du **débit sanguin** au profit des organes en activité (par exemple les muscles) et aux dépens des organes au repos (par exemple le tube digestif et les reins ; cf. p. 48) ; une perfusion maximale simultanée de tous les organes (**A**) dépasserait les capacités du cœur.

Le contrôle de la perfusion des organes se fait d'abord par une modification du *diamètre des vaisseaux. L'état de tension* (« **tonus** ») de la musculature des vaisseaux est sensible 1) à des **facteurs locaux,** 2) à des **signaux nerveux** ou 3) **hormonaux**. La plupart des vaisseaux sont, au repos, dans un état de tension moyenne (« **tonus de repos** », **C**). La dénervation provoque un élargissement partiel des vaisseaux (« **tonus de base** », **C**). Le tonus de base résulte de la dépolarisation spontanée de la musculature vasculaire (cf. aussi p. 44).

1. La régulation circulatoire locale (autorégulation) a deux fonctions :

a) d'une part, lorsque la demande de l'organe perfusé est constante, l'*autorégulation sert à assurer une perfusion constante quelle que soit la pression artérielle* (par exemple vasoconstriction lors de l'augmentation de la pression artérielle dans les reins ; cf. p. 122) ;

b) d'autre part, la deuxième fonction de l'autorégulation est d'ajuster la perfusion à l'activité de l'organe, c'est-à-dire d'ajuster la perfusion à la demande (*autorégulation métabolique*). Dans le cas du muscle cardiaque ou du muscle squelettique par exemple, la perfusion peut augmenter de plusieurs fois la valeur de la perfusion de repos (**A** et **B**).

Mécanisme de l'autorégulation

a) **Effets myogènes** (dépendant de la musculature des vaisseaux) : un élargissement des vaisseaux sous l'effet de l'augmentation de la pression sanguine provoque une contraction de la musculature vasculaire (par exemple : reins, cerveau mais pas la peau).

b) **Effets de la carence en O_2 :** généralement, la carence en O_2 provoque une vasodilatation, ce qui veut dire que la perfusion varie en fonction de la consommation d'O_2 du tissu. Par contre, **dans le poumon**, la chute de P_{O_2} dans l'environnement du vaisseau se traduit par une constriction de ce dernier ; il en résulte que le flux sanguin est dévié vers des zones pulmonaires « plus riches en O_2 », ce qui va dans le sens d'une amélioration de la prise en charge de l'O_2 au niveau du poumon (cf. p. 94).

c) Une augmentation locale des **métabolites** (**CO_2, H^+**, ADP, AMP, adénosine, etc.) et, d'une façon plus générale, les substances à effet osmotique (K^+), accroît la perfusion, effet qui participe au réglage de l'évacuation de ces produits. Ces effets métaboliques ajoutés à ceux de la carence en O_2 expliquent qu'après un blocage de l'irrigation sanguine (garrot, etc.), l'augmentation de la perfusion peut être multipliée par 5 par rapport à la valeur de repos, dès lors que le blocage est levé (**hyperémie réactionnelle**).

d) **Les substances vasoactives** (« hormones tissulaires ») telles que la kallicréine, la bradykinine, l'histamine (vasodilatateurs) et l'angiotensine II (vasoconstricteur ; cf. p. 152), peuvent être déversées en un lieu donné aussi bien sous l'effet de facteurs locaux que nerveux. Ces produits peuvent, en outre, être véhiculés par la circulation et agir à distance comme signaux hormonaux au même titre que les catécholamines, et elles peuvent participer à la régulation du flux de perfusion, à distance de leur lieu de libération.

Les **débits sanguins cérébral et coronaire** sont exclusivement sous *contrôle métabolique local* (points 1b et 1c).

2. Le contrôle nerveux du diamètre des vaisseaux (en premier lieu des artérioles) passe, sauf rares exceptions, **par le sympathique** (cf. p. 53), dont les terminaisons post-ganglionnaires ont un effet sur **les récepteurs** α (α_1 ; cf. p. 56) (vasoconstricteurs, **C**) et sur **les récepteurs** β_2 (*vasodilatateurs*).

Les récepteurs α se trouvent principalement dans les **reins** et la **peau**, les récepteurs β_2 dans les **muscles squelettiques** alors que les **vaisseaux du tractus digestif** et du **cœur** possèdent autant de récepteurs α que de récepteurs β. Dans la peau (et les reins ?) seule une vasoconstriction est possible (**C**, à droite) tandis que dans les muscles, les intestins, etc., les vaisseaux peuvent soit se distendre, soit se contracter (**C**, à gauche). Les récepteurs β des muscles squelettiques sont moins sensibles aux influences nerveuses qu'à l'**adrénaline** circulant dans le sang (cf. p. 56 et suiv.).

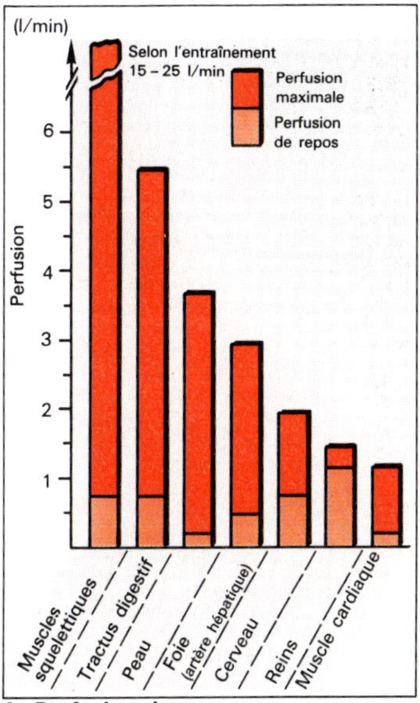

A. Perfusion des organes

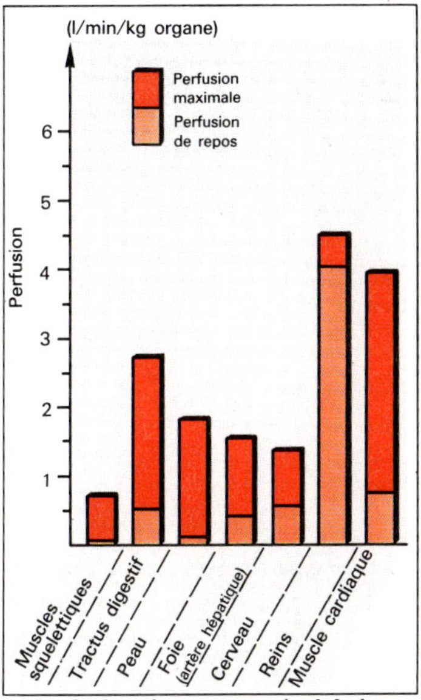

B. Perfusion des organes/unité de poids (kg)

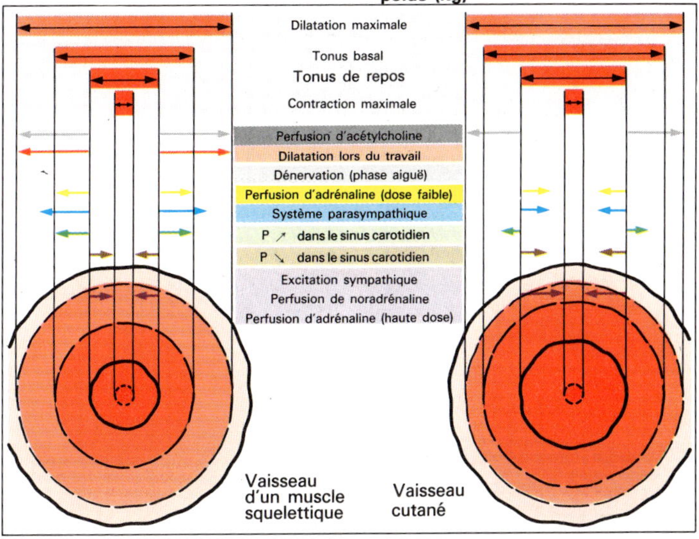

C. Variations de tonus des vaisseaux musculaires et cutanés (d'après Koepchen)

La coordination nerveuse de la perfusion des organes se fait principalement par deux voies : a) *par coactivation d'origine centrale* ; lors d'une activation d'un groupe musculaire, le cerveau envoie aussi des impulsions aux centres régulateurs de la circulation (**D**) ; ou b) *par voie réflexe* à partir des organes dont l'activité et le métabolisme se sont modifiés. Lorsque des influences locales et nerveuses sont en conflit, par exemple la stimulation sympathique durant le travail musculaire, les influences métaboliques prédominent.

La perfusion du cerveau et du muscle cardiaque dépend presque exclusivement *des facteurs locaux métaboliques*, alors que **la perfusion de la peau** est essentiellement sous le *contrôle* du système nerveux central, et ceci principalement à des fins thermorégulatrices (cf. p. 194).

Lorsque la température est très basse, la vasoconstriction d'origine thermique au niveau de la peau, est périodiquement levée (réaction de Lewis), pour éviter des lésions tissulaires. On pense que les effets directs de la température sur les vaisseaux sanguins aussi bien que le réflexe d'axone jouent un rôle important dans ce mécanisme, par exemple une impulsion afférente venant de la peau retourne à la périphérie par des fibres nerveuses efférentes. L'érythrodermie due au grattage (*dermographisme*) est provoquée par un mécanisme analogue. En plus, lors d'un déficit du volume sanguin, la peau fait office de réservoir de sang (pâleur cutanée due à la mobilisation du sang hors de la peau ; cf. p. 186).

Les récepteurs α et β des veines (vaisseaux capacitifs) contrôlent *le volume* et par là-même *le débit de retour de sang* au cœur (cf. p. 184).

Il existe une voie nerveuse vasodilatatrice particulière aux mammifères qui contrôle les anastomoses AV au niveau des muscles squelettiques ; elle suit le trajet des faisceaux sympathiques en périphérie, mais est cholinergique dans sa portion postganglionnaire (cf. p. 53). La perfusion augmente grâce à cette voie juste au moment de **la mise en jeu des muscles squelettiques** (*réaction de préparation ou de démarrage*). Cette voie est actuellement incertaine chez l'homme. Une dilatation vasculaire contrôlée par *le système parasympathique* a lieu au niveau *des organes génitaux (érection)*, dans certains vaisseaux de l'arachnoïde et dans *les glandes salivaires et sudorales* (de manière indirecte par la kinine).

3. Un **contrôle humoro-hormonal du diamètre vasculaire** se fait par l'intermédiaire des catécholamines sécrétées par les surrénales. **L'adrénaline** est *vasodilatatrice à faible concentration* (récepteurs β_2) et *constrictrice à forte concentration* (récepteurs α, cf. voir aussi p. 58). La **noradrénaline** n'agissant que par les récepteurs α est exclusivement vasoconstrictrice (**C**).

Le contrôle central de la circulation siège dans le SNC, *dans le bulbe et dans le pont* (cf. p. 272). C'est là qu'aboutissent les voies qui viennent **des récepteurs du système à haute pression** (*récepteurs sensibles à l'étirement ou à la pression dans l'aorte et les carotides* ; R_D en **D**), les voies qui viennent des **récepteurs du système à basse pression** (*récepteurs sensibles à l'étirement dans la veine cave* et dans les oreillettes ; $R_A + R_B$ en **D**) et les voies qui viennent **des récepteurs du ventricule gauche** (R_V). Ces récepteurs évaluent **la pression artérielle, la fréquence cardiaque** (R_D et R_V) et **la pression de remplissage** du système à basse pression (par là même **le volume sanguin**) : récepteurs A (R_A) lors de la contraction auriculaire et récepteurs B (R_B) lors du remplissage passif (**D**). Aux perturbations de ces grandeurs, les zones concernées du SNC (**centre circulatoire**) répondent par l'envoi d'impulsions vers le cœur et les vaisseaux (**E**).

Dans le « centre circulatoire », se trouve, en position latérale, une « *zone pressogène* » (**D**), dont les neurones envoient continuellement des impulsions au cœur et aux vaisseaux par le système sympathique ; celui-ci exerce donc *une action stimulante sur le cœur* (fréquence et force de contraction) et *une action vasoconstrictrice* (**tonus de repos ; C**). « Les zones pressogènes » sont en étroites liaisons avec *le champ des neurones dépresseurs* situés au milieu du « centre circulatoire » (**D**) ; les deux « zones » (pressogène et dépressogène) sont aussi reliées *aux noyaux du nerf vague*, dont l'excitation conduit à une diminution de fréquence et à un allongement du temps de conduction dans le cœur (**D**).

Les impulsions afférentes des **circuits réflexes de l'homéostasie circulatoire** passent par des voies qui vont des barorécepteurs de l'aorte et des carotides vers les centres nerveux (**E**) ; ces impulsions maintiennent **en premier lieu la pression artérielle** à un niveau fixe (*régulation de la pression artérielle*). **Une hyperpression aiguë** augmente la fréquence de décharge dans ces neurones et active le champ dépresseur où naît la réponse réflexe (dépressive) : a) par le nerf vague, elle diminue la vigueur du cœur et b) par une inhibition de l'innervation vasculaire sympathique s'installe une vasodilatation, qui entraîne en conséquence une diminution des résistances périphériques. Ces deux effets conduisent à une chute de la pression qui était anormalement élevée au départ (**E**, schéma de droite). Inversement, **une chute de pression sanguine** active le système pressogène, ce qui entraîne une augmentation du débit et une augmentation de la résistance périphérique, de telle sorte que la pression se rétablisse. C'est grâce aux propriétés des récepteurs sensibles aux différences de pression (cf. p. 276) que peut s'effectuer **l'autorégulation de la pression sanguine** ; cette

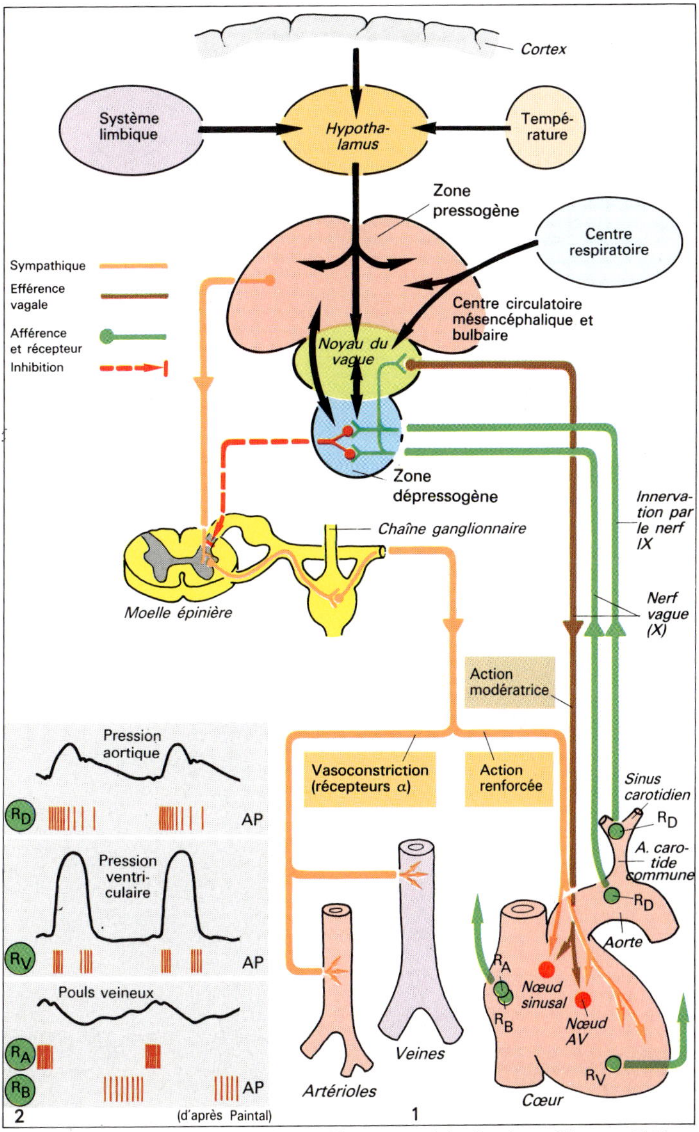

D. Contrôle nerveux de la circulation (1) et potentiels d'action afférents (PA) des récepteurs du système cardiocirculatoire (2)

autorégulation concerne les variations *brutales ou aiguës* de pression qui se produisent par exemple lors des *changements posturaux* (passage de la position couchée à la position debout) du fait des nouvelles répartitions du sang. Le retour veineux modifié par ces processus conduirait à des oscillations importantes de la pression artérielle si ces réflexes d'homéostasie circulatoire n'avaient pas lieu (*réaction orthostatique* ; cf. p. 184). De même, une augmentation de P_{O_2} ou une chute de P_{CO_2} dans le sang conduisent à une réaction pressogène, c'est-à-dire à une augmentation de la pression artérielle indispensable dans ce cas (il faut noter que les centres circulatoire et respiratoire sont étroitement liés).

Cependant, si la pression sanguine est élevée de manière chronique (**hypertension artérielle = HTA**), cette pression excessive est soumise, par le réflexe circulatoire, à une stabilisation, ce qui empêche les hypotenseurs d'agir sur l'HTA chronique ; ils contribuent plutôt à la stabiliser.

Une augmentation transitoire du retour veineux (par exemple lors d'une perfusion intraveineuse) conduit à une stimulation de l'action cardiaque (**E**, schéma de gauche). La signification physiologique de cette action réflexe, *appelée réflexe de Bainbridge*, n'est pas évidente. Ce réflexe complète sans doute le mécanisme de Frank-Starling (cf. p. 182 et suiv.).

Hypertension

L'hypertension caractérise une élévation chronique de la pression sanguine artérielle systémique. Le critère décisif est, en règle générale, l'obtention d'une pression diastolique supérieure à 12 kPa (90 mmHg) pour des mesures répétées effectuées au repos par la méthode de Riva-Rocci (cf. p. 160). Le non-traitement ou un traitement inadéquat de l'hypertension ne provoque pas seulement une surcharge et un dommage permanent du ventricule gauche, mais également une athérosclérose et ses conséquences (infarctus du myocarde, attaque, lésion rénale, etc.), tout ceci aboutissant à une diminution de la durée de vie d'une part importante de la population.

L'hypertension peut avoir pour cause : a) une augmentation du volume du compartiment extracellulaire (CEC) et une augmentation consécutive du débit cardiaque (hypertension de « volume ») ou, b) une augmentation des résistances périphériques (hypertension de « résistance » ou hypertension mécanique). Comme les différents types d'hypertension provoquent des lésions des parois artérielles dont les résistances augmentent, l'hypertension de type (a) se transforme dans le temps en hypertension de type (b) ; il s'établit donc, quelle que soit l'origine de l'hypertension, un cercle vicieux.

Le CEC devient plus important si l'entrée de NaCl (et d'eau) est augmentée. Pour restaurer la balance hydrosodée, un rein normal excrète davantage de Na^+ et d'eau, si bien que la pression artérielle n'est que légèrement augmentée par la suite. Ainsi, l'habitude assez répandue d'avoir une alimentation trop riche en NaCl est tenue pour responsable des formes les plus communes d'hypertension appelée **essentielle** ou **hypertension primaire** (mis à part les formes d'hypertension liées à une vasoconstriction d'origine inconnue ou liées à d'autres facteurs). L'augmentation de l'excrétion de NaCl par diminution de la libération d'aldostérone (cf. p. 141, **A3**) est difficilement réalisable dans ce cas puisque la concentration plasmatique de l'hormone est déjà pratiquement nulle lors d'un apport normal en NaCl.

Une hypertension de « volume » se produit également si, consécutivement à une insuffisance rénale par ex., un apport relativement faible de NaCl ne peut plus être équilibré ou si une tumeur surrénale produit de manière incontrôlée une trop grande quantité d'aldostérone, amenant ainsi une rétention de Na^+.

Parmi les causes connues d'hypertension artérielle liée aux résistances périphériques, on peut citer par ex. le *phéochromocytome*, tumeur produisant des catécholamines.

Si le *débit sanguin rénal* est diminué dans le rein (suite à une sténose de l'artère rénale par ex.) ou dans les deux (suite à une sténose de l'isthme aortique), la libération de **rénine** est accrue dans le(s) rein(s) touché(s). Ceci amène une plus grande production d'angiotensine II (cf. p. 152) et donc une hypertension de « résistance ». L'angiotensine II augmente également la libération d'aldostérone, ce qui provoque une rétention de Na^+ (cf. p. 150) et consécutivement, par accumulation hydrique, une hypertension de « volume ». Quand la sténose d'une artère rénale n'est pas traitée, l'**hypertension rénale** provoque également des lésions au niveau des vaisseaux du rein sain, aggravant par là même l'hypertension.

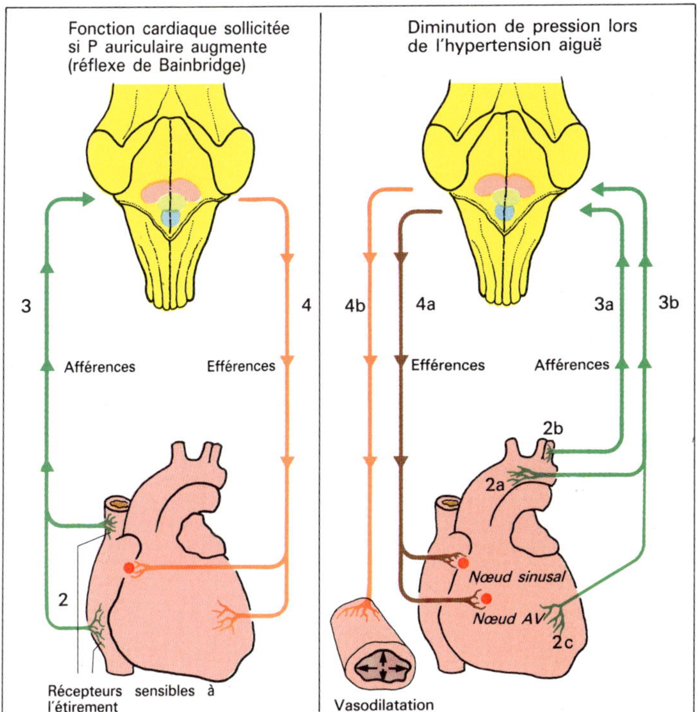

Débit veineux ↑ Pression auriculaire ↑	**1. Excitation**	Pression artérielle ↑
Récepteurs auriculaires et veineux sensibles à l'étirement	**2. Récepteurs**	Barorécepteurs : a) aorte b) artère carotide c) ventricule gauche
Nerf vague (X)	**3. Afférences**	a) Nerf IX b) Nerf X
Excitation du sympathique	**4. Efférences**	a) Excitation du parasympathique ↓ ; b) Inhibition du sympathique
a) Tachycardie b) Force du cœur ↑ (inotropisme)	**5. Réponse**	Bradycardie ← ↓ Débit cardiaque ↓ ; ↓ Vasodilatation ↓ Résistance périphérique ↓
Débit cardiaque ↑	**6. Résultat**	Pression artérielle ↓

E. Réflexes contrôlant la circulation

Relations pression-volume ventriculaires

La relation *tension-longueur* d'un muscle (cf. p. 40 et suiv.) peut se transposer au niveau du cœur et être décrite sous la forme d'une relation **volume ventriculaire** (qui exprime la longueur du muscle) – **pression intraventriculaire** (qui exprime la tension du muscle). Si l'on reporte les variations du volume et de la pression durant tout un cycle cardiaque sur **un diagramme pression/volume,** on obtient le **diagramme du travail du cœur** (Frank, 1895) (**A2**, points A-D-S-V-A pour le ventricule gauche).

Pour construire le diagramme du travail cardiaque, il faut connaître les courbes pression/volume suivantes :

a) **La courbe de « longueur de repos »** indique les pressions qui se forment passivement (en l'absence de contraction musculaire) pour divers volumes de remplissage du ventricule (**A1** et **A2**, courbe bleue).

b) **La courbe des maxima isovolumétriques** (**A1** et **A2**, courbe verte) est obtenue expérimentalement puisque la variation de *pression ventriculaire maximale* se produit en *situation isovolumique*, c'est-à-dire en l'absence d'éjection cardiaque. Elle dépend du volume de remplissage (**A1**, flèches verticales). Cette courbe s'élève si la *contractilité* est accrue (cf. p. 185, **C3**).

c) **La courbe des maxima isotoniques** (**A1** et **A2**, courbe violette) : l'éjection est contrôlée (expérimentalement) de manière à ce que *la pression soit constante* durant la diminution de volume ventriculaire (isotonie ; **A1**, flèches horizontales). Elle dépend aussi du volume de remplissage.

d) **La courbe de maximum auxotonique** (**courbe MA**) pour chaque volume de remplissage (**A1**, et **A2**, courbe brune). La systole (cf. p. 162) comprend une phase de contraction isovolumétrique (**A2**, A-D), qui est suivie d'une phase d'éjection auxotonique (le volume ventriculaire décroît mais la pression continue de s'élever ; **A2**, D-S). L'addition de ces deux types de contractions (**A2**, A-D-S) porte le nom de *contraction auxotonique* (cf. p. 40). Pour un certain volume de remplissage (**A2**, A) son maximum change (**A2**, S), celui-ci dépendant de la pression aortique télé-diastolique (**A2**, D), mais tous ces maxima sont situés sur la courbe MA. La courbe MA comporte les valeurs pression/volume qui résultent de toutes les combinaisons de variations concomitantes de pression et de volume (*contraction auxotonique*). Le graphe MA est la ligne qui relie le point isovolumétrique (**A2**, point T) et le maximum isotonique (**A2**, point M) correspondant à un remplissage donné. Les variations de volume de remplissage (**A1**) comme celles de contractilité déplacent la courbe MA (cf. p. 184).

Boucle pression/volume. Si l'on traite les valeurs de pression et de volume d'un cycle cardiaque effectif à la manière d'un diagramme de travail établi en fonction de la pression et du volume, on obtient pour le ventricule gauche le cycle suivant (**A2** et cf. p. 162 et suiv.) : *le volume en fin de diastole* est de 130 ml (V_{TD} ; **A2** point A). Durant *la phase de contraction*, la pression ventriculaire augmente de manière isovolumétrique (toutes les valvules sont fermées) jusqu'à ce que la pression ventriculaire atteigne la valeur de la pression aortique (ici 10,7 kPa, soit 80 mmHg ; **A2**, point D). Pendant *la phase d'éjection*, la pression continue à croître du moins au début, alors que le volume ventriculaire décroît d'un volume équivalent au volume d'éjection (V_{ES}). Lorsque la pression maximale est atteinte (pression systolique ; **A2**, point S), le volume ne change presque plus, mais la pression chute jusqu'à devenir inférieure à la pression aortique (**A2**, point K). Durant *la phase de relaxation*, la pression chute (volume constant) jusqu'à 0 (**A2**, point V). Il ne reste dans le ventricule que le « *volume résiduel* » (volume télésystolique, V_{TS} ; dans l'exemple = 60 ml). Durant la *phase de remplissage*, la pression ventriculaire monte à nouveau peu à peu (selon la courbe d'étirement de repos).

L'**adaptation du cœur** aux modifications de remplissage ventriculaire (*précharge*) et de pression aortique (*postcharge*) est assurée de manière automatique par les variations de tension de repos (longueur des fibres myocardiques) : **mécanisme de Frank-Starling** (cf. p. 184).

Étant donné que le travail ($N \cdot m$) est le produit d'une pression ($N \cdot m^{-2}$) par un volume (m^3), *la surface* comprise dans le tracé représente la relation pression/volume du cycle cardiaque (**A2**, points A-D-S-V-A) et exprime le **travail** de la fonction cardiaque (travail = $P \cdot V$). C'est le travail fourni par le ventricule gauche (**A2**) durant la systole. La surface comprise *sous* la courbe d'étirement de repos (**A2**) exprime le *travail de remplissage diastolique.*

Il faut ajouter au travail systolique ($P \cdot V$) de chacun des ventricules (environ 1,1 J au repos) environ 20 % (soit 0,22 J) qui représentent le travail de l'*onde de pression* (dilatation des parois des vaisseaux). La quantité de travail absorbée par l'*accélération du sang* (inertie) est négligeable au repos (1 % du travail $P \cdot V$) mais augmente lorsque la fréquence cardiaque est élevée.

La **puissance** totale développée au repos par le cœur est d'environ 1,5 W.

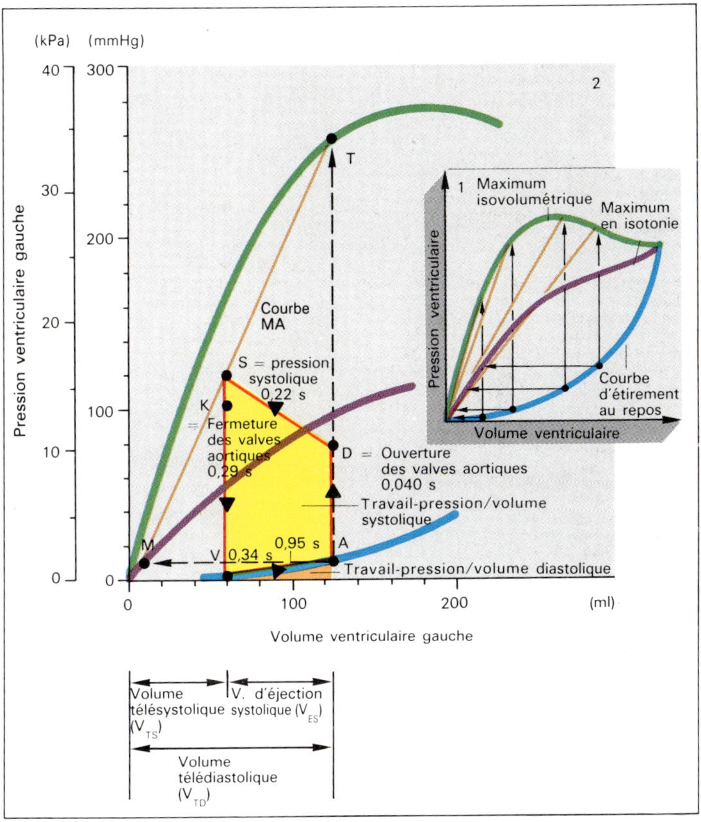

A. Diagramme du travail du cœur (ventricule gauche)

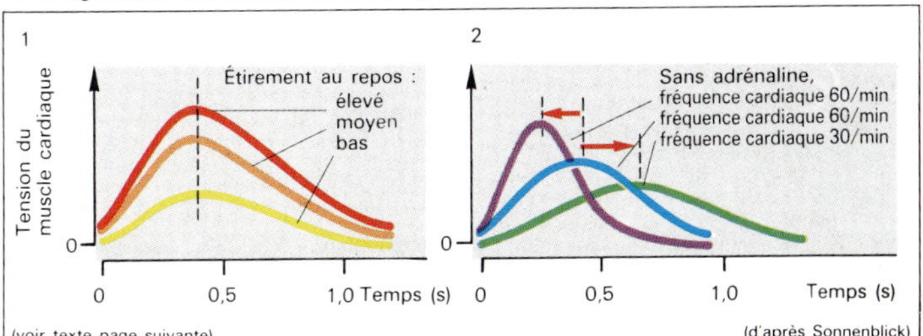

(voir texte page suivante)

(d'après Sonnenblick)

B. Effets de l'étirement de repos (1), de la fréquence cardiaque et du système sympathique (2) sur la vitesse de contraction et la tension du muscle cardiaque

Adaptation du cœur aux modifications du remplissage

Tandis que l'adaptation de l'activité cardiaque aux besoins d'oxygène de l'organisme est sous contrôle extrinsèque (nerfs cardiaques ; cf. p. 164 et suiv., p. 178 et suiv.), l'adaptation du volume d'éjection aux modifications de remplissage (liées à la position du corps, à la respiration) et de la pression aortique est *un mécanisme autonome* intrinsèque et dépend de l'étirement télédiastolique des fibres ventriculaires (cf. p. 41 et suiv.) : c'est la loi du cœur ou **mécanisme de Frank-Starling.**

Lorsque le remplissage (précharge) augmente (**C1**), la phase de mise en tension représentée sur la courbe de tension de repos (longueur au repos) est déplacée vers la droite (**C1**, point A_1). De ce fait, le volume d'éjection systolique (et le travail du cœur) augmente, et le volume télédiastolique (V_{TS}) augmente lui aussi légèrement.

Lorsque la pression aortique (postcharge) augmente (**C2**), les valvules sigmoïdes aortiques s'ouvrent pour une pression ventriculaire plus élevée (**C2**, point D'). Pendant la phase transitoire d'adaptation, le volume d'éjection est moindre (V_{ESh}). Il s'ensuit que le V_{TS} augmente pour atteindre V_{TSh} (**C2**). Le remplissage diastolique suivant déplace alors le début de la phase de mise en tension vers la droite (**C2**, point A_2). Le volume d'éjection systolique se normalise alors (V_{ES2}) malgré l'augmentation de la pression aortique (D_2). Le V_{TS} est alors relativement augmenté (V_{TS2}).

Le **mécanisme de Frank-Starling** a pour but principalement d'*égaliser simultanément les volumes d'éjection systolique des deux ventricules* afin d'éviter, dans *la circulation pulmonaire*, toute stase (œdème pulmonaire) ou pompage inutile, lesquels auraient une suite fatale.

La **contractilité** du muscle cardiaque peut être augmentée de manière *extrinsèque* (**effet inotrope positif** ; cf. p. 166). L'un de ces effets est de déplacer le *maximum de la contraction isovolumétrique* (**C3**). Le cœur peut alors travailler contre une pression plus élevée (**C3**, point D_3), et/ou aux dépens du V_{TS} augmenter le V_{ES} (V_{ES4}) sans modification de pression.

Pendant un étirement passif au repos, seule la force (ou tension) du muscle cardiaque est modifiée (**B1**) ; *la vitesse de raccourcissement*, quant à elle, *varie par action inotrope positive de la noradrénaline* ou par *augmentation de la fréquence cardiaque* (**B2**, changements de fréquence ; cf. p. 166). La dérivée en fonction du temps de la pression ventriculaire pendant la contraction isovolumétrique (dP/dt max.) est également employée en clinique pour mesurer la contractilité.

Les veines

Le sang venant des capillaires se rassemble dans les veines et est ramené vers le cœur. **Les forces de propulsion du flux veineux** sont les suivantes :

a) le résidu de *pression artérielle* maintenu au-delà du réseau capillaire (*vis a tergo* ; soit 15 mmHg = 2 kPa),

b) *l'effet de succion dû à l'abaissement du plancher des valvules* au moment de la contraction cardiaque,

c) la pression exercée sur les parois des veines lors de la contraction des muscles squelettiques (« *pompe musculaire* ») ; tout mouvement du sang à contre-courant est empêché par la présence de *valvules dans les veines*,

d) durant *l'inspiration* se produisent simultanément une *hyperpression dans l'abdomen* et une *dépression dans la cage thoracique* (pression intrapleurale ; cf. p. 80), ce qui conduit à une dilatation veineuse dans le thorax et à une aspiration du sang (cf. p. 160).

Lors d'*un changement de position*, de la position couchée à la position debout par exemple (**orthostatisme**), les vaisseaux des jambes se surchargent sous l'effet de la colonne de sang, c'est-à-dire sous l'effet de la *pression hydrostatique*. Cela entraîne une dilatation veineuse grâce à l'extensibilité des veines, laquelle est bien supérieure à celle des artères, et *une rétention* d'environ 0,4 l de sang. Cette quantité de sang est en quelque sorte retirée du volume sanguin directement utile à la circulation (« *volume de sang central* »). Il en résulte une baisse du retour veineux au cœur gauche, et une chute du volume d'éjection systolique et par là-même du débit cardiaque. Pour éviter une trop forte chute de pression sanguine consécutive à ce changement de position (c'est-à-dire pour éviter un *collapsus orthostatique*), la résistance périphérique et la fréquence cardiaque augmentent de manière réflexe (réflexe orthostatique). La rétention de sang dans les jambes est plus importante lors de la simple station debout que lors de la marche (pompe musculaire ; voir ci-dessus). Inversement, lors de la station debout, il se produit une baisse de pression dans les veines céphaliques. Cependant le « *point indifférent* » de la pression veineuse ne se modifie pas en dessous du diaphragme lors des changements de position.

La pression veineuse centrale (pression dans l'oreillette droite, normalement de 0 à 12 cm H_2O = 0-1,2 kPa) dépend surtout du *volume de sang*. Sa mesure est utile pour surveiller, en clinique, les variations de volume sanguin (par exemple lors des perfusions). Une augmentation de la pression veineuse centrale (20 cm H_2O = 2 kPa) se produit en cas d'insuffisance cardiaque, lorsque l'effet de pompage du cœur est insuffisant ; ceci se rencontre en pathlogie et, dans les conditions physiologiques, lors de la grossesse.

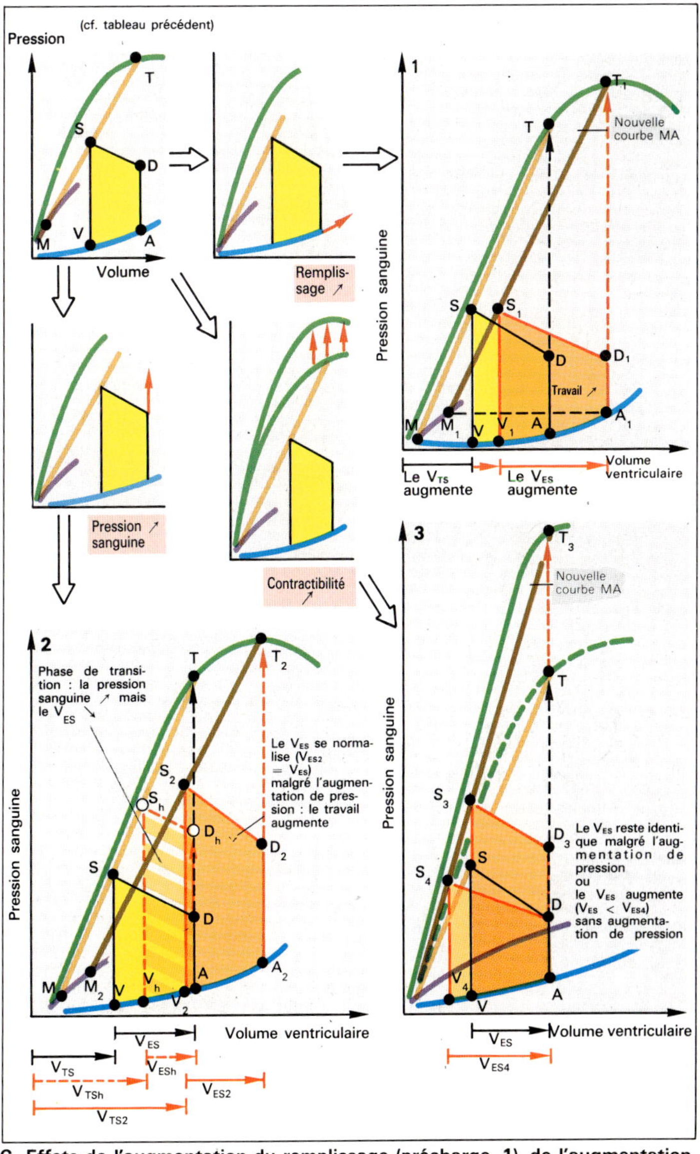

C. Effets de l'augmentation du remplissage (précharge, 1), de l'augmentation de la pression artérielle (postcharge, 2) et de l'augmentation de la contractilité (3) sur la fonction cardiaque

Le choc circulatoire

On entend par choc **une diminution de la perfusion** des organes d'importance vitale, ce qui a pour conséquence **une hypoxie ou une anoxie aiguë** (cf. p. 102) et *une accumulation des métabolites (CO_2, acide lactique)*. Dans un sens plus large, on peut aussi inclure dans les chocs les *perturbations dans l'alimentation et l'utilisation d'O_2* sans diminution de la perfusion (du moins au départ du phénomène) par exemple *le choc septique* d'origine bactérienne.

Le dénominateur commun du choc est principalement **une diminution du débit cardiaque** ayant pour origine : 1) *une défaillance cardiaque* (**choc cardiogène**), ou 2) *une restriction du retour veineux* dont les causes peuvent être a) une diminution du volume sanguin (**choc hypovolémique**) conséquence d'une hémorragie (**choc hémorragique**) ou d'une autre perte de liquide (par exemple lors de brûlures, de vomissements abondants, de diarrhées persistantes), b) *une dilatation vasculaire périphérique* avec un stockage du sang en périphérie. Ce mécanisme est mis en jeu lors du **choc anaphylactique** (cf. p. 72) dans lequel des substances vasoactives comme l'histamine sont libérées et constituent le facteur primordial. Le choc cardiogénique ou hypovolémique s'accompagne d'une **chute de pression artérielle** (pouls filant), *d'une augmentation de la fréquence cardiaque, d'une pâleur* (non observée dans le cas de choc consécutif à une vasodilatation), *d'oligurie* (diminution du débit urinaire) *et de soif*.

La plupart de ces symptômes sont l'expression des moyens d'action des **systèmes régulateurs de l'organisme contre le choc naissant** (**A**). Deux groupes **de moyens d'action** se complètent mutuellement pour cela : des moyens rapides et d'autres plus lents ; *les premiers* visent à **augmenter la pression** artérielle et *les seconds* **font face à l'hypovolémie**.

Rétablissement de la pression sanguine

La chute de pression artérielle diminue l'activité des barorécepteurs artériels (cf. p. 176 et suiv.) ce qui stimule les aires pressogènes du SNC et conduit à une *élévation du tonus sympathique*. Le débit cardiaque est alors dérivé de manière prioritaire vers les organes vitaux (artères coronaires, cerveau) **par vasoconstriction artérielle** cutanée (la peau pâlit car elle est moins perfusée, sauf en cas de choc par vasodilatation), digestive (tractus digestif) et rénale (oligurie) : il s'établit une **« centralisation » de la circulation.** *Une vasoconstriction des vaisseaux capacitifs (réseau veineux)* augmente le remplissage cardiaque. La **tachycardie** concomitante compense, du moins en partie, la diminution du débit résultant de la baisse du volume d'éjection. Les **catécholamines** libérées par les surrénales (cf. p. 58) complètent le mécanisme neurogène.

Rétablissement du volume sanguin

La chute de pression artérielle et la diminution artériolaire abaissent *la pression de filtration au niveau capillaire* (cf. p. 158) ; de cette manière, le liquide interstitiel est drainé vers le circuit sanguin. En dehors de cela, l'hypovolémie et l'hypotension déclenchent la mise en jeu du *système rénine-angiotensine-aldostérone* (cf. p. 152). Ce mécanisme entraîne la **soif** et diminue la perte de sel au niveau du rein et par là-même celle de l'eau. *L'abaissement de la pression auriculaire* provoque une libération d'ADH (*réflexe de Henry et Gauer* ; cf. p. 140), ce qui conduit aussi à une économie d'eau. Plus tard, sous l'effet de *la sécrétion d'érythropoïétine*, les érythrocytes perdus seront remplacés (cf. p. 60 et suiv.) et les *protéines plasmatiques* seront *synthétisées* par le foie, à un rythme accru.

Au sens strict, on entend par choc une situation telle que l'organisme ne puisse plus assurer l'homéostasie, *sans intervention extérieure* (**perfusion**). Dans ce cas, se constituent des *mécanismes auto-entretenus* qui aggravent le choc, jusqu'à un point tel que la situation échappe même à la thérapeutique (on parle de choc irréversible ou de choc réfractaire). Les mécanismes suivants sont impliqués dans ce phénomène :

1) Volume ↘ → vasoconstriction périphérique → perturbations métaboliques en périphérie → dilatation des vaisseaux capacitifs → stockage de sang → volume ↘↘.

2) Vasoconstriction périphérique et diminution de pression sanguine → vitesse circulatoire ↘ → viscosité ↗ → résistance ↗ → débit sanguin ↘↘.

3) Pression artérielle ↘ → anoxie et acidose → *souffrance myocardique* → force du cœur ↘ → pression artérielle ↘↘, etc.

4) Chute d'O_2 (anoxie) → souffrance des vaisseaux → dilatation artériolaire → pertes volémiques vers le milieu interstitiel.

5) Pression artérielle ↘ → souffrance métabolique périphérique → dommages vasculaires → *coagulation* → obstruction vasculaire et *coagulopathie de consommation* (cf. p. 76) → hémorragies diffuses → volume ↘↘ etc.

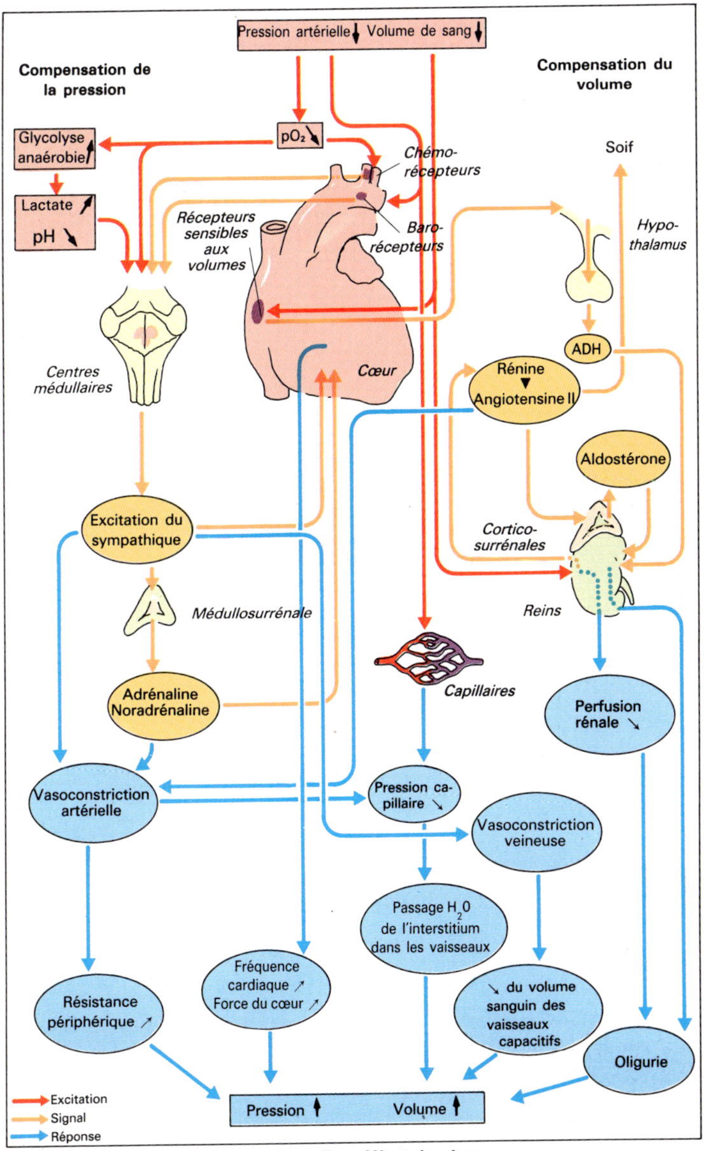

A. Mécanismes compensateurs lors d'un début de choc

Débit et métabolisme myocardique

Le muscle cardiaque est perfusé, à partir de l'aorte, par les artères coronaires (**vaisseaux du cœur**) droite (1/7 du débit sanguin coronaire) et gauche (6/7 du débit sanguin coronaire). *Le retour veineux* vers l'oreillette droite est assuré, pour environ 2/3 par *le sinus coronaire* et pour le 1/3 restant par les petites veines du cœur (**A**).

Le débit coronaire ($\dot{Q}_{cor}$) est d'environ 250 ml/min *au repos* pour un cœur normal pesant 300 g et peut tripler (ou quadrupler) *lors d'un exercice intense* (**A**). $\dot{Q}_{cor}$ dépend : 1) *de la différence de pression* entre l'aorte et l'oreillette droite, 2) *du diamètre des vaisseaux coronaires*, lequel est sous la dépendance a) *de la pression transmurale* (Pt, maximale au cours de la montée en pression pendant la systole ; cf. p. 163) et b) *du tonus* de la musculature vasculaire lisse des vaisseaux coronaires.

La **pression transmurale** des vaisseaux est la différence entre la pression interne (Pi = pression sanguine) et la pression du milieu environnant (Ps). Plus spécialement dans les zones subendocardiques des artères coronaires, la Ps est si élevée durant la systole, consécutivement à la contraction cardiaque, que Pt s'abaisse de manière appréciable (ventricule droit), ou devient < 0. De ce fait le débit sanguin coronaire est, en pratique, uniquement diastolique (cf. p. 163, **A8**).

Le contrôle du débit coronaire dépend essentiellement *du métabolisme local* (cf. p. 176 et suiv.). Le sang veineux du sinus coronaire a, au repos, une concentration fractionnelle en O_2 d'environ 0,06 ml/ml de sang (soit 6 ml/100 ml de sang). C'est pourquoi, lorsque le contenu en O_2 du sang artériel est de 0,20 (soit 20 ml/100 ml de sang ; cf. p. 100), **la différence artérioveineuse coronaire** au repos ($DAVo_2$) est de 0,14 ; elle peut lors de l'exercice atteindre 0,16 (**A**). Compte tenu du débit et de la différence artérioveineuse coronaire, **cela signifie que la consommation d'O_2** ($\dot{V}o_2$) **du cœur** varie de 30 (au repos) à 90 ml/min ou plus.

L'augmentation de la consommation d'oxygène myocardique est ainsi assurée par une *augmentation du débit coronaire*. Celle-ci est obtenue avant tout grâce à des **facteurs chimiques locaux** tels le manque oxygène, la libération d'adénosine, de K^+, bien qu'il semble que des facteurs endothéliaux et la stimulation des nerfs du système végétatif contribuent à la vasodilatation.

La consommation d'oxygène ($\dot{V}o_2$) du myocarde augmente, d'une part, proportionnellement à la vitesse de raccourcissement maximale (V_{max}) des fibres myocardiques (cf. p. 42 et suiv.), d'autre part, en fonction du produit *longueur de repos des fibres par durée de la systole* (**index tension-durée**). Pour de petits volumes d'éjection systolique et des pressions sanguines élevées (tension myocardique ↗) la $\dot{V}o_2$ est plus élevée que pour de petites pressions et des volumes d'éjection importants, bien que le travail soit identique dans ces deux situations (cf. p. 182). Cela signifie que **la performance cardiaque** (degré d'action du cœur) qui est dans ce dernier cas de 0,3 (30 %), chute en réalité à 0,15 (15 %) lorsque la pression systolique augmente. Lors d'une mauvaise perfusion coronaire (**insuffisance coronaire**), l'apport d'O_2 est diminué, et *la situation empire* notamment *lorsque la pression ventriculaire* doit augmenter (par exemple lors de l'augmentation des résistances périphériques). D'autre part, on observe chez ces patients une *chute de la pression sanguine* (par exemple le matin) qui diminue encore $\dot{Q}_{cor}$. Une diminution de la P_{O_2} dans l'air, et par conséquent une modification de la $DAVo_2$ (*lors d'une ascension en montagne* ou d'un voyage en avion), peut entraîner chez l'insuffisant coronarien une hypoxie ou une anoxie (cf. p. 102) du muscle cardiaque (**par exemple une crise d'angine de poitrine ou un infarctus du myocarde**). Une hypoxie myocardique peut être atténuée par une diminution de la résistance périphérique totale, donc de la pression artérielle (effet de la trinitrine) ou par une action directe sur le travail du cœur (β bloquants ; cf. p. 59).

Le myocarde consomme du *glucose*, des *acides gras libres* et du *lactate* selon les disponibilités. Ces trois **substrats**, répartis en fonction de leur contribution dans la consommation en O_2 (« *coefficient d'extraction d'O_2* »), prennent part chacun pour 1/3 à la consommation *de repos*. Lors de *l'exercice physique*, **le lactate**, produit en quantité par les muscles squelettiques (**A** ; cf. p. 46, p. 247), prend une part significativement plus importante dans la fourniture d'énergie au muscle cardiaque. En cas de déficience en O_2, l'ATP est également produit par le métabolisme anaérobie (dans ce cas, il y a *formation* de lactate dans le myocarde). *La réserve énergétique* constituée par le glycogène peut servir à un *catabolisme anaérobie* (en situation d'anoxie) mais ne suffit à assurer l'approvisionnement énergétique du cœur que pendant 8 minutes (*en fonctionnement normal*). Au-delà de 30 minutes d'anoxie, le cœur ne peut plus récupérer (s'il est à 37 °C). *Si l'on maintient le cœur à 10 °C*, ce temps double, car la consommation énergétique chute (refroidissement des organes lors des transplantations).

Mesure du débit

Les méthodes de mesure des débits sanguins sont : 1) **la pléthysmographie** (**B**), qui mesure le débit sanguin artériel en déterminant l'augmentation de poids ou de volume d'un organe placé sous garrot veineux ; 2) la mesure du flux par application du **principe de l'induction électrique** (**C**) : plus le sang se déplace vite (le sang est le conducteur électrique) entre les pôles d'un aimant, plus la tension électrique induite est élevée ; et 3) **la mesure basée sur les indicateurs gazeux** (**D**) : un gaz indicateur (par ex. l'*argon*) est inhalé durant 10 minutes.

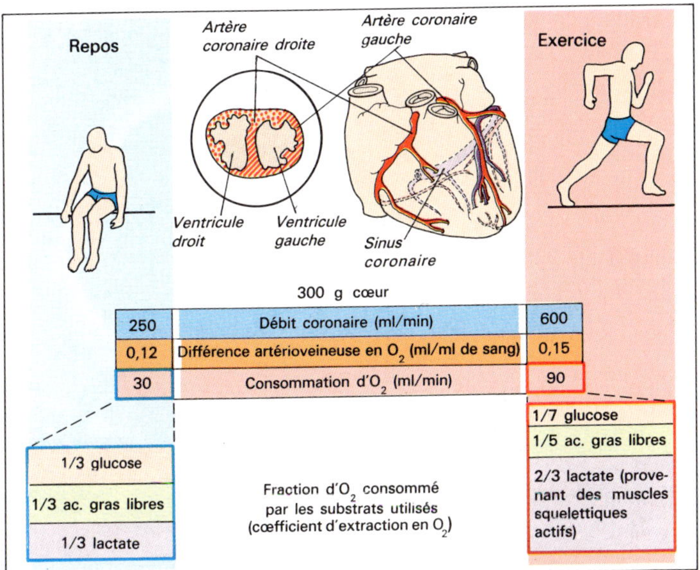

A. Débit, consommation en O_2 et en substrats du muscle cardiaque

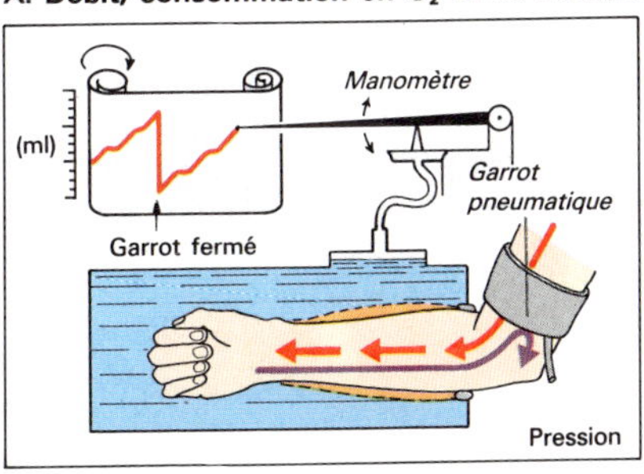

B. Mesure du débit par pléthysmographie

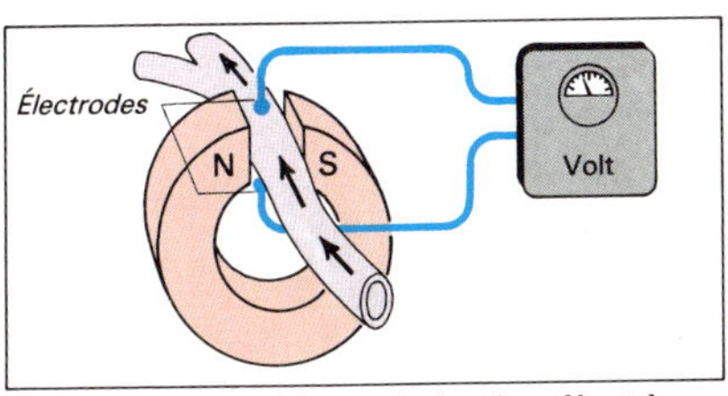

C. Mesure du débit par induction électrique

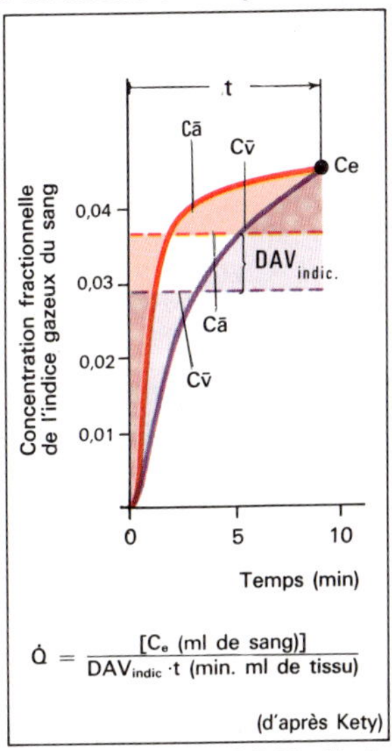

$$\dot{Q} = \frac{[C_e \text{ (ml de sang)}]}{DAV_{indic} \cdot t \text{ (min. ml de tissu)}}$$

(d'après Kety)

D. Mesure du débit à l'aide d'indicateurs gazeux (Kety et Schmidt)

Des prises de sang répétées permettent de déterminer le décours temporel de la concentration sanguine dans une artère (C_a) et dans une veine (C_v) ; *on détermine une valeur moyenne* dans le temps et une différence artérioveineuse (DAV_{indic} ; **D**). Compte tenu des résultats, de la concentration pondérée (C_e), du gaz ($C_a = C_v = C_{tissu}$) et du temps nécessaire pour atteindre la situation d'équilibre, on peut calculer un débit de perfusion ($\dot{Q}$) d'un tissu (cerveau ou myocarde par exemple).

La circulation chez le fœtus

Le **placenta** maternel remplit plusieurs fonctions à l'égard du fœtus ; il sert : 1) « d'intestin » (**fourniture de nutriments**, réalisée par transfert actif), 2) de « rein » (**épuration des catabolites**), et enfin 3) de « poumon » pour la **fourniture d'O_2 et l'épuration en CO_2**. *Malgré la déviation vers la droite de la courbe de dissociation de l'hémoglobine pour l'O_2*, par rapport à celle de l'adulte (cf. p. 101, **C**), la saturation de l'oxyhémoglobine n'atteint que 80 % dans le placenta.

Le sang est réparti dans le fœtus en fonction des besoins particuliers de chaque organe : des organes non encore fonctionnels ou peu fonctionnels, comme les poumons, sont pratiquement exclus. **Le débit cardiaque** et de 0,25 l/min/kg de poids corporel, **la fréquence** de 130 à 160/min. Environ 50 % du sang venant du cœur fœtal vont vers le placenta, le reste alimente le corps (35 %) et les poumons (15 %) du fœtus. Le cœur gauche et le cœur droit *sont pratiquement branchés en parallèle* ; un montage en série comme chez l'adulte n'est pas nécessaire à ce stade.

Trajet du sang fœtal (**A**) : Après s'être *artérialisé dans le placenta* (saturation 80 %), le sang retourne vers le fœtus par la **veine ombilicale** ; il aboutit ensuite par le **« ductus veinosus » (canal d'Arantius)** au foie. A l'abouchement dans la veine cave inférieure, *ce sang se mêle au sang veineux venant de la partie inférieure du corps.* Conduit par des replis spéciaux de la veine cave, ce sang mélangé arrive dans l'oreillette droite puis passe directement dans l'oreillette gauche au travers d'un orifice de la paroi interauriculaire (**foramen ovale**), puis dans le ventricule gauche. Dans l'oreillette droite existe un autre *carrefour* (avec seulement un mélange partiel du sang) avec le *sang veineux drainé par la veine cave supérieure* (sang venant de la tête) lequel s'écoule vers le ventricule droit. Ce sang n'aboutit dans le poumon que partiellement, un tiers du volume d'éjection (en raison de la haute résistance du circuit pulmonaire, les poumons n'étant pas encore déplissés) ; les deux tiers restant traversent la communication entre l'artère pulmonaire et l'aorte (**ductus arteriosus ou canal artériel**) du fait de la faible résistance périphérique (placenta). En effet, la **pression** dans l'aorte est faible puisqu'elle n'atteint que 8,7 kPa (65 mmHg) en fin de grossesse. Le sang partiellement artérialisé du ventricule gauche irrigue surtout *les artères céphaliques* (le cerveau est très sensible à un manque d'oxygène) *et la partie supérieure du corps* (**A**). Ce n'est que dans la portion descendante de l'aorte que le sang veineux venu par le ductus arteriosus se mélange avec le reste du sang veineux. La partie inférieure du corps ne dispose, de ce fait, que d'un sang relativement pauvre en O_2 (saturation = 60 % ; **A**). La plus grande partie de ce sang **retourne vers le placenta par l'artère ombilicale** où il se recharge en O_2.

Lors de la naissance, l'alimentation et l'épuration par le placenta cessent brusquement. *La P_{CO_2} du sang augmente* de ce fait, ce qui stimule fortement les centres respiratoires (par le biais des chémorécepteurs ; cf. p. 104). **Le mouvement inspiratoire** ainsi provoqué crée *une dépression dans le thorax*, ce qui entraîne, d'une part, une aspiration du sang contenu dans le placenta et dans la veine ombilicale (« *tansfusion placentaire* ») et, d'autre part, un **déplissement des poumons.**

Le déplissement des poumons *fait chuter la résistance vasculaire de la circulation pulmonaire* alors que *la résistance de la grande circulation augmente,* du fait de « l'auto-amputation » du territoire placentaire au niveau de l'artère placentaire. *Une modification du flux sanguin dans le ductus arteriosus se produit alors.* La circulation pulmonaire reçoit encore pendant quelques jours du sang de l'aorte. Le remplissage de l'oreillette droite est réduit par suppression du sang en provenance du placenta, tandis que celui de l'oreillette gauche s'accroît (car la perfusion des poumons augmente). *La chute de pression qui s'établit entre l'oreillette gauche et la droite* provoque *la fermeture du foramen ovale.* Avec la croissance, le foramen ovale se ferme complètement, de même que le ductus arteriosus et le ductus veinosus (canal d'Arantius). Par ces modifications néonatales, les circulations pulmonaire et systémique sont alors *placées en série.*

Si le foramen ovale ou le ductus arteriosus restent *perméables* (20 % des **malformations cardiaques congénitales**), il se produit un *court circuit* (**shunt**) qui surcharge le cœur. *L'ouverture du foramen ovale* crée un circuit : oreillette gauche → oreillette droite → ventricule droit (*surcharge du cœur droit*) → poumon → oreillette gauche ; l'*ouverture du ductus arteriosus* permet le circuit suivant : aorte → artère pulmonaire → poumons (*surcharge en pression*) → cœur gauche (*surcharge en volume*) → aorte.

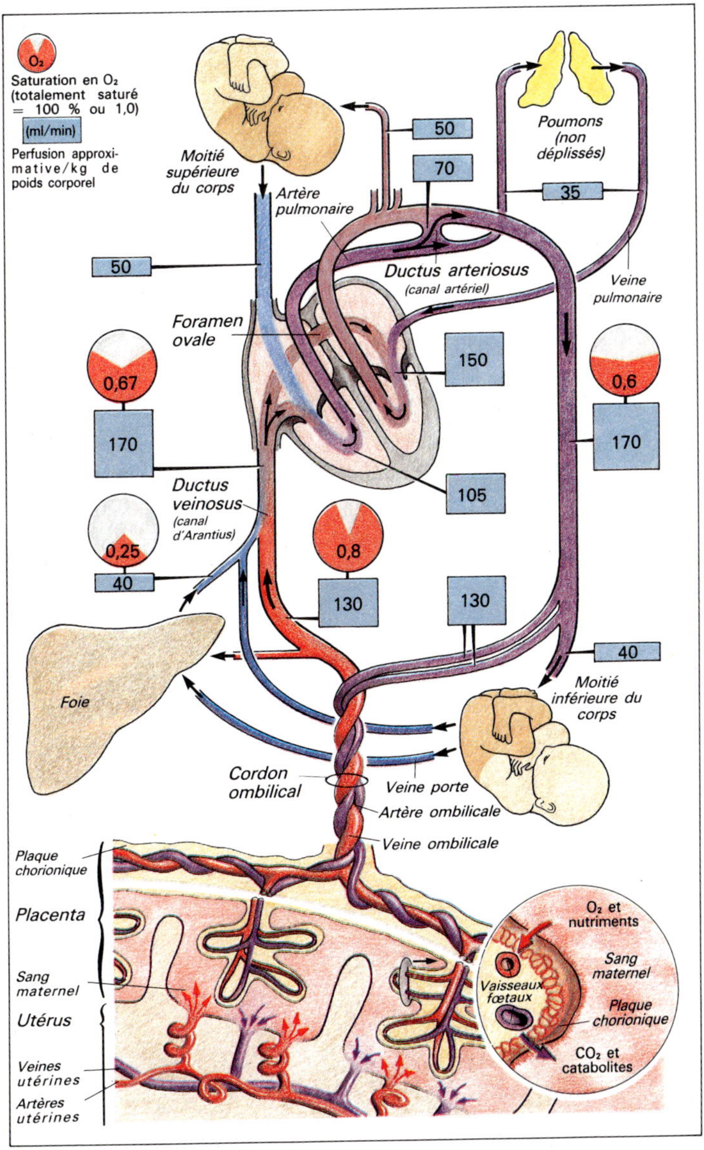

A. Circulation fœtale et placenta

Bilan des échanges thermiques

L'homme est un **homéotherme** (température régulée) ; sa température reste constante même si la température ambiante varie. Cette définition n'est valable que pour les *parties profondes du corps* **(température du noyau ≃ 37 °C).** Les membres et la peau sont pratiquement *poïkilothermes* (température variable, cf. p. 194, **A**). *Le maintien de la température constante du noyau* n'est possible que lorsqu'il existe un équilibre entre les quantités de chaleur **produite** et **reçue** et la quantité de chaleur **perdue** : c'est la thermorégulation (cf. p. 194).

La production de chaleur (**A1**) dépend des *échanges d'énergie* (cf. p. 196). *Au repos*, la thermogenèse est due pour plus de la moitié aux organes internes, et pour presque un cinquième à la musculature et à la peau (**A2**, en haut). L'*activité physique* augmente la production de chaleur dans une proportion telle que la part de la musculature augmente, tant en valeur absolue qu'en valeur relative, atteignant 90 % de la production de chaleur totale (**A2**, en bas).

Le maintien de la chaleur corporelle peut nécessiter une production de chaleur supplémentaire par mouvements du corps, par frisson thermique et (chez le nouveau-né) par thermogenèse sans frisson (cf. p. 194). Ce type de « défense contre le froid » ne peut se produire que si la production d'hormone thyroïdienne est suffisante (cf. p. 250).

La chaleur reçue (par rayonnement, conduction, etc.) devient importante quand la température ambiante dépasse la température cutanée.

La chaleur produite à l'intérieur du corps est prise en charge par le courant sanguin et transportée à la surface du corps. **Ce flux thermique interne** n'est possible que pour une *température de peau inférieure à celle du noyau.* Le transport de chaleur vers la peau dépend surtout de **l'irritation sanguine de la peau** (cf. p. 194).

Plusieurs mécanismes interviennent dans la **déperdition de chaleur** (**flux thermique externe**) (**B**) :

1. **Radiation thermique** (**B1, C**). La quantité de chaleur perdue par radiation est fonction, entre autres, de la puissance quatrième de la température de l'émetteur. Ceci est valable, d'une part pour la surface cutanée, d'autre part pour tous les êtres et objets de l'environnement.

Si un objet de l'environnement est plus chaud que la peau, le corps en recevra de la chaleur par radiation ; s'il est plus froid (ou s'il n'y a pas d'émetteur : ciel nocturne), la peau peut perdre de la chaleur radiante dans cette direction.

La radiation n'a pas besoin de support matériel pour le transport de la chaleur ; elle est peu influencée par la température de l'air qui est un mauvais émetteur. Ainsi, malgré la présence d'air chaud dans une pièce, la chaleur peut être transmise à une paroi froide ; inversement, on peut recevoir la chaleur radiante émise par le soleil (malgré le vide sidéral), ou par une lampe infrarouge (malgré l'air froid).

2. **Conduction de chaleur** de la peau à l'*air* ambiant. *L'air doit être plus froid que la peau,* c'est-à-dire qu'un *gradient thermique* est nécessaire. Ce type de déperdition de chaleur est fortement accéléré par le déplacement de la couche d'air réchauffée par la peau (par le vent par exemple) (**convection ; B2, C**).

3. Lorsque la température ambiante est élevée et l'activité physique intense, les mécanismes de radiation et de conduction ne sont plus assez efficaces : dans ces conditions, la chaleur doit être perdue par **évaporation** d'eau (**B3, C**). Aux températures ambiantes supérieures à 36 °C (**C**), *seule l'évaporation* peut assurer la déperdition de chaleur. Aux températures ambiantes encore plus élevées, l'organisme *reçoit* de la chaleur par radiation et conduction (+ convection). Pour compenser cet apport, il faut augmenter en conséquence la déperdition par évaporation.

Pour que la chaleur produite puisse être éliminée par évaporation, il faut que l'air ambiant soit relativement sec (déserts, sauna). A l'inverse, si l'atmosphère est trop chargée d'humidité (par exemple dans la forêt tropicale), les températures ambiantes supérieures à 33 °C sont très difficilement supportées, même au repos.

L'eau nécessaire à l'évaporation est amenée à la surface de la peau par un phénomène de *diffusion (respiration insensible)* et par les **glandes sudoripares** (**B3** ; cf. p. 53 et 195, **D**). Chaque litre d'eau évaporé entraîne une déperdition de chaleur de 2 428 kJ (580 kcal).

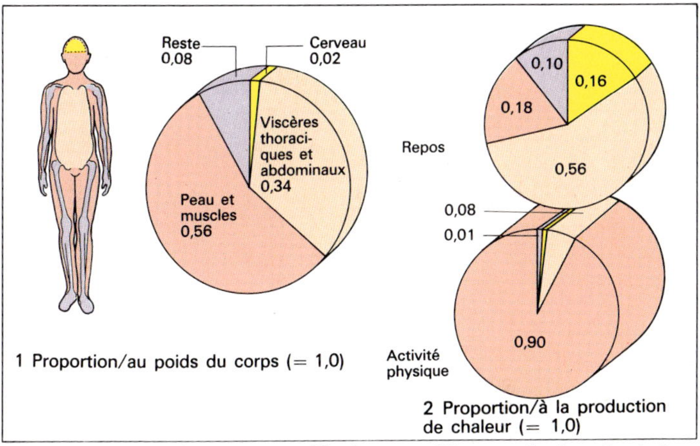

A. Rapports poids des organes-poids du corps (1) et production de chaleur des organes-production totale (2)

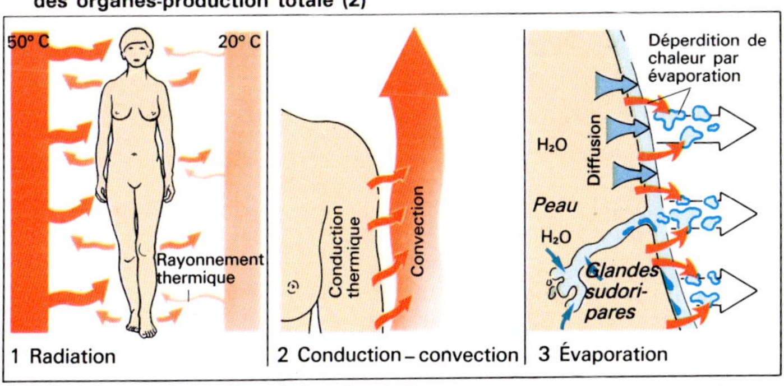

B. Mécanismes de la déperdition de chaleur

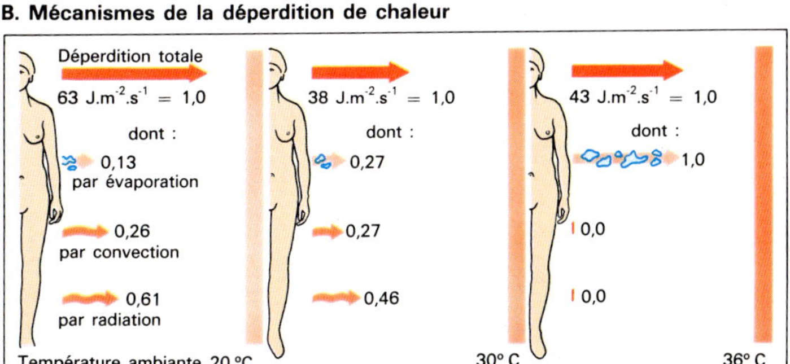

C. Déperdition de chaleur (sujet nu au repos) pour différentes températures

Régulation de la température

Le rôle de la régulation de la température (thermorégulation) est de maintenir constante la température du noyau à une **valeur de consigne**, en dépit des variations des quantités de chaleur reçues, produites ou perdues (cf. p. 192). Cette valeur de consigne de la température est en moyenne de **37 °C**. On note des variations *circadiennes* d'environ ± 0,5 °C (minimum vers 3 h, maximum vers 18 h, [cf. p. 331, **A**]). Cette valeur de consigne est contrôlée par une « *horloge interne* » (cf. p. 292). Un *décalage à plus long terme du point de consigne* s'observe durant le *cycle menstruel* (cf. p. 263) et, pathologiquement, lors de la *fièvre* (cf. ci-dessous).

L'hypothalamus (cf. p. 290) est le **centre de contrôle de la thermorégulation.** C'est là que se trouvent des récepteurs sensibles à la température (**thermorécepteurs**) qui enregistrent la température du noyau central (**A**). L'hypothalamus reçoit des informations complémentaires des thermorécepteurs de la peau (cf. p. 276) et de la moelle épinière. Dans les centres thermorégulateurs de l'hypothalamus, la température effective du corps (**valeur réelle**) est *comparée à la valeur de consigne*. S'il existe une différence, l'organisme met en œuvre plusieurs mécanismes de régulation du bilan thermique (**D**).

Dans un environnement froid par exemple, la stimulation des récepteurs cutanés au froid (cf. p. 276) active la production de chaleur et provoque une vasoconstriction cutanée *avant* que la température centrale ne chute. Par opposition, la stimulation des récepteurs centraux au chaud conduit à une augmentation des pertes de chaleur cutanées *avant* que la peau ne devienne chaude ou même si la peau ne devient pas chaude du tout (refroidissement évaporatif de la peau !).

Si la **température centrale dépasse** la valeur de consigne (par ex. lors d'un exercice physique), dans un premier temps le **flux sanguin cutané augmente**, et par conséquent le transfert de chaleur du noyau vers la peau. Ce n'est pas seulement le volume/temps qui augmente, mais plus encore le transport de chaleur/temps, ce qui diminue également les échanges de chaleur par contre-courant entre les artères et les veines satellites (**B**, et cf. p. 134 et suiv.) ; enfin le retour veineux des veines profondes est dévié vers le réseau veineux superficiel. Dans un second temps, la **production sudorale** est plus importante, ce qui refroidit la peau et par là même crée le gradient de température nécessaire aux pertes de chaleur. La mise en jeu de cette réaction a pour origine les *récepteurs centraux au chaud*. Ceux de la peau, dans ce cas, ne peuvent rendre compte d'un réchauffement puisque leur environnement est de fait devenu plus froid.

Si la **température corporelle tombe** en dessous de la valeur de consigne, on observe non seulement une *réduction de la déperdition*, mais aussi une augmentation (jusqu'à 4 fois le métabolisme de base) de la **production de chaleur**, essentiellement par *activité musculaire volontaire* et par *frisson* (**D**). Le nouveau-né se refroidit très facilement du fait de son rapport surface/volume élevé. Mais il possède une possibilité supplémentaire de régulation par thermogenèse sans frisson (dans le tissu adipeux brun). Si la température centrale chute, la stimulation adrénergique élève le métabolisme, la production de chaleur augmente. Ces contre-réactions sont déclenchées par un environnement thermique froid au moyen des *récepteurs cutanés au froid* (cf. p. 276) *avant* même que la température centrale ne chute.

La régulation physiologique de la température permet à l'organisme de maintenir sa température constante (**C**) pour des températures ambiantes comprises entre 0 et 50 °C (jusqu'à 100 °C en air très sec, sauna par exemple). En dehors de la *zone de température* ambiante « confortable » (**C**), l'homme règle sa température en adaptant son **comportement** (par exemple, recherche de l'ombre, port de vêtements adaptés, chauffage des habitations). En dessous de 0 °C et au-dessus de 50 °C (**C**), seul un *comportement approprié* permet la régulation de la température.

La **fièvre** est généralement provoquée par des substances particulières, les pyrogènes, qui agissent sur le centre de la thermorégulation dans l'hypothalamus. La thermorégulation s'effectue alors à un niveau plus élevé, c'est-à-dire que, lorsqu'on a de la fièvre, la valeur de consigne est décalée vers le haut. En conséquence, le corps est trop froid au début (d'où le frisson musculaire : *fièvre avec frissons*) ; lors de la chute de la fièvre, la valeur de consigne redevient normale, et l'organisme est trop chaud (d'où vasodilatation et sudation).

Les macrophages sont activés par les infections, les inflammations et les nécroses (cf. p. 66). Ils provoquent alors la libération d'interleukine 1 (cf. p. 70) synthétisée au niveau du foie, du cerveau et d'organes fabriquant les précurseurs de certaines hormones : c'est un pyrogène endogène (pouvant aussi agir par l'intermédiaire des prostaglandines) dont l'action au niveau du centre thermorégulateur hypothalamique vient contrecarrer la fièvre.

La température du noyau central se prend avec une précision suffisante dans le rectum (température *rectale*) ou la bouche (température *orale*). La prise de température dans l'aisselle fermée (température axillaire) demande beaucoup de temps (jusqu'à 1/2 h).

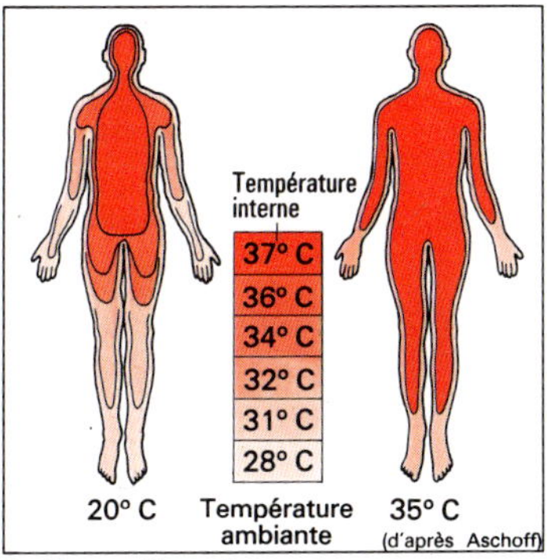

A. Zones thermiques du corps

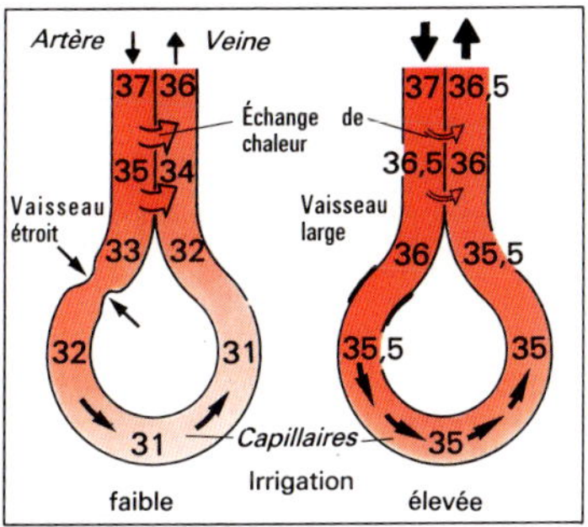

B. Échanges thermiques artérioveineux

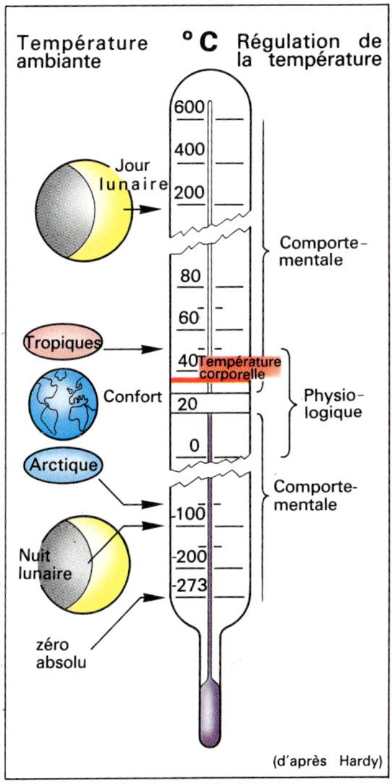

C. Température ambiante et thermorégulation

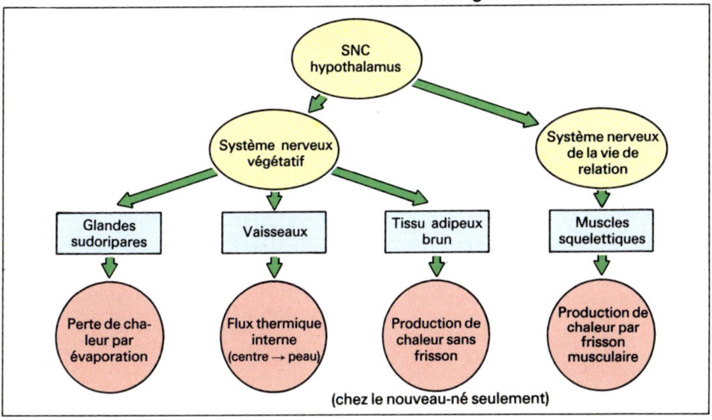

D. Contrôle nerveux du bilan thermique

Nutrition

Une **alimentation convenable** doit apporter à l'organisme *suffisamment d'énergie*, un *minimum de protéines* (avec tous les *acides aminés essentiels*), des *glucides* ou hydrates de carbone, des *substances minérales* (y compris des *oligo-éléments*), des *acides gras essentiels* et des *vitamines*. L'organisme doit en outre disposer d'une quantité d'eau suffisante. Pour assurer un transit intestinal normal, particulièrement au niveau du côlon, l'alimentation doit contenir des *déchets (« fibres »)*, c'est-à-dire les constituants non-digestibles des plantes (cellulose, lignine, etc.).

Les **besoins énergétiques quotidiens**, qui représentent l'équivalent de la ration énergétique nécessaire à une activité normale (1 J/s = 1 W = 86,4 kJ/jour), dépendent d'un grand nombre de facteurs et varient considérablement même au repos (métabolisme de base). Il faut donc établir une définition du **métabolisme de base** ; celui-ci est mesuré : 1) pendant la matinée, 2) à jeun, 3) au repos, en position couchée, 4) à une température corporelle normale, et 5) dans une ambiance de confort thermique (cf. p. 194). Ses valeurs varient en fonction du sexe, de l'âge, du poids et de la taille corporelle ; chez l'adulte, elles s'élèvent en moyenne à environ 7 MJ/jour (= approximativement 80 W). L'activité physique augmente les besoins énergétiques (**ration énergétique d'activité**) : pour un travail de bureau, il faut approx. 11 MJ/jour (= 127 W) ; pour une femme employée à des activités pénibles, 15 MJ/jour (= 175 W) ; enfin pour un homme ayant une activité pénible (travailleur de force) environ 20 MJ/jour (= 230 W) ; toutes ces valeurs sont données pour un poids corporel de 70 kg. Ces cas de figures représentent des moyennes sur un certain nombre d'années, mais en une seule journée, un homme qui effectue le travail le plus pénible qui soit peut développer jusqu'à 50 MJ/jour au maximum (= 600 W). Dans les compétitions sportives (le marathon par exemple) il est possible de développer jusqu'à 1 600 W pendant 2 heures, bien que le niveau métabolique journalier soit beaucoup plus faible.

Les besoins énergétiques sont couverts par les **protéines**, les **lipides** et les **glucides** qui constituent les trois **substances de base de l'alimentation** (**A, B**). Les *besoins en protéines*, indispensables à l'équilibre du bilan azoté, sont au *minimum* de 0,5 g par kg de poids corporel et par jour (*apport minimum*) ; mais, pour une activité physique normale, cet apport doit doubler (*minimum fonctionnel d'apport protéique*) ; les *protéines animales* (viande, poisson, lait, œufs) doivent représenter la moitié de l'apport protéique afin d'assurer à l'organisme l'apport nécessaire en **acides aminés essentiels.** Ceux-ci sont en effet en quantité insuffisante dans la plupart des protéines végétales, ce qui diminue leur « valeur biologique ». Un acide aminé essentiel est un acide aminé qui ne peut être synthétisé par l'organisme qu'en cas d'apport insuffisant ou nul. Chez l'homme, les acides aminés essentiels sont : l'histidine, l'isoleucine, la leucine, la lysine, la méthionine, la phénylalanine, la thréonine, le tryptophane et la valine.

Les besoins *énergétiques* restants sont couverts par des *glucides* (amidon, sucre, glycogène) et des *lipides* (graisses et huiles animales et végétales) qui, en tant que substances nutritives, peuvent dans une large mesure se substituer l'une à l'autre : la part des **glucides** dans l'énergie fournie par les aliments peut être ramenée à 10 % (contre 60 % normalement) sans qu'il y ait de troubles du métabolisme. D'autre part, à partir du moment où un apport en *vitamines liposolubles* (vitamines A, D, E, K) et en *acides gras essentiels* (acide linoléique par exemple) est assuré, **les lipides** ne deviennent plus absolument indispensables.

En moyenne, les **lipides** représentent environ 25-30 % de l'apport énergétique alimentaire (1/3 sous forme d'acides aminés essentiels), bien que cette proportion puisse s'élever en fonction des besoins énergétiques (autour de 40 % pour un agriculteur). Compte tenu des conditions de travail plus faciles du monde occidental, notre apport alimentaire est trop riche en énergie (lipides au lieu d'hydrates de carbone). Un autre facteur a prendre en compte est la consommation d'alcool (environ 30 kJ/g). Cet apport alimentaire excessif occasionne souvent une surcharge pondérale.

L'apport alimentaire d'un certain nombre de **substances minérales** est indispensable pour l'organisme : l'apport de **calcium** (0,8 g/j), de **fer** (10 mg/j, 15 mg/j pour les femmes) et d'**iode** (0,15 mg/j) est spécialement important. Un grand nombre d'autres « **oligo-éléments** » (comme As, F, Cu, Si, V, Sn, Ni, Se, Mn, Mo, Cr, Co) sont également indispensables, mais lorsque l'alimentation est normale, cet apport est suffisant. D'autre part, en quantité excessive, ils peuvent être toxiques.

Les **vitamines** (A, B_1, B_2, B_6, B_{12}, C, D_2, D_3, E, H, K_1, K_2, acide folique, nicotinamide, acide pantothénique) sont des composés organiques dont l'organisme a besoin pour le métabolisme (généralement sous forme de coenzymes) et qu'il *ne peut synthétiser lui-même ou seulement en quantité insuffisante.*

Bien que les quantités généralement nécessaires soient très faibles, lorsque l'apport est insuffisant on peut observer des signes de carence spécifique (*avitaminoses*) comme l'héméralopie (vitamine A), le scorbut (vitamine C), le rachitisme (vitamine D), l'anémie pernicieuse (vitamine B_{12}), le béribéri (vitamine B_1) et des troubles de la coagulation (vitamine K).

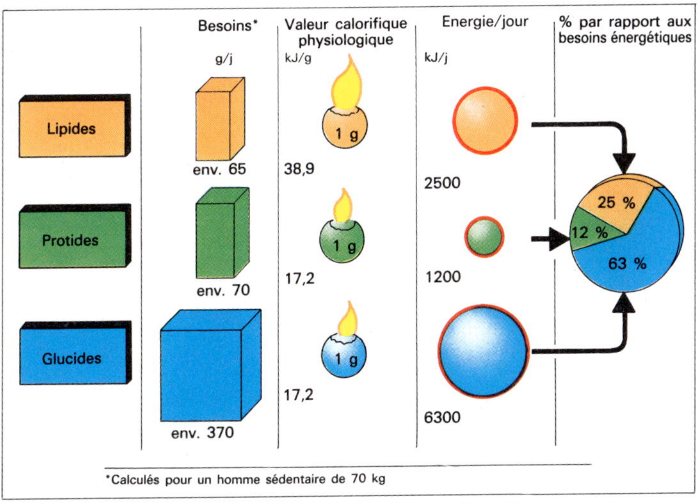

A. Teneur énergétique des aliments et besoins en énergie

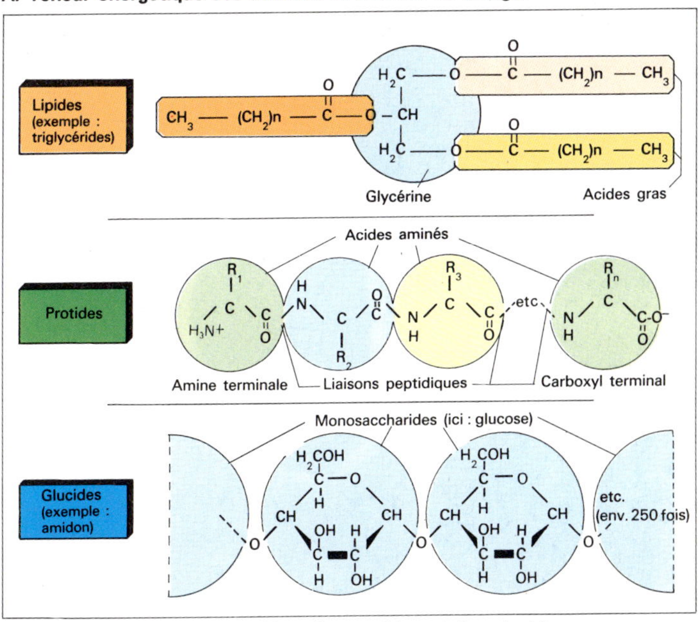

B. Structure chimique des lipides, des protides et des glucides

Métabolisme et calorimétrie

Le métabolisme transforme l'énergie chimique des denrées alimentaires en chaleur et en travail mécanique (muscles) (cf. p. 18 et suiv.), mais une part de cette énergie est aussi utilisée pour la synthèse de substances endogènes. Le contenu énergétique des aliments, quantifiable par leur combustion complète, est appelé **valeur calorique physique** (VC_{phy}) : cette combustion produit CO_2 et H_2O et nécessite une certaine consommation d'O_2.

La VC_{phy} est déterminée à l'aide d'un *calorimètre de combustion* (**A**), réservoir d'eau qui renferme une chambre de combustion, dans laquelle on introduit une certaine quantité de la substance alimentaire considérée. Cette substance est ensuite brûlée (avec l'O_2). La chaleur ainsi dégagée est absorbée par l'eau environnante et le réchauffement de cette eau permet ainsi de mesurer la VC_{phy} recherchée.

Dans l'organisme, les **lipides** et les **glucides** sont également entièrement dégradés en présence d'O_2 et transformés en CO_2 et H_2O. Leur **valeur calorifique physiologique** ($VC_{physiol}$) est donc identique à la VC_{phy}. Elle est *en moyenne* de 38,9 kJ/g pour les lipides et de 17,2 kJ/g pour les glucides digestibles (cf. p. 197, **A**). Par contre, les **protéines** ne sont pas totalement dégradées dans l'organisme ; elles le sont seulement jusqu'au stade de l'urée qui fournirait à nouveau de l'énergie s'il y avait combustion complète. De ce fait, les protéines ont une VC_{phy} (23 kJ/g) supérieure à leur $VC_{physiol}$ ($\simeq$ 17,2 kJ/g) (cf. p. 197, **A**).

Au repos, l'énergie apportée à l'organisme sous forme de nutriments est en grande partie transformée en **énergie thermique** (chaleur), car l'activité physique externe est infime. Le dégagement de chaleur (à une température du corps constante) correspond alors à une dépense d'énergie à l'intérieur de l'organisme (par exemple activité des muscles cardiaque et respiratoire ; transport des substances, etc.).

La quantité de chaleur dégagée par le corps peut être directement mesurée par *calorimétrie* dite *directe* (**B**). Ici, l'animal expérimental est placé dans un récipient ; une enveloppe d'eau ou de glace, isolée de l'extérieur, absorbe la chaleur qui doit être mesurée et dont la quantité peut être calculée à partir de l'augmentation de la température de l'eau et de la quantité d'eau résultant de la fonte de la glace.

Chez l'homme, la dépense énergétique peut être déterminée plus simplement par *calorimétrie indirecte*. Ici, la *consommation d'O_2* ($\dot{V}_{O_2}$; cf. p. 92) permet de calculer la dépense d'énergie. Il faut pour cela connaître l'*équivalent calorique* (EC) de la substance alimentaire « brûlée » qui se calcule à partir de la $VC_{physiol}$ et de la quantité d'O_2 nécessaire à la combustion.

La valeur calorique du glucose est de 15,7 kJ/g. Ainsi, le contenu énergétique de 180 g de glucose est de 2827 kJ pour une consommation d'oxygène de 134,4 l soit 21 kJ/l O_2 ; cette valeur représente l'EC de l'oxygène pour le glucose dans les conditions standards. L'EC des différents glucides de l'alimentation est de 21,15 (18,8) kJ/l O_2, celui des lipides est de 19,6 (17,6) kJ/l O_2, celui des protéines est de 19,65 (16,8) kJ/l O_2 ; dans chacun de ces cas, la première valeur s'applique à la mesure dans les conditions standards (0°C), celle entre parenthèses à une mesure à 37°C.

Donc, pour calculer la dépense d'énergie à partir de l'EC, il faut en plus connaître la *nature* exacte des aliments qui sont « brûlés ». A cet effet, on peut utiliser le **quotient respiratoire QR** = $\dot{V}_{CO_2} / \dot{V}_{O_2}$ (cf. p. 92) comme valeur de référence. Il est égal à 1 lorsque l'alimentation ne comporte que des glucides, comme on peut le voir à partir de la réaction suivante :

$$C_6H_{12}O_6 + 6\,O_2 \rightleftarrows 6\,CO_2 + 6\,H_2O.$$

Pour la tripalmitine qui est un lipide, la réaction est la suivante :

$$2\,C_{51}H_{98}O_6 + 145\,O_2 \rightleftarrows 102\,CO_2 + 98\,H_2O.$$

Le QR = 102/145 = 0,7. Étant donné que la part des protéines dans l'alimentation est relativement constante, il est possible d'attribuer un EC à chaque QR compris entre 0,7 et 1 (**D**). La **dépense d'énergie** (DE) résulte finalement de la formule :

$$DE = EC \times \dot{V}_{O_2}.$$

Une alimentation à base de protéines élève la dépense d'énergie de 15 à 20 % environ (**action dynamique spécifique**). Le métabolisme augmente, car il faut 89 kJ pour produire une mole d'ATP à partir de protéines (acides aminés) contre seulement 74 kJ à partir de glucose. L'utilisation optimale de l'énergie libre des acides aminés est donc plus faible que celle du glucose.

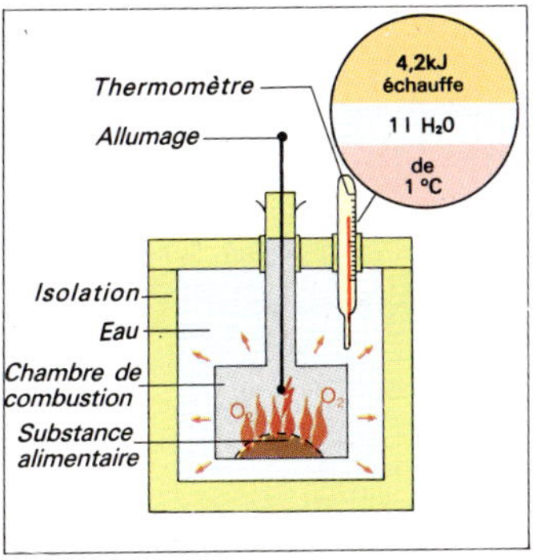

A. Calorimètre de combustion

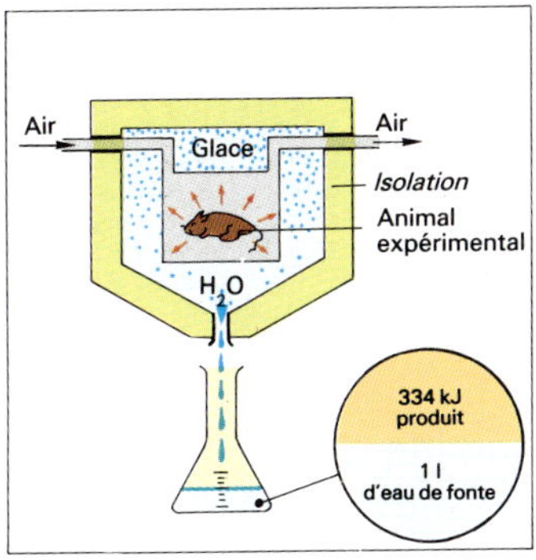

B. Calorimétrie directe (Lavoisier)

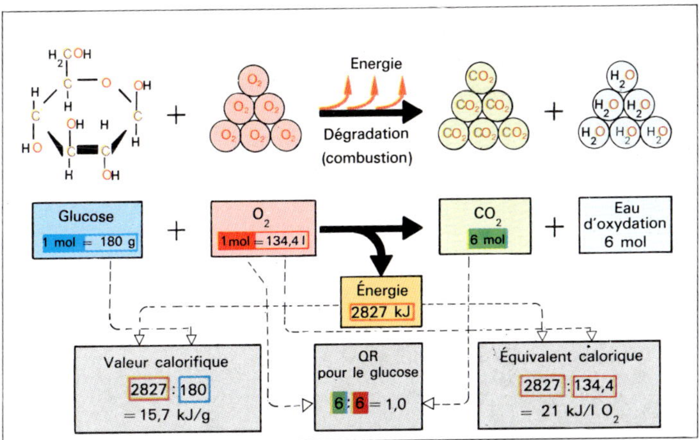

C. Combustion du glucose : quotient respiratoire, valeur calorifique et équivalent calorique

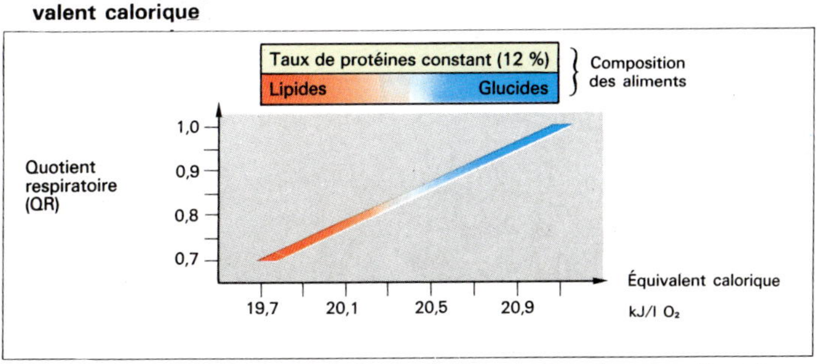

D. Quotient respiratoire et équivalent calorique en fonction des aliments

Le tractus digestif

Dans le tractus gastrointestinal ou tube digestif (TD), qui est la ligne de démarcation entre le milieu externe et le milieu interne, la nourriture est digérée afin de passer dans le milieu interne. Les aliments sont déglutis, mixés, scindés par la **musculature** du tube digestif en petites particules (**digestion**) lesquelles sont absorbées à travers la muqueuse intestinale (**absorption**) et passent dans la lymphe et le sang portal. L'absorption s'effectue par diffusion, au moyen de transporteurs et par endocytose.

Les aliments solides sont tout d'abord broyés par les *dents* et mélangés à la *salive* qui est sécrétée par les *glandes salivaires* (cf. p. 202). Au cours de la *déglutition* (cf. p. 204), le bol alimentaire passe dans l'**œsophage** et parvient jusqu'à l'**estomac** où il subit l'action du suc gastrique (cf. p. 208). Le liquide alimentaire est alors appelé **chyme**. Le contenu stomacal passe à travers le sphincter pylorique dans le **duodénum**. A ce niveau, les sécrétions des cellules intestinales et les sucs digestifs du **pancréas** (*suc pancréatique*) et de la **vésicule biliaire** (*bile*) s'ajoutent au contenu intestinal.

La bile produite par le **foie** permet la digestion des graisses (cf. p. 218 et suiv.) ainsi que l'*excrétion* de la bilirubine, des toxines, etc. (cf. p. 214 et suiv.). Le foie joue en outre un rôle majeur dans le métabolisme des glucides, des lipides, des protéines et des hormones.

Le **pancréas** fournit du bicarbonate HCO_3^- et des enzymes digestives (cf. p. 212 et suiv.) mais a également une fonction endocrine importante (cf. p. 246 et suiv.).

Plusieurs hormones tissulaires ou **hormones digestives** qui contribuent à la régulation de la digestion sont primitivement produites dans la partie supérieure de l'intestin grêle, la partie inférieure de l'estomac et dans le pancréas.

La majorité de l'absorption des aliments digérés, aussi bien que des liquides sécrétés par les glandes salivaires, l'estomac, etc., s'effectue au niveau de l'**intestin grêle** (**duodénum, jéjunum et iléon**). Le passage dans le **gros intestin** (**caecum, côlon ascendant, transverse, descendant, sigmoïde**) permet la poursuite de la désagrégation des aliments, l'absorption de leurs produits de dégradation, des vitamines ainsi que des substances minérales et, en outre, l'épaississement du chyme sous l'effet de la réabsorption de l'eau (cf. p. 228). Le sigmoïde et en particulier le *rectum* constitue le lieu de stockage des fèces jusqu'à la *défécation* ultérieure (cf. p. 230).

Les trois couches *musculaires* du tube digestif participent au *mélange* et au *transport* du contenu intestinal (cf. p. 204 et suiv., 210 et suiv., 230 et suiv.). Les **transits** dans l'œsophage, dans l'estomac et dans les diverses parties de l'intestin varient d'un individu à l'autre et sont aussi étroitement liés à la composition des aliments (valeurs moyennes **A** ; cf. aussi p. 206).

Débit sanguin intestinal

Trois branches principales de l'aorte abdominale assurent la vascularisation de l'estomac, de l'intestin, du foie, du pancréas et de la rate. L'*irrigation intestinale* augmente, durant la digestion, sous l'effet de pompage des mouvements intestinaux sur les vaisseaux de l'intestin, ainsi que sous l'effet de la stimulation vagale, des hormones (VIP par exemple : peptides intestinaux vasoactifs) et des réflexes locaux. L'irrigation intestinale est indépendante de la pression sanguine totale (**autorégulation**). Une paralysie intestinale (appelée *iléus paralytique*) ou une occlusion intestinale constituent une gêne considérable pour la vascularisation, car les *gaz intestinaux* qui se forment en quantité croissante provoquent un ballonnement de l'intestin avec augmentation de la pression. Celle-ci finit par dépasser la pression qui règne dans les vaisseaux intestinaux, ce qui conduit à une interruption totale de l'irrigation intestinale.

Le sang *veineux* chargé de substances absorbées dans l'intestin passe par la **veine porte** et arrive jusqu'au *foie*. Une partie des constituants lipidiques absorbés (cf. p. 218 et suiv.) se retrouve dans la *lymphe intestinale* et parvient ainsi dans la circulation générale après avoir contourné le foie.

Système de défense gastrointestinal

Pour protéger l'organisme contre les bactéries, les virus et les macromolécules étrangères pouvant pénétrer par la cavité buccale, le tube digestif est doté de **systèmes immunitaires** très efficaces (cf. aussi p. 66 et suiv.) : au niveau de la *bouche* déjà, les constituants salivaires (mucines, IgA, lysozyme, thiocyanate) empêchent la pénétration des germes (cf. p. 202). Dans l'estomac, l'acide chlorhydrique et les pepsines agissent comme bactéricides, le tube digestif possédant son propre tissu lymphatique immunocompétent, à savoir les *plaques de Peyer*. Des cellules M spécialisées (« cellules membraneuses ») de la muqueuse permettent aux antigènes luminaux (cf. p. 66 et suiv.) d'accéder aux plaques de Peyer. Là, la réponse peut être une activation de la sécrétion d'IgA (immunisation orale, dans certaines conditions aussi allergisation orale, cf. p. 72). En contraste avec les autres immunoglobulines, l'IgA dans la lumière intestinale est protégée contre les enzymes digestives grâce à un composant de sécrétion qui est attaché aux IgA dans les cellules épithéliales. Enfin, les branches de la veine porte, dans le *foie*, renferment des *macrophages* particulièrement nombreux (*cellules étoilées de Kupffer*) formant une autre barrière contre les germes qui proviennent du tube digestif. Chez les nouveau-nés, la muqueuse du tube digestif est surtout protégée par l'IgA provenant du lait maternel.

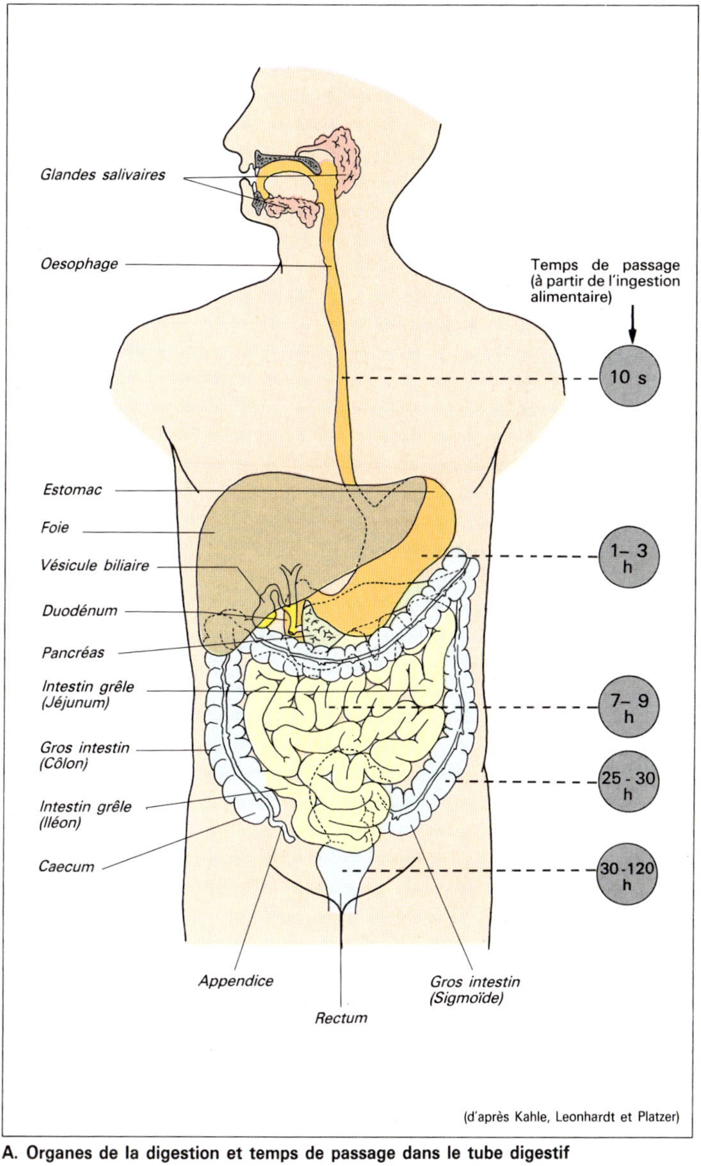

A. Organes de la digestion et temps de passage dans le tube digestif

Salive

La **composition de la salive** met en évidence son rôle : les *substances mucilagineuses (mucines)* lubrifient les aliments et les rendent ainsi déglutissables ; elles facilitent également les mouvements de la mastication et de la parole. La salive a aussi un rôle important dans l'hygiène buccale (irrigation de la bouche et des dents) et sert de liquide obturateur lors de l'allaitement du nourrisson. Les substances alimentaires sont en partie dissoutes dans la salive, ce qui constitue une des conditions de la digestion buccale et de l'efficacité du stimulus gustatif (cf. p. 296). La digestion des glucides (amidon) peut commencer dès la mastication grâce à l'*α-amylase* salivaire (*ptyaline*). L'*immunoglobuline A*, la *lysozyme* (cf. p. 65 et suiv.) et la peroxydase (cf. p. 68) servent à la défense contre les agents pathogènes, et *la forte concentration de* HCO_3^- alcalinise et tamponne la salive jusqu'à un pH de 7 à 8. Un pH acide inhiberait l'α-amylase et endommagerait l'émail dentaire.

La **sécrétion salivaire** est de 0,5 à 1,5 l/j. En fonction du degré de stimulation, le débit salivaire peut varier de 0,1 à 4 ml/min. Pour un débit de 0,5 ml/min, environ 95 % de la salive provient des *glandes parotides* (salive aqueuse) et des *glandes submaxillaires* (salive riche en mucine) ; le reste est sécrété par les *glandes sublinguales* et les glandes de la muqueuse buccale.

Les **acini** des glandes salivaires sont le lieu de **formation** de la *salive primaire* (**A**, **C**) dont la composition électrolytique est similaire à celle du plasma et dont la formation est assurée au moyen du **transport** transcellulaire de Cl^-.

Le Cl^-, prélevé du sang, est transféré dans les cellules des acini par un mécanisme de **co-transport** actif secondaire **Na^+-K^+-2Cl** (transport inverse par rapport au rein ; cf. p. 149, **B2**) ; il atteint la lumière des acini au moyen des **canaux Cl^-**. Ceci provoque un potentiel luminal transcellulaire négatif qui amène également le Na^+ dans la lumière (diffusion paracellulaire) ; l'eau suit le même mouvement pour des raisons osmotiques. Les neurotransmetteurs qui stimulent la sécrétion salivaire augmentent la concentration intracellulaire en **Ca^{2+}** (**C**), lequel permet non seulement l'ouverture des canaux Cl^- (et par là même augmente la sécrétion liquide), mais stimule également l'**exocytose** (cf. p. 12) des protéines salivaires.

La salive primaire subit ensuite des **modifications lors de son passage dans les canaux excréteurs de la glande** (**A**) : le Na^+ est réabsorbé à ce niveau, tandis que les ions K^+ et HCO_3^- sont sécrétés. L'*anhydrase carbonique* (cf. p. 145, **A**) participe à la forte sécrétion d'HCO_3^- dans la salive et au transport des ions H^+ dans le sang (antiport Na^+/H^+). Comme la réabsorption de NaCl dépasse la sécrétion d'HCO_3^-, la salive devient *hypoosmolaire*, au repos jusqu'à 50 mosm/kg H_2O. La faible concentration en NaCl (**B**) améliore la solubilité protéique et diminue le seuil de perception des récepteurs gustatifs pour le sel (cf. p. 296).

La **production de salive** est **déclenchée** par *voie réflexe* (**D**). Les stimuli sont, notamment, l'odeur et le goût des aliments, le contact avec les muqueuses buccales et la mastication. Les *réflexes conditionnés* peuvent aussi jouer un rôle. Ils doivent faire l'objet d'un apprentissage. Un fait anodin, comme par exemple le bruit des assiettes avant un repas, peut, par la suite, constituer à lui seul un stimulus suffisant. L'activation cholinergique, α-adrénergique et peptidergique (substance P) stimule la formation d'une salive aqueuse (en partie via IP_3 ; cf. p. 244). C'est l'augmentation du flux de **Ca^{2+}** dans le cytoplasme cellulaire à partir des stocks intracellulaires et du LEC qui constituent le facteur déclenchant (**C** et cf. p. 17). Lors de la stimulation cholinergique (cf. p. 54), les glandes salivaires sécrètent aussi des enzymes (kallicréines) qui libèrent un puissant vasodilatateur, la *bradikinine*, à partir du kininogène plasmatique. Ici, les VIP (**p**eptides **i**ntestinaux **v**asoactifs) jouent probablement le rôle de cotransmetteurs. Une telle vasodilatation est nécessaire, car la salivation maximale dépasse la valeur du flux sanguin local au repos. L'*activation β-adrénergique* des glandes salivaires conduit (via l'AMPc ; **C** et cf. p. 56 et suiv., p. 242) à une salive très visqueuse et riche en mucines. La production de cette salive augmente chez les chiens qui mangent de la viande, alors qu'une nourriture sèche provoque avant tout une activation cholinergique donnant une salive aqueuse. La signification biologique de cette dualité dans le contrôle des phénomènes moteurs sécrétoires chez l'homme et la raison pour laquelle ces deux systèmes de contrôle produisent des compositions salivaires différentes sont inconnues.

Étant donné que la **production salivaire** moyenne est étroitement liée à la teneur en eau de l'organisme, la bouche et la gorge deviennent sèches en cas de carence en eau ; ce phénomène entraîne non seulement une économie d'eau mais contribue aussi à la sensation de **soif** qui est important pour l'équilibre du bilan hydrique de l'organisme (cf. p. 138 et 152).

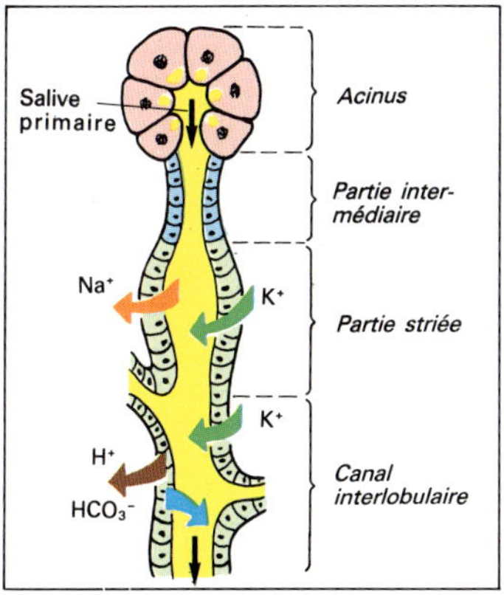

A. Formation de la salive

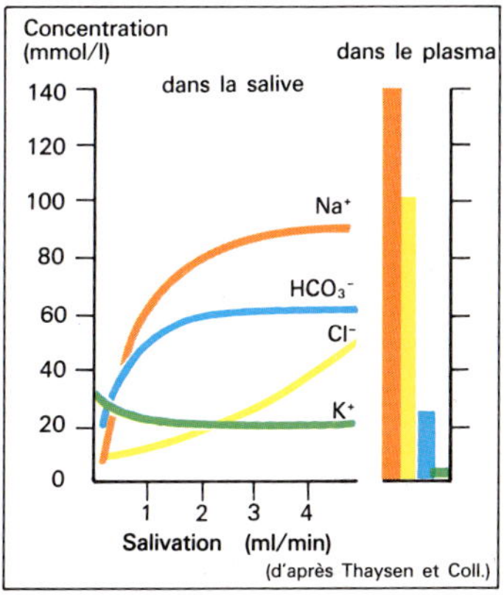

B. Électrolytes de la salive

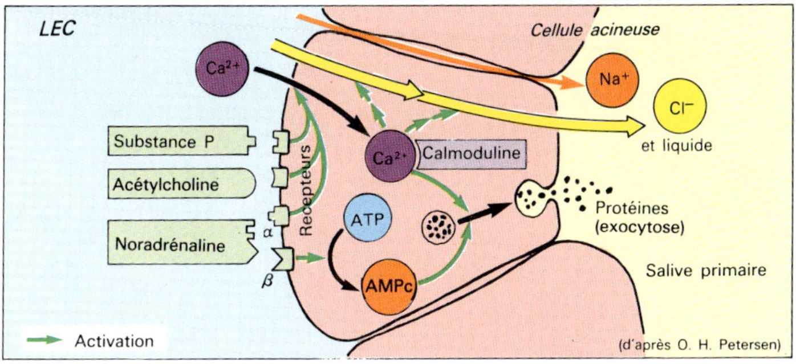

C. Régulation de la formation de la salive dans les cellules acineuses

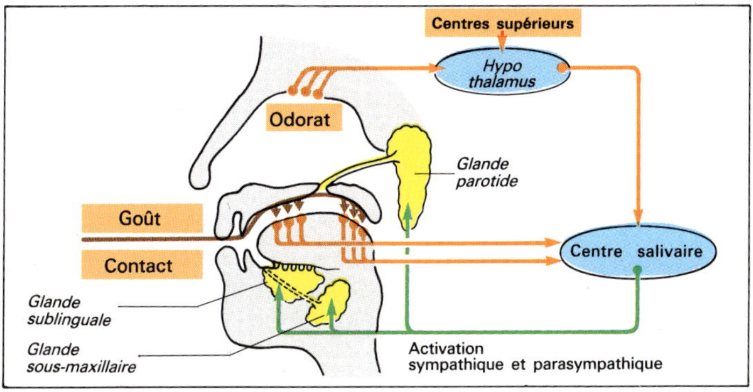

D. Déclenchement de la sécrétion salivaire

Déglutition

Une fois que les aliments sont mâchés et mêlés à la salive (cf. p. 202), la langue forme une *bouchée déglutissable (bol alimentaire)*. La **déglutition** (**A1-A10**) est déclenchée de façon volontaire : le bol est tout d'abord comprimé par la langue vers l'arrière, puis contre le voile du palais (**A1**).

Les étapes suivantes de la déglutition s'*effectuent par voie réflexe* :

La mâchoire se ferme, le voile du palais se soulève (**A2**), obturant ainsi la cavité naso-pharyngienne (**A3**), tandis que le bol alimentaire appuie sur l'épiglotte et la pousse en arrière (**A4**). Sous la pression de la langue, le bol descend dans le pharynx. La respiration est alors momentanément suspendue, la glotte se ferme et l'os hyoïde ainsi que le larynx sont soulevés jusqu'à obturation complète des voies respiratoires par l'épiglotte (**A5**). Les muscles constricteurs du pharynx inférieur se relâchent (**A6**), permettant ainsi à la langue de pousser le bol dans l'*œsophage* ; le bol chemine ensuite le long de l'œsophage (**A7, A8**). Tandis que le larynx revient dans sa position initiale et que la respiration reprend (**A9**), le bol alimentaire, entraîné par les *ondes péristaltiques de la couche musculaire de l'œsophage* (**A10**), parvient jusqu'à l'entrée de l'estomac. S'il advient que le bol alimentaire « s'attache » sur les parois d'aval, la distension de l'œsophage à cet endroit produit une *onde péristaltique secondaire.*

L'**œsophage** a une longueur de 25 à 30 cm. Sa couche musculaire est striée dans sa partie supérieure et lisse dans sa partie inférieure. La progression de l'onde péristaltique dans le muscle strié est contrôlée par la *medulla oblongata* (voir ci-dessous) ; les signaux afférents et efférents sont transmis par le *nerf vague.* Le péristaltisme de la musculature lisse est contrôlé par ses propres *ganglions.*

L'œsophage est fermé par un *sphincter* au niveau de l'*entrée de l'estomac* (**cardia**). Une plicature de la couche musculaire œsophagienne (mécanisme de torsion), la pression intra-abdominale et un coussin veineux (réflexe d'ouverture, cf. p. 206) participent à la fermeture du cardia.

La motilité du muscle lisse gastrointestinal est directement liée aux fonctions du *plexus myentérique* (cf. p. 210) ; les dysfonctionnements de ce plexus s'accompagnent de troubles du péristaltisme. Au niveau de l'œsophage, ces désordres provoquent une mauvaise relaxation du cardia ; les aliments s'accumulent et l'œsophage se dilate pour s'adapter à cet engorgement (*achalasia*).

Vomissement

Le **vomissement** est généralement un phénomène réflexe (**B**). Les **stimuli déclenchants** sont : une forte *dilatation* (remplissage) de l'estomac et des *lésions* de celui-ci (provoquées par l'ingestion d'alcool par exemple). Des *odeurs* ou des *visions écœurantes,* le *contact avec la muqueuse pharyngienne* ainsi que l'*irritation de l'organe de l'équilibration* (cf. ci-après) constituent aussi des facteurs d'activation du « **centre de vomissement** » dans le bulbe rachidien (*medulla oblongata*) (**B**). Le centre de vomissement est situé entre l'olive (**B1**) et le faisceau solitaire (**B2**), c'est-à-dire au niveau de la formation réticulée (**B3**).

Outre les facteurs déclenchants cités plus haut, les vomissements peuvent aussi être fréquemment provoqués par la *grossesse* [vomissements matinaux (*vomitus matutinus*) et hyperémèse gravidique (*hyperemesis gravidarum*)], par des *douleurs violentes,* des *substances toxiques (toxines),* des *médicaments* (vomissement déclenché volontairement par le médecin), par une *radio-exposition* (lors d'une irradiation tumorale par exemple), par une *augmentation de la pression cérébrale* comme lors d'un œdème cérébral (cf. p. 142) ou à la suite d'hémorragies ou de tumeurs cérébrales et enfin par certains phénomènes psychiques. Dans ce dernier cas, les chémorécepteurs au voisinage du centre de vomissement (*area postrema* ; **B4**) jouent un rôle non négligeable.

Nausées, augmentation de la salivation, pâleur, transpiration abondante et dilatation des pupilles constituent les **prodromes du vomissement** (**B**).

Lors du *vomissement proprement dit,* le diaphragme est bloqué en position inspiratoire et les muscles abdominaux se contractent brusquement (sangle abdominale). Simultanément, le duodénum se contracte et le cardia se relâche, ce qui a pour effet d'exercer une pression sur l'estomac et de comprimer ainsi le contenu gastrique vers l'œsophage. Le sphincter pharyngien est forcé et le voile du palais soulevé, laissant ainsi le passage libre au chyme alimentaire qui est expulsé par la bouche (**B**).

Le vomissement est avant tout un **réflexe de protection :** les aliments qui, par exemple, ont une odeur désagréable et qui peuvent endommager l'estomac ou l'ensemble de l'organisme (toxines) sont rejetés de l'estomac (et, dans certaines conditions, de l'intestin grêle). De toute façon, un *vomissement important* se traduit par une perte sensible de liquide et surtout d'ions H^+ (acidité gastrique), ce qui provoque une *alcalose « métabolique »* (cf. p. 114 et suiv. et 208) et des perturbations de l'équilibre liquidien (cf. p. 142).

Nausées et vomissements sont aussi des symptômes de la **cinépathie** *(mal des transports).* Au cours de transports en avion ou en bateau, l'organe de l'équilibration subit des excitations inhabituelles (cf. p. 298) qui provoquent ce type de troubles, en particulier lorsque la tête est en plus soumise à des mouvements divers et qu'il existe des *divergences par rapport à l'impression optique.*

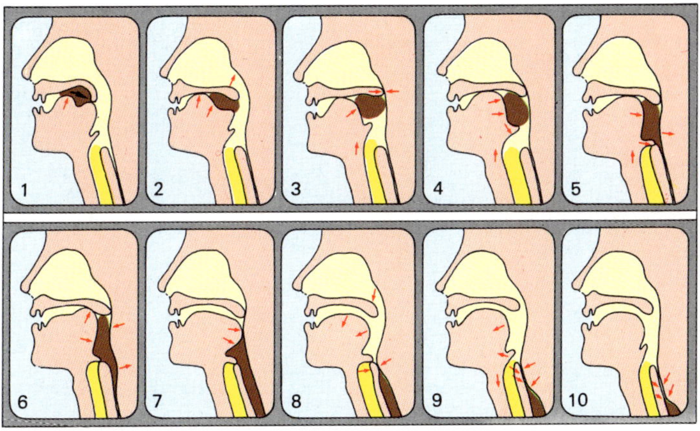

A. Déglutition

(d'après Rushmer et Hendron)

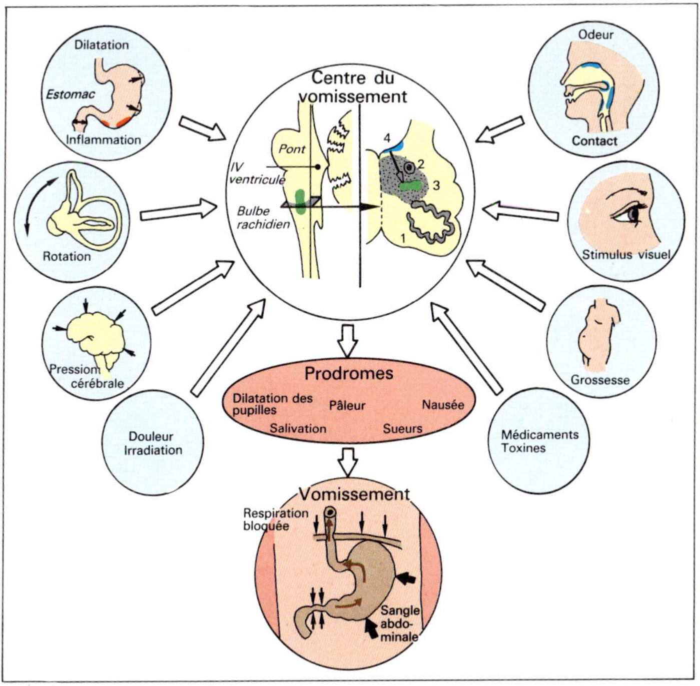

B. Vomissement

Estomac : structure et motilité

L'œsophage débouche dans le *fundus*, situé au niveau du *cardia* ; le fundus est lui-même suivi du *corps* et de l'*antre*. L'extrémité inférieure de l'estomac *(pylore)* s'abouche au *duodénum* (**A**). D'un point de vue fonctionnel, on fait une distinction entre l'**estomac « proximal »** et l'**estomac « distal »** (**A**). La **taille** de l'estomac dépend de son remplissage ; c'est surtout l'estomac « proximal » qui augmente de volume (sans que la pression ne s'élève beaucoup) (**A** et **B**). La **paroi gastrique** est du même type que celle de l'intestin grêle (cf. p. 211). La **muqueuse** du fundus et du corps contient des *cellules principales* (**CP**) et des *cellules bordantes* (**CB**) (**A**) qui produisent les constituants du suc gastrique (cf. p. 208). La muqueuse gastrique contient en outre des cellules endocrines qui sécrètent de la gastrine et des cellules mucipares (CM) qui sécrètent du mucus. Le *système nerveux végétatif* (cf. p. 50 et suiv.) agit sur la motilité gastrique par l'intermédiaire des deux plexus autonomes (cf. p. 208) de la paroi gastrique (**D**).

La déglutition d'un bol alimentaire entraîne l'ouverture réflexe du cardia, et les fibres vagales inhibitrices provoquent à court terme un relâchement de l'estomac « proximal » (*relaxation réceptive ;* **D2**). L'entrée des aliments produit également la relaxation réflexe de l'estomac « proximal » (**réflexe d'accomodation**) de manière à empêcher la pression interne de monter au fur et à mesure du remplissage gastrique. Finalement, l'excitation locale de la paroi gastrique conduit (en partie par voie réflexe, en partie sous l'action de la gastrine) à une activation de l'estomac « distal ». Sous l'effet d'une *contraction (tonique) continuelle de l'estomac « proximal »* – qui sert avant tout de *« réservoir »* – le contenu gastrique est lentement entraîné vers l'*estomac « distal »* pour y être digéré : au niveau de la limite supérieure de l'estomac « distal » (au tiers supérieur du corps) se trouve une *zone de stimulation* (cf. ci-après) d'où partent des *ondes péristaltiques* qui atteignent rapidement le pylore. Les contractions sont d'une intensité particulièrement forte au niveau de l'antre. Les mouvements péristaltiques provoquent ainsi la progression du chyme vers le pylore (**C5**, **C6**, **C1**) où il est ensuite *comprimé* (**C2** et **C3**) et à nouveau *refoulé* après la fermeture du pylore (**C3** et **C4**). Durant ce cycle, les *aliments* sont *brassés, mélangés au suc gastrique* et *partiellement digérés* ; les graisses sont en outre *émulsionnées*.

La **zone de stimulation de l'estomac « distal »** (cf. ci-dessus) est le siège de variation de potentiel qui se produisent toutes les 20 secondes environ et dont la vitesse (0,5 à 4 cm/s) et l'amplitude (0,5 à 4 mV) augmentent au fur et à mesure que l'on se rapproche du pylore. Ce faisant, l'activité du potentiel de stimulation des zones distales de l'estomac est dépassée (un peu comme dans le cœur) par un stimulateur situé plus haut, en raison de sa fréquence plus faible. La fréquence des contractions qui suivent cette onde d'excitation dépend de la somme des influences neuronales et humorales. La **gastrine,** la **motiline** et la P–Ch augmentent la fréquence des réponses et des stimulations. D'autres hormones peptidiques comme par exemple les **GIP** (**g**astric **i**nhibitory **p**eptide) inhibent directement cette motilité, tandis que la *somatostatine* (**SIH**, cf. p. 246) agit indirectement (**D**).

Évacuation gastrique. L'évacuation de l'estomac pendant la digestion dépend primitivement du **tonus** de l'**estomac proximal** et du **pylore**, qui sont sous contrôle réflexe et hormonal (**D2**). Les fibres cholinergiques du **nerf vague** augmentent le tonus de l'estomac proximal, tandis que les autres fibres efférentes du vague (ayant comme co-transmetteurs l'**ATP** et le **VIP**) et les **fibres sympathiques** adrénergiques l'inhibent. La **motiline** favorise l'évacuation gastrique (le tonus de l'estomac proximal augmente ; le pylore se dilate), tandis que la **CCK** (= pancréozymine = cholécystokinine), la **gastrine** et d'autres substances l'inhibent en produisant les effets contraires. La plupart du temps, le pylore est largement ouvert (libre évacuation du « chyme terminal »). Il se contracte seulement 1) à la fin de la « systole » antrale (voir ci-dessus), afin de retenir les aliments solides, et 2) durant les contractions duodénales, afin d'empêcher tout reflux (sels biliaires) dans l'estomac. Néanmoins, si cet événement survient, le reflux d'acides aminés normalement absents dans la lumière gastrique, produit la fermeture réflexe du pylore.

La **durée de séjour des aliments dans l'estomac** est très variable. Les aliments solides restent dans l'estomac jusqu'à ce qu'ils soient transformés en petites particules en suspension de 0,3 mm de diamètre environ ; ce n'est qu'après qu'ils peuvent eux aussi passer dans le duodénum sous forme de **chyme**. Le temps nécessaire pour que 50 % de la quantité ingérée aient à nouveau quitté l'estomac est déterminé pour l'eau essentiellement par le tonus de l'estomac « proximal » ; ce temps, qui est de l'ordre de 10 à 20 min, augmente pour les *aliments solides* en fonction de leur consistance et de l'intensité de l'activité péristaltique. Il peut ainsi atteindre 1 à 4 heures (durée de séjour des glucides < à celle des protéines < à celle des lipides). L'**évacuation gastrique** diminue lorsque le pH baisse et lorsque l'osmolarité augmente avec le rejet du chyme. Cette régulation est assurée (**D2**) par des récepteurs situés dans le duodénum, des réflexes entérogastriques et des hormones peptidiques (cf. ci-après). Les matières *indigestibles* (os, fibres, substances étrangères) ne quittent pas l'estomac durant la phase digestive. Ce n'est qu'au cours de la **phase interdigestive** qui suit que des ondes contractiles particulières parcourent l'estomac et l'intestin toutes les deux heures (horloge interne), ce qui provoque l'évacuation gastrique non seulement de ces substances indigestibles mais aussi des produits sécrétés par la digestion et des cellules muqueuses rejetées : **complexes moteurs de migration.** La régulation de cette phase est aussi assurée par la **motiline** qui provient de la muqueuse de l'intestin grêle.

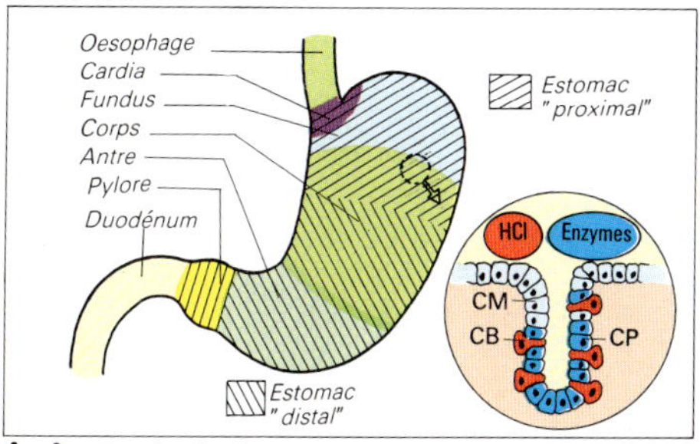

A. Anatomie de l'estomac

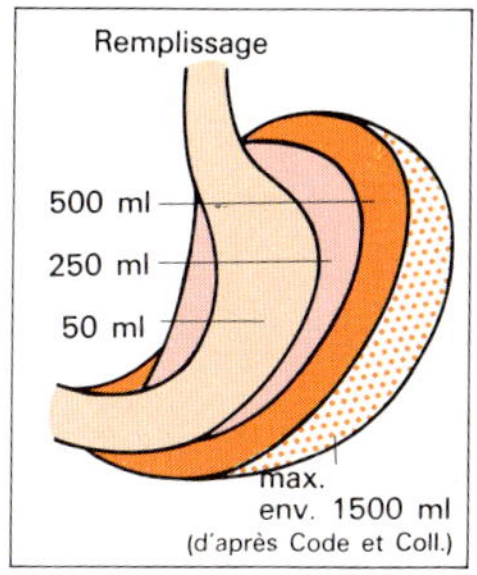

B. Positions de remplissage

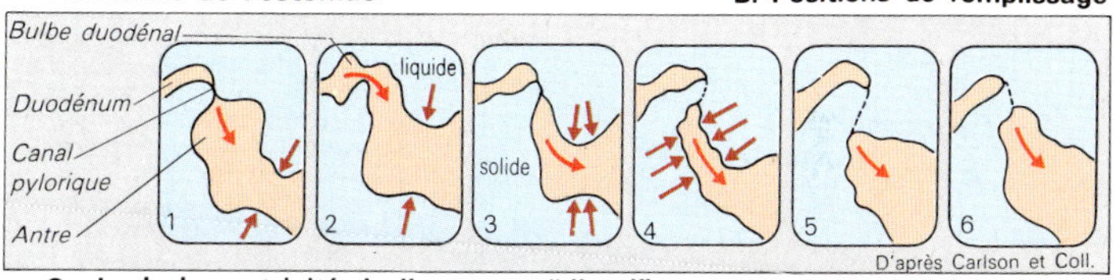

C. Cycle de la motricité de l'estomac "distal" (Clichés radiologiques)

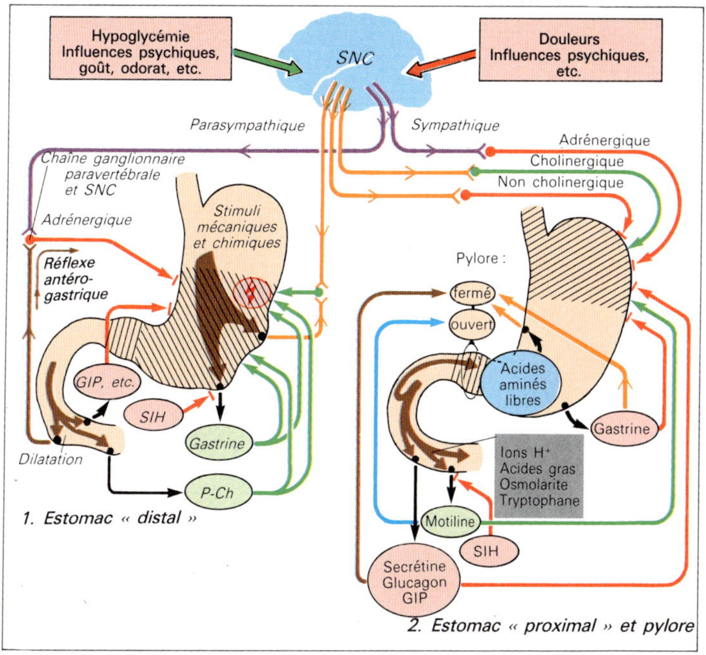

D. Influences sur la motricité gastrique

Suc gastrique

L'estomac sécrète jusqu'à 3 litres de **suc gastrique** par jour. Les principaux constituants du suc gastrique sont des **pepsinogènes,** du **mucus** ***(mucine)***, de l'**acide chlorhydrique** (HCl), le **facteur intrinsèque** (cf. p. 226) et de la *« gastroferrine »* (cf. p. 62).

La **sécrétion** du suc gastrique s'effectue dans les glandes tubulaires ou dans les **puits de la muqueuse gastrique ;** les constituants du suc gastrique sont élaborés par différents types de cellules (cf. p. 270, **A**).

Les *cellules* dites *principales* (cf. p. 207, **A**) du fundus sont le **lieu de formation des pepsinogènes**, alors que des cellules muqueuses spéciales *(cellules mucipares)* élaborent le *mucus*, dont la fonction essentielle est de *protéger la surface de l'estomac* contre le suc gastrique. Les *cellules principales* ou *cellules bordantes* (cf. p. 207, **A**) du fundus et du corps gastrique constituent le **lieu de formation de l'acide chlorhydrique.**

Les pepsines sont formées par scission d'une fraction de molécule de leurs précurseurs, les *pepsinogènes*, à pH 6. Une sécrétion maximale d'HCl donne un *suc gastrique* de *pH* égal environ à 1 qui est tamponné par le chyme pour atteindre un pH de 1,8 à 4 environ, ce qui constitue des valeurs voisines de celles du pH optimal d'action de la plupart des pepsines. Un pH bas contribue en outre à *dénaturer* les protéines à digérer et agit comme *bactéricide.*

Sécrétion d'acide chlorhydrique : sous l'action de l'*anhydrase carbonique*, **AC,** (cf. p. 144 et suiv.) et d'une « pompe » entraînée par l'**ATP** (**H^+-K^+-ATPase** ; **B**), les ions **H^+** qui sont échangés contre des ions **K^+** voient multiplier leur concentration dans la lumière gastrique par 10^7 (transport actif). Le K^+ retourne dans la lumière par un mécanisme passif (recirculation du K^+). Le Cl^- entre également passivement dans la lumière. Pour chaque ion H^+ sécrété, un ion **HCO_3^-** (provenant de CO_2 + OH^-, **B**) quitte la cellule du côté sang (échange passif contre du Cl^-). En outre, comme dans toute cellule, on trouve ici une « pompe » à Na^+/K^+ active (Na^+-K^+-ATPase).

L'ingestion d'aliments provoque une **activation des cellules bordantes** (cf. ci-après). Ici, des canalicules, dont les parois possèdent une bordure en brosse dense et qui s'enfoncent profondément à l'intérieur de la cellule, s'ouvrent dans la lumière gastrique. Cet énorme accroissement de la surface de la membrane cellulaire du côté luminal permet une augmentation maximale de la sécrétion gastrique d'ions H^+, qui passe de 2 mmol/h environ au repos à plus de 20 mmol/h.

Du **HCO_3^-** est activement **sécrété** par la muqueuse afin d'assurer une autoprotection contre les ions H^+ du suc gastrique ; le HCO_3^- tamponne l'acide qui pénètre dans la couche muqueuse par la surface de la muqueuse sans pour autant influencer de façon sensible le pH du contenu gastrique. Les inhibiteurs de la sécrétion d'HCO_3^- (comme les médicaments anti-inflammatoires) favorisent l'apparition des ulcères gastriques, alors que les activateurs de la sécrétion d'HCO_3^- comme les **prostaglandines E_2** s'y opposent.

Le **déclenchement** de la **sécrétion** physiologique de **suc gastrique** permet de distinguer trois types d'influences (« phases ») (**A**) :

1. **Influences psychonerveuses :** l'ingestion d'aliments conduit, **par voie réflexe,** à une sécrétion de suc gastrique, les nerfs gustatifs, olfactifs et optiques constituant les branches afférentes de ces *réflexes* en partie « conditionnés » (cf. p. 202). Une *carence en glucose* dans le cerveau peut aussi déclencher ce réflexe. D'autre part, certaines agressions peuvent avoir pour effet d'augmenter la sécrétion de suc gastrique alors que la peur l'inhibe. Le nerf efférent est dans tous les cas le **nerf vague** : la section de ce nerf (vagotomie) a pour effet de supprimer toutes ces influences (lors du traitement de l'ulcère). L'**acétylcholine** libérée par le nerf vague et les nerfs innervant l'estomac active (par l'IP_3 et par un flux de Ca^{2+}) non seulement les cellules principales mais aussi les cellules bordantes, les cellules **H** (histamine) voisines et les cellules **G** (gastrine) de l'antre ; ainsi, le nerf vague déclenche aussi indirectement des influences paracrines (**histamine**) et endocrines (**gastrine**) sur la sécrétion de l'acide gastrique (**C**).

2. **Influences locales :** lorsque le chyme entre en contact avec des parties plus profondes de l'estomac (antre), il y a libération de **gastrine** à ce niveau avec intervention de *facteurs mécaniques* (dilatation) et *chimiques* (peptides, acides aminés, Ca^{2+}, substances grillées, alcool, etc.). La gastrine parvient, par *voie sanguine* (activation endocrine, cf. ci-dessus), jusqu'à la partie supérieure de l'estomac où elle **stimule** la sécrétion d'acide gastrique. Un suc gastrique ayant un pH très bas **inhibe** la libération de la gastrine (rétroaction négative).

3. **Influences intestinales :** lorsque les premières fractions du chyme arrivent dans le duodénum, elles influencent, par rétroaction, la sécrétion du suc gastrique. La dilatation de la paroi intestinale *stimule*, par voie endocrine (entérooxyntine ? gastrine ?), la sécrétion du suc gastrique ; les acides aminés déjà absorbés ont une action similaire. Un pH bas et la présence de lipides dans le chyme duodénal **inhibent** la sécrétion du suc gastrique par libération de différentes hormones peptidiques (sécrétine, GIP, SIH). Ainsi, le duodénum adapte non seulement la quantité mais aussi la composition du chyme gastrique aux besoins de l'intestin grêle. La SIH a d'une façon générale un effet régulateur et retardé sur l'absorption alimentaire, la sécrétion de la SIH et celle de l'insuline dans le pancréas étant éventuellement réglées l'une sur l'autre (cf. aussi p. 246).

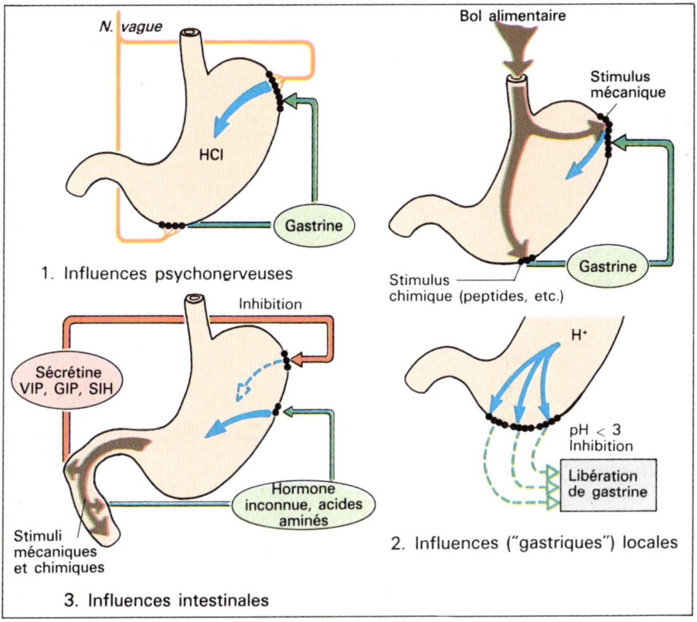

A. Sécrétion du suc gastrique

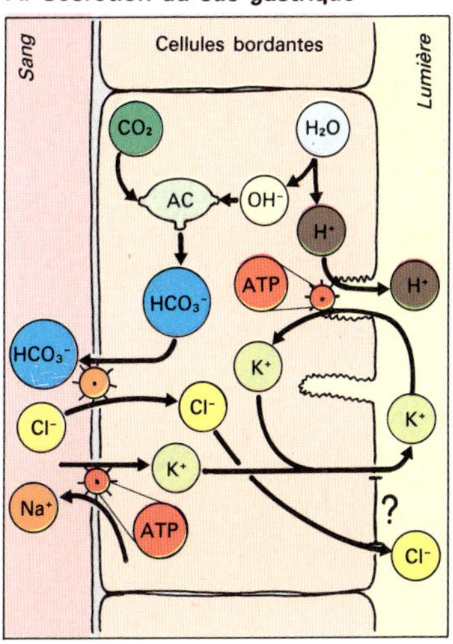

B. Sécrétion d'HCl

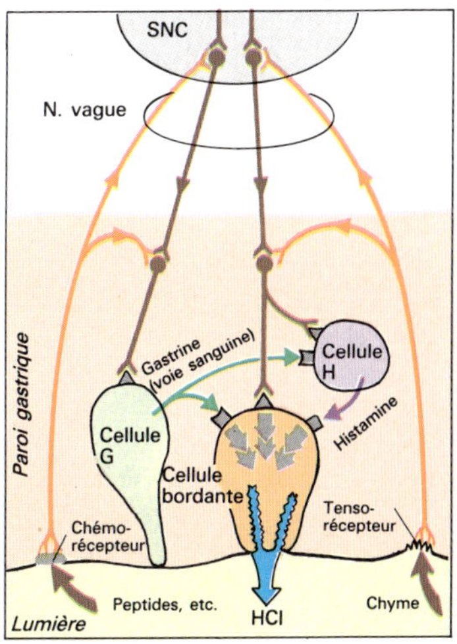

C. Régulation de la sécrétion d'HCl

Intestin grêle : structure et motilité

L'intestin grêle (environ 2 m de long in vivo) comprend trois segments : le **duodénum**, le **jéjunum** et **l'iléon**. L'**intestin grêle** a pour **fonction essentielle** de terminer la digestion des aliments et de réabsorber les produits de dégradation conjointement avec de l'eau et des électrolytes.

L'intestin grêle est recouvert extérieurement par le péritoine (membrane séreuse, **A1**) ; au-dessous se trouvent une *couche musculaire longitudinale* (**A2**), puis une *couche musculaire circulaire* (**A3**) et enfin la *muqueuse* (**A4**) qui contient une autre couche musculaire (**A5**) et, au niveau de la lumière intestinale, une couche de différentes *cellules épithéliales* (**A6-A8**).

La surface de l'épithélium bordant la lumière intestinale représente environ 300 à 1 600 fois (plus de 100 m²) la surface d'un tube lisse cylindrique : environ 3 fois pour les valvules conniventes (1 cm de haut) de la muqueuse et de la sous-muqueuse *(valvules de Kerckring,* **A**), 7 à 14 fois pour le plissement de l'épithélium (*villosités* de 1 mm de long environ et de 0,1 mm d'épaisseur, **A9**) et 15 à 40 fois pour le plissement (bordure en brosse, **A10**) de la membrane luminale des *cellules épithéliales de réabsorption* (**A7**). En plus des cellules de réabsorption, les **villosités** sont tapissées des cellules muqueuses (**A6**). A la base des villosités, l'épithélium présente une dépression, appelée **crypte de Lieberkühn** (**A8**) dont la paroi est recouverte de diverses cellules : a) des cellules qui sécrètent le **mucus**, formant une couche lisse de protection dans la lumière intestinale ; b) des *cellules indifférenciées* et *mitotiques* d'où proviennent les cellules villeuses (cf. ci-après) ; c) des *cellules endocrines* qui ont probablement des récepteurs au niveau de la lumière intestinale et qui libèrent, du côté sang, leur **hormone peptidique** respective (sécrétine, CCK, motiline, SIH, GIP, etc.) ; d) des *cellules de Paneth* qui libèrent des protéines dans la lumière (enzymes, immunoglobulines) ; et e) des *cellules membraneuses* (cf. p. 200). Les *glandes de Brünner* spécifiques du duodénum, sont situées plus profondément encore dans la paroi intestinale : elles libèrent dans la lumière un produit de sécrétion riche en HCO_3^- et en glycoprotéines.

Les bords des villosités sont constamment repoussés tandis que de nouvelles cellules se reproduisent à partir des cryptes. Ainsi, l'ensemble de l'épithélium de l'intestin grêle est renouvelé à peu près tous les 2 jours (*temps de mue*). Les *cellules épithéliales repoussées se désintègrent dans la lumière intestinale* où elles libèrent des enzymes digestives et d'autres substances (par ex. le fer ; cf. p. 62). D'autres constituants cellulaires, en particulier l'albumine, apparaissent en partie dans les fèces (cf. p. 230).

Les vaisseaux sanguins et lymphatiques (**A12-A14**) ainsi que les nerfs sympathiques et parasympathiques (**A15** et cf. p. 50 et suiv.) atteignent l'intestin grêle par l'intermédiaire du mésentère (**A11**).

On peut distinguer quatre sortes de **mouvements intestinaux,** tous indépendants de l'innervation externe (autonomie). Les *villosités* sont dotées d'une *mobilité propre,* grâce à la musculature de leur membrane muqueuse, ce qui permet un contact étroit entre l'épithélium et le chyme. Les *mouvements pendulaires* (musculature longitudinale, **C1**) et la *segmentation rythmique* (musculature circulaire, **C2**) constituent des **mouvements mixtes** alors que les *ondes péristaltiques* (30-120 cm/min) servent à **faire avancer le contenu intestinal** (à environ 1 cm/min ; **C3**) en direction du gros intestin. Dans l'intestin grêle, la fréquence des fluctuations lentes de potentiel de la musculature lisse diminue du côté anal. De cette manière, les portions situées du côté oral *ont une fonction pacemaker* (cf. p. 44), c'est la raison pour laquelle les ondes péristaltiques (= répétition continue du *réflexe péristaltique*) se propagent seulement dans la direction de l'anus.

En stimulant les tensorécepteurs, le bol alimentaire (**B**) déclenche un **réflexe péristaltique** qui resserre la lumière intestinale en amont du contenu intestinal. En même temps, des motoneurones cholinergiques étant soumis à une excitation continue très longue (de type 2) et stimulés par l'intermédiaire d'interneurones sérotoninergiques, activent la musculature longitudinale et la musculature circulaire respectivement avant et après le passage du bol alimentaire. Parallèlement à cette activation, la musculature circulaire est stimulée en amont et inhibée en aval (**B**).

Les **nerfs efférents sympathiques** ont une action constrictrice sur les vaisseaux sanguins et provoquent indirectement un relâchement de la musculature intestinale par inhibition du plexus d'Auerbach (**A16**). Les **nerfs efférents parasympathiques** passent d'une situation pré-ganglionnaire à une situation post-ganglionnaire dans le plexus d'Auerbach. Ils stimulent les trois couches musculaires et les glandes exocrines et endocrines de l'intestin. Le *plexus sous-muqueux* (**A17**) contient essentiellement les neurones sensitifs des chémo- et des mécanorécepteurs de la muqueuse. Les informations de ces derniers et celles des tensorécepteurs de la musculature constituent des stimuli qui déclenchent des réflexes périphériques ou, grâce aux **nerfs afférents,** des réflexes centraux.

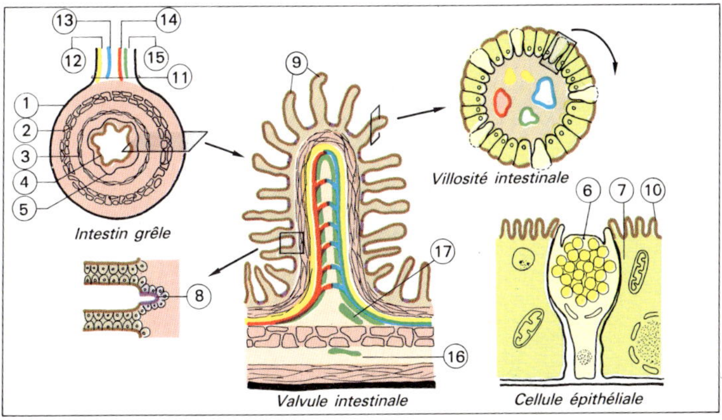

A. Structure de l'intestin grêle (schéma)

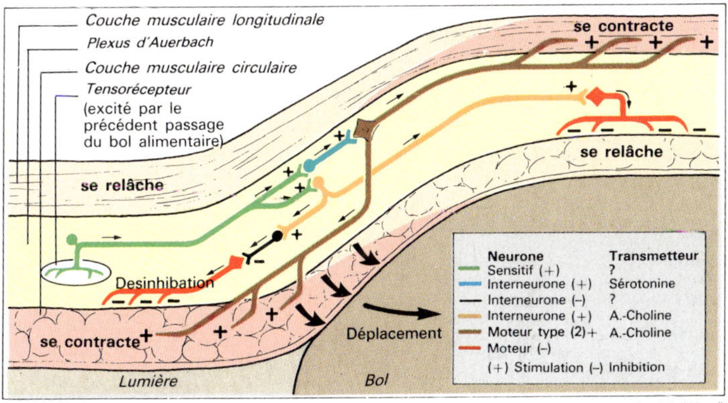

B. Régulation neuronale du péristaltisme (voir aussi C3) (d'après J.D. Wood)

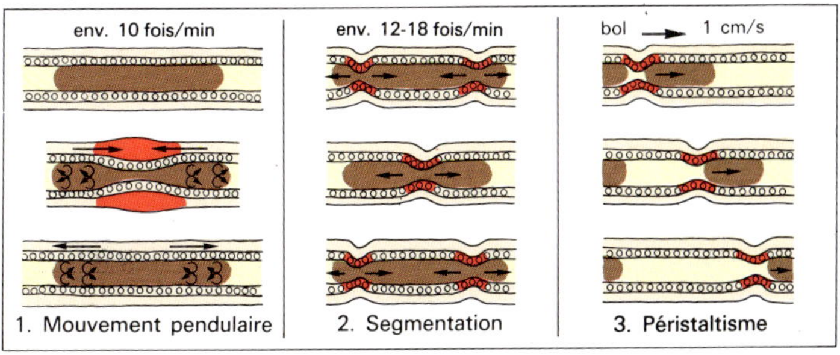

C. Motilité de l'intestin grêle

Suc pancréatique et bile

Le **pancréas** produit chaque jour **2 litres de suc pancréatique** qui s'écoulent dans le duodénum. Ce suc contient de grosses quantités d'ions bicarbonates (**HCO_3^-**) et d'**enzymes digestives** (ferments) qui sont nécessaires à la digestion des protéines, des lipides et des glucides dans le chyme.

La *sécrétion* du suc pancréatique est *contrôlée* par le **nerf vague** et surtout *par deux hormones* (provenant de la muqueuse duodénale) : la **sécrétine** et la **pancréozymine-cholécystokinine** (CCK, **A**).

La présence de lipides et un pH bas dans le chyme duodénal sont les facteurs déclenchant la libération de la *sécrétine*. Celle-ci parvient, par *voie sanguine*, jusqu'au pancréas où elle stimule la sécrétion de suc pancréatique et son enrichissement en HCO_3^-. Plus la concentration en HCO_3^- augmente, plus celle en Cl^- diminue (**B**). Le HCO_3^- sert à neutraliser les chymes acides *(acide gastrique !)*.

La *sécrétion de la CCK* est également *déclenchée* par un chyme riche en lipides. La *CCK* provoque une *augmentation* de la *concentration enzymatique* dans le suc gastrique.

a) **Enzymes pancréatiques de la protéolyse** (protéases) : les deux protéases les plus importantes, le *trypsinogène* et le *chymotrypsinogène*, sont sécrétées sous une forme inactive (pro-enzymes). Ces enzymes sont ensuite activées dans l'intestin par une *entéropeptidase* (l'ancienne appellation d'entérokinase est désuette) qui transforme le trypsinogène en **trypsine** qui, à son tour, transforme le chymotrypsinogène en **chymotrypsine** (**A**). Lorsque cette activation a déjà lieu à l'intérieur du pancréas, il se produit une « autodigestion » de l'organe, appelée *nécrose pancréatique aiguë*.

La trypsine et la chymotrypsine rompent les liaisons peptidiques à l'*intérieur* de la molécule protéique : ce sont des *endopeptidases*, alors qu'une autre enzyme pancréatique, la **carboxypeptidase**, détache les acides aminés de l'extrémité carboxyterminale (cf. p. 197, **B** et p. 224).

La carboxypeptidase est libérée (aussi grâce à la trypsine) sous forme d'un précurseur (la procarboxypeptidase).

b) **Enzymes pancréatiques de la glycolyse** : une **α-amylase** scinde l'amidon (cf. p. 197, **B**) et le glycogène en tri- et disaccharides (maltose, maltotriose, α-dextrine limite), une *1,6-glucosidase* intestinale transforme les dextrines et une *maltase*, une *lactase* et une *saccharase* hydrolysent les disaccharides, maltose, lactose et saccharose correspondants (sucre de canne) en monosaccharides (cf. p. 197, **B** et p. 224).

c) L'**enzyme** la plus importante pour la **digestion des lipides** provient également du pancréas : il s'agit de la *lipase pancréatique* qui scinde les triglycérides en 2-monoglycérides et en acides gras libres (cf. p. 197, **B** et p. 218 et suiv.).

Pour être efficace, la lipase nécessite la présence d'une autre enzyme, la *co-lipase*, qui est formée (aussi sous l'action de la trypsine) à partir d'une pro-co-lipase du suc pancréatique (cf. p. 218 et suiv.).

La **bile** est indispensable à la digestion normale des lipides. Elle est sécrétée de façon continue par les **cellules hépatiques** ($\simeq$ 0,7 l/j), mais elle n'est pas toujours immédiatement déversée dans l'intestin. Lorsque, par exemple entre les repas, le muscle constricteur *(sphincter d'Oddi)* est fermé au niveau de l'abouchement du canal cholédoque dans le duodénum, la bile parvient dans la **vésicule biliaire** où elle est concentrée jusqu'à 1/5e-1/10e de son volume d'origine par retrait d'eau, laquelle suit passivement le « transfert actif » des ions Na^+ et Cl^- hors de la lumière de la vésicule biliaire (cf. p. 215, **D**). Cela aboutit à un concentré qui, sous un faible volume, fournit pour la digestion de grandes quantités de constituants biliaires spécifiques, mais qui, par ailleurs, favorise la formation de *calculs biliaires*.

Lorsque l'organisme a besoin de la bile pour la digestion, *la vésicule biliaire se contracte* et son contenu se mêle au chyme duodénal.

La **contraction de la vésicule biliaire** est déclenchée, par voie réflexe et par voie hormonale, par la *CCK* (cf. ci-dessus et **A**). Outre les lipides du chyme, le jaune d'œuf et le $MgSO_4$ constituent des stimuli particulièrement efficaces pour la sécrétion de la CCK *(cholagogues)*. Par contre, la sécrétine et les sels biliaires contenus dans le sang stimulent la *production* de la bile dans le foie (cholérétiques, cf. p. 214).

Certaines *substances endogènes* (cf. p. 214 et suiv.) ainsi que des substances *étrangères* comme les produits iodés sont éliminées par voie biliaire : les voies biliaires sont ainsi rendues visibles aux rayons X *(cholangio- et cholécystographie)*.

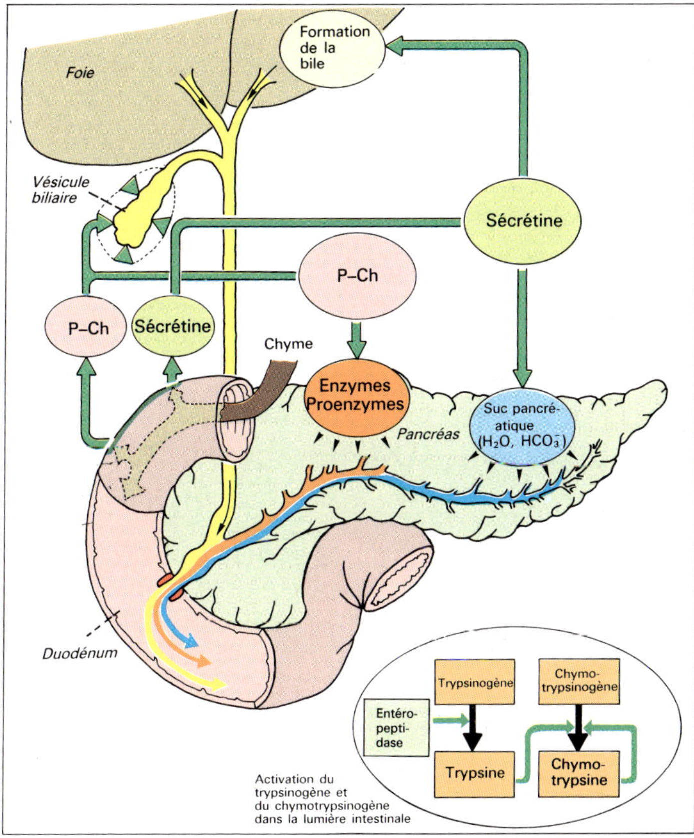

A. Bile et suc pancréatique

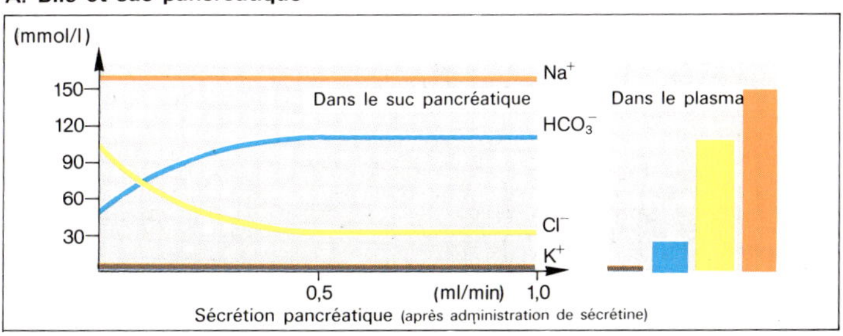

B. Teneur en électrolytes dans le suc pancréatique

Fonction d'excrétion du foie, formation de la bile

Outre ses fonctions *métaboliques* importantes (cf. p. 200), **le foie** a en plus des *fonctions d'excrétion* (**A**). La **bile** est sécrétée directement des cellules hépatiques dans les *canalicules biliaires*, situés entre les travées de cellules hépatiques, puis dans les *canaux biliaires* (**A**). De là, elle gagne la vésicule biliaire (cf. p. 212), ou le duodénum, ou les deux.

Les **constituants de la bile** sont, outre l'*eau* et les *électrolytes* : la *bilirubine*, des *hormones stéroïdes*, des *acides biliaires*, du *cholestérol*, de la *lécithine (phosphatidylcholine)*, etc. Certains *médicaments* peuvent aussi être excrétés avec la bile. Certaines de ces substances sont très peu hydrosolubles et circulent dans le sang liées à l'albumine : c'est le cas de la bilirubine. Ces substances sont absorbées par la cellule hépatique (après être séparées de l'albumine) et sont transportées par des protéines de transport jusqu'au réticulum endoplasmique lisse où elles sont **conjuguées** (combinées) à de l'**acide glucuronique** (cf. p. 216 et suiv.).

La *sécrétion biliaire est stimulée* par : a) une augmentation de la vascularisation hépatique ; b) une stimulation vagale ; c) une augmentation de la concentration sanguine en sels biliaires ; d) la sécrétine, etc. La *bile hépatique* produite en continu est stockée et concentrée dans la vésicule biliaire (cf. aussi p. 212).

Les *acides cholique et chénodésoxycholique*, appelés **acides biliaires** primaires, sont synthétisés dans le foie à partir du *cholestérol* (**A**). Les *acides biliaires secondaires* (acide désoxycholique, acide lithocholique notamment) sont formés uniquement par action bactérienne dans l'intestin, d'où ils sont réabsorbés (comme les acides biliaires primaires) et déversés à nouveau dans le foie. Là, les acides biliaires sont conjugués avec la *taurine*, la *glycine*, l'*ornithine*, etc. (**A**) et déversés dans la bile sous cette forme. Le **cycle entérohépatique** provoque une augmentation du taux d'acides biliaires dans la veine porte, ce qui conduit à un ralentissement de la production d'acides biliaires dans le foie (rétroaction négative) et, en même temps, à une augmentation de la sécrétion d'acides biliaires provoquant à nouveau une augmentation du flux biliaire. L'explication de cette *cholérèse* dite **sels biliaires dépendante** (cf. aussi p. 212) est probablement liée au fait que l'élévation de la concentration en sels biliaires plasmatiques, qui se sont accumulés (activement) dans les cellules hépatiques, augmente la force motrice pour le *transport des sels biliaires hors des hépatocytes vers les canalicules*. L'eau et les électrolytes inorganiques suivent passivement (**B**). Il existe aussi une **cholérèse sels biliaires indépendante** assurée au moyen d'un transport actif de NaCl des hépatocytes vers les canalicules.

La **bilirubine** est également sécrétée activement (cf. p. 216) dans la bile. Ce système de transport est aussi utilisé par d'autres substances endogènes comme la porphyrine, et exogènes telles que l'acide para-amino-hippurique *(PAH)*, le *rouge de phénol*, la *brome-sulfone-phtaléine*, la pénicilline, les glycosides, etc., une *inhibition compétitive* pouvant se produire (cf. p. 11). Comme dans le cas de la bilirubine (cf. p. 216), de la *thyroxine* et de nombreuses *hormones stéroïdes*, certaines substances exogènes sont aussi préalablement **conjuguées** : le chloramphénicol est conjugué avec de l'*acide glucuronique*, la naphtaline et le phénanthrène avec du *glutathion*, la **fonction de « détoxication » de la conjugaison** étant prédominante, en particulier pour les dernières substances citées (cf. p. 130).

La composition biliaire subit des modifications dans les **voies biliaires** situées plus loin en aval (**B**). C'est ici que se trouve le site d'**action cholérétique de la sécrétine** (cf. p. 212). Tout comme dans le pancréas, la *sécrétion d'*HCO_3^- joue ici un certain rôle (conjointement avec l'anhydrase carbonique, cf. p. 130).

La composition biliaire subit d'autres modifications dans la **vésicule biliaire** (**D** et p. 212).

Le **cholestérol** est « dissous » dans la bile, comme dans la lumière intestinale, et forme des micelles (cf. p. 218) avec de la *lécithine* et des *acides biliaires*. Des modifications dans les rapports du mélange de ces trois substances peuvent provoquer une précipitation des *cristaux de cholestérol*, ce qui constitue une des causes de la formation de *calculs biliaires* (**C**).

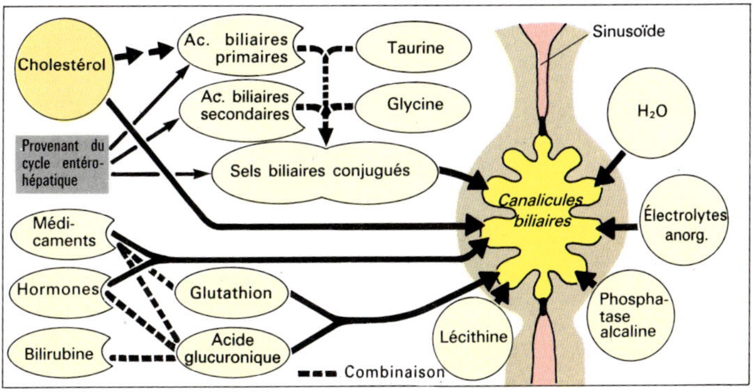

A. Fonction d'excrétion du foie

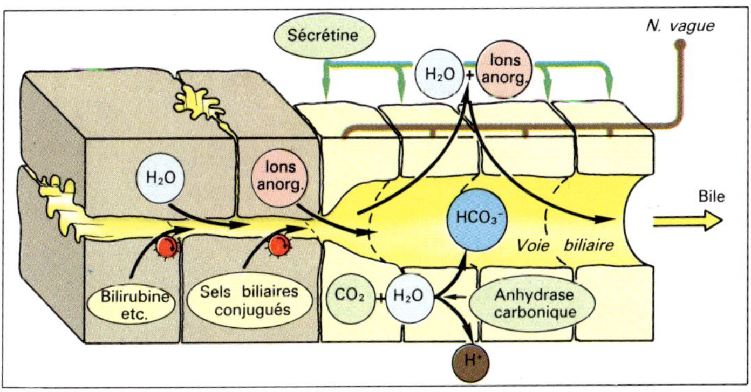

B. Mécanismes de transport lors de la formation de bile

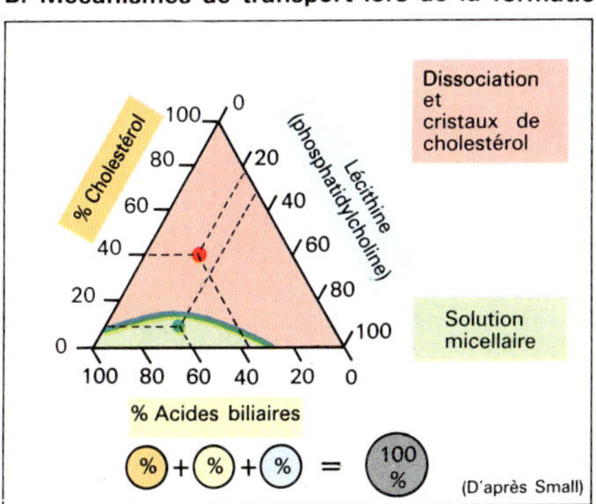

C. « Solution » micellaire de cholestérol dans la bile

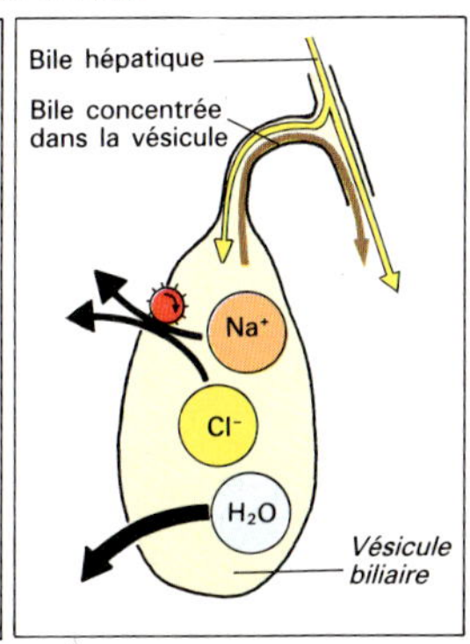

D. Épaississement de la bile

Excrétion de la bilirubine. Ictère

La **bilirubine,** qui provient à 85 % environ de la *dégradation des érythrocytes* (cf. p. 60 et suiv.) est un constituant essentiel de la bile (**A** et **B**). La dégradation de l'hémoglobine (principalement dans les macrophages ; cf. p. 66 et suiv.) provoque la scission entre les constituants de la globine et le fer, ce qui donne lieu successivement à la formation de *biliverdine* et de *bilirubine* (35 mg de bilirubine pour 1 g d'hémoglobine). La bilirubine libre, difficilement hydrosoluble, est toxique du fait de sa liposolubilité ; elle est donc *liée à l'albumine dans le sang* (2 moles de bilirubine pour 1 mole d'albumine), mais elle est absorbée dans la cellule hépatique sans l'albumine (**A**). L'utilisation du glucose, de l'ATP et de l'UTP permet ici la formation d'*UDP-glucuronide* qui est catalysée par la *glycuronyl-transférase* ainsi que sa conjugaison avec la bilirubine (détoxication). La **bilirubine glycuroconjuguée** hydrosoluble ainsi obtenue est *sécrétée activement* dans les canalicules biliaires (**A** et p. 214). Une partie parvient dans la circulation générale (« bilirubine directe ») et est excrétée par le rein.

L'*excrétion biliaire de la bilirubine* est de 200 à 250 mg par jour, dont 15 % environ sont à nouveau réabsorbés par l'intestin, uniquement sous forme non conjuguée *(cycle entérohépatique).* La bilirubine est dégradée en partie en *urobilinogène* dans le foie et la bile et en *stercobilinogène* en partie dans l'intestin, tous deux étant incolores.

Ces produits de dégradation de la bilirubine sont éliminés avec les fèces après oxydation partielle en *urobiline* et en *stercobiline* (fèces de couleur marron). L'urobilinogène est réabsorbé en grande partie dans l'intestin grêle, puis il parvient jusqu'au foie où il continue d'être dégradé. Le stercobilinogène est partiellement réabsorbé au niveau du rectum (contournement du foie, cf. p. 230) et est donc en partie excrété (2 mg/j) par le rein en même temps que des traces d'urobilinogène. Lors de lésions des cellules hépatiques, l'excrétion rénale de ces deux substances augmente, ce qui constitue un élément important pour le diagnostic.

Normalement, la **concentration plasmatique en bilirubine** est de 3 à 10 mg/l. Lorsque cette concentration dépasse 18 mg/l environ, la conjonctive de l'œil (sclérotique) et ensuite la peau deviennent jaunes : il s'agit d'un **ictère.**

Les causes de l'ictère peuvent être réparties en trois groupes :

1. **Ictère préhépatique :** une augmentation de l'hémolyse par exemple ou une formation déficiente d'érythrocytes (anémie pernicieuse) provoquent un accroissement tel de la sécrétion de bilirubine que le foie ne suit le rythme de l'excrétion que lorsque le niveau plasmatique de la bilirubine est élevé. Chez ces patients, la concentration de la *bilirubine non conjuguée (indirecte)* en particulier est forte.

2. **Ictère intrahépatique :** il est provoqué par : a) une lésion des cellules hépatiques produite par exemple par des substances toxiques (amanite) ou par inflammations *(hépatite)* avec perturbation du transport et défaut de conjugaison de la bilirubine ; b) une absence totale (syndrome de Crigler et Najjar) ou un manque de glycuronyl-transférase chez l'adulte (maladie de Gilbert) ou un déficit du mécanisme de glycuroconjugaison dans l'ictère grave du nouveau-né qui est en outre provoqué par l'hémolyse ; c) une inhibition enzymatique de la glycuronyl-transférase par des stéroïdes ; d) un trouble congénital ou une inhibition (par des médicaments ou des hormones stéroïdes par exemple) de la sécrétion de bilirubine dans les canalicules biliaires.

3. **Ictère posthépatique :** il est dû à la présence d'un obstacle sur les voies excrétrices de la bile comme des *calculs biliaires* ou des tumeurs qui provoquent un engorgement de la vésicule biliaire. Cette forme d'ictère se caractérise par une augmentation de la concentration en *bilirubine conjuguée « directe »* et en *phosphatases alcalines* (importantes pour le diagnostic) qui sont un constituant normal de la bile. Ces constituants biliaires atteignent le sang, partiellement par passage à travers les jonctions « serrées » situées entre les canalicules et les sinusoïdes biliaires (cf. p. 215, **A**), partiellement par diffusion à contre-courant (cf. p. 134) au niveau de la *triade portale* ou le flux biliaire est contrecarré par les flux sanguins portal et artériel proches.

Dans le cas 2 a) et d) ainsi que dans le cas 3, la concentration de la bilirubine (conjuguée) hydrosoluble augmente aussi dans l'urine (coloration foncée). Pour le troisième cas en particulier, les fèces sont en outre décolorées, car l'intestin ne reçoit plus de bilirubine, ce qui empêche toute formation de stercobiline, etc.

Chez le nouveau-né, le taux d'albumine est faible tandis que le taux de bilirubine est très élevé. Cette bilirubine normalement fixée à l'albumine peut être libérée à la suite de traitement par des anions organiques comme les sulfonamides. Les médicaments et l'albumine ayant le même site de fixation entrent en compétition pour la bilirubine : celle-ci passe sous forme libre dans le système nerveux central et provoque un *ictère nucléaire.*

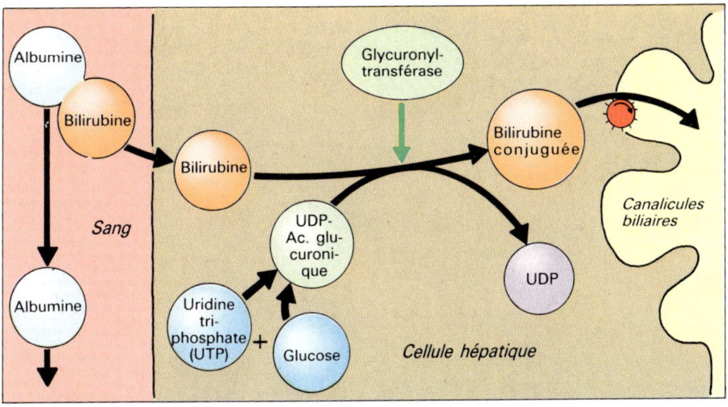

A. Conjugaison de la bilirubine dans le foie

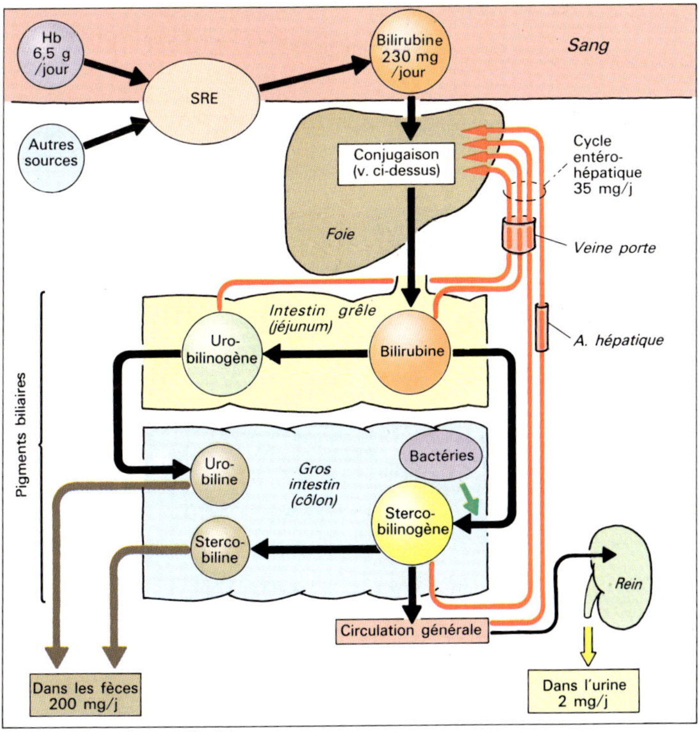

B. Excrétion de la bilirubine

Digestion des lipides

La quantité de lipides absorbés (beurre, huile, margarine, lait, viande, œufs, etc.) varie beaucoup selon les individus (de 10 à 250 g/j) et est en moyenne de 60 à 100 g/j. Les graisses neutres ou *triglycérides* représentent la majeure partie (90 %) ; à cela s'ajoutent des *phospholipides*, des *esters du cholestérol* (ou cholestérol-esters) et les vitamines liposolubles A, D, E, K. Ces lipides sont généralement réabsorbés à plus de 95 % dans l'intestin grêle.

Les lipides sont *peu hydrosolubles*. Leur digestion et leur absorption dans le milieu aqueux du tube digestif et leur transport dans le plasma (cf. p. 220 et suiv.) posent donc certains problèmes particuliers.

Les triglycérides peuvent certes être absorbés en faibles quantités sans être scindés, mais la dégradation enzymatique des graisses alimentaires est une condition préalable à une absorption normale. Les **enzymes** lipolytiques **(lipases)** proviennent des *glandes sublinguales* et du *suc pancréatique* (**A**). 10 à 30 % des lipides sont déjà scindés dans l'estomac (pH acide optimal pour l'activité des lipases sublinguales), 70-90 % dans le duodénum et le jéjunum supérieur.

Les lipases agissent essentiellement au niveau de l'interface huile/eau (**B1**). Il faut pour cela qu'il y ait une *émulsification mécanique* des lipides (provoquée surtout par la motricité de l'estomac « distal », cf. p. 206), car les gouttelettes graisseuses relativement petites dans une émulsion (1-2 μm, **B1**) offrent aux lipases une surface d'action importante. Pour pouvoir exercer son activité lipolytique (maximum 140 g lipide/min !), la *lipase pancréatique* requiert la présence de Ca^{2+} et d'une **colipase** qui résulte de l'action de la trypsine sur une *pro-colipase* (provenant du suc pancréatique). La scission des **triglycérides** (première et troisième liaison d'ester, cf. p. 197, **B**) conduit, grâce à un apport d'H_2O, à des **acides gras libres** et des **2-monoglycérides.** Autour de l'enzyme se forme une *phase isotrope visqueuse* contenant simultanément des zones aqueuses et des zones hydrophobes (**B2**).

En cas d'excès de Ca^{2+} ou de concentrations trop faibles en monoglycérides, une partie des acides gras se transforme en *savons de* Ca^{2+} qui échappent à l'absorption, puis sont excrétés.

Sous l'action conjuguée des **sels biliaires** (cf. p. 214), des **micelles** (**B3**) se forment spontanément à partir des monoglycérides et des acides gras libres à chaîne longue. Grâce à leur petite taille, 3 à 6 nm seulement (environ 300 fois plus petites que les gouttelettes graisseuses mentionnées plus haut), elles permettent un *contact étroit* entre les produits de dégradation des graisses lipophiles et la paroi intestinale, et sont donc absolument indispensables à une absorption normale des lipides (cf. p. 220). Les fractions polaires des molécules participant à la formation des micelles sont ici tournées vers le milieu aqueux et les fractions apolaires le sont vers l'intérieur de la micelle. Durant ces phases, les lipides apolaires dans leur ensemble (comme les vitamines liposolubles mais aussi les substances toxiques lipophiles) sont toujours enrobés dans un milieu lipophile (appelé *film d'hydrocarbures*) ; ils atteignent ainsi finalement l'épithélium intestinal d'absorption. Par contre, les acides gras à courte chaîne sont très relativement polaires et n'ont pas besoin de sels biliaires pour être absorbés.

La **phospholipase** $\mathbf{A_2}$ (activée par la trypsine à partir de la pro-phospholipase A_2 du suc pancréatique) scinde, en présence de sels biliaires et de Ca^{2+}, les **phospholipides** (surtout la *phosphotidylcholine* = lécithine) des aliments et de la bile, tandis que la *cholestérolestérase* (provenant du suc pancréatique) n'attaque pas seulement les **cholestérol-esters** (provenant par exemple du jaune d'œuf et du lait) mais aussi la deuxième liaison ester des triglycérides, les esters des vitamines A, D et E ainsi que de nombreux autres esters lipidiques (y compris des corps étrangers !) ; de ce fait, cette enzyme est depuis peu appelée **lipase non spécifique.**

Il est intéressant de noter que cette lipase est présente aussi dans le **lait maternel** (et non dans le lait de vache), ce qui apporte au nourrisson que la mère allaite la graisse du lait en même temps que son enzyme de digestion. L'enzyme est instable à la chaleur ; la pasteurisation du lait maternel diminue donc considérablement la digestion des lipides du lait chez les nouveau-nés.

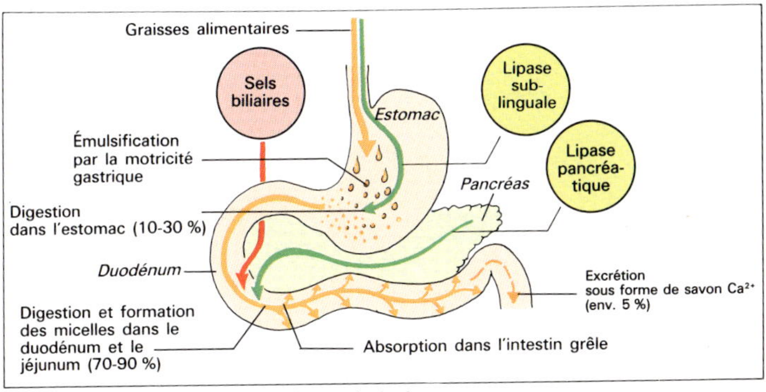

A. Digestion des lipides : schéma général

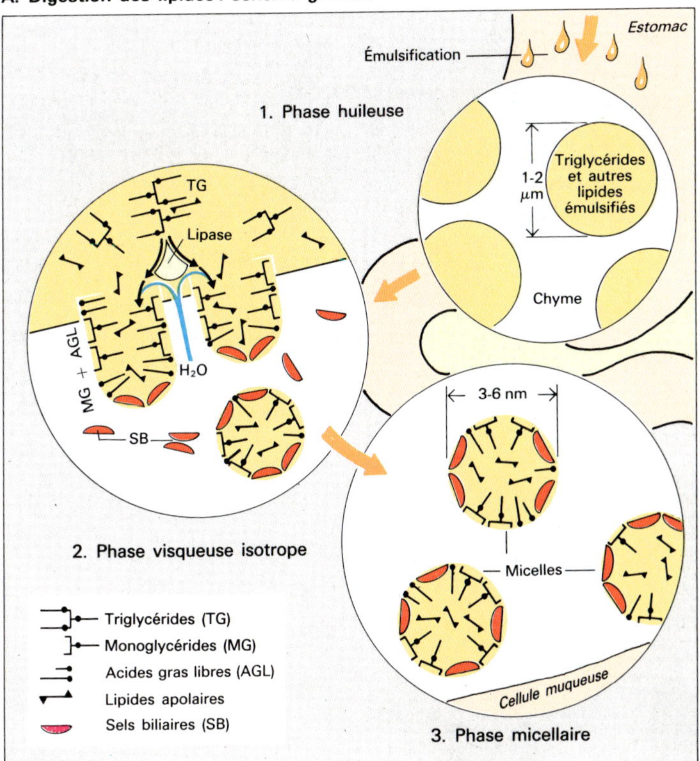

B. Digestion des lipides : digestion et formation de micelles (d'après Patton)

Absorption des lipides et métabolisme des triglycérides

Les triglycérides contenus dans les aliments sont hydrolysés dans le tube digestif en **acides gras libres** et en **monoglycérides** (cf. p. 218). Enrobés dans les **micelles**, ils atteignent la bordure en brosse de l'intestin grêle où ils sont absorbés (par transport passif) dans la cellule muqueuse (**A**). L'absorption des lipides se termine à la fin du jéjunum tandis que celle des **sels biliaires** qui sont libérés des micelles ne se fait qu'au niveau de l'iléon (co-transport actif secondaire avec Na^+). Dans l'organisme, la teneur globale en sels biliaires est de 6 g environ ; ceux-ci parcourent un *cycle entéro-hépatique* 4 fois par jour (bile – intestin grêle – veine porte – foie – bile ; cf. p. 223, **B**), car environ 24 g/j sont nécessaires pour l'absorption des lipides.

Les acides gras à chaîne courte sont relativement hydrosolubles et peuvent donc parvenir sous forme libre jusqu'au foie par la veine porte, alors que les produits hydrophobes de la digestion des lipides, donc les acides gras à longue chaîne et les monoglycérides, sont à nouveau *synthétisés en triglycérides* dans le réticulum endoplasmique lisse de la **muqueuse intestinale ;** comme ceux-ci ne sont pas hydrosolubles, ils sont finalement enrobés dans le « noyau » des *lipoprotéines,* c'est-à-dire les **chylomicrons** (**A** et p. 222 et suiv.). Il en est de même des *esters apolaires du cholestérol* (cf. p. 222 et suiv.) et des *vitamines liposolubles.* L'« enveloppe » hydrophile de ces chylomicrons est formée par des lipides plus polaires *(cholestérol, phospholipides)* et des protéines. Ces dernières sont synthétisées dans le réticulum endoplasmique granulaire de la cellule muqueuse sous forme d'**apolipoprotéines** (de type AI, AII et B). Le mélange lipide-protéine est dirigé au niveau de l'appareil de Golgi vers des *vésicules sécrétoires*, puis est finalement déversé sous forme de chylomicrons dans l'espace extracellulaire ; de là, il passe dans la **lymphe intestinale** et, par la suite, dans le *plasma* sanguin systémique. En raison de sa teneur en chylomicrons, le plasma devient trouble pendant 20 à 30 minutes après un repas riche en graisses.

Le **foie** synthétise lui aussi les triglycérides ; pour cela, il prélève les acides aminés nécessaires dans le plasma ou il les élabore à partir du glucose (**B**). Les triglycérides hépatiques sont enrobés, avec les apolipoprotéines B, C et E, dans une nouvelle forme de lipoprotéines, les **VLDL** (**v**ery **l**ow **d**ensity **l**ipoproteins, cf. p. 222 et suiv.) qui sont déversés tels quels dans le plasma.

Les triglycérides et leurs produits de dégradation, les acides gras libres, constituent des *substrats riches en énergie* pour le *métabolisme énergétique* (cf. p. 198 et suiv.). Des acides gras sont hydrolysés, à partir des triglycérides des chylomicrons tout comme des VLDL, par les **lipoprotéine-lipases** (**LPL**) de l'endothélium capillaire de nombreux organes (**B**).

Cette étape est précédée d'un échange actif de fractions protéiques entre les différentes lipoprotéines. Une de ces protéines, l'apolipoprotéine CII, parvient ainsi sur les chylomicrons où elle participe, en tant que cofacteur important, à l'hydrolyse des triglycérides. L'**insuline,** qui est sécrétée après un repas, active la lipoprotéine-lipase, ce qui stimule la brusque dégradation des triglycérides alimentaires réabsorbés.

L'**héparine** (provenant des granulocytes basophiles) joue également un rôle dans l'activité des lipases protéiques. Celles-ci contribuent à « clarifier » le plasma dont la nature laiteuse est due aux chylomicrons (voir ci-dessus) (*facteur de clarification*).

Dans le plasma, les **acides gras libres** sont *liés à l'albumine* et atteignent ainsi les **cibles suivantes** (**B**) :

1. la **musculature** et de nombreux organes où ils sont « brûlés », en tant que *source d'énergie,* dans les mitochondries et transformés en CO_2 et H_2O (il s'agit de la β-oxydation) ;

2. les **adipocytes** où des triglycérides sont à nouveau synthétisés et stockés à partir des acides gras libres. En cas d'augmentation des besoins énergétiques ou de diminution de l'apport alimentaire, les acides gras sont à nouveau hydrolysés dans l'adipocyte à partir des triglycérides et transportés par voie sanguine là où ils sont nécessaires (**B**). Cette libération d'acides gras (cf. p. 246 et suiv.) est stimulée par l'**adrénaline** et inhibée par l'**insuline.**

3. le **foie** où des acides gras peuvent être oxydés ou à nouveau synthétisés en triglycérides. Leur transformation en VLDL étant limitée, il peut se produire un dépôt de triglycérides dans le foie *(« foie graisseux »)* en cas d'apport excessif d'acide gras (y compris indirectement par du glucose, **B**).

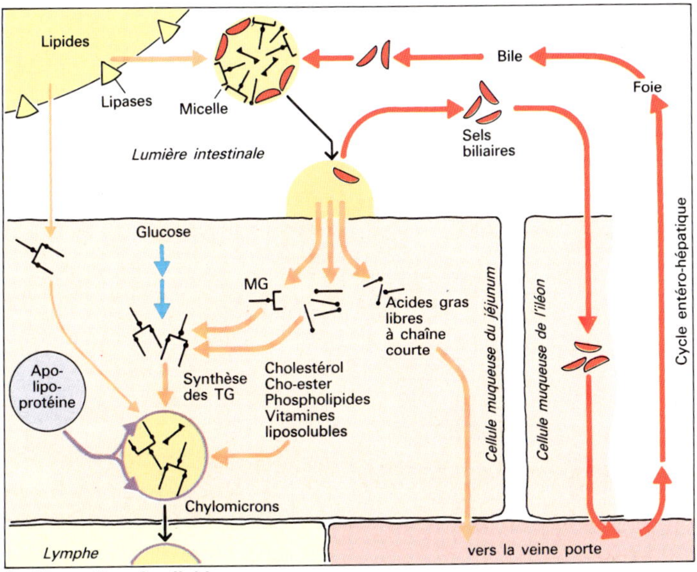

A. Absorption des lipides

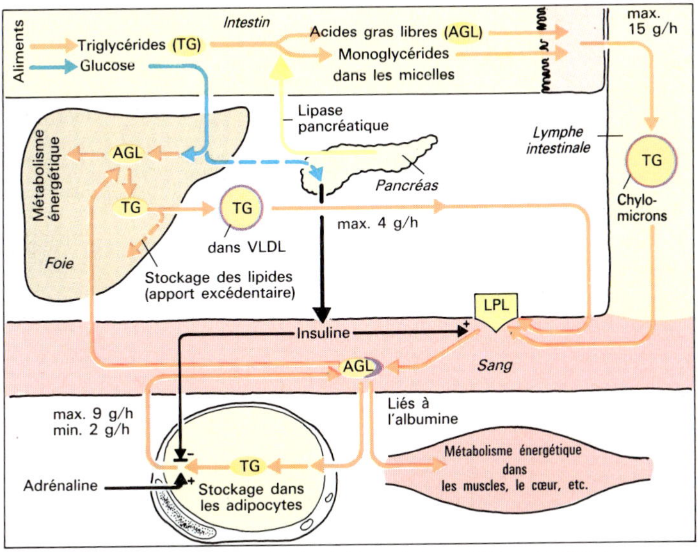

B. Origine et destination des triglycérides et des acides gras libres

Lipoprotéines, cholestérol

Les **triglycérides** et les **cholestérol-esters** font partie des *lipides apolaires*. Leur transport dans le milieu aqueux de l'organisme n'est possible que par l'intermédiaire d'autres substances (protéines, lipides polaires) et leur utilisation dans le métabolisme ne peut se faire qu'après transformation en **molécules polaires** (acides gras, cholestérol). Les triglycérides servent donc surtout de *réserve*, dans laquelle les *acides gras libres* peuvent être puisés à tout moment (cf. p. 220). De façon tout à fait analogue, les cholestérol-esters constituent la forme de réserve et parfois la forme de transport du cholestérol. Les triglycérides, situés dans le « noyau » des grosses lipoprotéines (cf. p. 220) sont transportés dans la lymphe intestinale et dans le plasma. Ainsi, les **chylomicrons** sont constitués à 86 % de triglycérides et les **VLDL** (**v**ery **l**ow **d**ensity **l**ipoproteins) à 56 % de triglycérides (**A**). Les cholestérol-esters (**Cho-E**) se trouvent dans le « noyau » de toutes les lipoprotéines (**A**).

Font partie des *lipides polaires*, outre les *acides gras libres* à chaîne longue, les lipides à « enveloppe » des lipoprotéines, c'est-à-dire la **phosphatidylcholine (lécithine)** et le **cholestérol.** Non seulement tous deux sont des constituants essentiels des *membranes cellulaires*, mais le cholestérol est aussi le précurseur de substances aussi importantes que les *sels biliaires* (**B** et cf. p. 214) et les *hormones stéroïdes* (cf. p. 258 et suiv.).

Le **cholestérol** est absorbé avec les aliments, en partie sous forme libre et en partie sous forme estérifiée. Avant d'être réabsorbés, les cholestérol-esters sont transformés en cholestérol par la **lipase pancréatique non spécifique** (cf. p. 218) ; à ce cholestérol s'ajoute dans le duodénum du cholestérol provenant de la *bile* (**B**). Le cholestérol est un constituant des micelles (cf. p. 218) et est absorbé au niveau de l'intestin grêle supérieur.

La **cellule muqueuse** contient au moins une enzyme estérifiant à nouveau une partie du cholestérol (**ACAT** [**A**cyl-CoA-**C**holestérol-**a**cyl**t**ransférase]) si bien que les chylomicrons renferment aussi bien du cholestérol que des cholestérol-esters (**A**) ; le premier ne provient qu'en partie de la lumière intestinale, car la muqueuse le synthétise elle-même. Après leur transformation en *résidus (remnants) de chylomicrons*, le cholestérol et les cholestérol-esters des chylomicrons parviennent dans le **foie** où les lipases acides hydrolysent à nouveau les cholestérol-esters en cholestérol ; celui-ci peut dès lors, conjointement avec le cholestérol de l'« enveloppe » des chylomicrons et le cholestérol provenant d'autres sources [resynthèse, **HDL** (**h**igh **d**ensity **l**ipoproteins)], suivre les voies ci-après (**B**) :

1. excrétion biliaire du cholestérol (cf. ci-dessus et p. 214) ;

2. transformation du cholestérol en *sels biliaires*, constituants essentiels de la bile (cf. p. 214) ;

3. incorporation du cholestérol dans les **VLDL**. Sous l'action d'une *lipoprotéine-lipase* (**LPL**, cf. p. 220), il se forme des résidus de VLDL et finalement des **LDL** (**l**ow **d**ensity **l**ipoproteins) qui livrent les cholestérol-esters aux cellules ayant des récepteurs LDL (cf. ci-après) ;

4. incorporation du cholestérol dans des *« pré »–HDL discoïdales*, sur lesquelles agit l'enzyme **LCAT** (**l**écithine-**c**holestérol-**a**cyl-**t**ransférase). Ici, le cholestérol est transformé en cholestérol-esters qui remplissent le « noyau » des « pré »–HDL qui sont transformées à leur tour en **HDL** sphériques. Pour cette estérification, le cholestérol est aussi capté par les résidus des chylomicrons, les résidus des VLDL et les cellules mortes. La lécithine est en même temps hydrolysée en *lysolécithine* qui est transportée (liée à l'albumine) dans le plasma et qui peut être utilisée ailleurs pour une nouvelle synthèse de la lécithine. Par la suite, les cholestérol-esters des HDL sont en grande partie transférés (via les résidus des VLDL) sur les LDL (**B**). Le **système HDL-LCAT** constitue donc un vaste lieu de regroupement et de traitement du cholestérol et, si l'on fait abstraction de la brève phase d'absorption dans l'intestin, la plus importante source de cholestérol-esters pour les cellules de l'organisme.

Les **LDL** constituent le principal véhicule pour l'apport de cholestérol-esters aux cellules extrahépatiques ; celles-ci possèdent des **récepteurs LDL**, dont la densité à la surface de la cellule est réglée en fonction des besoins en cholestérol-esters. Les LDL sont absorbées dans les cellules par endocytose et les enzymes lysosomiales hydrolysent les apoprotéines en acides aminés et les cholestérol-esters en cholestérol. Ce dernier est donc à la disposition de la cellule pour une intégration dans les membranes ou pour la synthèse stéroïdienne (cf. p. 258). En cas d'excès de cholestérol, l'ACAT, qui estérifie et stocke le cholestérol, est activée (**B**).

Les *pertes quotidiennes* de cholestérol dans les fèces (sous forme de *coprostérol*) et par la peau exfoliée sont de l'ordre de 0,6 g, alors que les pertes sous forme de sels biliaires s'élèvent approximativement à 0,4 g. Ces pertes (moins le cholestérol dans les aliments) doivent être compensées par une resynthèse permanente (intestin, foie) (**B**).

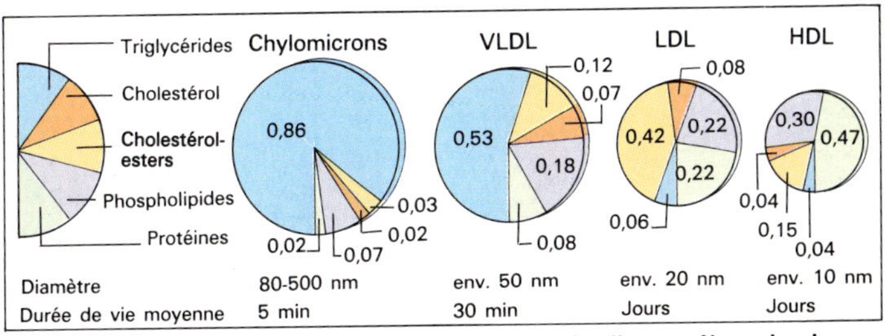

A. Proportion de lipides et de protéines (g/g) dans les lipoprotéines du plasma

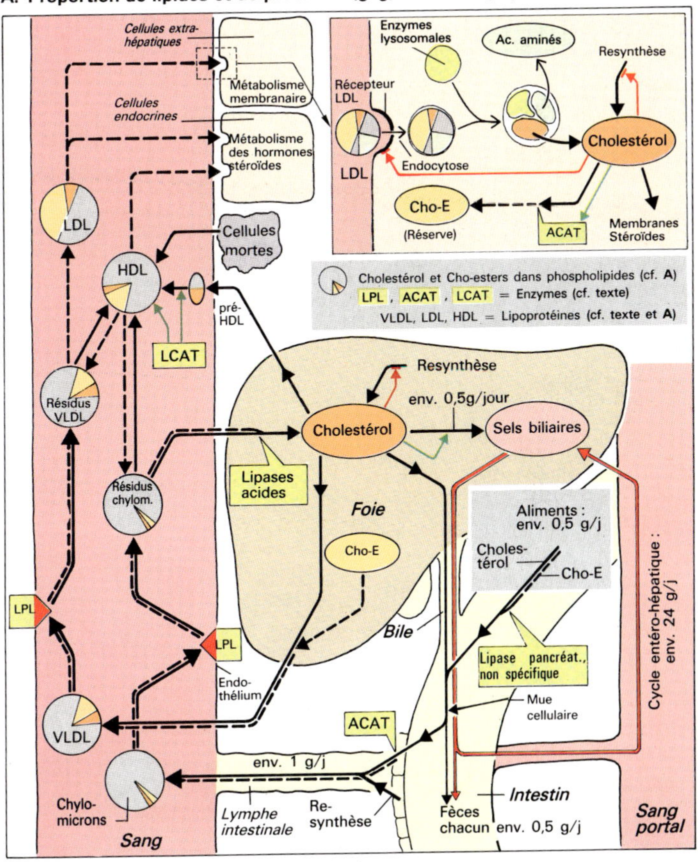

B. Origine et destination du cholestérol

Digestion des glucides et des protéines

La **digestion des glucides** commence dès qu'ils sont *dans la bouche* (**A** et cf. p. 202). La salive contient de la *ptyaline*, une *α-amylase* qui est capable, à pH neutre, de scinder en oligo- et disaccharides *(maltose, isomaltose, maltotriose, α-dextrine limite)* l'**amidon** qui représente la majeure partie des glucides (incluant les polysaccharides, l'amylose et l'amylopectine) ingérés avec les aliments. Ce processus de digestion se poursuit dans l'estomac « proximal » (cf. p. 206) mais il est stoppé dans l'estomac distal par l'acidité du suc gastrique. Un pH à peu près neutre s'établit une nouvelle fois dans le **duodénum**, et une α-amylase parvient à nouveau dans le chyme alimentaire avec le suc pancréatique (cf. p. 212). La digestion des polysaccharides peut ainsi être achevée jusqu'aux produits terminaux cités plus haut. L'*absorption* proprement dite des *glucides* ne peut se produire que lorsqu'ils sont transformés en monosaccharides. La scission du maltose, de l'isomaltose, du maltotriose et de l'α-dextrine limite doit donc se poursuivre. A cet effet, le suc pancréatique et notamment la muqueuse de l'iléon renferment des *maltases* et des *isomaltases. La 1,6-glucosidase intestinale* est nécessaire pour hydrolyser les différentes dextrines. Le **glucose,** qui est le produit terminal, est absorbé dans la cellule muqueuse « en amont » (*cotransport actif secondaire avec du* Na^{+}, cf. p. 229, **D2**) et déversé dans le sang « en aval » par diffusion facilitée (cf. p. 10 et suiv.). Des enzymes de la muqueuse *(lactases, saccharases)* hydrolysent également d'autres disaccharides alimentaires tels que le **lactose** et le **saccharose.** Le **galactose** qui en résulte est réabsorbé selon le même mécanisme de transport que le glucose, alors que pour le **fructose**, seuls sont mis en jeu des mécanismes de transport passifs.

Si la lactase fait défaut, le lactose ne peut pas être hydrolysé et ne peut donc pas être réabsorbé. Ce déficit enzymatique provoque des diarrhées car, pour des raisons osmotiques, le lactose retient l'eau dans la lumière intestinale, et les bactéries intestinales le transforment en substances toxiques.

La **digestion des protéines** commence dans l'**estomac** (**B**). L'**acide chlorhydrique** qui y est sécrété active les **pepsinogènes** provenant surtout des cellules principales de la muqueuse gastrique et les transforme en plusieurs isozymes de la **pepsine.** Lorsque le pH est compris entre 2 et 4 (acide chlorhydrique), la pepsine scinde les protéines, principalement au niveau de la tyrosine ou de la phénylalanine qui suit le groupement carboxyl terminal de la chaîne peptidique (cf. p. 197, **B**). Les isozymes de la pepsine sont à nouveau inactivés dans le duodénum lorsque le pH est voisin de la neutralité (pH 6,5 environ par suite du HCO_3^- venant du pancréas). A cet effet, le *trypsinogène* et le *chymotrypsinogène* provenant du pancréas parviennent jusqu'au duodénum où une *entéropeptidase* sécrétée à ce niveau transforme le trypsinogène en **trypsine**, laquelle transforme à son tour le chymotrypsinogène en **chymotrypsine** (cf. p. 213, **A**). Toutes deux sont des enzymes qui peuvent scinder la molécule protéique jusqu'aux dipeptides. En outre, la *carboxypeptidase* (formée dans le pancréas) et les *aminopeptidases* (provenant de la muqueuse intestinale) attaquent les protéines par leur partie terminale (cf. p. 197, **B**). La dégradation définitive des peptides en différents acides aminés est assurée par les *dipeptidases* localisées au niveau de la bordure en brosse de la muqueuse de l'intestin grêle.

Les divers **acides aminés** sont transportés par plusieurs systèmes spécifiques de cotransport du Na^{+} (**B** et cf. p. 229, **D3**), c'est-à-dire par un **transport actif secondaire** depuis la lumière intestinale jusque dans la cellule muqueuse, puis de là vers le sang de la veine porte, probablement par diffusion facilitée.

Les acides aminés « basiques » (arginine, lysine, ornithine) ont leur propre système de transport, de même que les acides aminés « acides » (acide glutamique et acide aspartique) qui sont déjà dégradés dans la cellule muqueuse. En ce qui concerne les acides aminés « neutres », on ne connaît pas encore exactement le nombre de systèmes de transport : l'hypothèse d'un mécanisme d'absorption propre d'une part aux β- et d'autre part aux γ-aminoacides ainsi qu'à la proline, etc. est actuellement discutée (**B**).

Il existe une série de troubles congénitaux de la *réabsorption spécifique des groupes d'acides aminés* qui sont souvent combinés à des troubles similaires au niveau du tubule rénal (*amino-aciduries* rénales) (lors d'une *cystinurie* par exemple).

De plus, l'intestin grêle est capable d'absorber, sans transformation, certains **di- et tripeptides**. Comme dans le rein, (cf. p. 128), cette absorption se fait par des transporteurs présents dans la membrane des cellules luminales. Là où le transport des peptides est actif, il est gradient H^{+} dépendant.

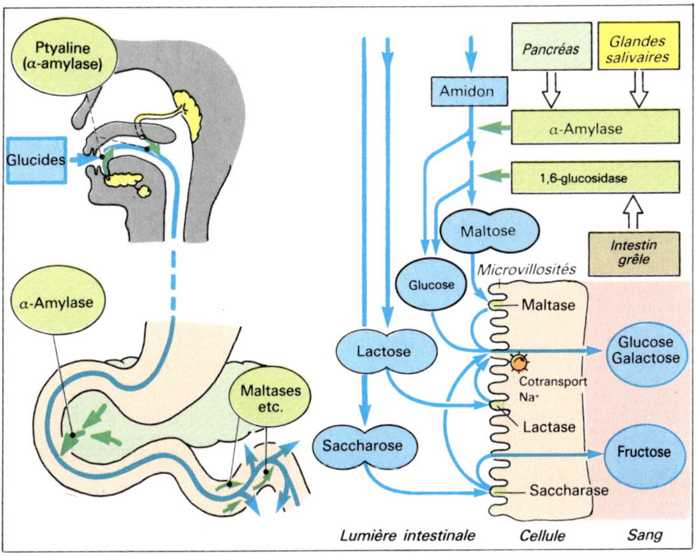

A. Digestion des glucides et absorption des monosaccharides

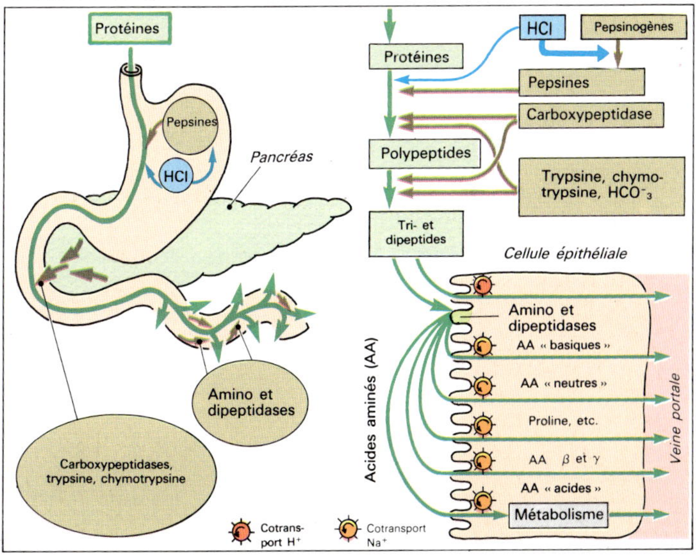

B. Digestion des protéines et absorption des acides aminés et des oligopeptides

Absorption des vitamines

Les **cobalamines** (vitamines B_{12}) sont synthétisées par des microorganismes et constituent des éléments indispensables de l'alimentation des animaux supérieurs. Les principales sources de cobalamines sont d'origine animale : ce sont le foie, les reins, la viande, les poissons, les œufs et le lait.

Étant donné que les cobalamines (CN-, OH-, méthyl-, adénosyl-cobalamine) sont des molécules relativement grosses et difficilement liposolubles, l'absorption intestinale nécessite la mise en jeu de son propre *mécanisme de transport* (**A**). Au cours de leur passage dans l'intestin et dans le plasma, les cobalamines sont liées à trois types de protéines : 1. le **facteur intrinsèque** (**FI**) dans le suc gastrique (formé par les cellules bordantes), 2. la **transcobalamine II** (**TCII**) dans le plasma, 3. la **protéine R** dans le plasma (**TCI**), les granulocytes (**TCIII**), la salive, la bile, le lait, etc.

Les cobalamines sont détachées des protéines alimentaires par l'acide gastrique et essentiellement liées à la protéine R de la salive et aussi (à un pH élevé) au FI. Dans le duodénum, la protéine R est digérée par la *trypsine* ; la cobalamine est libérée, puis reprise par le FI (résistant à la trypsine). La muqueuse de l'**iléon** renferme des *récepteurs* très spécifiques pour le complexe cobalamine-FI ; elle fixe le complexe et l'absorbe dans ses cellules par endocytose. Cette opération nécessite la présence d'ions Ca^{2+} et un pH$>$ 5,6 (**A**). La densité des récepteurs et donc l'absorption augmentent pendant la grossesse (**A**).

Dans le plasma, la cobalamine est liée à TCI, II et III. TCII sert essentiellement au transport vers les cellules qui se renouvellent rapidement dans l'organisme (récepteurs TCII, endocytose). TCIII (provenant des granulocytes) apporte la cobalamine en excès et les dérivés de la cobalamine indésirables jusqu'au **foie** (récepteurs TCIII) où ils sont *stockés* et *excrétés*. TCI (demi-vie : env. 10 j) sert de réserve à court terme pour les cobalamines dans le plasma (**A**).

Une alimentation exclusivement végétale ou des troubles de l'absorption des cobalamines provoquent de graves *symptômes de carence* comme l'anémie pernicieuse, des lésions de la moelle épinière (myélose funiculaire), etc. Ces troubles n'apparaissent qu'au bout de plusieurs années, car la quantité stockée dans l'organisme représente environ 1 000 fois la quantité nécessaire chaque jour, c'est-à-dire 1 µg (cf. p. 62 et suiv.).

Sous sa forme métaboliquement active (acide tétrahydrofolique), l'**acide folique** ou **acide ptéroyl-glutamique** (**Pte-Glu$_1$**) est indispensable, à la synthèse de l'ADN (*besoins quotidiens :* 0,1 à 0,2 mg) (cf. p. 62 et suiv.).

Les réserves d'acide folique dans l'organisme (7 mg environ) suffisent à répondre aux besoins durant quelques mois.

Une anémie macrocytaire, une leucopénie et une thrombopénie, des diarrhées, des troubles cutanés et des phanères, etc. sont autant de *symptômes de carence*. Les aliments contiennent de l'acide folique sous des formes ayant à la place d'*un* acide ptéroyl-glutamique (Pte-Glu$_1$) jusqu'à 7 résidus de glutamyle (chaînes γ-peptidiques) (Pte-Glu$_7$). Étant donné que seul le Pte-Glu$_1$ peut être absorbé dans la lumière intestinale (**jéjunum** proximal) (**B**), il faut que la chaîne polyglutamyle soit raccourcie par des enzymes spécifiques (ptéroyl-polyglutamate-hydrolases) avant l'absorption. Elles sont probablement localisées au niveau de la membrane luminale de la muqueuse intestinale. L'absorption du Pte-Glu$_1$ est assurée par un **mécanisme de transport** actif spécifique. Par la suite, dans la cellule muqueuse, le Pte-Glu$_1$ forme de l'*acide 5-méthyl-tétrahydrofolate* (5-Me-H_4-Pte-Glu$_1$) parmi d'autres métabolites (**B**). Lorsque ceux-ci sont déjà présents dans les aliments, ils sont aussi absorbés dans la lumière intestinale selon le mécanisme de transport cité plus haut. Il en va de même pour le *méthotrexate* qui est un médicament à action cytostatique. En cas de défaillance du système de transport spécifique, l'apport alimentaire en acide folique doit être multiplié par 100 afin d'atteindre une réabsorption suffisante (par diffusion passive). La cobalamine est indispensable pour la tansformation du 5-Me-H_4-Pte-Glu$_1$ en acide tétrahydrofolique métaboliquement actif.

Les autres **vitamines hydrosolubles** [B_1 (thiamine), B_2 (riboflavine), C (acide ascorbique) et H (biotine, niacine)] sont absorbées par un mécanisme de transport actif secondaire, conjointement avec du Na^+ *(cotransport)*, donc de façon tout à fait similaire au glucose ou aux acides aminés (**C**). Le lieu de réabsorption est le jéjunum et, pour la vitamine C, l'iléon. Les vitamines B_6 (pyridoxal, pyridoxine, pyridoxamine) ne sont probablement réabsorbées que passivement (simple diffusion).

La réabsorption des **vitamines liposolubles** [A (axérophtol), D_2 (cholécalciférol), E (tocophérol), K_1 (phylloquinone), K_2 (farnoquinone)] tout comme la réabsorption des lipides, nécessite la **formation de micelles** et un **continuum hydrocarboné** (cf. p. 218). Les mécanismes d'absorption restent inexpliqués (en partie saturables et dépendants de l'énergie). Le transport dans le plasma s'effectue après incorporation dans des chylomicrons et des VLDL (cf. p. 220 et suiv.).

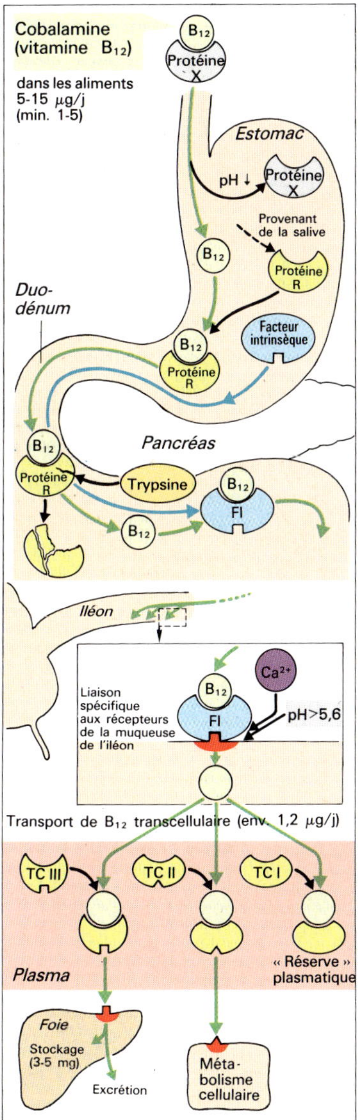

A. Transport de la cobalamine (B_{12})

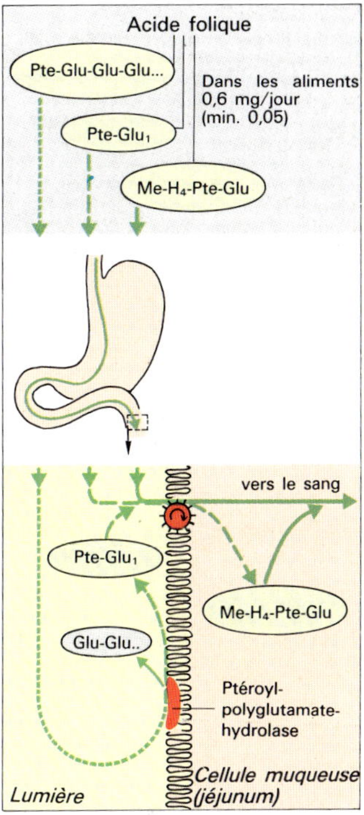

B. Absorption de l'acide folique

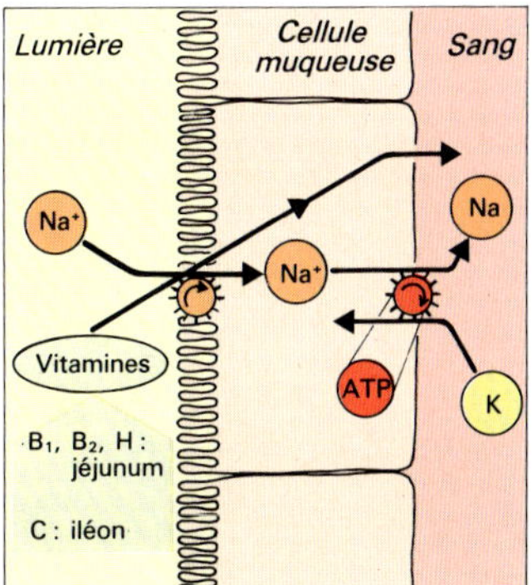

C. Absorption active secondaire des vitamines

Réabsorption de l'eau et des substances minérales

L'homme ingère en moyenne **1,5 l d'eau** (boissons, aliments) chaque jour. Par ailleurs, quotidiennement **6 l** sont déversés en plus dans le tube digestif avec la *salive*, le *suc gastrique*, la *bile*, le *suc pancréatique* et le *suc intestinal*. Étant donné que seulement 0,1 l/j est excrété avec les fèces, il faut donc que le tube digestif en **réabsorbe** au minimum 7,4 l/j. Cette *réabsorption d'eau* a lieu principalement dans le *jéjunum*, dans l'*iléon* et aussi, pour une faible part, dans le *côlon* (**A**).

Les mouvements d'**eau** à travers la paroi de la membrane sont conditionnés *osmotiquement*. Lorsque des particules osmotiquement efficaces, comme Na^+ et Cl^-, sont absorbées, l'eau « suit » ; au contraire, si des substances sont sécrétées dans la lumière ou si des substances non réabsorbables sont ingérées avec les aliments, l'eau s'écoule alors vers le pôle luminal. Ainsi, les sulfates difficilement réabsorbables agissent comme des laxatifs. La réabsorption de l'eau dans l'ensemble de l'intestin est généralement bien supérieure à la sécrétion (différence : $\simeq$ 7,4 l, cf. ci-dessus).

La force motrice de l'absorption de l'eau dans l'intestin réside surtout dans l'absorption du Na^+ (et du Cl^-) (**B**). Le Na^+ est absorbé par plusieurs mécanismes : la **« pompe » à Na^+ et K^+ (ATPase)** sur le côté basolatéral de la cellule est, dans tous les cas, l'élément essentiel. Elle maintient la concentration du Na^+ dans la cellule à un faible niveau et le potentiel cellulaire à un niveau élevé.

1. **Cotransport du Na^+ avec du Cl^- :** le Na^+ s'écoule « en aval » (gradient chimique et électrique) contre la membrane cellulaire luminale, et le Cl^- avec le « carrier » commun (**D2**) « en amont » dans la cellule. Le Cl^- quitte à nouveau la cellule « en aval ». Ce transport assure la majeure partie de la réabsorption du Na^+, du Cl^- et de H_2O hors de l'intestin et est influencé par des hormones et des substances transmettrices par l'intermédiaire de l'AMPc (cf. p. 242).

2. **Cotransport du Na^+ avec des substances organiques :** le flux de Na^+ dans la cellule est ici utilisé pour le transport du glucose, des acides aminés, des vitamines, des acides biliaires, etc. « en amont » dans la cellule (**D3**).

3. Le **Na^+** est aussi absorbé **seul** dans une faible proportion au moyen de **canaux** à travers la membrane luminale (iléon, rectum ; **D1**) (ce transport du Na^+ subit l'influence de l'*aldostérone*, cf. p. 150). L'entraînement de la charge positive conduit à un potentiel transcellulaire négatif du côté luminal (transport « électrogène » : cf. p. 15), le long duquel peut se produire soit une réabsorption du Cl^- (intestin grêle supérieur), soit une sécrétion de K^+ (iléon ; **C**). En raison de la perméabilité relativement élevée de la muqueuse intestinale à l'H_2O et aux petites molécules au niveau de la barrière entre deux cellules (« tight » junctions), ce flux de Cl^-, de K^+ et d'H_2O se produit surtout *entre* les cellules (flux *paracellulaire*) (**D** à gauche : Cl^-).

4. Le Na^+ et d'autres substances de faible poids moléculaire sont « entraînés » (*solvent drag* ; cf. p. 10) par le flux d'H_2O de réabsorption des mécanismes 1 à 3. Il s'agit ici également d'un processus paracellulaire.

Une **sécrétion de Cl^-** se produit aussi dans les cellules épithéliales des *cryptes de Lieberkühn* (cf. p. 211, **A8**). Ici, le cotransport de Na^+ et de Cl^- a lieu du sang vers la cellule. Le *flux de Cl^-* vers la lumière est accéléré par l'AMPc et sous contrôle du VIP (**p**eptides **i**ntestinaux **v**asoactifs) et des prostaglandines. La **toxine cholérique** bloque la GTPase de la Gs-protéine, et de ce fait maintient une activation permanente de l'adénylcyclase (cf. p. 242) conduisant à une augmentation maximale du taux d'AMPc. Du fait de l'accroissement de la sécrétion de Cl^-, d'autres ions et de grandes quantités d'eau sont déversés dans la lumière, ce qui provoque des diarrhées dont le volume peut atteindre 1 l/h. *Les rôles physiologiques* de cette « sécrétion » d'H_2O pourraient être : a) la liquéfaction d'un chyme trop visqueux, b) l'épuration des produits des celulles de Paneth (cf. p. 210), et c) une recirculation de l'H_2O (cryptes → lumière → villosités → cryptes) afin de stimuler la réabsorption des substances mal dissoutes.

Le **HCO_3^-** du suc pancréatique tamponne le chyme (suc gastrique acide) ; un excès d'HCO_3^- est réabsorbé dans le jéjunum (**A**).

Le HCO_3^- est en outre sécrété dans l'intestin grêle et le gros intestin (protection contre les acides ; stabilité du pH). Lors de *diarrhées*, il se produit une *perte d'HCO_3^-* (acidose « métabolique », cf. p. 114) : les fèces ne contiennent presque pas de Na^+ et de Cl^- ; par contre, elles renferment au moins 1/3 du **Ca^{2+}** absorbé.

Le **K^+** est sécrété dans l'iléon et le côlon (**A, C**) et il apparaît très concentré dans les fèces (environ 90 mmol/l ; pertes de K^+ lors de diarrhées !). Une *carence en vitamine D* (rachitisme) ou certaines substances donnent avec du Ca^{2+} des composés insolubles dans l'eau (phytine, oxalate, acides gras) réduisant la réabsorption du Ca^{2+} dans l'intestin. Tout comme le Ca^{2+}, le **Mg^{2+}** est réabsorbé dans l'intestin alors que le **fer** (Fe) est soumis à un mode de réabsorption spécial (cf. p. 62).

Côlon, rectum, défécation, fèces

La dernière partie du tube digestif est constituée du **gros intestin** (*caecum* et *côlon*, 1,3 m de long environ) et du **rectum** (cf. p. 200). La **muqueuse du gros intestin** est caractérisée par la présence de profondes invaginations *(cryptes)* recouvertes essentiellement par des cellules muqueuses, appelées *cellules caliciformes*. Une

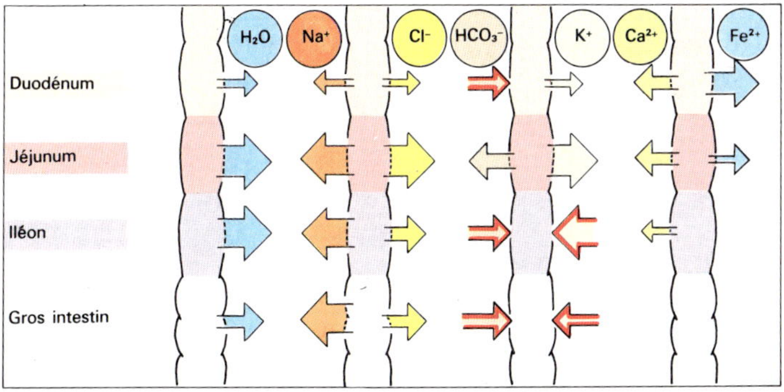

A. Réabsorption de l'eau et des électrolytes dans l'intestin

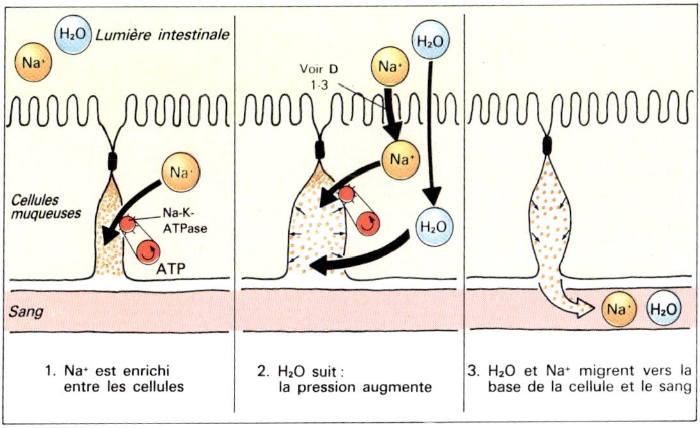

B. Réabsorption du Na⁺ et de l'H₂O dans l'intestin (modèle)

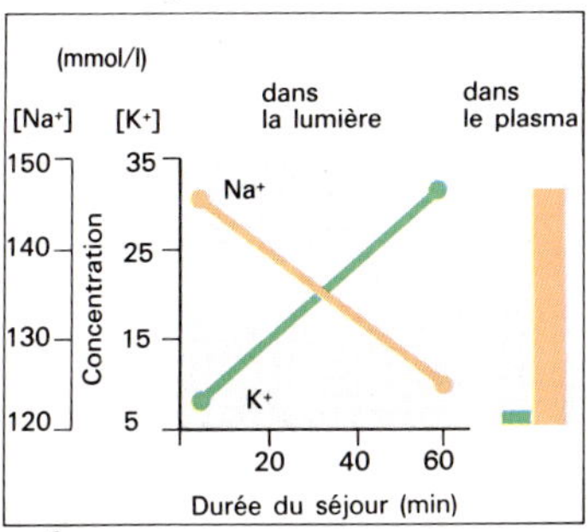

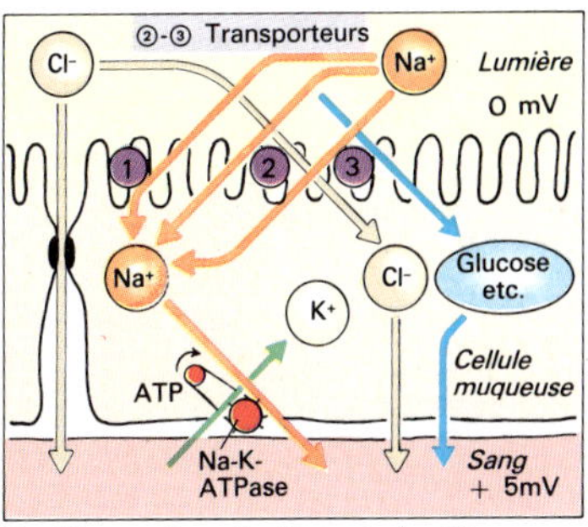

C. Échange de Na⁺ et de K⁺ dans l'iléon (d'après Code et Coll.)

D. Absorption du Na⁺ et du Cl⁻

partie des cellules superficielles (avec une *bordure en brosse*, cf. aussi p. 210) sert à la réabsorption.

Le **gros intestin** sert de lieu de stockage pour le contenu intestinal (1er stockage : caecum et côlon ascendant ; 2e stockage : rectum). A son niveau, la *résorption de l'eau* et des *électrolytes* (cf. p. 228) du contenu intestinal (chyme) se poursuit. Ainsi, les chymes de 500 à 1500 ml, qui apparaissent chaque jour dans le gros intestin, sont concentrés à 100-200 ml environ.

Motilité. Quand les aliments pénètrent dans l'estomac, la valve iléocaecale se relâche, permettant à l'intestin grêle de vider son contenu dans le gros intestin (*réflexe gastroiléal* ou *réflexe gastrocolique*). Le gros intestin est le siège de différents mouvements mixtes locaux ; les fortes constrictions transversales sont des mouvements caractéristiques. Des **mouvements** péristaltiques de **masse** se produisent également toutes les 2 à 4 heures. Les mouvements de masse requièrent l'intégrité du plexus myentérique. Normalement trois ou quatre de ces mouvements suffisent pour déplacer le contenu du côlon vers le rectum ; cependant ils ne servent qu'au transfert et ne sont pas en rapport avec la défécation.

Sur des *radiographies* (**A1-A8**), on peut observer le déroulement type des mouvements du gros intestin après absorption d'un chyme contenant de la baryte *(substance de contraste)* : on administre le produit de contraste à 7 h (**A1**) ; à 12 h, la substance se trouve déjà dans les dernières boucles de l'iléon et dans le caecum. Le début du repas de midi accélère la vidange de l'iléon (**A2**). 5 minutes plus tard, un étranglement se forme à l'extrémité de la substance de contraste (**A3**), puis, peu après, le côlon transverse est rempli par la substance (**A4**) qui est aussitôt à nouveau segmentée et donc malaxée par des *constrictions transversales* (**A5**). Quelques minutes plus tard (toujours pendant le repas), l'intestin se resserre brusquement autour de la partie la plus avancée du contenu intestinal et l'entraîne très rapidement (**A6-A8**) jusque dans le sigmoïde : ce sont les mouvements péristaltiques de masse. Ces mouvements se déclenchent presque toujours après les repas ; ils sont dus à un *réflexe gastrocolique* et à des *hormones* gastro-intestinales. L'absorption terminale de l'eau s'effectue dans le **rectum**.

L'eau introduite artificiellement dans le rectum *(lavement)* peut être réabsorbée. Les médicaments *(suppositoires)* diffusent également dans le sang à travers la paroi intestinale. Les substances ainsi apportées sont donc soumises à l'influence de l'acide gastrique et des enzymes digestives ; en outre, elles contournent le foie. Le gros intestin n'est pas absolument indispensable : en cas de tumeurs, on peut en enlever une grande partie.

Défécation. La fermeture de l'**anus** (orifice terminal du tube digestif) est réglée par plusieurs mécanismes (**B**) déclenchés par : la *valvule de Kohlrausch* (**B1**), qui s'insère entre deux valvules superposées. Au fur et à mesure que le rectum supérieur *(ampoule rectale)* (**B6**) est rempli par le contenu intestinal, des *récepteurs de pression* (**B7**) sont stimulés, ce qui déclenche le **besoin** de déféquer (**B**). La **défécation (B)** correspond à la satisfaction volontaire (dans la majorité des cas) de ce besoin.

Pour cela, les muscles longitudinaux du rectum se contractent (**B8**), les valvules (**B1**) se rejoignent, les deux sphincters de l'anus (anal intgerne à motricité involontaire, **B3**, et anal externe à motricité volontaire, **B4**) et les muscles puborectaux (**B2**) se relâchent, l'intestin se rétracte et les muscles circulaires (**B9**), aidés par la sangle abdominale (**B10**), poussent les fèces et les évacuent.

Les **fèces (C)** sont constitués pour 1/4 environ de substances sèches dont 1/3 proviennent de *bactéries* qui sont les hôtes physiologiques du gros intestin. La *fréquence des défécations* (de 3 fois par jour à 3 fois par semaine) varie beaucoup suivant les individus et dépend notamment de la quantité de fibres (cellulose par exemple, cf. p. 196) indigestibles qui a été ingérée. La cellulose est métabolisée par les bactéries intestinales en méthane et autres gaz, ce qui provoque les flatulences suivant, par ex., un repas de haricots.

Diarrhées. Des évacuations trop fréquentes de selles liquides *(diarrhées)* peuvent provoquer autant de troubles (cf. p. 114 et suiv. et p. 142) que des défécations trop espacées (constipation, *constipation opiniâtre*).

Bactériémie intestinale

A la naissance, le tractus intestinal est stérile, mais durant les premières semaines de la vie, il est colonisé par des bactéries ingérées oralement. L'intestin de l'adulte contient 10^{10}-10^{12} bactéries par ml de contenu intestinal (la plupart exclusivement anaérobiques). La présence de bactéries dans l'intestin augmente l'activité de défense immunitaire intestinale (« inflammation physiologique »), et leur métabolisme est important pour l'« hôte ». Les sels biliaires et les hormones sexuelles par ex. sont déconjugés (ce qui augmente leur recirculation hépatique : cf. p. 214) et les disaccharides qui n'ont pas été absorbés en amont sont dégradés en chaînes courtes, absorbables sous forme d'acides gras.

Dans l'**iléon** (principalement à cause du transport plus rapide du chyme), la densité bactérienne est environ 4 fois plus faible que dans le côlon. Le pH peu élevé de l'estomac est un obstacle à la prolifération bactérienne gastrique, si bien qu'à ce niveau comme dans la partie initiale de l'intestin grêle, le nombre de bactéries est très faible (0-10^4/ml).

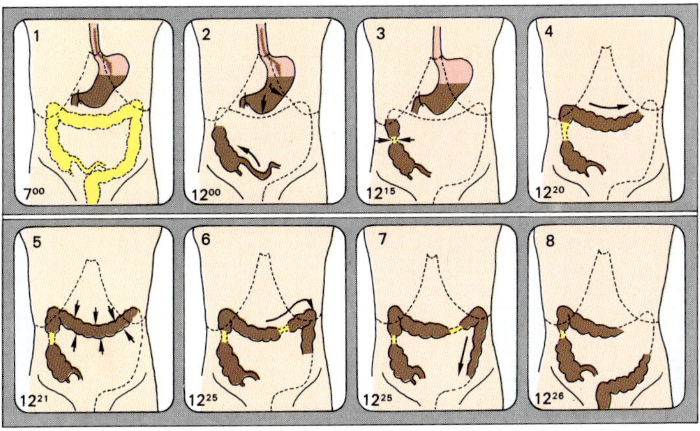

A. Motilité du gros intestin (d'après Hertz et Newton)

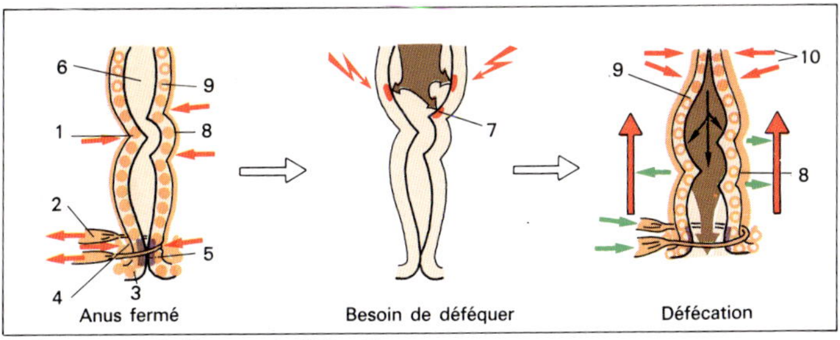

B. Fermeture de l'anus et défécation

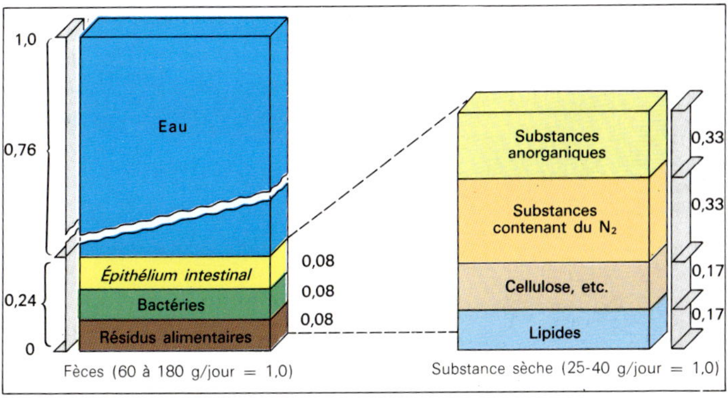

C. Composition des fèces

Mécanisme d'intégration de l'organisme

Chez les organismes unicellulaires, comme les bactéries et les protozoaires, toute la cellule répond à une stimulation venant de l'environnement. A l'intérieur de cette cellule, des signaux éventuels peuvent, grâce à la courte distance à parcourir, être transmis par diffusion de composés chimiques. Au contraire, chez les organismes multicellulaires les différents *groupes cellulaires* spécialisés, ou *organes*, doivent être *intégrés et coordonnés* de façon ingénieuse.

Chez les mammifères, ce sont les **systèmes nerveux** et **endocrinien** qui assurent ces fonctions. Par ces deux systèmes, les **signaux** sont transmis respectivement *par voies nerveuse et hormonale* (**A**). Ils servent à contrôler le *métabolisme*, la régulation du *milieu intérieur* (circulation, pH, température, équilibre hydroélectrolytique, etc.). De plus, ils dirigent la *croissance* et la *maturation* de l'organisme, les fonctions nécessaires à la reproduction et, enfin, les *réponses de cet organisme face au milieu extérieur.* Dans ce contrôle interviennent **des stimulations venant du monde extérieur, des facteurs psycho-émotionnels** et, enfin, des **mécanismes de rétroaction** en provenance de l'organisme lui-même.

Les **nerfs** sont spécialisés dans la *transmission rapide de signaux*, généralement à *gradation fine.* A la périphérie, on distingue : 1) un **système nerveux somatique** (cf. p. 272 et suiv.) qui contrôle en premier lieu les muscles squelettiques et conduit les signaux des organes des sens vers les centres ; et 2) un **système autonome ou végétatif** (cf. p. 50 et suiv.) qui contrôle essentiellement la circulation, les organes internes, les fonctions sexuelles, etc.

Le **système endocrinien** est spécialisé dans une *transmission lente* et *continue des signaux.* Il utilise le *système circulatoire* pour couvrir de plus grandes distances dans l'organisme. Les **messagers** (« messengers ») du système endocrinien sont les **hormones**; elles proviennent de cellules sécrétrices et ont comme **organe effecteur** ou **organe-cible** (ou **cellule-cible** = *« target-cell »*), une autre glande ou des cellules non endocriniennes.

Comme toutes les hormones circulent plus ou moins en même temps dans le sang, il est nécessaire que l'hormone et sa cellule-cible spécifique puissent se reconnaître mutuellement. A cet effet, les cellules-cibles possèdent des *sites de liaison spécifiques* (**récepteurs**) à l'hormone correspondante. Les affinités (cf. p. 11) de ces récepteurs pour l'hormone doivent être très élevées car les concentrations hormonales atteignent seulement 10^{-8}-10^{-12} mol/l.

En étroite collaboration avec les centres végétatifs du cerveau et le système nerveux autonome, le système endocrinien contrôle la **nutrition,** le **métabolisme,** la **croissance**, le développement physique et la **maturation psychique,** les **mécanismes de la reproduction,** l'**adaptation à l'effort** et l'équilibre du milieu intérieur (**homéostasie**) (**A**).

La plupart de ces fonctions essentiellement végétatives se trouvent sous le contrôle central de l'**hypothalamus**, lui-même influencé par des *centres supérieurs du cerveau* (cf. p. 290).

Dans l'hypothalamus, des *stimulations nerveuses peuvent être transformées en stimulations hormonales.* Des cellules spécialisées de l'hypothalamus (**cellules neuro-endocriniennes**) produisent des hormones qui, à la suite d'une stimulation, sont libérées dans le sang.

Les substances libérées aux terminaisons nerveuses (acétylcholine, adrénaline, etc.) sont appelées, au contraire, *médiateurs* ou **neurotransmetteurs** car elles ne transmettent le signal que sur une courte distance, l'espace synaptique, c'est-à-dire jusqu'à la cellule suivante (en général, cellule nerveuse ou musculaire) (cf. p. 30 et suiv.).

La **médullosurrénale** (cf. p. 58) occupe une position intermédiaire ; en effet, l'adrénaline et la noradrénaline passent dans le sang, bien qu'elles fassent partie des transmetteurs du fait de leur structure chimique, et qu'elles soient aussi utilisées en tant que tels dans l'organisme.

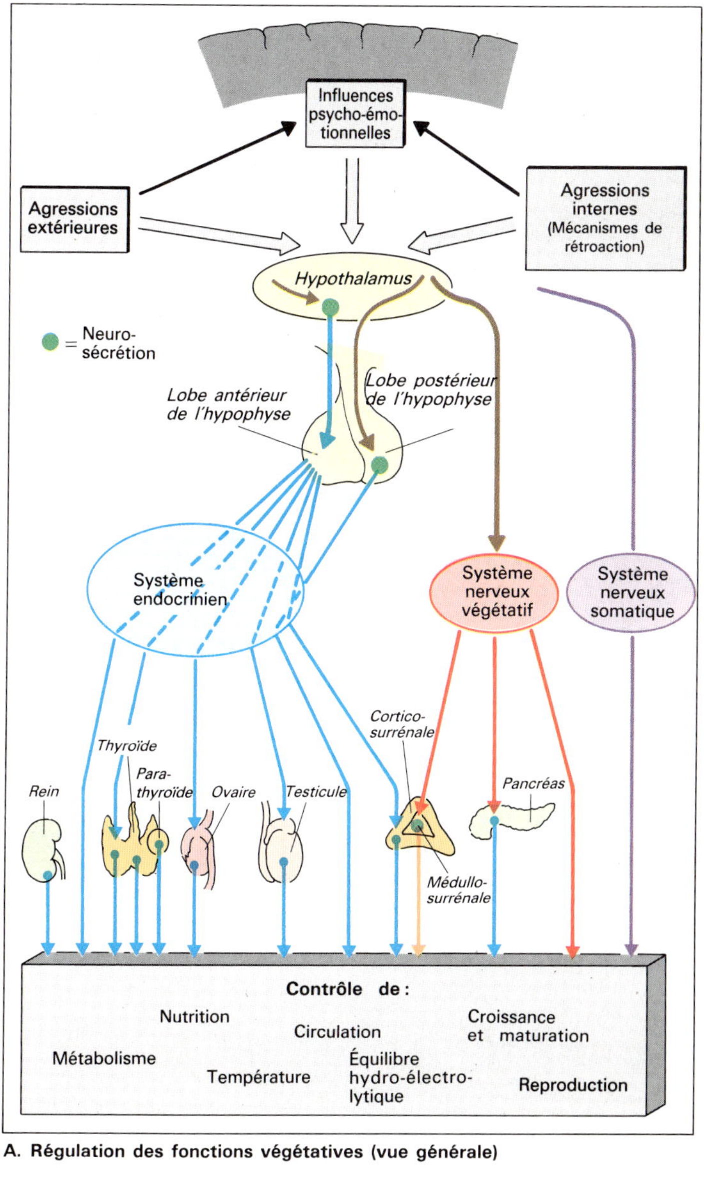

A. Régulation des fonctions végétatives (vue générale)

Les hormones

Les hormones sont des substances messagères de l'organisme. Elles assurent la **transmission d'informations** dans la régulation de fonctions organiques et dans la régulation des étapes du métabolisme. Les hormones sont synthétisées dans les **glandes endocrines** et (à l'exception des hormones tissulaires) sont transportées par *voie sanguine* vers les cellules de l'organe-cible (**cellules-cibles**). On distingue d'après leur *structure chimique,* trois groupes d'hormones : 1. les **hormones peptidiques** (**A** : en bleu foncé) et les **hormones glycoprotéiques** (**A** : en bleu clair) ; 2. les **hormones stéroïdiennes** (**A** : en jaune) et des hormones chimiquement apparentées (hormone D ; **A** : en jaune) ; et 3. les hormones dérivées de la *tyrosine* (acide aminé) (**A** : en orange). Les hormones stéroïdiennes sont hydrophobes. Dans le sang, elles sont fixées à des protéines dites protéines de transport qui leur sont spécifiques, par exemple la *transcortine* (cortisol, progestérone) ou la *globuline liée aux hormones sexuelles* (testostérone, œstrogène).

La plupart des hormones sont dégradées par le métabolisme avant que leur action ne puisse être décelée. L'hormone de croissance (STH, GH), par exemple, est dégradée de moitié au bout de 20 minutes mais son effet dure toute une semaine.

Les **récepteurs** pour les *hormones peptidiques et glycoprotéiques* ainsi que pour les *catécholamines* se trouvent du côté extérieur de la *membrane cellulaire* (cf. p. 242). Pour autant qu'on le sache, ces récepteurs sont les chaînes peptidiques (PM environ 50 000 Dalton) qui pénètrent la membrane cellulaire à plusieurs reprises et en zig-zag. Si l'hormone se fixe à cet endroit, un second *messager intracellulaire* (« **second messenger** ») est libéré du côté interne de la membrane. Celui-ci transmet le signal hormonal dans la cellule. Ce « second messager » peut être par exemple l'**AMPc**, le **GMPc, l'inositol triphosphate, le diacylglycérol ou le** Ca^{2+} (cf. p. 242 et suiv.). Au contraire, *les hormones stéroïdiennes* parviennent elles-mêmes à l'*intérieur de la cellule* pour se fixer à des **protéines réceptrices** spécifiques situées dans le cytoplasme (cf. p. 244). Les hormones thyroïdiennes pénètrent aussi dans la cellule et se lient probablement aux récepteurs du noyau cellulaire.

Une cellule-cible peut posséder plusieurs récepteurs différents pour la même hormone (par ex. l'adrénaline qui peut se fixer aux α1, α2, β1 et β2 récepteurs) ou des récepteurs pour différentes hormones (par ex. l'insuline et le glucagon).

Hiérarchie des hormones (**A**). Dans de nombreux cas, une *stimulation nerveuse* dans le SNC précède une libération d'hormone. En premier lieu, l'**hypothalamus** (cf. p. 240 et 290) intervient comme relais neurohormonal. Il transforme le signal nerveux en une libération d'hormones dans le **lobe antérieur de l'hypophyse** (LA) ou dans le **lobe postérieur de l'hypophyse** (LP). Une grande partie des hormones du LA (appelées aussi *hormones glandulotropes*) commandent des **glandes endocrines périphériques** (**A** : en vert olive) à partir desquelles est libérée l'**« hormone effectrice »** (**A**). Dans ces relais, le signal original peut non seulement être *amplifié,* mais encore être *modulé* plusieurs fois (régulation par rétroaction ; cf. p. 238).

La **libération des hormones du LA** est commandée par des **hormones de rang supérieur :** ce sont les hormones de l'*hypothalamus* (**A** et cf. p. 240). Ici, il faut distinguer les hormones qui favorisent cette libération (**releasing hormone = RH**) de celles qui la freinent (**inhibiting hormone = IH**) (**A** et tableau p. 235).

Les **hormones du LP** (ADH, ocytocine) sont synthétisées dans l'hypothalamus, transportées vers le LP où leur libération est provoquée par des signaux nerveux (cf. p. 240). Les deux hormones du LP agissent directement sur la cellule-cible (comme celles du LA) (STH, prolactine et LPH ; cf. p. 240).

Les **hormones de la médullosurrénale** (**A** et cf. p. 58) sont libérées par l'intermédiaire de fibres nerveuses végétatives. Les **hormones pancréatiques** le sont également en partie mais, toutefois, elles sont essentiellement commandées par des **signaux humoraux** (cf. p. 246) venant du métabolisme.

La libération de **parathormone** (cf. p. 254 et suiv.), de **calcitonine** (cf. p. 256), d'**aldostérone** (cf. p. 152) et d'**érythropoïétine** (cf. p. 60) se fait également de cette façon.

Les hormones dites **hormones tissulaires** sont synthétisées en dehors du système endocrinien classique et, en général, *agissent localement* ; action **paracrine**. L'*angiotensine* (cf. p. 152), la *bradykinine* (cf. p. 176 et 202), l'*histamine* (cf. p. 72 et 208), la *sérotonine* (cf. p. 74) et les *prostaglandines* font partie de ce groupe. Quelques hormones agissent également sur les cellules où elles sont libérées : elles ont une **action autocrine** (par ex. l'interleukine 2).

Chez l'homme, les **prostaglandines** (**PG**) sont synthétisées à partir des acides gras de l'**acide arachidonique** (**AA** ; on utilise l'index 2 pour qualifier les prostaglandines dérivant de l'AA) ou des acides gras essentiels apportés par l'alimentation. Dans l'organisme, l'AA est estérifié comme un composant de la membrane cellulaire phospholipidique de laquelle il est libéré grâce à une *phospholipase A2*.

Il existe trois voies principales pour la **synthèse des PG** à partir de l'AA :

a) la voie de la *lipoxygénase* : le produit terminal principal est le 12-OH-AA (HETE) qui est chémotactique et impliqué dans l'afflux leucocytaire au cours de l'inflammation.

b) la formation de *leukotriènes A, B et C*. Cette voie est identique à celle de la formation de « substance réactive lente » lors de l'anaphylaxie (cf. p. 72).

c) la voie de la *cyclooxygénase* des acides gras (inhibée par les antiinflammatoires non stéroïdiens tels que l'aspirine) : par le moyen d'intermédiaires (PGG_2, PGH_2), les composés biologiquement actifs comme les PGE_2, PGD_2, $PGF_{2\alpha}$, le thromboxane (TXA_2, TXB_2) et la prostacycline (PGI_2) sont formés.

Les principaux effets des prostaglandines sont : 1) sur le muscle bronchique : constriction par la $PGF_{2\alpha}$, relaxation par la PGE_2 ; 2) sur la sécrétion gastrointestinale : habituellement inhibition par la PGE_2 ; 3) sur l'utérus : contraction par les PGE_2 et $PGF_{2\alpha}$; 4) sur le rein : natriurèse en présence de PGE_2 et PGI_2 ; 5) sur la douleur : sensibilisation nociceptive des terminaisons nerveuses (inflammation) par les PGE_2 et PGI_2 ; 6) sur les plaquettes : le TXA_2 provoque l'agrégation plaquettaire, la PGI_2 l'inhibe.

La forte concentration de **prostaglandines** dans le *sperme* contribue probablement au relâchement de l'utérus, ce qui facilite le mouvement des spermatozoïdes dans le col utérin (cf. p. 266).

Nomenclature des hormones et abréviations. La nomenclature internationale conseillée en 1974 pour les hormones de libération (releasing-hormones = RH) ou les facteurs de libération (releasing-factors = RF) hypothalamiques comporte la terminaison « stimuline » ou « libérine ». De même, les hormones inhibitrices (inhibitor hormones = IH) hypothalamiques portent la terminaison « statine » et les hormones du LA, la terminaison « tropine ».

Appellation recommandée *	Synonymes	Abréviations
Hypothalamus		
Corticostimuline	Corticotropine-RH	CRF, CRH, ACTH-RH
Gonadolibérine **	RH de l'hormone folliculino-stimulante	FSH-RH, FSH-RF
	RH de l'hormone ** lutéinisante	LH-RH, LH-RF
Mélanostimuline	Mélanotropine-RH	MRF, MRH
Mélanostatine	Mélanotropine-IH	MIF, MIH
Prolactostatine	Prolactine-IH (= Dopamine)	PIF, PIH
Somatostimuline	RH de la somatotropine	SRF, SRH, GH-RH
Somatostatine ***	IH de la somatotropine	SIH, GH-IH
Thyréostimuline	RH de la thyrotropine	TRF, TRH
Lobe antérieur de l'hypophyse		
Corticotropine	Hormone adrénocorticotrope	ACTH
Folliculotropine	Hormone folliculino-stimulante	FSH
Lutéotropine	Hormone lutéinisante (hormone stimulant les cellules interstitielles)	LH, ICSH
Mélanotropine	Hormone stimulant les mélanocytes	MSH
Somatotropine	Hormone de croissance	STH, GH
Thyrotropine	Hormone stimulant la thyroïde	TSH
Prolactine	Hormone lutéotrope, mammotropine, hormone lactogène	PRL, LTH, PROL
Lobe antérieur de l'hypophyse		
Ocytocine ou Okytocine		
Vasopressine, hormone antidiurétique		ADH, AVP

* Le plus souvent recommandée par IUPAC-IUB Comm. on Biochemical Nomenclature (1974)
** Les hormones de libération pour la LH et la FSH sont identiques
*** Aussi libérée par le pancréas et d'autres organes

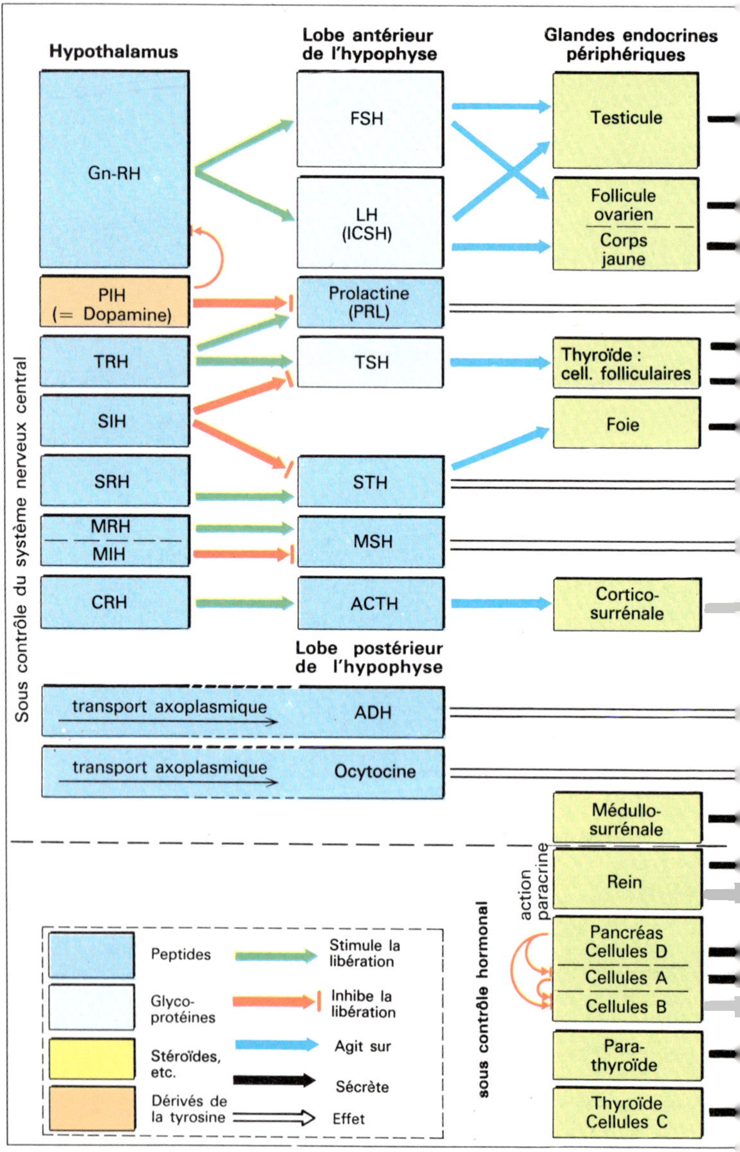

A. Les hormones (excepté les hormones tissulaires)

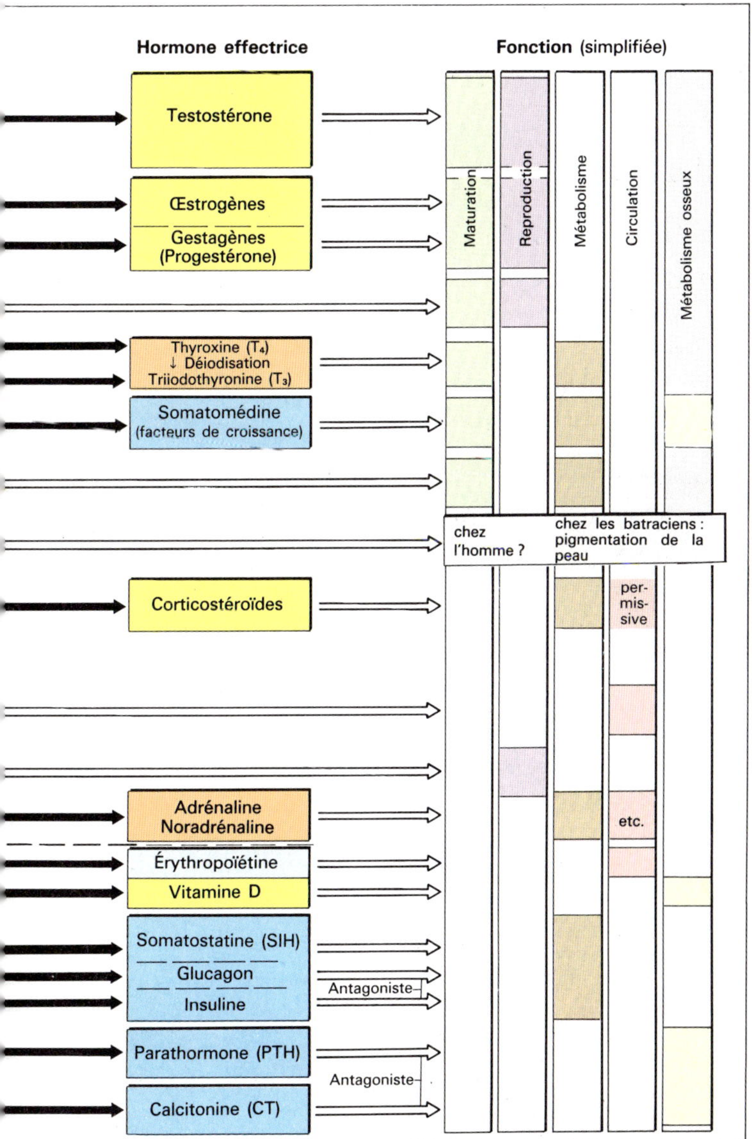
Hormone effectrice
Fonction (simplifiée)
Testostérone
Œstrogènes
Gestagènes (Progestérone)
Thyroxine (T_4)
↓ Déiodisation
Triiodothyronine (T_3)
Somatomédine (facteurs de croissance)
Corticostéroïdes
Adrénaline
Noradrénaline
Érythropoïétine
Vitamine D
Somatostatine (SIH)
Glucagon
Insuline
Antagoniste
Parathormone (PTH)
Calcitonine (CT)
Antagoniste
Maturation
Reproduction
Métabolisme
Circulation
Métabolisme osseux
chez l'homme ?
chez les batraciens : pigmentation de la peau
per-mis-sive
etc.

Régulation par rétroaction. Principes d'action des hormones

La **rétroaction** (« **feedback** ») est un processus par lequel la réponse à un signal (par exemple, la réponse de la cellule à une stimulation hormonale) influence, par voie de retour, la structure émettrice du signal (dans l'exemple, la glande endocrine). Dans la **rétroaction positive** (rare), la réponse va *amplifier* le signal original ce qui conduit à une réponse elle-même amplifiée, et ainsi de suite (cf. par exemple p. 264). Dans la **rétroaction négative,** la réponse du récepteur va *réduire* le signal déclencheur original. Comme la plupart des mécanismes de régulation de l'organisme, les actions des hormones sont soumises à une telle rétroaction négative.

Les *releasing hormones de l'hypothalamus* (par exemple, la CRH) provoquent la libération de l'*hormone glandulotrope* correspondante du lobe antérieur de l'hypophyse (dans l'exemple, l'ACTH ou corticotropine) qui, elle-même, influence la glande endocrine périphérique (dans l'exemple, la corticosurrénale) (**A1**). L'**hormone effectrice excrétée** (ici, le cortisol) agit non seulement sur la cellule-cible mais encore *inhibe en retour la libération de la releasing hormone* par l'hypothalamus (**A3** et **A4**), avec pour résultat une diminution de la quantité d'hormone terminale libérée (**A5-A7**). L'inhibition de la libération de la releasing hormone est ainsi assurée (**A7**), etc.

La rétroaction peut également s'effectuer si, par exemple, l'hormone du LA inhibe l'hypothalamus ou bien si l'hormone du LA ou les cellules produisant l'hormone terminale sont inhibées par l'hormone terminale elle-même, comme c'est le cas avec la TSH ou l'ACTH (**autoinhibition** ; **A**, en bas à droite). Le *métabolite* contrôlé par l'hormone (par exemple, la concentration plasmatique de Ca^{2+}) peut lui-même régler la libération de cette hormone (dans l'exemple, la parathormone ; cf. p. 254 et suiv.). La rétroaction concerne également les signaux nerveux (**circuit de contrôle neuroendocrine**), par exemple dans le contrôle endocrine de notre conduite alimentaire (niveau de glycémie → faim ; homéostasie osmotique et hydrique → soif, etc.).

Les hormones de « rang supérieur » dirigent non seulement la *synthèse et la libération de l'hormone effectrice* mais encore influencent la **croissance des glandes endocrines périphériques.** Par exemple, la concentration de l'hormone effectrice dans le sang peut être encore trop faible malgré une synthèse et une libération maximales par les cellules glandulaires présentes. Ces cellules vont, alors, se multiplier jusqu'à ce que l'effet de rétroaction de l'hormone effectrice synthétisée soit suffisant pour inhiber la glande endocrine supérieure correspondante (voir la formation des goitres, p. 252). Une telle **hypertrophie compensatrice** (croissance compensatrice) d'une glande endocrine périphérique peut aussi s'observer, par exemple après ablation chirurgicale partielle de la glande. La glande en question augmente en taille et en fonction endocrine jusqu'à ce que sa sécrétion initiale soit rétablie.

Les *hormones de synthèse administrées* (par exemple la cortisone) présentent la même action inhibitrice sur la libération des hormones glandulotropes (dans l'exemple, l'ACTH) que les hormones libérées physiologiquement par la glande périphérique (dans l'exemple, la corticosurrénale). L'administration continue d'une hormone périphérique entraîne ainsi une inhibition et une régression du rythme de production normale de cette hormone : **atrophie compensatrice.**

On appelle phénomène de **rebond** (« rebound phenomenon »), une libération, passagèrement sus-normale, d'une hormone de rang supérieur (LA) en réponse à une interruption de la production de l'hormone périphérique.

La **principale action des hormones** sur les cellules-cibles est de contrôler leur métabolisme, ceci de 3 façons : 1) *modification de la configuration des enzymes* (**mécanismes allostériques**), qui a pour conséquence une *modification directe de l'activité enzymatique* ; 2) inhibition ou stimulation (**induction**) de la *synthèse enzymatique* ; 3) modification de la **disponibilité du substrat** aux réactions enzymatiques, par exemple, par *modification* de la **perméabilité membranaire.** L'insuline utilise ces trois voies pour modifier la disponibilité intracellulaire du *glucose*. Pour cela, un « programme » cellulaire est initié par la phosphorylation intracellulaire des sous-unités β des récepteurs membranaires à l'insuline lorsque cette dernière entre à leur contact (cf. p. 248).

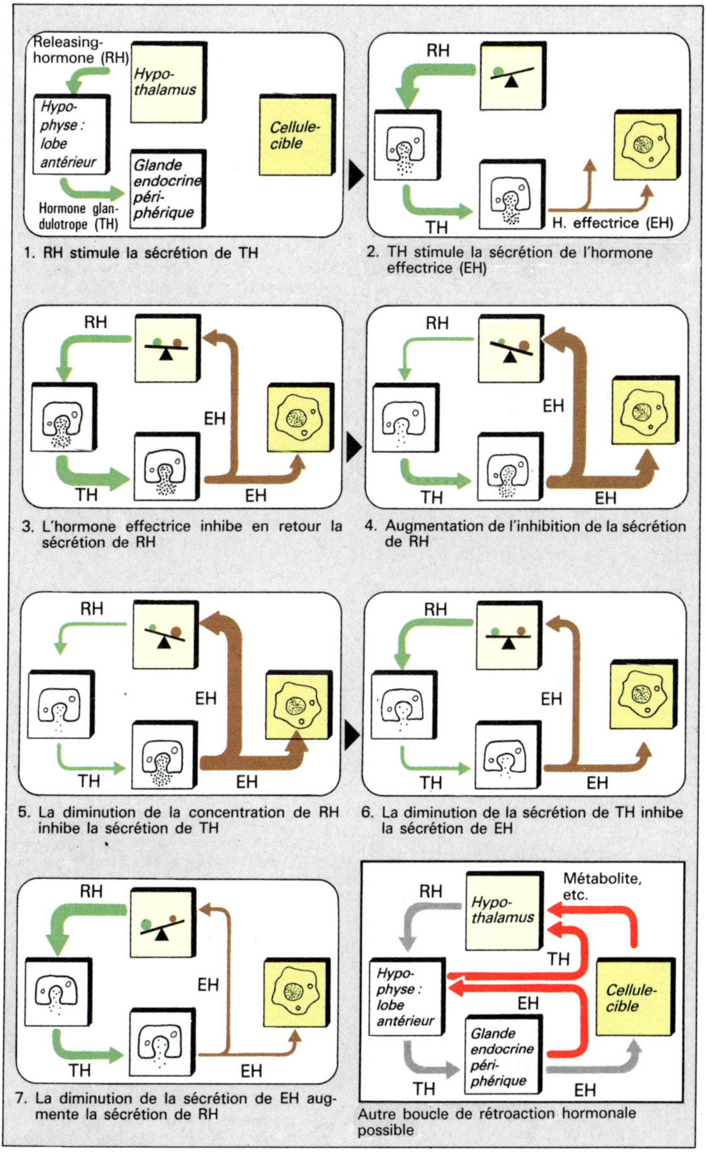

1. RH stimule la sécrétion de TH

2. TH stimule la sécrétion de l'hormone effectrice (EH)

3. L'hormone effectrice inhibe en retour la sécrétion de RH

4. Augmentation de l'inhibition de la sécrétion de RH

5. La diminution de la concentration de RH inhibe la sécrétion de TH

6. La diminution de la sécrétion de TH inhibe la sécrétion de EH

7. La diminution de la sécrétion de EH augmente la sécrétion de RH

Autre boucle de rétroaction hormonale possible

A. Régulation de la sécrétion hormonale par rétroaction

Système hypothalamo-hypophysaire

Certains neurones de l'hypothalamus sont en mesure de sécréter des hormones : **neurosécrétion.** Les hormones ainsi formées dans la cellule nerveuse ne sont pas libérées, comme les médiateurs, dans un espace synaptique (cf. p. 54 et suiv.) mais *directement dans le sang.*

Les hormones des neurones neurosécréteurs de l'**hypothalamus** moyen sont synthétisées dans le réticulum endoplasmique du soma (cf. p. 23). Ensuite, elles passent dans l'appareil de Golgi où elles sont incluses dans des granules de 100 à 300 nm de diamètre, limités par une membrane. Dans les axones, ces granules *migrent vers les terminaisons nerveuses* (**transport axoplasmique** ; cf. p. 22). L'ocytocine et l'ADH sont transportées de cette manière jusqu'au lobe postérieur de l'hypophyse et les releasing hormone jusqu'à l'*éminance médiane* de l'hypothalamus (voir ci-dessous).

Au niveau des terminaisons nerveuses, la **libération** dans le sang des **granules contenant les hormones** se fait grâce aux *potentiels d'action* (cf. p. 26 et suiv.). Comme lors de la libération des neurotransmetteurs (cf. p. 56), le Ca^{2+} pénètre dans la terminaison nerveuse. La durée des potentiels d'action dans les nerfs neurosécréteurs est 10 fois plus grande que dans les autres nerfs, ce qui assure une libération d'hormone suffisante.

Les **hormones du lobe postérieur de l'hypophyse**, c'est-à-dire l'hormone antidiurétique (vasopressine) et l'ocytocine, et celles de la **médullosurrénale,** l'adrénaline et la noradrénaline (cf. p. 58), passent *directement* des nerfs neurosécréteurs dans *la circulation générale.*

Les **releasing hormones** (**RH**) (**hormones de libération**) du *lobe antérieur de l'hypophyse* (LA) ou *adénohypophyse* sont, en premier lieu, déversées dans un **système porte** à partir des neurones neurosécréteurs de l'hypothalamus. Elles parviennent ainsi, par une voie sanguine courte, au système capillaire du LA, où elles provoquent par l'intermédiaire de seconds messagers (cf. p. 242) la libération des hormones du LA dans la circulation générale (**A**).

La régulation de la libération des RH se fait par rétroaction (cf. p. 238) provoquée par la concentration plasmatique de l'hormone hypophysaire concernée ou de l'hormone effectrice.

Pour certaines hormones du lobe antérieur, il existe également des inhibiting hormones (IH) (**hormones inhibitrices**) provenant également de l'hypothalamus et rejoignant le LA par le système porte. Une diminution de la libération d'une IH a donc pour effet une augmentation de la libération de l'hormone correspondante du LA (cf. p. 236 et suiv.).

Pour permettre une sécrétion normale de certaines hormones du LA, la présence dans le sang d'hormones supplémentaires est nécessaire. Ainsi, en plus des SRH et SIH, des glucocorticoïdes et des hormones thyroïdiennes participent à la libération de STH.

L'hypothalamus est en relation étroite avec le **système limbique, la formation réticulée** et (par l'intermédiaire du thalamus) **le cortex** (cf. p. 290). Le système endocrinien participe ainsi à la régulation végétative *(équilibre énergétique et hydrique, circulation* et *respiration).* Cependant, il est également dépendant du *rythme veille-sommeil, de* **facteurs psycho-émotionnels.** Des stress peuvent provoquer chez la femme des saignements menstruels par l'intermédiaire d'hormones (cf. p. 262 et suiv.).

Au niveau du **LA**, *les hormones suivantes sont sécrétées* (cf. p. 236 et suiv.) : **STH** (cf. ci-dessous), **ACTH** (agit sur la corticosurrénale ; cf. p. 246 et suiv. et p. 260), **TSH** (agit sur la thyroïde ; cf. p. 250 et suiv.), **FSH** et **LH** (ICSH) (agissent sur les ovaires et les testicules ; cf. p. 262 et suiv.) et **prolactine** (agit principalement sur les glandes mammaires ; cf. p. 264).

L'ACTH, la TSH, la FSH et la LH agissent sur des glandes endocrines subalternes et sont de ce fait des **hormones trophiques** ou **glandulotropes**. La prolactine est non glandulotrope, la STH agit des deux manières.

L'**hormone de croissance STH** contrôle la croissance du squelette et certains processus métaboliques (cf. p. 246 et suiv.) ; ici, la **somatomédine** (provenant du foie) sert d'intermédiaire, par exemple lors de l'incorporation des sulfates ou lors de la synthèse protéique dans le cartilage. La somatomédine C (= insulin-like growth factor = IGF ; action tissulaire semblable à l'insuline) inhibe aussi la libération de la STH dans le LA (rétroaction négative). Sans l'intermédiaire des somatomédines, la STH est lipo- et glycogénolytique. Le LA libère en outre la **β-endorphine** et une hormone lipotrope (**β-LPH**) dont le rôle physiologique reste encore obscur. Tout comme l'ACTH, ces deux hormones sont formées par la *pro-opiomélanocortine* (**POMC**).

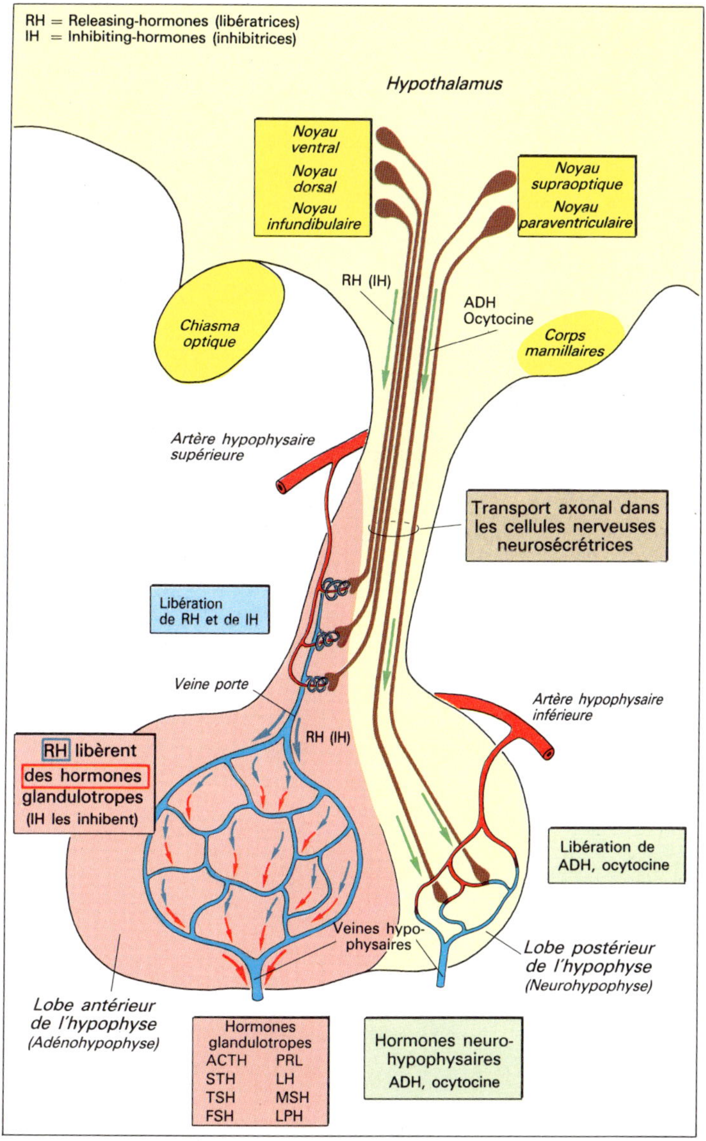

A. Système hypothalamo-hypophysaire (schéma)

Transmission cellulaire du message hormonal

Les **hormones** passent par l'espace extracellulaire, jouant le rôle de « signal » ou de « **messager** » (premier messager = « **first messenger** ») et parviennent jusqu'à la cellule-cible. Pour les hormones autres que les hormones lipophiles (par ex. les hormones stéroïdes, cf. p. 244 et suiv. ; les hormones thyroïdiennes, cf. p. 250 et suiv. ; et le calcitriol = vitamine D, cf. p. 151 et 254 et suiv.) l'extérieur de la membrane de la cellule-cible possède des **récepteurs hormonaux spécifiques** à chaque hormone, fixant celle-ci avec une haute affinité. Suite à cette **liaison hormone-récepteur** (avec quelques exceptions comme par ex. l'insuline ; cf. p. 248), et à certaines réactions entre les protéines cellulaires membranaires (et parfois aussi les phospholipides), il y a libération de **seconds messagers** à l'intérieur de la cellule. Parmi ceux-ci on distingue l'adénosine monophosphate cyclique et la guanosine monophosphate cyclique (**AMPc, GMPc**), l'inositol-1,4,5-triphosphate (**IP3**) et le 1,2-diacylglycérol (**DAG**). Bien que la **spécificité** de l'action hormone soit liée aux récepteurs de la cellule-cible, beaucoup d'hormones peuvent avoir le même second messager. De plus, la concentration de celui-ci dans la cellule peut être augmentée par une hormone mais diminuée par une autre. Les cellules possèdent souvent différents types de récepteurs pour une même et seule hormone.

L'AMPc comme second messager

Pour qu'une réponse cellulaire faisant intervenir l'AMPc ait lieu, la membrane cellulaire de la cellule-cible doit contenir en plus du récepteur une protéine régulatrice des nucléotides liée à la guanidine ; cette protéine peut être stimulante et/ou inhibante, **Gs** et **Gi** (**A**). Ces protéines sont composées de trois sous-unités αs (ou αi), β et γ. Au repos, α est lié à la **g**uanosine **di**phosphate (**GDP**). Lorsque l'**h**ormone réagit avec le **r**écepteur, le complexe **H-R** ainsi formé se lie à la Gs-GDP (ou Gi-GDP). La GDP est alors remplacée par la guanosine triphosphate cytosolique (GTP) et au même instant β-γ et H-R se partagent. Ce mécanisme requiert la présence de **Mg^{2+}**. L'αs-GTP ou αi-GTP ainsi formée active l'**adényl-cyclase** intramembranaire, avec comme conséquence une élévation de l'AMPc tandis que l'αi-GTP (par l'intermédiaire de cofacteurs inconnus, peut-être γ) l'inhibe (chute de l'AMPc).

Les **hormones** agissant par l'intermédiaire de **Gs** et entraînant une **élévation de l'AMPc** sont les suivantes : glucagon, VIP, ocytocine, adénosine (récepteurs A_2), sérotonine (réc. S_2), sécrétine, PGE_2, PGI_2, histamine (réc. H_2), adiurétine (réc. VP_2), LH, FSH, TSH, ACTH, adrénaline (rec. β_1 et β_2), corticolibérine et somatolibérine.

D'autres hormones ou les mêmes hormones agissent sur un récepteur différent par l'intermédiaire de **Gi** et **diminuent l'AMPc** : acétylcholine (réc. M2), somatostatine, opioïde, angiotensine II, adrénaline (réc. α_2), adénosine (réc. A_1), dopamine (réc. D_2), sérotonine (réc. S_{1a}) et d'autres.

La **toxine cholérique** bloque la GTPase. De ce fait, son action de « rupture » sur l'adényl-cyclase est supprimée et la concentration d'AMPc augmente jusqu'à des valeurs extrêmes (voir les conséquences sur la cellule intestinale p. 228). La **toxine pertussique** (coqueluche) inhibe la protéine Gi, *supprimant ainsi ses effets inhibiteurs* sur l'adénylcyclase, et provoque par là même une augmentation de l'AMPc intracellulaire.

L'AMPc active les **protéines kinases** (type A) responsables de la **phosphorylation des protéines** (enzymes ou protéines membranaires, incluant les récepteurs eux-mêmes ; **A**). La réponse spécifique de la cellule dépend de la nature de la protéine phosphorylée. Celle-ci est elle-même contrôlée par la protéine kinase présente dans cette même cellule-cible.

Une autre sorte de spécificité peut être obtenue par le fait que la phosphorylation active certaines enzymes et en inactive d'autres. Ainsi, l'AMPc a une double action glycolytique : la phosphorylation inactive la glycogénosynthétase (qui favorise la formation de glycogène) tandis qu'elle active la phosphorylase (qui catalyse la glycogénolyse).

En règle générale, pour modifier la chaîne d'information, l'α-GTP est transformée par l'action de la GTPase activée en α-GDP, qui éventuellement se réunit avec β-γ pour former le G-GDP. Ultérieurement, l'AMPc est inactivé par une phosphodiestérase en 5'-AMP ; de même les protéines antérieurement phosphorylées peuvent être déphosphorylées par des phosphatases. L'inhibition de la réaction AMPc → 5'-AMP par la théophylline ou par la caféine entraîne une prolongation de la durée de vie de l'AMPc, et ainsi de l'effet de l'hormone correspondante.

Par l'intermédiaire des Gs, Gi et autres protéines G (Go, Gk) les canaux ioniques et les pompes ioniques (K^+, Ca^{2+}) peuvent aussi être régulés *sans* l'intervention de l'adényl-cyclase.

L'inositol triphosphate (IP_3) et le 1,2-diacylglycérol (DAG) comme second messager

Par suite de la liaison hormone extracellulaire-récepteur, et une fois de plus grâce à l'action des protéines G (cf. ci-dessus), dans ce cas **Gp** et autres, la **phosholipase C** présente sur la face interne de la membrane cellulaire est activée. Cette enzyme transforme le **phosphatidyl inositol-4,5-diphosphate (PiP2)** de la membrane cellulaire en IP_3 et DAG (cf p. 242), qui en tant que

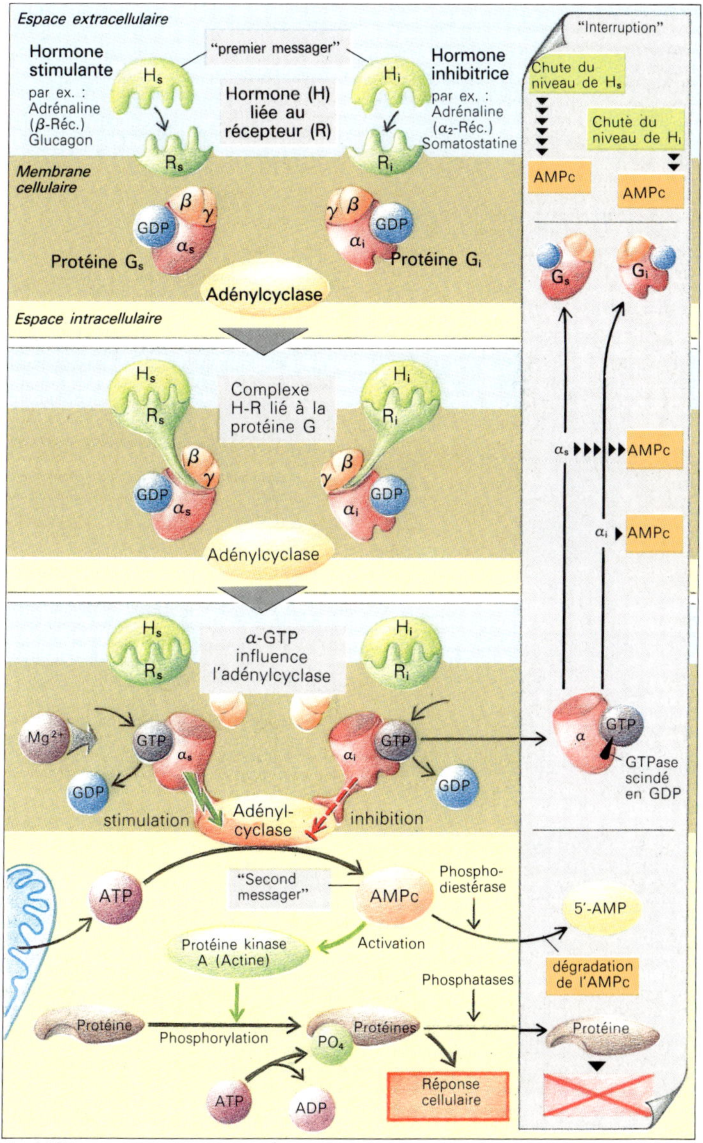

A. AMPc en tant que "second messager"

seconds messagers, ont différents effets (**B**). L'effet du DAG est beaucoup plus durable que celui de l'IP_3 par le fait que le Ca^{2+} libéré par ce dernier (voir ci-dessous) est immédiatement pompé.

Le **DAG** lipophile reste dans la membrane cellulaire où il active la **protéine kinase C**, qui parmi d'autres fonctions, permet la phosphorylation et ainsi l'activation des protéines de transport pour les échanges Na^+/H^+. Il en résulte une augmentation du **pH cellulaire**, signal important pour bon nombre d'événements cellulaires (par ex. la synthèse d'ADN). L'*acide arachidonique* qui peut être libéré par le (ou à partir du) DAG exerce par l'intermédiaire de ses métabolites, les prostaglandines et -cyclines (cf. p. 234 et suiv.), plusieurs autres effets sur le métabolisme cellulaire.

En passant par le cytoplasme, l'**IP3** atteint et vide les réserves de Ca^{2+} de la cellule (ER) si bien que le Ca^{2+} peut alors, en tant que *troisième messager*, modifier plusieurs fonctions cellulaires. Le Ca^{2+} peut se lier à la **calmoduline** (cf. p. 17 et p. 44) comme un intermédiaire possible de réactions cellulaires.

Les **hormones** comme l'adrénaline (réc. α_1), l'acétylcholine (réc. M_1), la sérotonine (réc. S_1), la thyréolibérine, la CCK, l'adiurétine (réc. VP_1), l'histamine (réc. H_1) et le thromboxane agissent par l'intermédiaire de IP_3 et DAG.

Les hormones à récepteurs intracellulaires

Les hormones stéroïdes (cf. p. 237, en jaune), le calcitriol ou vitamine D_3 (1,25-dihydroxycholécalciférol) et les hormones thyroïdiennes ont en commun avec les autres hormones la **spécificité de la réponse cellulaire,** bien que le déroulement de la chaîne des réactions biochimiques intracellulaires soit très différente. Contrairement aux hormones peptidiques hydrophiles (p. 242), les **hormones stéroïdes** traversent relativement facilement la membrane cellulaire grâce à leur *bonne liposolubilité*. Elles trouvent dans leurs cellules-cibles respectives la **protéine cytoplasmique de liaison** (protéine « réceptrice », **C**), qui leur est spécifique et à laquelle elles se lient : **transformation.** L'hormone ne peut agir que si la liaison hormone-récepteur s'effectue ; pris séparément, aucun des deux composants n'a d'effet.

Une cellule-cible peut contenir plusieurs protéines réceptrices pour une même hormone (par ex. l'estradiol) ; d'autres cellules peuvent avoir des récepteurs pour différentes hormones (par ex. l'estradiol et la progestérone). La concentration de la protéine réceptrice est variable : par exemple, l'estradiol peut provoquer une augmentation du nombre des récepteurs à la progestérone dans les cellules-cibles de la progestérone.

Le **complexe protéine réceptrice-hormone** migre, après sa formation, dans le **noyau cellulaire** (**translocation** ; cf. structure cellulaire, p. 18 et suiv.). Il y stimule une **augmentation de la formation de l'ARNm,** c'est-à-dire que la **transcription ADN-ARNm** est influencée par le couple récepteur-hormone (**induction**).

Le fonctionnement des *gènes structuraux* d'un chromosome, à partir desquels sont formés les ARNm, dépend presque exclusivement d'un *gène opérateur*. Un **répresseur** formé par un *gène régulateur* peut inactiver le gène opérateur. L'**effet de l'hormone** consiste probablement à inactiver ce répresseur : le gène opérateur devient ainsi à nouveau fonctionnel et l'ARNm est produit en plus grande quantité.

L'ARNm (cf. p. 3) *quitte* le noyau et migre vers les **ribosomes,** lieu de synthèse des protéines. A ce niveau, le nombre plus élevé de matrices (ARNm) permet une transcription accrue de protéines (**translation**). De plus, la présence d'**ARNr** est nécessaire ainsi que celle d'**ARNt** (cf. p. 3) pour l'activation des acides aminés qui entrent en jeu. La production accrue des protéines (par ex. le PIA, p. 151) par cette induction conduit alors à la réponse cellulaire proprement dite (**C**).

Les **glucocorticoïdes** induisent, notamment, une série d'enzymes qui conduisent à une augmentation de la glycémie (cf. p. 260). Une induction des enzymes de la néoglucogenèse (comme la glucose-6-phosphatase ou la pyruvate-carboxylase) et des enzymes stimulant la transformation d'acides aminés en glucose (tryptophane-pyrolase, tyrosine-α-cétoglutarate-transaminase) participe également à cette augmentation de la glycémie.

La protéine induite par le **1,25-dihydroxycholécalciférol** influence le transport du Ca^{2+} (cf. p. 254 et suiv.).

La triiodothyronine, **hormone thryoïdienne** (T_3 ; cf. p. 250 et suiv.) se fixe dans la cellule aux récepteurs nucléaires et développe ainsi ses actions métaboliques par instruction enzymatique.

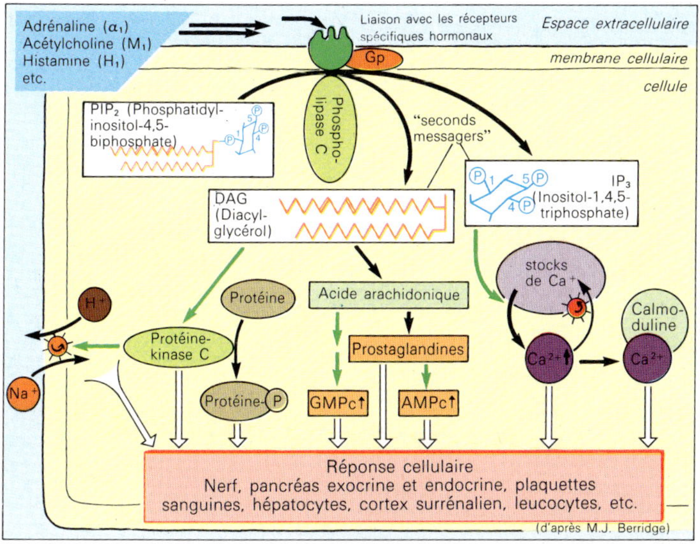

B. Diacylglycérol et inositol-1,4,5-triphosphate comme seconds messagers

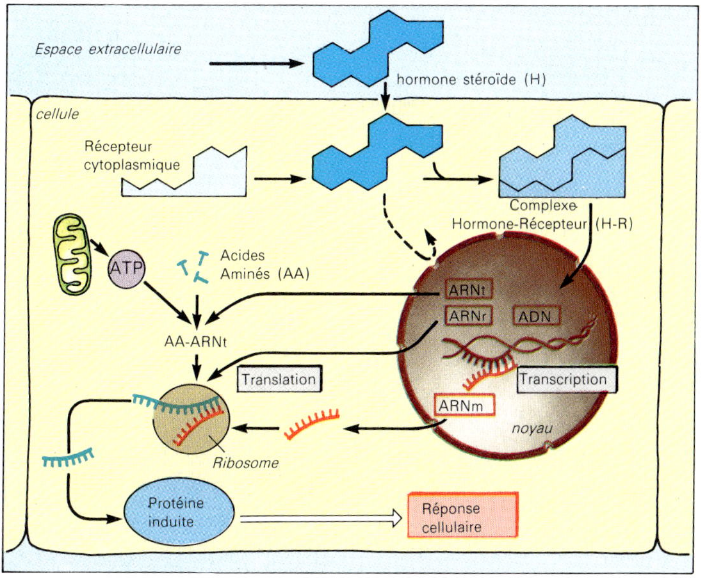

C. Mécanisme d'action des hormones stéroïdes

Métabolisme des hydrates de carbone. Hormones pancréatiques

Le glucose est le principal *support énergétique du métabolisme* chez l'homme ; le cerveau et les érythrocytes sont totalement dépendants du glucose. La **glycémie** (*concentration du glucose sanguin*) se trouve au centre du métabolisme énergétique. Elle est fixée, d'une part, par la *consommation de glucose* et, d'autre part, par la *synthèse du glucose et son absorption alimentaire.*

Les notions qui suivent sont importantes pour comprendre le métabolisme des hydrates de carbone (**A**) :

1. **Glycolyse :** au sens strict du terme, la glycolyse est la dégradation anaérobie du glucose en lactate (cf. p. 46) ; dans un sens plus large, c'est également la combustion aérobie du glucose. La glycolyse anaérobie se produit dans les érythrocytes, dans la médullaire rénale et en partie (cf. p. 46) dans le muscle squelettique. La dégradation aérobie du glucose a lieu principalement dans le SNC, dans le muscle squelettique et dans la pluplart des autres organes.

2. **Glycogenèse :** c'est la formation de glycogène à partir du glucose ; elle s'effectue dans le foie et le muscle. La glycogenèse réalise le stockage du glucose et stabilise la glycémie. Le glycogène ne peut être stocké dans le muscle que pour les besoins propres de celui-ci.

3. La **glycogénolyse** est la dégradation du glycogène en glucose, c'est donc le phénomène inverse de la glycogenèse.

4. La **néoglycogenèse** (dans le foie et le cortex rénal) est la synthèse de glucose à partir de substances non glucidiques, c'est-à-dire des acides aminés (à partir des protéines musculaires), du lactate (provenant de la glycolyse anaérobie du muscle et de l'érythrocyte) et du glycérol (provenant de la dégradation des lipides).

5. La **lipolyse** est la dégradation des lipides avec formation de glycérol et d'acides gras libres.

6. La **lipogenèse** est la synthèse des lipides (stockés ensuite dans le tissu adipeux).

Les cellules sécrétrices des *îlots de Langerhans* du **pancréas** jouent un rôle prépondérant dans le métabolisme des hydrates de carbone. Les cellules A, B et D des îlots forment une sorte de syncitium fonctionnel (gap junctions ; cf. p. 7). Les cellules **A** (ou α ; 25 % des cellules) produisent le **glucagon,** les **cellules B** ou cellules *β* (60 % des cellules), l'**insuline.** En plus, il y a formation de *somatostatine* dans les cellules D (cf. p. 208). Ces hormones ont probablement une influence purement locale sur leur formation réciproque *(action paracrine).*

Les principales fonctions des hormones pancréatiques sont : 1) stocker les aliments (pris lors d'un repas) sous forme de glycogène et de graisse (insuline) ; 2) mobiliser à nouveau les réserves énergétiques pendant le jeûne ou le travail, en situation de stress, etc. (glucagon ; voir aussi les effets de l'adrénaline, p. 58) ; et 3) maintenir, ainsi, la glycémie constante (**A**).

Les effets du glucagon et de l'adrénaline (β-récepteurs) deviennent effectifs grâce à l'AMP_c (cf. p. 242). Le « second messager » de l'insuline et des α-récepteurs (Ca^{2+} ?) n'est pas connu avec certitude.

Insuline

Le *pancréas renferme* environ 6 à 10 mg d'*insuline* dont 2 mg environ sont excrétés par jour. Si on injecte 4 µg d'insuline par kilogramme de poids corporel, la glycémie baisse à peu près de moitié. La demi-vie de l'insuline est d'environ 10 à 30 minutes, elle est essentiellement dégradée dans le foie et le rein.

Synthèse de l'insuline : l'insuline est un *peptide* constitué de 51 acides aminés, formé à partir de la *pro-insuline* (84 acides aminés) par élimination de la chaîne C. Elle contient 2 chaînes (A et B) reliées par 2 ponts disulfure (pont S-S). La pro-insuline est formée dans le réticulum endoplasmique des cellules B. Avec la participation de l'appareil de Golgi, il se forme des *granules* contenant l'insuline. Grâce à l'*AMP_c* ces derniers libèrent leur contenu par exocytose (cf. p. 4) dans le milieu extracellulaire.

Le principal stimulus de la **sécrétion d'insuline** est une *augmentation de la glycémie* (**B**). Les étapes de la sécrétion d'insuline sont les suivantes : ↗ du glucose plasmatique → ↗ du glucose cellulaire → ↗ ATP cellulaire → fermeture des canaux K^+ → dépolarisation → ouverture des canaux Ca^{2+} → ↗ du Ca^{2+} cytoplasmique → (a) sécrétion d'insuline par *exocytose* et, par rétroaction négative, (b) réouverture des canaux K^+.

Le glucagon (localement dans le pancréas, cf. ci-dessus) et les *hormones du tractus digestif,* sécrétine, gastrine (cette dernière pouvant agir indirectement par la sécrétine) et le polypeptide inhibiteur gastrique (GIP = **g**astric **i**nhibitory **p**olypeptide) stimulent aussi la libération d'insuline. Éventuellement, il existe aussi un polypeptide libérant l'insuline (IRP = **i**nsulin **r**eleasing **p**olypeptide). Par ailleurs, plusieurs *acides aminés* (lysine, arginine, leucine) et une série d'autres hormones (STH, ACTH, TSH et quelques hormones stéroïdes) provoquent une augmentation de la sécrétion d'insuline. L'*adrénaline et la noradrénaline* (α-récepteurs) freinent la libération d'insuline (**A, B**).

Par exemple, une glycémie trop faible sera enregistrée par le SNC (chémorécepteurs sensibles au glucose) et entraînera, par voie réflexe, une augmentation de la libération d'adrénaline (cf. p. 58).

Le **récepteur à insuline** est composé de deux sous-unités α qui lient l'hormone et de deux sous-unités β (transmembranaires) qui sont des *protéines-kinases spécifiques de la*

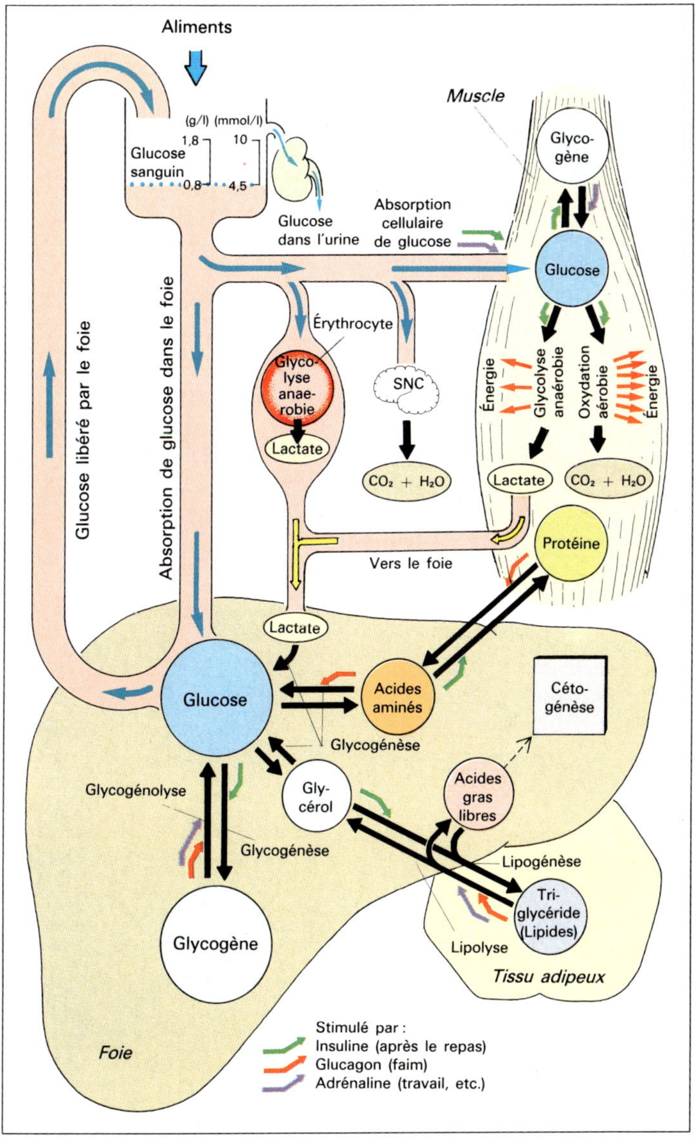

A. Métabolisme du glucose (schéma général simplifié)

tyrosine activées par l'insuline en moins d'une minute. L'étape suivante consiste en un changement des flux de K^+ (par le moyen des canaux K^+ ATP dépendants) et le complexe hormone-récepteur est *internalisé*. Les effets ultérieurs (ou parallèles ?) de l'insuline sur le métabolisme intermédiaire et sur la croissance sont inconnus.

Actions de l'insuline (A, B, C) : l'insuline assure le **stockage du glucose**, principalement dans le foie, où elle augmente l'absorption du glucose par les cellules et conduit à une augmentation de la glycolyse et de la glycogenèse intracellulaire. De cette manière, l'hyperglycémie qui suit une prise alimentaire est ramenée rapidement à une valeur plus basse. Environ 2/3 du glucose absorbé dans l'intestin en période postprandiale sont temporairement stockés par ce moyen, de manière à échelonner leur remobilisation durant les périodes de « jeûne ». Ceci assure avant tout au SNC, qui est fortement dépendant du glucose, un apport suffisant en glucose relativement peu dépendant des prises alimentaires. L'insuline assure également le stockage des **acides animés** sous forme de protéines, principalement dans le muscle squelettique (*anabolisme*). Elle permet la **croissance** et influence la **répartition du K^+** dans l'organisme (cf p. 148).

Un **excès d'insuline** se traduit par une **hypoglycémie**, qui pour des valeurs < à environ 2 mmol/l (< 0,35 g/l) entraîne des désordres métaboliques cérébraux (avec possibilité de *coma*) pouvant rapidement aboutir à la mort : c'est le *choc hypoglycémique*.

Une absorption excessive d'hydrates de carbone (surcharge adipeuse) dépasse la capacité de stockage en glycogène si bien que le foie transforme le glucose en acides gras. Ceux-ci sont convoyés vers le tissu adipeux et accumulés sous forme de **triglycérides**. Leur mobilisation et le catabolisme des graisses en acides gras libres (*lipolyse*) est inhibé par l'insuline (cf. p. 220 et suiv.).

Le **diabète sucré** peut être causé par : 1. un manque d'insuline (**type I**) ; 2. une diminution du nombre de récepteurs fonctionnels à l'insuline (**type II,** comme par ex. dans l'obésité ou l'urémie) ; 3. une diminution de l'affinité des récepteurs à l'insuline (par ex. dans l'acidose ou par suite d'un excès de glucocorticoïdes) ; 4. une surabondance d'hormones hyperglycémiantes (glucagon, STH ; voir ci-dessous). Il est caractérisé par une augmentation de la concentration en glucose (**hyperglycémie**), pouvant conduire à la **glucosurie** (cf. p. 128, 142). De plus, dans les situations (1) et (3), il n'y a pas d'inhibition de la lipolyse (voir ci-dessus) ce qui signifie qu'une grande quantité d'**acides gras** est libérée. Bien qu'une partie des acides gras puisse être utilisée pour la production d'énergie par l'intermédiaire de l'acétyl CoA, les autres provoquent une augmentation de l'acide acétique et, à partir de là, d'acide β-oxybutyrique (*acidose métabolique*, cf. p. 114) et d'acétone (*cétose*). Puisque la synthèse hépatique des graisses est indépendante de l'insuline, une grande quantité d'acides gras libres est utilisée et s'accumule sous forme de triglycérides au niveau du foie (adipose hépatique).

Glucagon

Le glucagon est une hormone peptidique comprenant 29 acides aminés. Il est synthétisé dans les cellules A du pancréas. Comme l'insuline, il est stocké dans des *granules* et excrété par *exocytose*.

Les **stimuli** essentiels **entraînant la sécrétion de glucagon** sont la *faim* (*hypoglycémie*, **B**) et un excès d'*acides aminés*. Une excitation du sympathique (via les β-récepteurs ; **A**) et une diminutuion de la concentration plasmatique en acides gras provoquent également une sécrétion de glucagon. Une *hyperglycémie inhibe* la libération de glucagon.

Le glucagon (**A, B, C**) est un antagoniste de l'insuline ; son **effet principal** consiste à augmenter la glycémie et donc assurer partout l'approvisionnement en glucose par : a) une augmentation de la glycogénolyse (dans le foie et non dans le muscle), et b) une augmentation de la néoglucogenèse à partir du lactate, des acides aminés (dégradation des protéines = catabolisme) et du glycérol (provenant de la lipolyse).

Une augmentation de la concentration plasmatique en **acides aminés** élève la sécrétion d'insuline ce qui, en l'absence d'apport simultané de glucose, aboutirait à une *hypoglycémie*. Celle-ci est contrecarrée par une libération de glucagon (hyperglycémiant) provoquée également par les acides aminés. De plus d'ailleurs, le glucagon entraîne une augmentation de la néoglucogenèse à partir des acides aminés. Ainsi, ces derniers alimentent en partie le *métabolisme énergétique*. Si, par exemple, un patient reçoit une perfusion d'acides aminés pour stimuler la synthèse protéique, il faut, *en même temps*, lui administrer du *glucose* pour empêcher la combustion de ces acides aminés.

La **somatostatine (SIH)** est un inhibiteur de la libération d'insuline et du glucagon (action paracrine) ; elle diminue la vitesse d'assimilation de tous les nutriments au niveau du tube digestif. Les concentrations plasmatiques élevées en glucose, acides animés et acides gras favorisent sa libération. Les catécholamines inhibent sa sécrétion. La SIH a également un effet inhibiteur sur la motilité et la sécrétion du tube digestif. Ainsi, c'est probablement en partie par une boucle de rétroaction qu'elle empêche une surcharge alimentaire rapide. Elle peut aussi agir comme une hormone antiobésité.

La **somatotropine** (**STH**) agit à court terme comme l'insuline (par l'intermédiaire de la somatomédine) mais, à long terme, elle est hyperglycémiante (stimulation de la croissance).

L'influence des **glucocorticoïdes** sur le métabolisme des hydrates de carbone (**C**) est expliquée plus en détail à la p. 260.

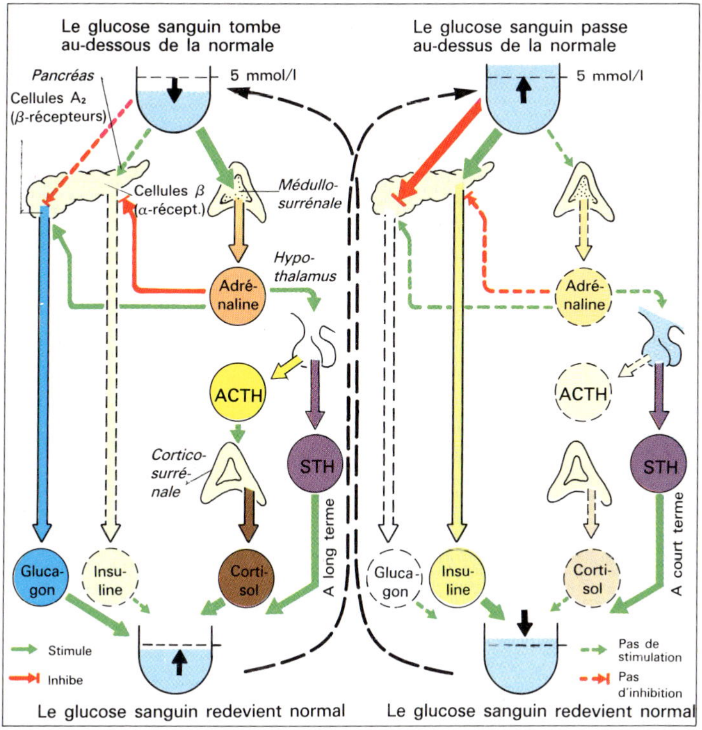

B. Régulation hormonale de la glycémie

Hormone	Insuline	Glucagon	Adrénaline	Cortisol
Fonction	Satiété ← Tampon → Faim		Alarme, Travail	Disponibilité
Glucose				
Absorption cellulaire	+ M,T		+ M	− M,T
Glycolyse	+	−	+	−
Néoglucogénèse	−	+	+	+
Glycogène Formation ⇄ Dégradation	F,M ←	F →	F,M →	F ←
Lipides Formation ⇄ Dégradation	F,T ←	T →	T →	T →

F = Foie M = Muscle T = Tissu adipeux

C. Action des hormones sur le métabolisme des hydrates de carbone et des lipides

Hormones thyroïdiennes

La thyroïde est formée de **follicules** arrondis (de 50 à 500 μm de diamètre), dont les cellules produisent les deux hormones thyroïdiennes : la **thyroxine** (**T_4** ; prohormone) et la **triiodothyronine** (**T_3** ; hormone active). Les cellules parafolliculaires ou cellules C synthétisent la **calcitonine** (cf. p. 256). T_3 agit sur la croissance et la maturation ainsi que, de diverses façons, sur le métabolisme.

T_3 et T_4 sont *stockées* dans le **colloïde** des follicules (**B**) où elles se lient à une *glycoprotéine*, la **thyroglobuline.**

Biochimie : Dans les *ribosomes* des cellules thyroïdiennes, la thyroglobuline (PN = 660 000 Dalton) est synthétisée à partir d'acides aminés puis elle migre dans les *appareils de Golgi* où elle se lie aux hydrates de carbone. Tout comme pour « l'exportation » de certaines protéines, la thyroglobuline est « emballée » dans une vésicule, puis libérée dans le colloïde par exocytose (**A** et cf. p. 12 et 13). Ici, et probablement du côté externe de la membrane, les **fractions tyrosine de la thyroglobuline** sont **iodées.** Cela nécessite de l'**iode** qui, à partir du sang, est **activement** (*ATP-dépendant*) enrichie 25 fois environ dans la cellule thyroïdienne sous forme d'ions iodures (**I^-**) (**B**). La **thyrostimuline** (**TSH**) de l'adénohypophyse, hormone de contrôle de la thyroïde, *stimule* cette absorption de I^- en augmentant sa capacité de transport (enrichissement en I^- jusqu'à 250 fois), tandis que d'autres anions (par exemple et dans l'ordre d'efficacité : ClO_4^-, SCN^-, NO_2^-) l'*inhibent* par compétition. A partir du stock intracellulaire de I^- (*pool I^-*), cet ion est continuellement extrait et *oxydé* en iode élémentaire ou en I_3^- par l'intermédiaire d'une **peroxydase** ; l'iode élémentaire, liée à une **iode transférase**, passe par exocytose dans l'espace folliculaire où il réagit aussitôt avec les 110 résidus tyrosine de la thyroglobuline. Par ce procédé, le groupement phénol des résidus tyrosyl est iodé en position 3 et/ou 5, si bien que la chaîne protéique contient maintenant deux résidus tyrosyne : **diiodotyrosine (DIT)** ou un seul **monoiodotyrosine (MIT)**. Les étapes de cette synthèse sont activées par la TSH et inhibées par le thiouracile, le thiocyanate, la résorcine, le glutathion et d'autres substances.

La structure tertiaire de la thyroglobuline est telle que les résidus de tyrosine iodés (restant dans le colloïde) peuvent s'unir les uns aux autres : le groupement phénol d'un DIT (ou MIT) va se coupler avec un autre DIT par une liaison éther, de telle manière que la chaîne de thyroglobuline va devenir une **tétraiodothyronine** et (pour une extension moindre) une **triiodothyronine** (**D**). Ce sont les formes de stockage des hormones thyroïdiennes T_4 et T_3.

La **TSH** stimule également la **libération de T_3 et T_4**, la thyroglobuline du colloïde entrant à nouveau dans la cellule par **endocytose** (**C** et cf. p. 12). Ces vésicules de pinocytose fusionnent avec les lysosomes pour former des *phagolysosomes* au niveau desquels la thyroglobuline est hydrolysée par des *protéases*. Par ce moyen, les hormones T_3 et T_4 sont libérées (environ 0,2 et 1-3 mol/mol de thyroglobuline) et rejoignent le flux sanguin où l'**I^-** des MIT et DIT, qui sont également libérées, est scindé par une déiodinase et redevient disponible pour une resynthèse hormonale.

T_3 et T_4 dans l'organisme : T_3 est 2 à 4 fois plus active que T_4 et agit plus rapidement (T_3 a son effet maximum en quelques heures, T_4 en quelques jours). T_3 ne provient qu'en partie de la thyroïde (20 %), la majeure partie (80 %) est produite au niveau des cellules-cibles par désiodation de T_4. C'est pourquoi T_3 est considérée comme la véritable hormone active et T_4 comme une *prohormone* (réserve).

La **conversion de T_4 en T_3** (essentiellement dans le foie et le rein) est catalysée par une 5'-déiodinase mycrosomale qui libère l'iode de l'anneau externe de T_4 (**D**).

Si, par contre l'atome d'iode enlevé provient de l'anneau interne (action de la 5-déiodinase), la T_4 est transformée en une *reverse T_3* inactive (**rT_3**). Normalement la production de T_3 et de rT_3 en périphérie est du même ordre de grandeur (25 μg/j). La formation de T_3 diminue et celle de rT_3 augmente durant le jeûne, du fait de l'inhibition de la 5'-déiodinase. Fait exceptionnel, la 5'-déiodinase hypophysaire (voir ci-dessous) n'est pas inhibée, si bien que la libération de TSH (non souhaitable dans ce cas) par rétroaction négative ne s'effectue pas.

T_3 et T_4 se trouvent dans le plasma dans un rapport de 1/100 et elles y sont liées à trois protéines différentes (ayant une affinité plus marquée pour T_4) : 1) une globuline fixant la thyroxine (« thyroxin binding globulin » = **TBG**) qui transporte les 2/3 de T_4 ; 2) une préalbumine fixant la thyroxine (« thyroxin binding prealbumin » = **TBPA**) qui transporte le reste de T_4, conjointement avec 3) une albumine. Des traces de T_3 et T_4 libres circulent dans le sang.

Régulation de la sécrétion des hormones thyroïdiennes : Contrairement à la plupart des autres hormones, la concentration plasmatique de T_3 et T_4 est relativement constante. L'hormone de contrôle est la **TSH** (adénohypophyse), elle-même sous l'influence de la **TRH** ou thyréostimuline (hypothalamus) par l'intermédiaire de l'AMP_c. La **somatostatine** hypothalamique inhibe la libération de TSH. L'effet de la TRH est modifié par T_3 : par exemple une augmentation de la concentration des hormones thyroïdiennes entraîne une diminution de la *sensibilité de l'adénohypophyse à la TRH* (diminution des récepteurs à TRH), se traduisant par une diminution de la sécrétion de TSH et, en conséquence, une diminution du taux de T_3 et T_4 (*rétroaction négative ;* cf. p. 238). (La T_4 est convertie en T_3 dans l'hypophyse par une 5-déiodinase très active : cf. p. 250). La sécrétion de TRH peut également être modifiée, par exemple, négativement par T_3 et T_4 (rétroaction) ou par des influences nerveuses (positivement, par exemple lorsqu'il fait froid).

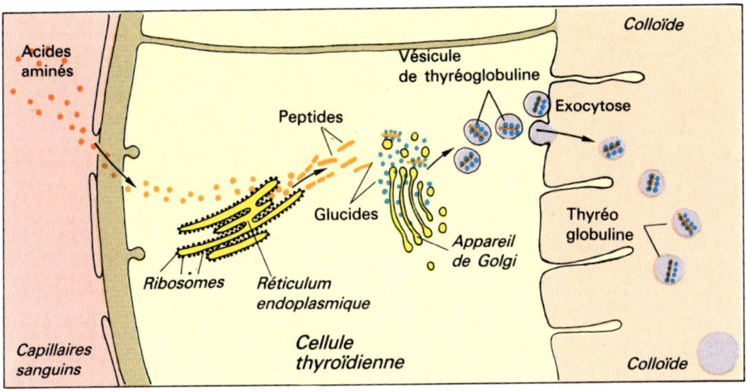

A. Synthèse de la thyréoglobuline

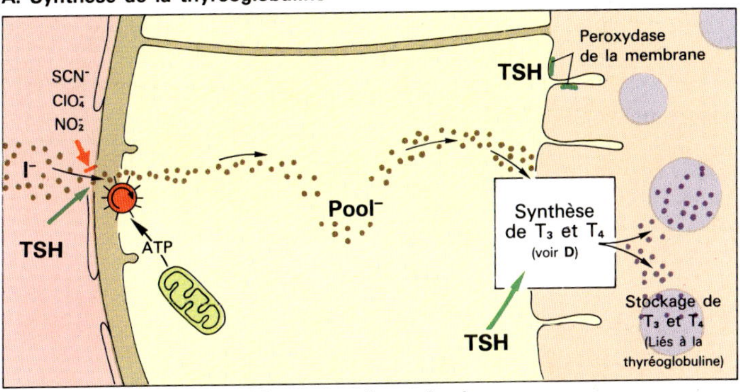

B. Absorption d'iode, synthèse et stockage des hormones

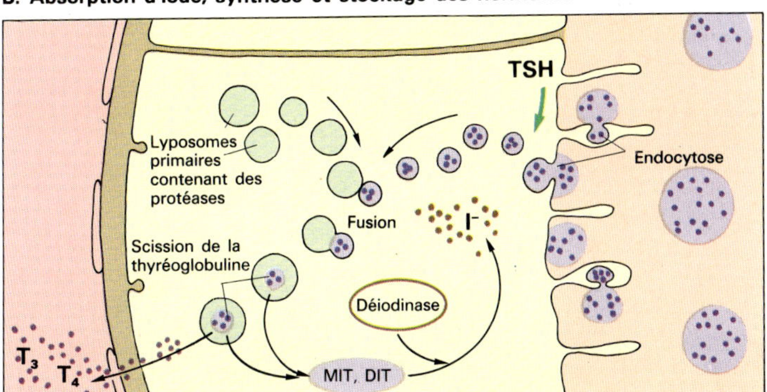

C. Sécrétion hormonale

Chez le nouveau-né, le froid semble stimuler la libération de TRH par voie nerveuse (thermorégulation, cf. p. 194). La T_3 ne semble pas être utilisée à des fins thermorégulatrices normales ou lors de situations aiguës (réaction trop lente), mais seulement pour « ajuster » la sensibilité du tissu adipeux et du cœur à l'adrénaline (voir ci-dessous).

Un **goitre** est une *hypertrophie* diffuse ou sous forme de nodosités *de la thyroïde*. La cause d'un goitre diffus peut être, par exemple, un *manque d'iode* dans l'eau de boisson qui entraîne un déficit en T_3 et T_4 ; celui-ci provoque notamment une augmentation de la sécrétion de TSH (cf. ci-dessus). Une augmentation chronique de TSH conduit à un goitre car les cellules folliculaires se multiplient sous son influence *(goitre hyperplasique)*. La synthèse de T_3 et T_4 augmente alors et peut normaliser la concentration sanguine de cette hormone : euthyroïdie. Souvent un tel goitre persiste même quand l'agent goitrigène a disparu (par exemple, le déficit en iode).

Un déficit en T_3 et T_4 (**hypothyroïdie**) peut apparaître quand la thyroïde hypertrophiée ne peut plus fournir suffisamment de T_3 et T_4 : *goitre hypothyroïdique*. Ce dernier se forme aussi lors de perturbations congénitales dans la synthèse de T_3 et T_4 (cf. ci-dessous), d'une destruction inflammatoire de la thyroïde, etc. Dans l'**hyperthyroïdie,** une tumeur de la thyroïde (nodule sécrétant) ou un goitre diffus *(maladie de Basedow)* produit trop de T_3 et T_4 indépendamment de la TSH. Dans ce cas, une **immunoglobuline thyréostimulante** se lie aux récepteurs à TSH et provoque ainsi la production de T_3 et T_4.

Les **effets des hormones thyroïdiennes** sont variés mais il n'existe pas vraiment d'organes-cibles spécifiques.

T_3 et T_4 sont, comme toutes les hormones stéroïdiennes, captées par les cellules-cibles ; cependant, elles ne nécessitent pas *de protéine réceptrice* spécifique. Le point d'impact intracellulaire de T_3 et T_4 est l'**ADN du noyau cellulaire** (*influençant la transcription* ; cf. p. 3). L'affinité des récepteurs nucléaires est 10 fois plus faibles pour la T_4 que pour la T_3. Les influences sur les **mitochondries** sont probablement secondaires. Sous l'action de T_3 et T_4, le nombre de mitochondries comme celui des crêtes mitochondriales augmentent (cf. p. 4 et suiv.), ce qui est à l'origine de la stimulation du métabolisme par T_3 et T_4.

Ayant une certaine analogie avec l'effet des catécholamines, **T_3** et **T_4 augmentent,** en général, **la consommation d'oxygène,** au cours d'une **activation des échanges énergétiques** et favorisent ainsi **la production de chaleur.** La T_3 joue un rôle important dans la thermorégulation (cf. p. 194). La température centrale et le métabolisme de base sont diminués dans l'hypothyroïdisme et augmentés dans l'hyperthyroïdisme sévère. T_3 et T_4 influencent en outre l'*efficacité d'autres hormones.* Par exemple, lors d'une hypothyroïdie, l'insuline, le glucagon, la TSH et l'adrénaline perdent leurs effets stimulateurs sur les échanges énergétiques. Au contraire, lors d'un hyperfonctionnement de la thyroïde, la sensibilité de l'organisme à l'adrénaline augmente, probablement parce que le T_3 stimule la synthèse de β-adrénorécepteurs.

T_3 et T_4 stimulent également la **croissance** et la **maturation,** en particulier *du cerveau* et *des os.* Un manque d'hormones thyroïdiennes *chez le nouveau-né* entraîne ainsi un retard de la croissance et de la maturation (par ex. *nanisme et ralentissement du développement sexuel*) et des troubles du SNC (*déficience intellectuelle, convulsions,* etc.) pouvant aller jusqu'au **crétinisme.** Un traitement par des hormones thyroïdiennes durant les six premiers mois de la vie peut empêcher, en partie, l'apparition de ces troubles.

Métabolisme de l'iode (**E**) : L'iode circule dans le sang sous trois formes : 1) *iode inorganique, I^-* (2 à 10 μg/l) ; 2) iode organique non hormonal (traces) sous forme de thyroglobuline iodée (MIT et DIT) ; et 3) iode combiné à T_3 et T_4 (35 à 80 μg d'iode/l) qui, elles-mêmes, sont liées aux protéines plasmatiques (« protein bound iodine » = **PBI**). 90 % de ce dernier sont inclus dans la T_4, fraction encore appelée « iode pouvant être extraite par le butanol » (« butanol-extractable iodine » = **BEI**). Quotidiennement, 150 μg environ de T_3 et de T_4 sont « consommés » (dans un rapport de 5/2). En cas de fièvre ou d'un hyperfonctionnement de la thyroïde, ce chiffre atteint 250 à 500 μg. L'iode excrété (**E**) doit être remplacé par un apport alimentaire : le sel marin (et par conséquent les animaux marins) et les plantes provenant de terrains riches en iode (céréales) en contiennent beaucoup. Un manque d'iode dans l'alimentation peut être compensé par une *adjonction d'iode dans le sel de cuisine.* Le *lait maternel* contient de l'iode et les *femmes allaitantes* ont un *besoin accru en iode* (environ 200 μg/jour).

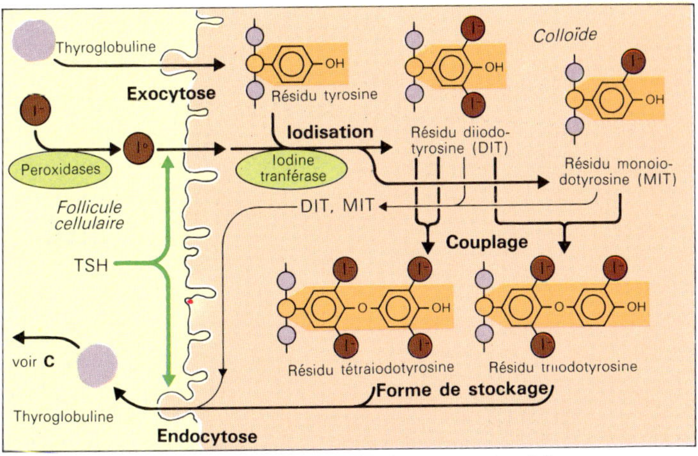

D. Synthèse, stockage et mobilisation des hormones thyroïdiennes

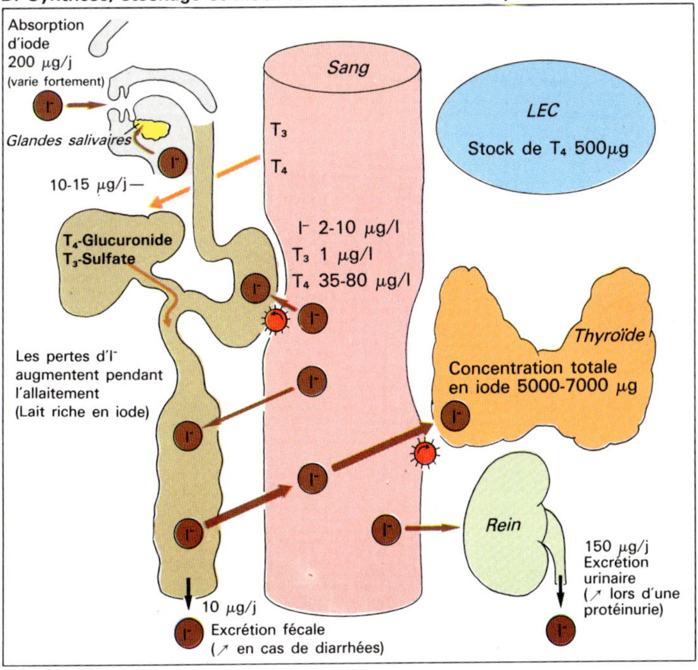

E. Régulation de l'iode

Régulation du calcium et du phosphate

Le **calcium (Ca^{2+})** joue un rôle important dans la régulation des fonctions cellulaires (cf. p. 15, 36, 44, 74 et suiv., 242 et suiv.).

Le Ca^{2+} représente 2 % du poids corporel dont 99 % se retrouvent dans le squelette et 1 % sous forme dissoute dans les liquides corporels. La **concentration du Ca^{2+} dans le sérum** est normalement de **2,3 à 2,7 mmol/l** (4,6 à 5,4 meq/l ou 9,2 à 10,8 mg/100 ml).

Environ 60 % du calcium filtre sous forme libre à travers les parois capillaires (par exemple dans le glomérule rénal) : 4/5 se trouvent sous forme **ionisée Ca^{2+}** et 1/5 sous forme complexée (phosphate de calcium, citrate de calcium, etc.). Les 40 % du Ca^{2+} sérique restants sont liés à des protéines et, ainsi, ne sont pas filtrables (cf. p. 10). Cette liaison avec les protéines est dépendante du **pH sanguin** (cf. p. 100 et suiv.) : elle augmente lors d'une alcalose et diminue lors d'une acidose (environ 0,21 mmol/l de Ca^{2+} par unité de pH). C'est la raison pour laquelle l'alcalose (due à l'hyperventilation par ex.) peut entraîner une *tétanie*.

Les **variations du taux de phosphate** sont en étroite **relation avec celles du calcium**, mais ne sont pas aussi étroitement régulées que ces dernières. L'entrée quotidienne de phosphate est d'environ 1,4 g, parmi lesquels 0,9 g en moyenne sont absorbés et sont aussi à nouveau excrétés par les reins. La *concentration sérique du phosphate* est normalement de 0,8 à 1,4 mmol/l (2,5 à 4,3 mg/100 ml). Les phosphates de calcium sont des sels *très peu solubles*. Si *le produit, concentration de Ca^{2+}* par *concentration de phosphate* dépasse une certaine valeur (**« produit de solubilité »**), le phosphate de calcium *précipite*. Ainsi, dans l'organisme vivant, les sels de phosphate de calcium se déposent essentiellement dans les *os* et, dans les cas extrêmes, dans d'autres parties du corps. Par exemple, si une solution de phosphate est administrée à un patient, la concentration sérique du calcium est, en conséquence, diminuée. En effet, « le produit de solubilité » étant dépassé, le phosphate de calcium se dépose dans les os (et éventuellement dans d'autres organes). Inversement, une diminution de la concentration sérique en phosphate entraîne une hypercalcémie car le calcium est alors libéré dans le sang à partir des os.

Pour maintenir le **bon équilibre du calcium** (**A**), il est nécessaire que les entrées du calcium contrebalancent ses sorties. L'**entrée du Ca^{2+}** est d'environ 12 à 35 mmol/j (1 mmol = 2 meq = 40 mg). Le lait, les fromages, les œufs et l'eau « dure » sont riches en Ca^{2+}. Normalement, les 9/10 sont éliminés par les **selles,** le reste par l'**urine**, quoique la réabsorption puisse atteindre 90 %, si l'entrée de Ca^{2+} est faible (**A**).

Pendant la *grossesse* et l'*allaitement*, la femme a un besoin accru de Ca^{2+} car, par l'intermédiaire du placenta (environ 625 mmol) ou du lait maternel (jusqu'à 2000 mmol), celui-ci est absorbé par l'enfant et intégré dans son squelette. C'est pourquoi un **déficit en Ca^{2+}** est souvent observé pendant et après une grossesse ; mais il existe aussi des cas pathologiques comme le *rachitisme* (dû notamment à un manque de vitamine D) ou un déficit en hormone parathyroïdienne *(hypoparathyroïdisme)*, etc.

Trois substances hormonales interviennent dans la régulation du Ca^{2+} : la *parathormone (PTH)*, la *(thyréo-)calcitonine* et la *vitamine D*. Elles agissent principalement **sur trois organes :** *l'intestin*, les *reins* et les *os* (**B** et **D**).

La parathormone (PTH) : La PTH est une hormone peptidique de 84 acides animés, et est formée dans les **glandes parathyroïdes (corpuscules épithéliaux).** La synthèse et la libération de l'hormone est *régulée par la concentration de Ca^{2+}* ionisé dans le plasma. Ce Ca^{2+} contrôle probablement l'absorption des acides aminés nécessaires à la synthèse de l'hormone. Si la concentration plasmatique de Ca^{2+} chute en-dessous de sa valeur normale (hypocalcémie), la libération de PTH dans le sang augmente, et inversement (**D**).

Les **effets de la PTH** tendent tous à élever la calcémie (préalablement abaissée) (**D**) :

a) Dans les **os**, les ostéoclastes sont activés (cf. ci-dessous) (*résorption osseuse* avec libération de Ca^{2+} et de phosphate).
b) Au niveau **intestinal,** l'*absorption de Ca^{2+} est indirectement* favorisée par le fait que la PTH stimule la formation de vitamine D dans le rein.
c) Au niveau **rénal,** la réabsorption de Ca^{2+} est augmentée. Ce phénomène est rendu nécessaire par afflux de Ca^{2+}, à ce niveau, consécutif à a) et b). De plus, la *PTH inhibe la réabsorption de phosphate* (cf. p. 151). L'hypophosphatémie ainsi obtenue stimule la libération de Ca^{2+} par les os et empêche la précipitation du phosphate de calcium dans le tissu (« produit de solubilité » ; cf. ci-dessus).

Une déficience ou une inactivité de la PTH (hypo- et pseudohypoparathyroïdisme) provoquent une **hypocalcémie** (instabilité du potentiel de repos → crampes → tétanos musculaire) et une déficience secondaire en vitamine D, tandis qu'un excès de PTH (hyperparathyroïdisme), ou une ostéolyse maligne perturbent la régulation du Ca^{2+} et se traduisent par une **hypercalcémie**, qui, lors d'épisodes prolongés, peut provoquer une décalcification (reins, etc.) et, si $[Ca^{2+}] >$ 3,5 mmol/l, un coma et des perturbations du rythme cardiaque (cf. p. 168).

La (thyréo-)**calcitonine (CT)** : La CT est comme la PTH une hormone peptidique (32 acides

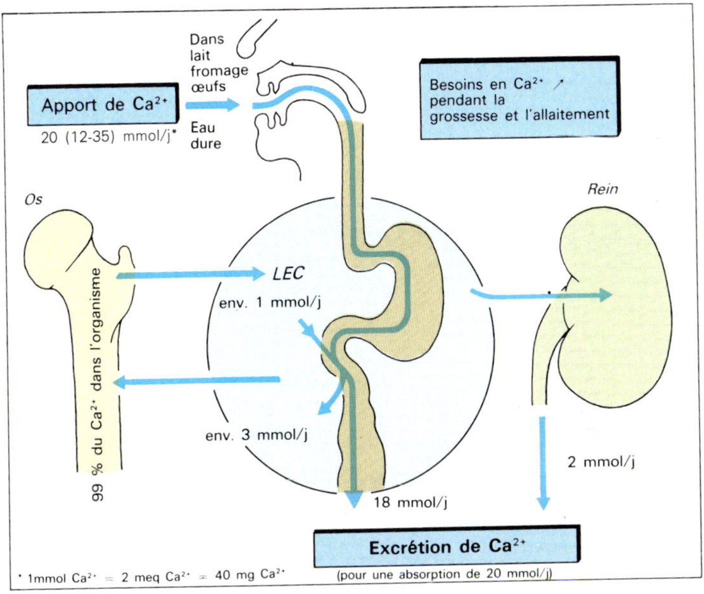

A. Régulation du Ca^{2+}

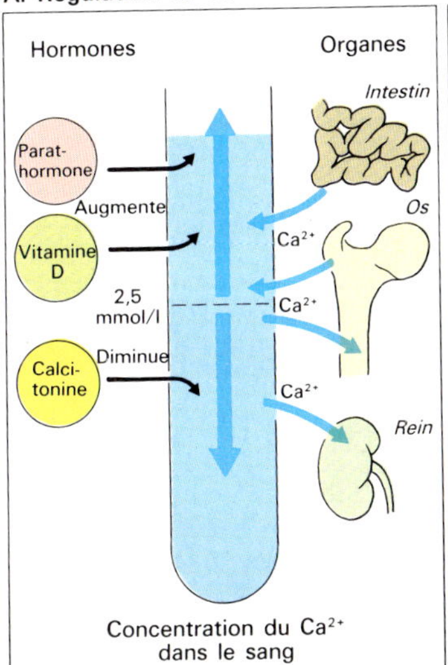

B. Influences hormonales sur la concentration de Ca^{2+} dans le sang

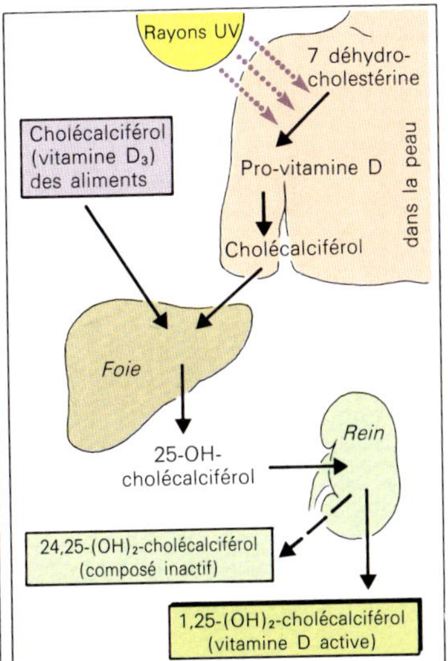

C. Synthèse de la vitamine D

aminés), synthétisée dans les cellules parafolliculaires, ou **cellules C** de la **thyroïde**. Une hypercalcémie augmente considérablement la concentration plasmatique de la CT ; une concentration de Ca^{2+} inférieure à 2 mmol/l donne un taux de CT non décelable. La CT diminue la concentration sérique de Ca^{2+} (préalablement élevée) par une action sur les os et les reins. a) Dans l'**os,** la CT inhibe l'activité ostéoclastique stimulée par la PTH (+ vitamine D), ce qui entraîne (au moins temporairement) une *augmentation de l'absorption de* Ca^{2+} par les os (**D**). b) Au niveau **rénal,** la *CT augmente l'excrétion de* Ca^{2+}.

Quelques **hormones gastro-intestinales** augmentent la libération de CT, ce qui facilite l'incorporation osseuse du Ca^{2+} absorbé en période postprandiale. Cet effet, ajouté à une possible influence retardatrice de la CT sur la digestion, empêche toute hypercalcémie postprandiale, laquelle entraînerait (dans cette situation indésirable) une inhibition de la libération de la PTH avec en conséquence une augmentation de l'excrétion rénale du Ca^{2+} venant d'être absorbé.

La **vitamine D** (= **calcitriol** = 1,25-$(OH)_2$-cholécalciférol) : Plusieurs organes sont impliqués dans la synthèse de cette hormone lipidique qui est en relation étroite avec les hormones stéroïdes (**C**). Au niveau de la peau, l'action des **rayons UV** (soleil, lampes solaires) permet la transformation du *7-déhydrocholestérol* en *provitamine D* (étape intermédiaire) puis en **cholécalciférol** (= **vitamine D_3** = **calciol**). Tous ces produits sont liés dans le sang à une **protéine de transport de la vitamine D** (α-globuline), pour laquelle le calciol a la plus grande affinité ; c'est donc lui est le mieux transporté. C'est pourquoi la provitamine D reste quelques temps dans la peau après irradiation solaire (stockage à court terme). Le calcidiol (voir ci-dessous) et le calcitriol sont aussi liés à la protéine de transport qui est produite en plus grandes quantités pendant la grossesse, sous l'influence des œstrogènes. Quand le rayonnement UV est médiocre, la vitamine D est produite en quantité insuffisante et le complément en *vitamine* doit être administré **oralement**. Les besoins sont de l'ordre de 400 unités soit 10 μg/j pour les enfants, la moitié pour les adultes. L'*ergocalciférol* (= *vitamine D_2*) provenant des plantes peut être utilisé en quantité égale à la place de la vitamine D_3 animale. Les étapes suivantes sont identiques pour les vitamines D_2 et D_3. Le cholécalciférol est transformé dans le **foie** en **25-OH-cholécalciférol** (= **calcidiol**). Ce produit est la principale *forme de stockage*, avec des concentrations plasmatiques de 25 μg/l et une demi-vie de 15 jours. Le **1,25-$(OH)_2$-cholécalciférol** (= **vitamine D** ; **C**) est formée dans le **rein** (et parfois dans le placenta).

La **régulation** de la formation de la vitamine D s'effectue par l'intermédiaire de la *1-α-hydroxylase* au dernier stade de la synthèse. La PTH (**D**) qui est libérée en grandes quantités lors d'hypocalcémie, de *déficience en phosphate sérique* ou en présence de *prolactine* (lactation) favorise cette synthèse. Celle-ci est ralentie par le fait que la vitamine D (a) rétablit la concentration plasmatique en Ca^{2+} et en phosphate par amélioration de la réabsorption intestinale (voir ci-dessous) et (b) inhibe aussi directement la libération de PTH (rétroaction négative).

L'**organe-cible** le plus important de la vitamine D est l'**intestin**, bien qu'elle ait également un effet sur les **os**, les reins, le placenta et les glandes mammaires (liaison aux récepteurs protéiques intracellulaires, altérations dans l'expression des gènes ; cf. p. 244). Aux concentrations physiologiques, elle accroît l'*absorption* intestinale du Ca^{2+} et la *minéralisation* du squelette. Cependant, à doses excessives, elle provoque une *décalcification* osseuse, cet effet étant potentialisé par la PTH. Dans le rein (cf. p. 151), le placenta et les glandes mammaires, la vitamine D semble augmenter le transport du Ca^{2+} et des phosphates.

Dans l'**hypocalcémie** transitoire, les os peuvent servir de tampon momentané (réserve) pour le Ca^{2+} (**D**), mais en définitive le déficit en Ca^{2+} est rétabli par un apport intestinal augmenté sous l'influence de vitamine D. Si par ailleurs, l'insuffisance en vitamine D est effective, comme dans les **déficiences en vitamine D** liées à un apport ou une absorption inadéquats (altération de la digestion des graisses), un rayonnement UV insuffisant ou par réduction de la synthèse en vitamine D (insuffisance rénale), une déminéralisation osseuse survient (*ostomalacie, rachitisme* chez les enfants). La raison principale de ces événements est une libération excessive de PTH consécutive à l'hypocalcémie chronique (hyperparathyroïdie compensatoire).

Métabolisme osseux

L'os est formé d'une **matrice** organique à l'intérieur de laquelle sont inclues des **substances minérales : Ca^{2+}, phosphate** (en tant que $Ca_{10}(PO_4)_6(OH)_2$), **Mg^{2+}** et **Na^+**. La matrice est essentiellement constituée d'une protéine, le **collagène,** contenant en grandes quantités un acide aminé : l'*hydroxyproline* (qui apparaît dans le plasma et dans l'urine lors d'une destruction de la matrice). Normalement, un équilibre s'établit entre la formation et la dissociation de l'os, mais il peut exister un déséquilibre passager. Les *cellules indifférenciées* de la surface osseuse peuvent être activées en **ostéoclastes** (par exemple par la PTH) et conduire à la résorption osseuse. Si leur activité est réprimée (par exemple par la CT et les œstrogènes), elles se transforment en **ostéoblastes** favorisant la formation osseuse. L'activité ostéoblastique est dépendante de la teneur en *phosphatase alcaline*. Cette enzyme produit localement une forte concentration en phosphate et provoque ainsi un dépôt de Ca^{2+} (par dépassement du « produit de solubilité »). La vitamine D accroît l'activité de cette enzyme.

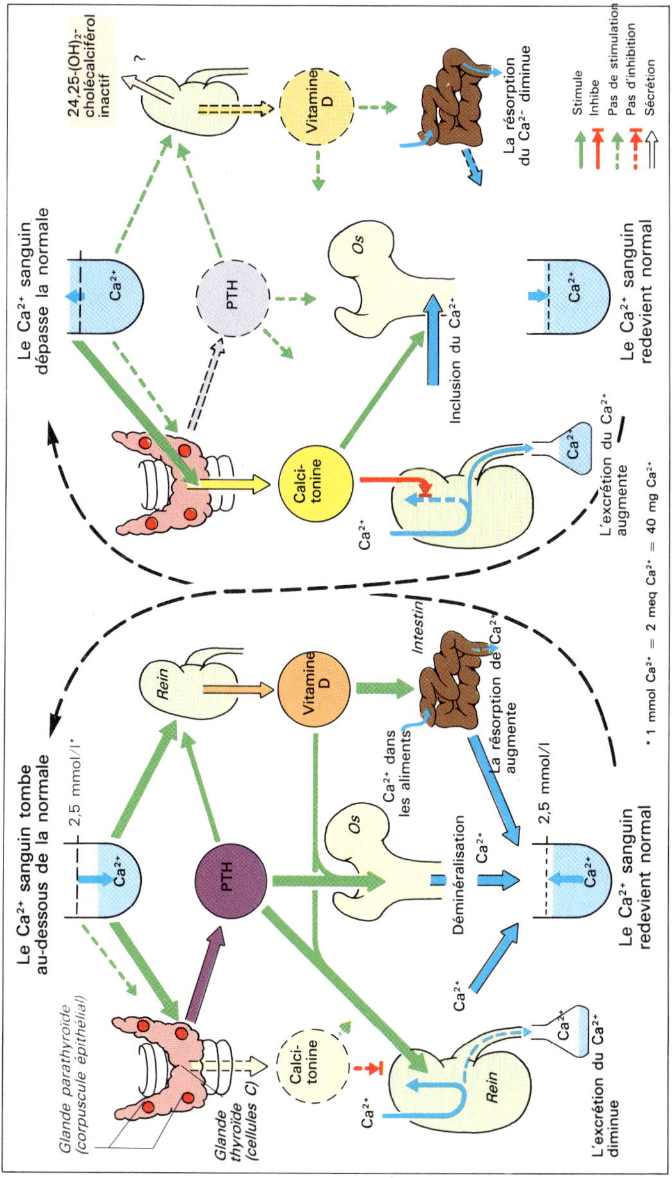

D. Régulation hormonale de la concentration de Ca^{2+} dans le sang

Biosynthèse des hormones stéroïdiennes

Le **cholestérol** est la substance de base des hormones stéroïdiennes (**A**). Il est synthétisé dans le *foie* et dans les glandes endocrines à partir de l'*acide acétique activé (acétyl CoA)* et en passant par des stades intermédiaires (squalène, *lanostérol*...). Le placenta, qui produit également des hormones stéroïdiennes (cf. p. 268), ne peut pas synthétiser le cholestérol et doit l'extraire du sang (cf. p. 222). Les hormones stéroïdiennes sont stockées en faible quantité sur le lieu de leur production (corticosurrénales, ovaires, testicules). En cas de besoin, elles doivent donc être synthétisées à partir de la réserve cellulaire de cholestérol (et d'acide ascorbique).

Le cholestérol contient 27 atomes de C (cf. numérotation, **A,** en haut à gauche). Après plusieurs étapes intermédiaires, le **prégnénolone** (21 atomes de C), substance de départ des hormones stéroïdiennes, est formé (**A, a**). A partir du prégnénolone, la **progestérone** est synthétisée (**A, b**). Cette dernière est non seulement une hormone active (hormone sexuelle femelle) (cf. p. 262 et suiv.) mais aussi une étape à partir de laquelle toutes les autres hormones stéroïdiennes peuvent être formées : 1. les hormones de la corticosurrénale (**CSR**) avec 21 atomes de C (**A**, en jaune et orange) ; 2. les hormones sexuelles mâles (androgènes ; cf. p. 270) avec 19 atomes de C (**A,** en vert et bleu) ; 3. les hormones sexuelles femelles (œstrogènes ; cf. p. 262 et suiv.) avec 18 atomes de C (**A,** en rouge).

Les substances de base de la synthèse des hormones stéroïdiennes sont présentes dans toutes les glandes hormonales stéroïdiennes. Le type d'hormone et le lieu de production sont en définitive fixés par : 1) la présence, ou non, de *récepteurs* spécifiques à une hormone de contrôle de rang supérieur (ACTH, FSH, LH) ; 2) la prédominance d'un type *d'enzyme* intervenant sur la structure moléculaire des stéroïdes dans les cellules de la glande hormonale concernée. La corticosurrénale contient des **17-, 21-** et **11-hydroxylases,** enzymes qui introduisent un groupement OH sur l'atome de C correspondant. Une hydroxylation sur l'atome C21 (**A, c**) rend le stéroïde inattaquable par la 17-hydroxylase. Ainsi, dans la *zone glomérulaire* de la **CSR,** seuls les **minéralocorticoïdes** (cf. p. 150, c'est-à-dire la **corticostérone** et l'**aldostérone**) (**A, d** et **e**) peuvent être synthétisés. Si l'hydroxylation a d'abord lieu sur l'atome C17 (**A, f** ou **g**), la voie de synthèse conduit d'une part aux **glucocorticoïdes** (*zones fasciculées et réticulées de la CSR ;* **A, h, j, k**) et d'autre part aux 17-cétostéroïdes (groupement cétone sur le C17 ; **A, l** et **m**). Les deux groupes d'hormones peuvent également être synthétisés, en contournant la progestérone à partir du **17αOH-prégnénolone** (glucocorticoïdes : **A, g, n, h,** etc. ; 17-cétostéroïdes : **A, g, m** ou **g, n, l**).

Les 17-cétostéroïdes peuvent conduire aux deux œstrogènes (cf. p. 266), **œstrone** et **œstradiol,** soit par une voie directe (**A, o-p**), soit par une voie indirecte ayant comme intermédiaire un androgène, la **testostérone** (**A, q-r-p**). Certaines cellules-cibles des androgènes (par exemple, la prostate) ont comme véritable substance active la **dihydrotestostérone** ou l'**œstradiol** synthétisées toutes deux à partir de la testostérone (**A, s** ou **r**, respectivement).

Les 17-cétostéroïdes sont synthétisés dans les gonades (ovaires, testicules) et dans la CSR. Ils apparaissent aussi dans l'urine, ce qui permet de les utiliser dans le *test à la métopyrone (méthopyrapone)* pour détecter la réserve d'ACTH : en effet, normalement, la sécrétion d'ACTH se trouve sous le contrôle (rétroaction) des glucocorticoïdes (cf. p. 260) ; la métopyrone inhibant la 11-hydroxylase (**A, d** et **j**), l'inhibition portant sur la stimulation de l'ACTH est levée et, chez l'homme sain, la formation des 17-cétostéroïdes se trouve augmentée. Si cela n'est pas le cas malgré une CSR saine, il faut conclure à une variation pathologique de la libération d'ACTH.

La **dégradation des hormones stéroïdiennes** se fait essentiellement dans le **foie.** Là, elles sont généralement conjuguées, par leur groupement OH, à des sulfates ou à des acides glucuroniques (cf. p. 130 et p. 214). Elles sont ensuite excrétées par la bile ou l'urine. La forme principale d'excrétion des œstrogènes est l'*œstriol* ; celle des progestatifs (progestérone, 17α-OH progestérone) est le *prégnandiol.* Son dosage dans les *urines* peut servir *de test de grossesse* (cf. p. 268). Une augmentation du taux d'œstrogènes chez l'*homme* (valeurs normales : cf. tableau p. 266), par exemple à la suite d'une diminution de la dégradation des œstrogènes (troubles hépatiques), provoque notamment une hypertrophie des glandes mammaires *(gynécomastie).*

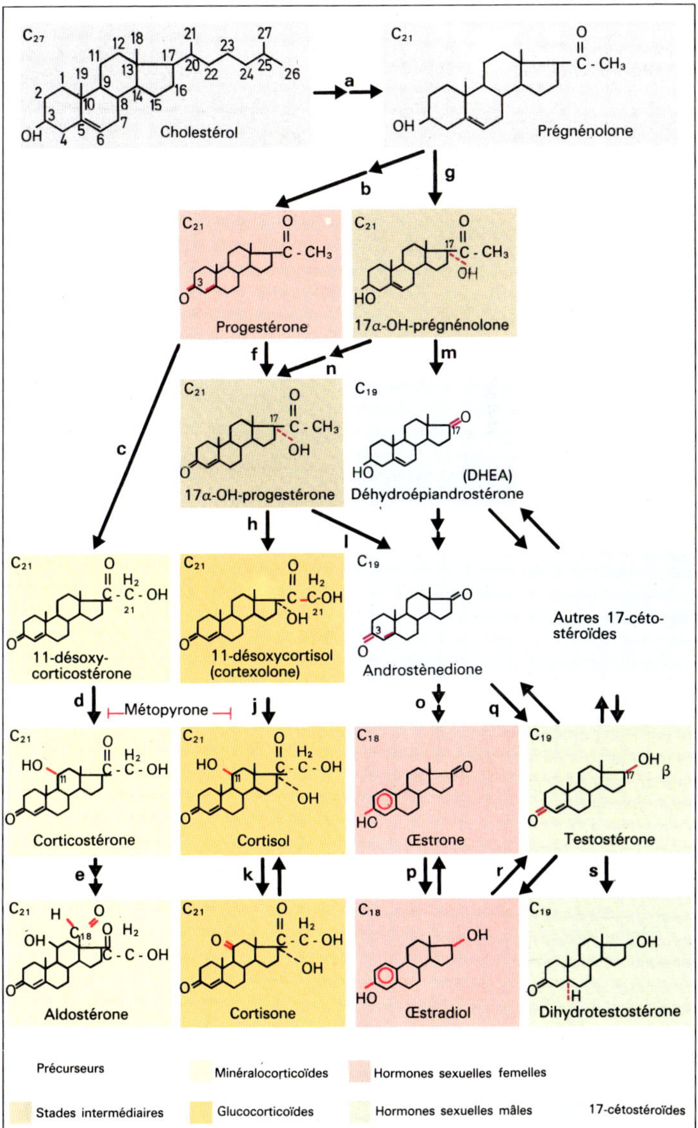

A. Biosynthèse des hormones stéroïdiennes

Corticosurrénale : glucocorticoïdes

La *zone glomérulée* (**A**) de la corticosurrénale (**CSR**) produit les **minéralocortico(stéro)ïdes** (aldostérone, corticostérone ; cf. p. 150 et p. 259) dont la fonction première est la rétention de Na^+ dans l'organisme (cf. p. 140). La *zone fasciculée* (**A**) synthétise surtout les **glucocorticoïdes :** le **cortisol** (**hydrocortisone**) et, en moindre quantité, la *cortisone* (cf. p. 259). La *zone réticulée* est la source principale des **androgènes, anabolisants actifs de la CSR** (déhydroépiandrostérone, notamment ; cf. p. 268 et suiv.).

Le rôle physiologique des **androgènes de la CSR** n'est pas encore clairement établi. Dans le cas d'un déficit pathologique (congénital) en 11- ou 21-hydroxylase (cf. p. 258) dans la CSR, la formation d'androgènes est augmentée, ce qui entraîne chez la femme une *masculinisation* (cf. p. 270).

En athlétisme de haute compétition, des stéroïdes de synthèse, à actions anabolisantes *(anabolisants)*, sont prescrits pour augmenter le développement musculaire.

Dans le sang, les **glucocorticoïdes** sont **transportés** sous forme liée à la *transcortine* (protéine de transport spécifique au pouvoir de liaison élevé) et à l'albumine.

Le **CRH** et l'**ACTH** sont responsables de **la régulation de la libération des glucocorticoïdes** (cf. p. 234 et suiv.). L'ACTH (qui provient de la POMC de l'antéhypophyse ; cf. p. 240) stimule la libération des hormones de la CSR, surtout celle des glucocorticoïdes (**A**). L'ACTH est également responsable du maintien de la structure de la CSR et de la disponibilité des précurseurs des hormones (cholestérol entre autres ; cf. p. 258). La **sécrétion d'ACTH** se trouve, d'une part, régulée par le *cortisol* (*rétroaction négative* en partie par le **CRH** ; **A** et cf. p. 238) et, d'autre part, augmentée par les catécholamines de la médullosurrénale (**A**). De plus, il existe un *rythme circadien* spontané de la sécrétion d'ACTH et, donc, de la sécrétion de cortisol (**B**, « valeur moyenne »). Les mesures répétées (à courts intervalles) des taux hormonaux montrent que la sécrétion d'ACTH, et par conséquent de cortisol, se fait de manière régulière toutes les 2 à 3 heures (**B**, courbe pointillée).

Des récepteurs protéiniques (**protéines réceptrices** ; cf. p. 244) des **glucocorticoïdes** se retrouvent dans les muscles squelettiques, le muscle cardiaque et les muscles lisses, dans le cerveau, l'estomac, les reins, le foie, les poumons et les tissus lymphatique et adipeux. Les **effets des glucocorticoïdes** essentiels sont de ce fait variés. Ils agissent notamment sur les fonctions suivantes :

1. **Métabolisme des hydrates de carbone et des acides aminés** (cf. également p. 247, **A** et p. 249, **C**) : le cortisol *augmente la concentration du glucose sanguin (« diabète stéroïdien »)* en consommant des *acides aminés* qui, ainsi, sont retirés du métabolisme protéique : *effet catabolisant des glucocorticoïdes.* Ceci entraîne une augmentation de l'*excrétion d'urée* (cf. p. 146).

2. **Cœur et circulation :** les glucocorticoïdes provoquent une *augmentation de la force de contraction cardiaque* et une *vasoconstriction* périphérique. Ces deux phénomènes sont dus à une *augmentation de l'effet des catécholamines* (cf. p. 176). De plus, les glucocorticoïdes favorisent la formation de l'angiotensinogène (cf. p. 152).

3. Au niveau de l'**estomac,** les glucocorticoïdes stimulent la production du suc gastrique. A forte dose, ils représentent donc un risque d'ulcère d'estomac (cf. p. 208).

4. **Reins :** les glucocorticoïdes ralentissent l'*excrétion de l'eau* et maintiennent un taux de filtration glomérulaire normal (cf. p. 124). A forte dose, ils ont le même effet que l'aldostérone (cf. p. 150).

5. Au niveau du **cerveau,** en cas de forte concentration de glucocorticoïdes, apparaissent, en plus de l'effet sur l'hypothalamus (**A**), des modifications de l'*EEG* et des *variations psychiques.*

6. A forte dose, les glucocorticoïdes ont des effets **anti-inflammatoires** et **anti-allergiques.** Ces effets sont dus, d'une part, à l'inhibition de la synthèse protéique et de la formation des lymphocytes, d'autre part, à l'inhibition de la libération de l'histamine (cf. p. 72) et enfin au blocage des lysosomes participant à la phagocytose (cf. p. 66).

Le **stress** entraîne une **réaction d'alarme** de l'organisme (cf. p. 290). Ainsi, les catécholamines libérées (cf. p. 58) augmentent la libération de l'ACTH qui, elle-même, augmente la sécrétion de glucocorticoïdes (**A**). La plupart des effets des glucocorticoïdes cités ci-dessus composent cette « réaction d'alarme » (mobilisation du métabolisme énergétique, augmentation du travail cardiaque...).

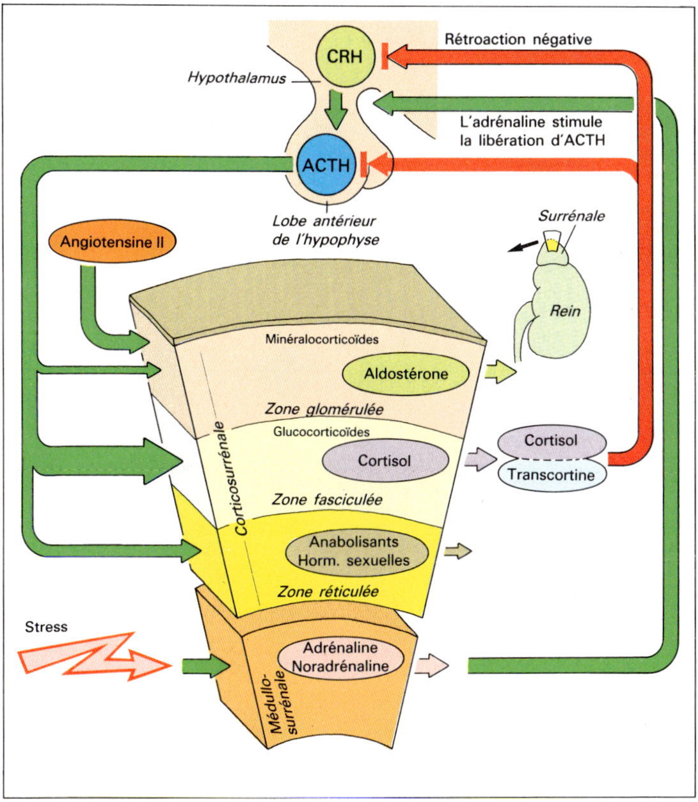

A. Surrénale

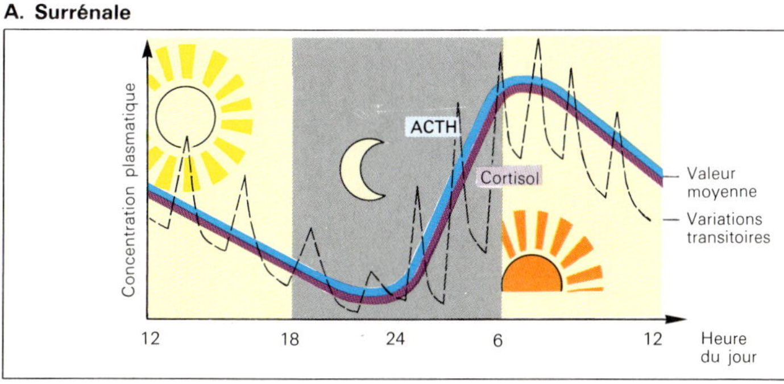

B. Rythme nycthéméral de la sécrétion d'ACTH

Cycle menstruel

Les sécrétions de **FSH, LH** et de *prolactine* (**PRL**) au niveau du lobe antérieur de l'hypophyse sont relativement constantes (et faibles) chez *l'homme ;* au contraire, chez la *femme,* une *sécrétion hormonale cyclique* se produit après la puberté. Les fonctions sexuelles de la femme se trouvent sous la dépendance d'un contrôle périodique (fréquence environ 1/mois). Le trait caractéristique de ce **cycle menstruel** est le **saignement menstruel,** se répétant environ tous les mois.

Les **hormones** qui jouent un rôle dans le cycle menstruel (cf. p. 234 et suiv. et p. 264) sont la **FSH/LH-RH** ou **gonadolibérine** (**Gn-RH**) et la **PIH** (= **dopamine**) qui commandent la libération des hormones du lobe antérieur de l'hypophyse (**FSH, LH** et **PRL**). Tandis que la *prolactine* agit surtout sur les *glandes mammaires* (cf. p. 264), FSH et LH agissent sur les **ovaires.** Ces dernières contrôlent donc essentiellement l'*hormone œstrogène* ou **œstradiol** (**E_2** ; cf. p. 266) et l'*hormone progestative* ou **progestérone** (**P,** cf. p. 267).

La **longueur du cycle** est de **21 à 35 jours.** Alors que la **seconde phase, phase sécrétoire** ou **phase du corps jaune** (phase lutéale) (**A**), a une durée assez régulière d'environ **14 jours,** la **première phase, phase proliférative** ou **phase folliculaire** (**A**), peut varier de **7 à 21 jours.** La durée de la phase folliculaire est déterminée par le temps de maturation du follicule. Contrairement à de nombreux animaux, l'« horloge » du cycle chez la femme se trouve donc dans l'ovaire. Pendant le cycle, à côté de variations corporelles et psychiques ont lieu des modifications périodiques au niveau de l'ovaire, de l'utérus et du col utérin (**A**) :

1er jour : début du saignement menstruel (durée de 2 à 6 jours).

Du 5e au 14e jour (durée variable, cf. ci-dessus) : **phase folliculaire ou proliférative.** Elle commence après la fin du saignement et se prolonge jusqu'à l'ovulation. Cette phase est nécessaire au développement de la muqueuse utérine (endomètre) qui se trouve ainsi préparée à recevoir un ovocyte fécondé (et donc prête pour la grossesse). Pendant cette phase, un **follicule** mûrit dans l'ovaire sous l'influence de FSH (**A**) et sécrète des quantités croissantes d'œstradiol (**E_2** ; cf. p. 266). Le **col** (orifice de l'utérus) est petit et fermé ; le mucus cervical se présente sous forme de longs filaments *(mucus filamenteux).*

14e jour (variable, cf. ci-dessus) : **ovulation.** *La production de E_2* par le follicule augmente fortement à partir du 13e jour environ (**A** et cf. p. 264). Il en résulte une augmentation de la sécrétion de LH qui provoque l'ovulation, suivie d'une élévation de la *température basale* (température corporelle prise le matin avant le lever) d'environ 0,5 °C (**A**). Au moment de l'ovulation, le mucus cervical est fluide et le col utérin légèrement ouvert, ce qui rend possible le passage des spermatozoïdes (cf. p. 266 et p. 270).

Du 14e au 28e jour : phase lutéale (phase du corps jaune) ou **phase sécrétoire.** Elle est caractérisée par le développement du **corps jaune** et par des modifications au niveau de la muqueuse utérine (**A**) : ses glandes se développent, prennent une forme spiralée (ainsi que les artères correspondantes). C'est au 22e jour que la muqueuse utérine réagit le plus fortement à la progestérone ; c'est à cette période qu'est possible la **nidation**. Si celle-ci n'a pas lieu, E_2 et P provoquent une inhibition de Gn-RH (cf. p. 264), entraînant une involution du corps jaune. La *chute rapide du taux de E_2 et P,* qui en résulte, provoque une constriction des artères de l'endomètre et donc une *ischémie.* Il s'ensuit une *desquamation de la muqueuse utérine* avec comme conséquence une **hémorragie menstruelle.**

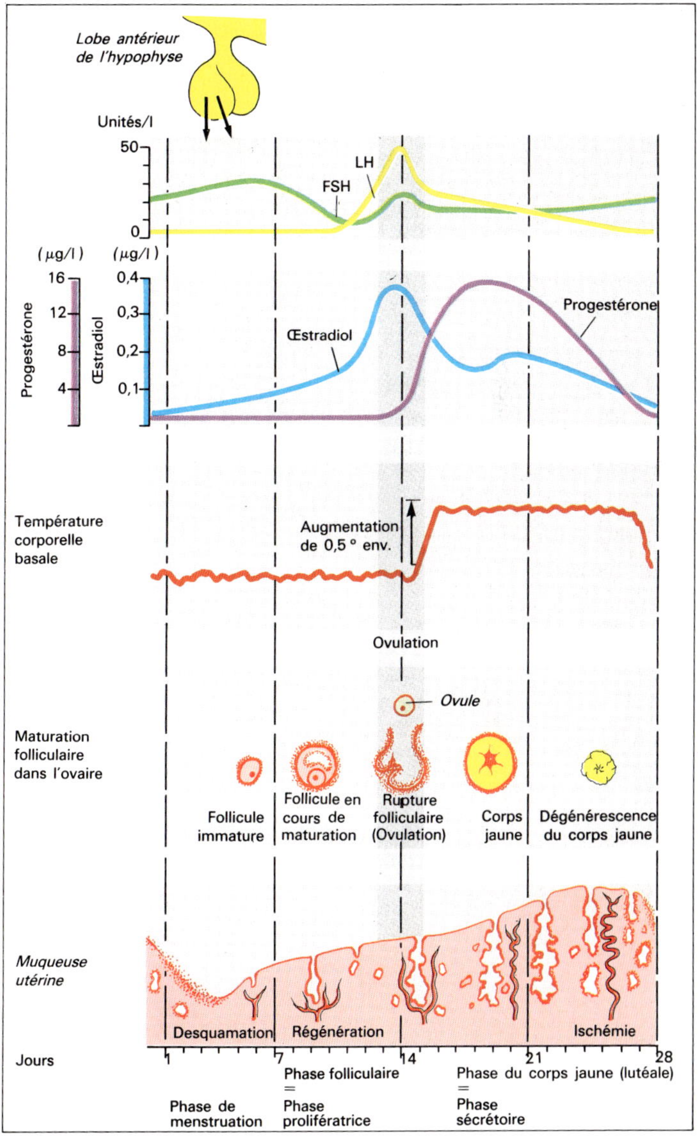

A. Cycle menstruel

Régulation de la sécrétion hormonale pendant le cycle menstruel

Chez la femme, la **gonadolibérine** ou **Gn-RH** stimule la libération de **FSH** et de **LH** par l'antéhypophyse (LA).

La Gn-RH est libérée par à-coups, c'est-à-dire à intervalle d'environ 1,5 h pendant la période pré-ovulatoire et de 3 à 4 h après celle-ci. Un rythme beaucoup plus rapide ou une libération continue ont pour effet de diminuer considérablement la sécrétion de FSH et de LH (stérilité). Cependant, il doit exister d'autres facteurs influençant leur libération ; en effet, pendant le cycle menstruel, la sécrétion de ces deux hormones varie de façon continue et de *façon relative l'une par rapport à l'autre.* La libération de ces hormones est influencée par le **système nerveux central (effets psychiques)** et, surtout, par l'**œstradiol** (E_2). Cette action de E_2 est à son tour modifiée par la **progestérone** (**P**).

Pendant la **phase folliculaire** du cycle menstruel, la sécrétion de **LH** reste relativement *basse* (**A** et cf. p. 262). Aux **12ᵉ-13ᵉ jours** (**A**), la production de E_2 provoquée par FSH stimule la libération de FSH et LH qui, à leur tour, entraînent une augmentation de la sécrétion de E_2 (et de P un peu plus tard). Cette **boucle de rétroaction positive** (cf. p. 238) conduit rapidement à des **taux importants de LH** (cf. p. 262) provoquant l'**ovulation** au **14ᵉ jour** (cf. p. 262). En l'absence de cette brusque augmentation de LH, ou si celle-ci est trop faible, l'ovulation n'a pas lieu et, de ce fait, il ne peut y avoir de grossesse (stérilité par absence d'ovulation).

Dans la **phase lutéale** du cycle menstruel (**A, 20ᵉ jour**), **E_2** et **P** ont une action **inhibitrice** sur la sécrétion de FSH et de LH. Ceci s'oppose aussi à la maturation d'autres follicules. Cette inhibition de la libération des gonadotropines par E_2 et P dans la seconde phase du cycle correspond à une **rétroaction négative.** Il en résulte que la *sécrétion de E_2 et P s'atténue en fin de cycle pour chuter fortement* vers le 26ᵉ jour. Cette chute déclenche, probablement, le *saignement menstruel.*

Si dès la première moitié du cycle, on administre simultanément *des œstrogènes et des progestatifs,* l'ovulation n'a pas lieu. La plupart des **inhibiteurs de l'ovulation** (anti-conceptionnels type « pilule ») reposent sur ce principe.

Prolactine

La sécrétion de prolactine (**PRL**) est inhibée par la *prolactostatine* (**PIH**), identique à la **dopamine** et stimulée par la *thyréostimuline* (**TRH**) (cf. p. 235 et suiv.). L'existence d'une **prolactostimuline** (**PRH**) est contestée. E_2 et P inhibent la libération de PIH (**A**), de sorte que la sécrétion de PRL augmente, en particulier au cours de la deuxième partie du cycle et durant la grossesse. Chez la femme, la PRL provoque (conjointement avec d'autres hormones) un **développement de la poitrine** durant la grossesse et stimule aussi la **lactogenèse** (formation du lait). La succion du mamelon maternel *(têtée)* déclenche une sécrétion particulièrement forte de PRL pendant l'allaitement. (L'*ocytocine* est nécessaire à l'*éjection du lait* ; cf. p. 240 et suiv.). Par ailleurs, la PRL augmente chez l'homme et la femme la libération de PIH par l'hypothalamus (rétroaction négative).

Le *stress* et certains *médicaments,* par exemple la morphine, la réserpine, la phénothiazine ainsi que plusieurs tranquillisants, inhibent également la sécrétion de la PIH et augmentent de ce fait celle de PRL. Une trop forte augmentation de PRL dans le sang (**hyperprolactinémie**) peut être provoquée par une tumeur produisant de la PRL mais aussi par une **hypothyroïdie** (cf. p. 252), au cours de laquelle l'augmentation du taux de TRH stimule la libération de la PRL. Chez les *femmes,* une hyperprolactinémie ne provoque pas seulement une formation de lait (indépendante de la grossesse ; *galactorrhée*) mais aussi des troubles du cycle avec absence de saignement menstruel *(aménorrhée)* et de l'ovulation, donc une *stérilité.* Ceci constitue un moyen de contraception chez de nombreux peuples primitifs dans la mesure où les mères allaitent pendant de longues années (cf. ci-dessus) et sont donc en principe stériles pendant cette période. Chez l'*homme,* qui a normalement un taux plasmatique de PRL analogue à celui de la femme non enceinte, une hyperprolactinémie provoque des troubles de la fonction testiculaire et de la libido.

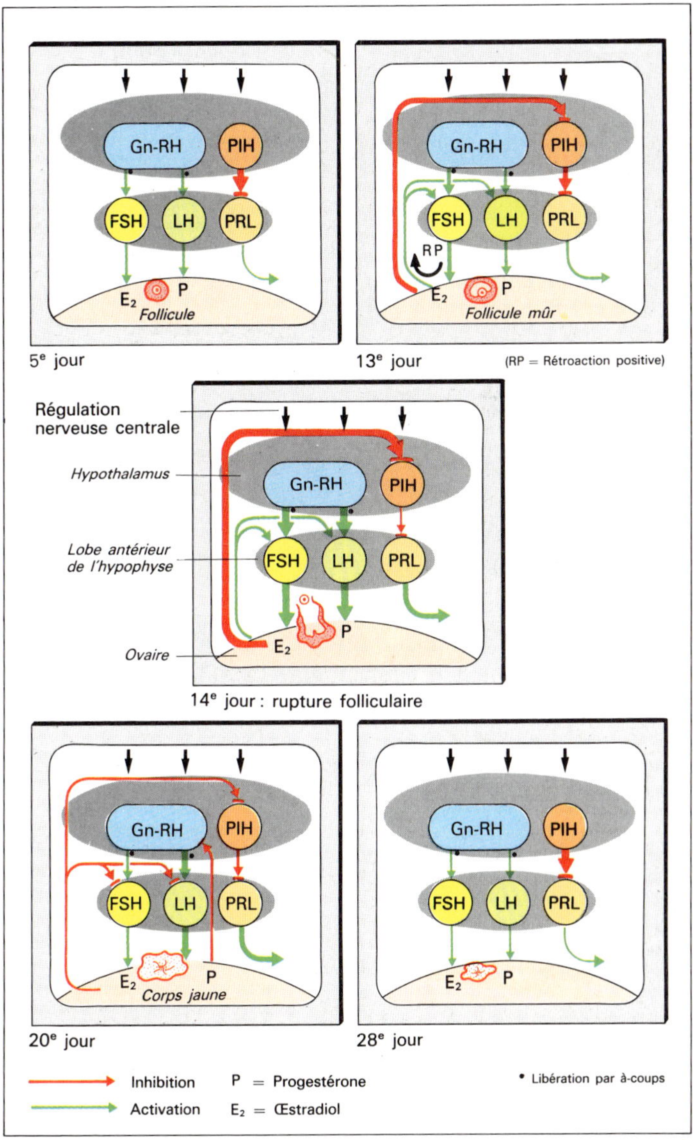

A. Action conjuguée des hormones pendant le cycle menstruel

Œstrogènes

Les œstrogènes jouent un rôle important dans le développement des caractères sexuels femelles (mais pas avec la même ampleur que ne le font les androgènes sur le développement sexuel mâle ; cf. p. 270). De plus, les œstrogènes stimulent le développement de la muqueuse utérine (cf. p. 262), le processus de la fécondation, etc. Enfin, un effet optimal de la progestérone (cf. p. 267) est souvent obtenu par l'action combinée des œstrogènes (par exemple pour la préparation de l'utérus).

Les œstrogènes sont des hormones stéroïdiennes à 18 atomes de C et sont essentiellement formés à partir du 17-cétostéroïde androstènedione (cf. p. 259). Les **lieux de leur synthèse** sont l'*ovaire* (cellules de la granulosa et de la thèque), le *placenta* (cf. p. 268), la *corticosurrénale* et les *cellules interstitielles de Leydig des testicules* (cf. p. 270). La testostérone est transformée en œstradiol dans quelques cellules-cibles à testostérone où il accomplit ses effets.

A côté de l'**œstradiol** (**E_2**), œstrogène le plus important, l'œstrone (E_1) et *l'œstriol* (E_3) ont également un effet œstrogénique mais plus faible (effets relatifs : $E_2/E_1/E_3$ = 10/5/1). E_2 est *transporté dans le sang*, lié à une protéine spécifique. Son principal **produit de dégradation** est E_3. Administré oralement, E_2 est pratiquement sans effet car il est en grande partie éliminé du sang dès le premier passage dans le foie. De ce fait, les *œstrogènes actifs par voie orale* doivent avoir une autre constitution chimique.

Effets des œstrogènes

Ovaire : E_2 favorise la *maturation du follicule et de l'ovule* (cf. p. 262 et suiv.).

Utérus : E_2 stimule la *prolifération de la muqueuse utérine* et augmente les contractions des muscles utérins.

Vagin : E_2 provoque un épaississement de la muqueuse et une augmentation de la desquamation des cellules épithéliales riches en glycogène. Le glycogène permet une plus grande production d'acide lactique par les bactéries (bacille de Döderlein), ce qui diminue le pH du vagin jusqu'à 3,5-5,5 et atténue les risques d'infection.

Col : l'orifice utérin constitue, avec le bouchon cervical, une barrière importante pour la pénétration des spermatozoïdes dans l'utérus (cf. p. 267). Les œstrogènes modifient la consistance de la glaire afin de favoriser la *migration des spermatozoïdes et leur survie* en période d'ovulation (cf. p. 262).

Fécondation : E_2 règle la *vitesse du cheminement de l'ovule* à travers l'oviducte (trompe). Il prépare également les spermatozoïdes (dans l'organisme femelle) à leur pénétration dans la membrane de l'ovule *(capacitation)*.

Influence sur d'**autres cellules endocrines :** E_2 agit sur les glandes endocrines de rang supérieur (cf. p. 265) et sur les cellules-cibles de la progestérone (cf. p. 267 et suiv.). **Sang :** les œstrogènes *augmentent la coagulabilité du sang* ce qui, par exemple, augmente le risque de thrombose chez la femme prenant la pilule. **Équilibre hydroélectrolytique :** au niveau rénal, ou local, E_2 entraîne une rétention d'eau et de sels, pouvant provoquer un œdème local (cf. p. 158). Cet effet a été utilisé pour « dérider » la peau à l'aide de produits cosmétiques contenant des œstrogènes. Au niveau du **squelette,** la croissance en longueur des os est freinée, la soudure épiphysaire accélérée et l'activité des ostéoblastes stimulée (cf. p. 256). **Métabolisme des lipides :** avant la ménopause, l'athérosclérose est rare chez la femme ; ceci pourrait être en partie expliqué par la baisse du taux de cholestérol provoquée par E_2. **Peau :** E_2 rend la peau plus mince et plus souple, réduit l'activité des glandes sébacées et augmente le dépôt de graisse dans les tissus sous-cutanés. **SNC :** les œstrogènes influencent le comportement sexuel et social, la réactivité psychique, etc.

Taux moyens de sécrétion d'œstradiol (mg/j) :

Homme	0,1
Femme :	
Phase menstruelle	0,1
Phase folliculaire	0,2 à 0,3
Ovulation	0,7
Phase du corps jaune	0,3
Grossesse	8 à 15

Progestatifs

L'hormone progestative la plus active, et de beaucoup, est la **progestérone** (**P**). Elle est sécrétée essentiellement pendant la **phase sécrétoire** du cycle menstruel (**phase du corps jaune**). Le **rôle principal** de la P est de préparer le tractus génital de la femme (utérus) à l'*implantation et au développement de l'œuf fécondé* et de *maintenir la grossesse.*

La P est une *hormone stéroïdienne* à 21 atomes de C (cf. p. 259). Les **lieux de synthèse** sont : le *corps jaune*, le *follicule* (cf. p. 264), le *placenta* (cf. p. 268) et, comme chez l'homme, la *corticosurrénale.*

La *biosynthèse* de la progestérone se fait à partir du cholestérol par l'intermédiaire du prégnénolone (cf. p. 259). Comme l'œstradiol (cf. p. 266), la P est dégradée en grande partie lors de son premier passage dans le foie ; c'est pourquoi son *administration orale* est pratiquement *inefficace.* La P est *transportée dans le plasma liée à une protéine* spécifique. Le *produit principal de sa dégradation* est le prégnandiol.

Effets de la progestérone : une *action préliminaire ou simultanée de l'œstradiol* (E_2) *est presque toujours nécessaire* à celle de la progestérone. Ainsi, pendant la phase folliculaire du cycle, E_2 accélère la synthèse des protéines réceptrices intracellulaires de P (cf. p. 244) ; pendant la phase du corps jaune, le nombre de ces récepteurs diminue à nouveau.

L'**utérus** est l'organe-cible le plus important de la progestérone : après une action préliminaire de E_2, la P stimule la *croissance du muscle utérin (myomètre) ;* elle provoque dans la *muqueuse utérine (endomètre),* préalablement élaborée par E_2, une transformation glandulaire (cf. p. 262) et en modifie l'approvisionnement des vaisseaux et la teneur en glycogène : passage d'un endomètre proliférateur à un endomètre sécrétoire. Ces modifications atteignent leur maximum vers le 22e jour du cycle. A ce moment, la P participe aussi, et d'une façon importante, à la *nidation* éventuelle d'un œuf fécondé. Une *action prolongée de la P entraîne* une régression de l'endomètre, rendant alors impossible une nidation (cf. p. 262). La P réduit, en outre, l'activité du myomètre, ce qui est particulièrement important pendant la grossesse.

Au niveau du **col**, la P modifie la *consistance du bouchon cervical* de telle sorte que les spermatozoïdes ne puissent plus le traverser. C'est sur ce dernier effet que repose l'*action contraceptive* de la P pendant la première phase du cycle.

Au niveau des **glandes mammaires,** la P stimule (conjointement avec la prolactine, la STH et d'autres hormones) le développement des canaux galactophores.

Influence de la P sur d'**autres cellules endocrines :** pendant la phase du corps jaune, la *P inhibe la libération de LH* (cf. p. 264). Des progestatifs proches de la progestérone administrés pendant la phase folliculaire auront donc pour effet d'inhiber l'ovulation. Cet effet inhibiteur joint à celui de la capacitation des spermatozoïdes (cf. p. 266) et à l'action sur le col (cf. ci-dessus) est responsable de l'effet contraceptif de la « **mini-pilule** ».

SNC : des doses élevées de P ont un effet anesthésique dû au produit de dégradation, le prégnénolone. La P favorise la prédisposition à des crises d'épilepsie. Elle a *une action thermogène* entraînant une augmentation de la température basale (cf. p. 263). Elle est probablement responsable des troubles du comportement et de l'état dépressif précédant le saignement menstruel ou se situant en fin de grossesse.

Au **niveau du rein,** la P inhibe légèrement l'action de l'aldostérone (cf. p. 140 et p. 150), ce qui a pour effet d'augmenter l'élimination de NaCl.

	Progestérone Sécrétion (mg/j)	Progestérone Concentration (µg/l)
Homme	0,7	0,3
Femme :		
Phase prolifératrice	4	0,3
Phase du corps jaune	30	15
Début de grossesse	90	40
Fin de grossesse	320	130
1 jour après l'accouchement	–	20

Régulation hormonale de la grossesse et de l'accouchement

Le **placenta** sert à l'alimentation et à l'approvisionnement en oxygène du fœtus (cf. p. 190 et suiv.) ; il en élimine les produits du métabolisme et couvre une grande partie des besoins hormonaux se manifestant pendant la grossesse. Les hormones de l'ovaire maternel sont également nécessaires au maintien de la grossesse, surtout à son début (**A**).

Le placenta humain produit les **hormones** suivantes : *œstradiol* (**E_2**), *œstriol* (**E_3**), *progestérone* (**P**), *gonadotrophine chorionique humaine* (**HCG**), une hormone appelée somatomammotropine chorionique humaine (**HCS**) ou hormone lactogène placentaire humaine (**HPL**), **FSH**, **POMC** (cf. p. 240) et d'autres encore.

En tant que glande endocrine, le placenta possède quelques **particularités :** sa production hormonale est (probablement) indépendante des rétrocontrôles normaux (cf. p. 238). Il produit tout aussi bien des hormones stéroïdiennes que des hormones protéiques. Ces dernières (**A**) dominent pendant le premier tiers de la grossesse (**phase de synthèse protéique**), les hormones stéroïdiennes dominent à la fin de la grossesse (**phase de synthèse stéroïde**, 2e et 3e trimestres).

Les hormones placentaires parviennent aussi bien dans l'organisme maternel que dans celui du fœtus. Les liens étroits qui existent entre la formation d'hormones chez la mère, le fœtus et le placenta (**A**) ont conduit à la notion d'**unité fœtoplacentaire**.

Pour la production de **P** et de **E_2**, le placenta est, contrairement aux autres glandes endocrines, dépendant de l'*approvisionnement en précurseurs* stéroïdiens adéquats (cf. p. 259) venant des *corticosurrénales* maternelles et fœtales (CSR, **A**). Chez le fœtus, la CSR est momentanément plus importante que le rein.

Ainsi dans le placenta, la **progestérone** se forme à partir du *cholestérol*, puis donne naissance dans la CSR fœtale à la *déhydroépiandrostérone (DHEA)* ; enfin, celle-ci est transformée dans le placenta en E_2 qui, à son tour, est métabolisée essentiellement en *œstriol* (E_3) dans le foie fœtal. Chez le fœtus mâle, la *progestérone* est transformée en *testostérone* (cf. p. 270) dans le *testicule*.

L'hormone peptidique **HCG** (« human chorionic gonadotropin ») est sécrétée en grande quantité au tout *début de la grossesse* (**A** et **B**). Ses *rôles* fondamentaux sont : a) dans la corticosurrénale fœtale, et en particulier dans la « *zone corticale fœtale* », de stimuler la production de DHEA et d'autres stéroïdes ; b) dans l'ovaire maternel, d'inhiber la formation des follicules et de maintenir la *fonction du corps jaune*, c'est-à-dire la *production de P et de E_2* (**B**). A partir de la 6e semaine de grossesse, ce rôle n'est plus nécessaire car le placenta produit suffisamment de P et de E_2.

La plupart des **tests de grossesse** sont basés sur la *détection* biologique ou immunologique *de HCG dans l'urine* (à partir du 6-8e jour après la fécondation).

Pendant la grossesse, les taux de sécrétion de E_2 et P augmentent de façon importante (cf. tableau p. 266) ; ces hormones et leurs produits de dégradation (œstriol et prégnandiol) sont alors excrétés en grandes quantités dans l'urine des femmes enceintes. Ceci peut être également utilisé pour le diagnostic de grossesse.

Le taux de **HCS** (human chorionic somatotropin), identique à **HPL** (human placental lactogen), croît de façon continue pendant la grossesse. Elle aurait pour rôle, notamment, d'influencer la *mammogenèse* (développement des seins) et de diriger la synthèse stéroïdienne dans la corticosurrénale et le placenta.

La **régulation hormonale de la naissance** n'est pas encore élucidée. On admet qu'à la fin de la grossesse, une augmentation de la libération d'ACTH dans le fœtus stimule la libération de *cortisol* par le cortex surrénalien (cf. p. 260), qui en retour inhibe la production placentaire de progestérone et favorise celle des œstrogènes. Il s'en suit une dépolarisation de la musculature utérine, une formation accrue de *gap junctions* (cf. p. 7) et une augmentation du nombre de récepteurs à l'ocytocine et aux catécholamines (récepteurs α). Ces réactions augmentent l'excitabilité utérine. Les récepteurs à l'étirement de l'utérus répondent à l'augmentation de taille et aux mouvements du fœtus par l'envoi de signaux nerveux à l'hypothalamus, entraînant ainsi une libération importante d'**ocytocine** qui déclenche les contractions utérines (rétroaction positive). Le nom d'okytocine (à la place d'ocytocine) serait dès lors plus approprié (du grec ὠκυτόκος = mise au monde rapide). Par ailleurs, l'ocytocine augmente la production de **prostaglandines** (cf. p. 235) dans l'endomètre ; leur arrivée dans le myomètre a un effet activateur sur celui-ci. Les *gap junctions* permettent à l'excitation spontanée des cellules pace maker du fundus de se propager d'une manière « homogène » dans le myomètre tout entier (à environ 2 cm/s) (cf. p. 44).

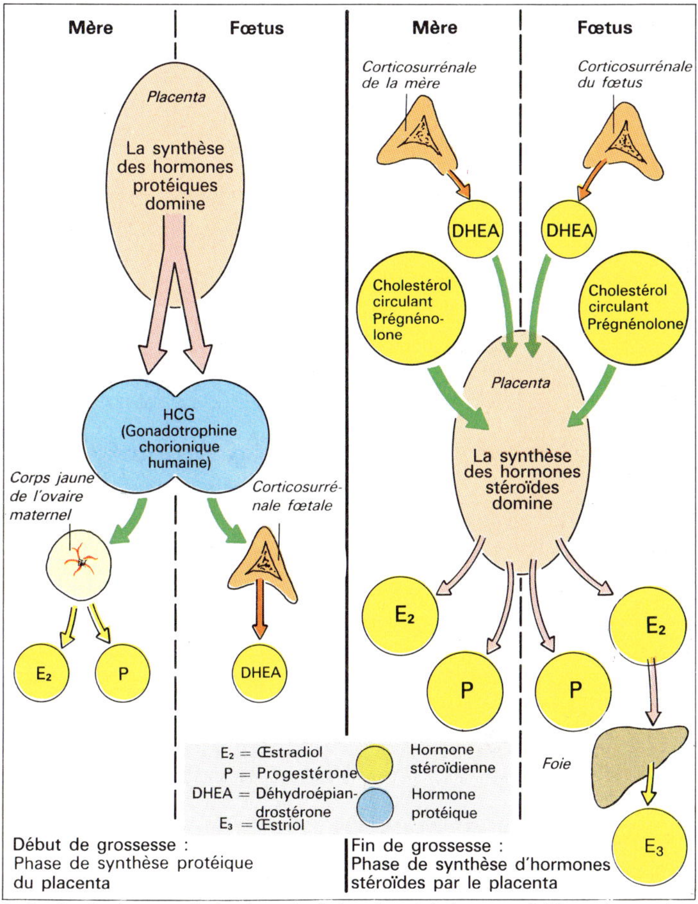

A. Production hormonale du placenta, de la mère et du fœtus : unité fœtoplacentaire

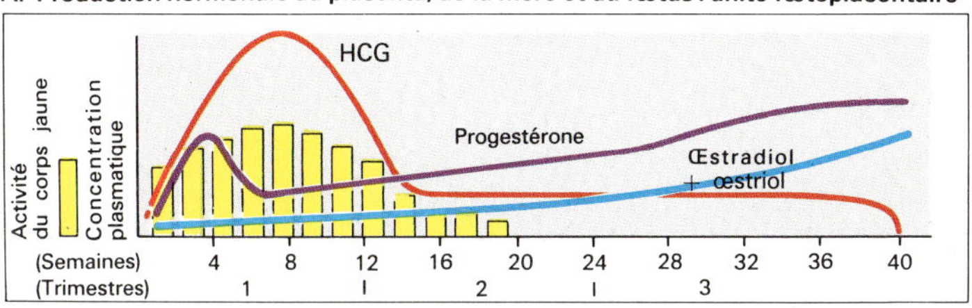

B. Concentrations hormonales dans le plasma pendant la grossesse

Androgènes, fonction testiculaire, éjaculation

Le principal représentant des androgènes (hormones sexuelles mâles) est la **testostérone** (**T**). Elle a pour **fonctions** essentielles de stimuler la différenciation sexuelle, la spermatogenèse et la pulsion sexuelle chez l'homme.

Les androgènes sont des *hormones stéroïdiennes* à 19 atomes de C. Outre la testostérone et la *5-α dihydrotestostérone* (**DHT** ; cf. p. 259), les *17-cétostéroïdes* (DHEA, etc.) sont également des androgènes mais leur action androgénique est moins importante. Le *taux de sécrétion* de la testostérone est chez l'homme (testicules) d'environ 7 mg/j (le taux diminue avec l'âge) et chez la femme (*ovaire, CSR*), d'environ 0,3 mg/j ; les concentrations plasmatiques sont respectivement de 7 et 0,5 µg/l. Comme les autres stéroïdes, la T est liée dans le sang à une protéine (**TeBG** ; **A**). Elle peut être métabolisée soit en DHT, soit en *œstradiol* (E_2 ; cf. p. 259), de sorte que la E_2peut être, tout comme la DHT, considérée comme une forme hormonale intracellulaire active (par ex. dans les cellules de Sertoli avant la puberté, et dans le cerveau).

La **régulation de la sécrétion de la T** s'effectue par les hormones du lobe antérieur de l'hypophyse, **LH** et **FSH.** L'hormone de contrôle est la Gn-RH qui, comme chez la femme, est libérée par à-coups (cf. p. 264), toutes les 2 à 4 heures. La **LH** (encore appelée **ICSH** chez l'homme) *stimule la sécrétion de la* **T** dans les **cellules interstitielles de Leydig** des testicules (**A**). La **FSH** stimule la formation d'une protéine de liaison (« récepteur » **BP**) dans les **cellules de soutien de Sertoli** des testicules (**A**). Par ailleurs, *la testostérone inhibe la sécrétion de LH par rétroaction négative.* L'existence d'une « inhibine » a été postulée pour la régulation de la sécrétion de FSH chez l'homme (**A**).

Outre son rôle essentiel sur la différenciation sexuelle mâle, le développement de la prostate et des vésicules séminales, la spermatogenèse, la T est responsable du développement des *caractères sexuels secondaires mâles* (croissance des organes génitaux, pilosité, aspect physique, volume du larynx et mue, sécrétion des glandes sébacées, acné, etc.). De plus, une sécrétion suffisante de T est nécessaire à une libido normale (**pulsion sexuelle**), à l'**aptitude à procréer** (*potentia generandi*) et à l'**aptitude à s'accoupler** (*potentia coeundi*) de l'homme.

La T a une action stimulante sur l'*hématopoïèse* (cf. p. 60) et une action **anabolisante** (cf. p. 260) ; ceci se traduit surtout par le développement de la musculature chez l'homme. Au niveau du **SNC**, la T a, en plus des actions déjà citées, un certain rôle dans le *comportement* (comme l'agressivité).

Différenciation sexuelle. Après détermination **du sexe génétique** (**chromosomique ; B**), les *gonades* (glandes génitales) suivent un développement spécifique à chaque sexe ; puis les *cellules germinales primaires* vont migrer à l'intérieur de celles-ci. Ultérieurement, le **développement et la différenciation des caractères sexuels somatiques** (physiques) et psychiques se font en l'absence de testostérone dans le sens d'une féminisation (**C**). La testostérone est nécessaire au **développement sexuel mâle** dans ces deux étapes (**C**) ; pour d'autres étapes (comme la descente des testicules dans le scrotum), un facteur supplémentaire, mais inconnu, doit être présent. Une surproduction d'androgènes, ou l'administration artificielle de T, peut entraîner une *masculinisation* de l'organisme féminin (**C**).

Fonction testiculaire : dans le testicule, en plus de la testostérone, les cellules germinales mâles (**spermatozoïdes**) sont formées en plusieurs étapes (*spermatogenèse* puis *spermiogenèse*). La **spermiogenèse** a lieu dans les *tubes séminifères* qui sont séparés de l'environnement par une *barrière hémato-testiculaire rigoureuse* (par ex. les cellules de Sertoli). La testostérone, nécessaire *à la maturation des spermatozoïdes des testicules* et de l'*épididyme*, ne peut franchir cette barrière que sous sa forme liée à la protéine de liaison (*BP* ; **A**).

L'**éjaculat** humain (liquide séminal, 2-6 ml) contient 35-200 millions de spermatozoïdes/ml mélangés au liquide spermal produit par la prostate et les glandes séminales, mais également du fructose, substrat nutritif des spermatozoïdes, et des prostaglandines qui favorisent la contraction utérine. Au maximum de l'excitation sexuelle (**orgasme**), le sperme est transporté de manière réflexe dans l'urètre postérieur (*émission*), dont la distension conduit à une contraction réflexe des muscles bulbocaverneux principalement et, dès lors, à l'expulsion de l'éjaculat (**éjaculation**). L'alcalinité du plasma séminal augmente le pH vaginal, ce qui est essentiel pour la motilité des spermatozoïdes qui doivent traverser les trompes de Fallope pour fertiliser l'ovule (pour cela un seul spermatozoïde est nécessaire).

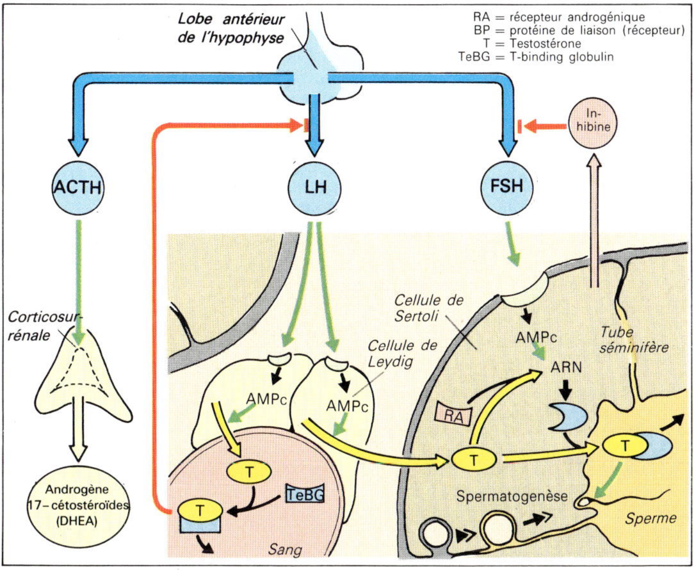

A. Régulation de la libération d'androgènes, action de la testostérone au niveau des testicules

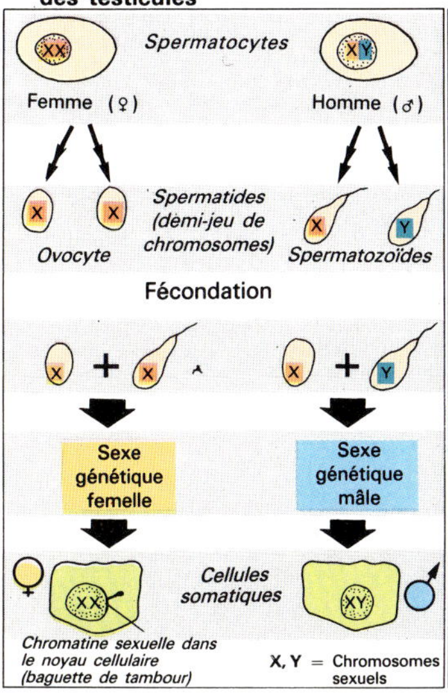

B. Détermination du sexe génétique

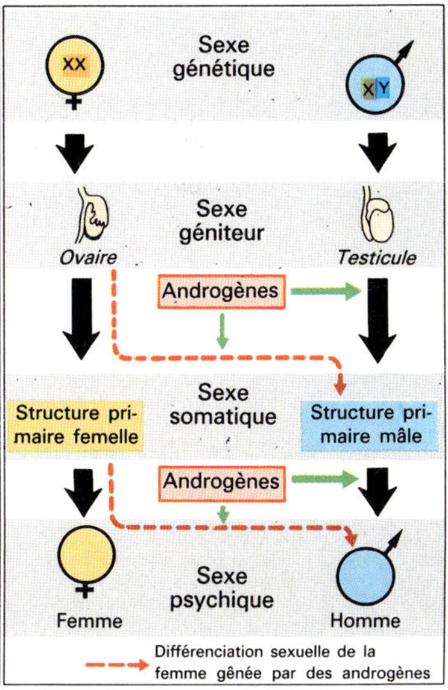

C. Influence des androgènes sur la différenciation sexuelle

Structure du système nerveux central

Le système nerveux périphérique (système nerveux de la vie de relation et système nerveux autonome) véhicule les informations *vers le SNC* (voies afférentes), ou *des centres vers la périphérie* (voies efférentes). Le rôle du SNC est d'examiner, d'évaluer (par ex. comparaison avec une information stockée) et d'intégrer les informations reçues et d'y répondre par des messages efférents. Le SNC est ainsi un organe qui intègre et coordonne les différentes fonctions.

Le **système nerveux central (SNC)** comprend le **cerveau** et la **moelle épinière** (**A**). Cette dernière est divisée en *segments* en rapport avec les vertèbres mais elle est plus courte que la colonne vertébrale (**A**). Cependant, les nerfs spinaux ne quittent le canal médullaire qu'à la hauteur de la vertèbre correspondante. Le **nerf spinal** (**B**) est formé de *fibres afférentes* qui vont de la **racine postérieure** vers le SNC et de *fibres efférentes* qui vont de la **racine antérieure** vers la périphérie. Un **nerf** est donc un faisceau de fibres nerveuses (cf. p. 22) ayant des fonctions et des directions en partie différentes.

En **coupe transversale, la moelle épinière** (**B**) présente une partie sombre, en forme de papillon, la *substance grise*. Dans ses cornes antérieures, elle renferme principalement les corps cellulaires des voies efférentes (essentiellement vers les muscles : motoneurones) et, dans ses *cornes postérieures*, les corps cellulaires des *interneurones* (neurones intermédiaires du SNC). Les corps cellulaires des fibres afférentes se trouvent *hors* de la moelle épinière, dans le *ganglion spinal*. L'autre partie de la moelle épinière est formée de *substance blanche* qui contient surtout les axones des voies ascendantes et descendantes.

Le **cerveau** prolonge la moelle épinière : il comprend le *bulbe* (**E1**), le *pont* (**E2**), le *mésencéphale* (**E3**), le *cervelet* (**C, E**), le *diencéphale* et le *télencéphale* (**C, D, E**). Les trois premières parties forment le **tronc cérébral**, qui dans l'ensemble, est structuré comme la moelle épinière et contient les corps cellulaires des *nerfs crâniens* (noyaux) et, parmi d'autres choses les *centres respiratoires* (cf. p. 104) et *circulatoires* (cf p. 176 et suiv.). Le **cervelet** est particulièrement important en ce qui concerne la motricité (cf. p. 284 et suiv.).

Le *thalamus* (**D4**), formation du **diencéphale**, constitue un relais important pour toutes les fibres afférentes (de la peau, des yeux, des oreilles, etc., mais aussi des autres parties du cerveau). L'*hypothalamus* appartient aussi au diencéphale (**D5**) ; il est le siège des centres végétatifs (cf. p. 290) et joue un rôle essentiel dans l'activité endocrine (cf. p. 240) de l'hypophyse voisine (**E6**).

Le **télencéphale** est formé de **noyaux** et d'**écorce cérébrale**. En ce qui concerne les noyaux, on peut citer, notamment, les **ganglions de la base**, importants pour la motricité : le *noyau caudé* (**D7**), le *putamen* (**D8**), le *pallidum* (**D9**) et en partie l'*amygdale* (**D10**). Cette dernière appartient, avec d'autres parties du cerveau comme le gyrus cingulaire par exemple (**E11**) au **système limbique** (cf. p. 290). Le **cortex**, partie externe du télencéphale, est divisé en quatre *lobes* (**C, D, E**) : frontal, pariétal, occipital et temporal, séparés par des *sillons* : sillon central (**C12, D12, E12**) et sillon latéral (**C13**). Les deux moitiés du télencéphale sont étroitement liées par le *corps calleux* (**D14, E14**). Le cortex est responsable de toutes les activités conscientes et de nombreuses activités inconscientes. C'est le lieu d'intégration de toutes les sensations conscientes, le siège de la mémoire, etc.

Le liquide céphalorachidien

Les cavités internes (*ventricules*) du cerveau renferment un liquide (**liquide céphalorachidien**) qui baigne aussi les espaces périphériques du SNC. Les deux ventricules latéraux (**D15, F**) sont reliés aux IIIème et IVème ventricules (**F**) et au canal central de la moelle épinière (**B**). Les plexus choroïdes (**D16, F**) produisent environ 650 ml de LCR par jour. Ce LCR est réabsorbé au niveau des villosités arachnoïdiennes (**F**). Les échanges de substances entre le sang et le LCR ou le cerveau sont plus ou moins inhibés, sauf pour le CO_2, l'O_2 et l'H_2O (*barrière hémo-encéphalique* ou *barrière hémoliquidienne*). Certaines substances, comme le glucose et les acides aminés, sont véhiculées selon des mécanismes de transport particuliers, d'autres, comme les protéines, ne peuvent pas passer la barrière hémo-encéphalique ; ceci doit être pris en considération lors de l'administration de médicaments (accessibilité liquidienne). Si le LCR ne peut pas s'écouler, le cerveau est comprimé ce qui est à l'origine de l'*hydrocéphalie* chez les enfants.

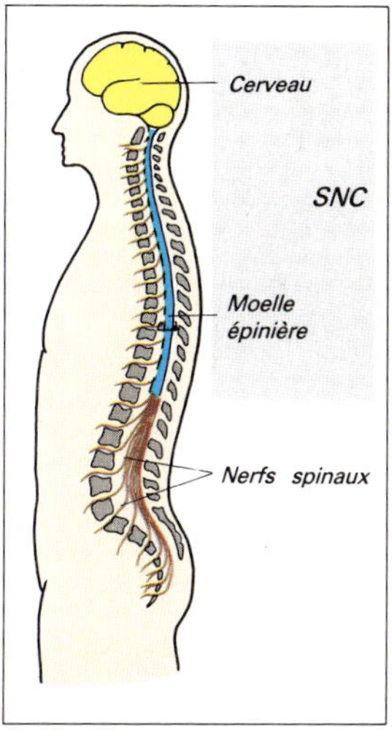

A. Système nerveux central (SNC)

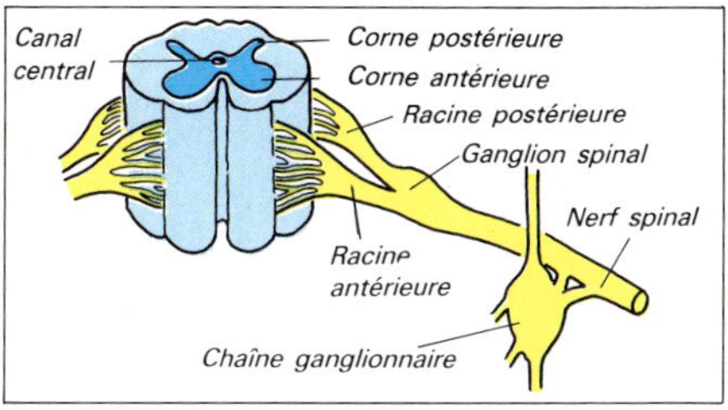

B. Section de la moelle épinière

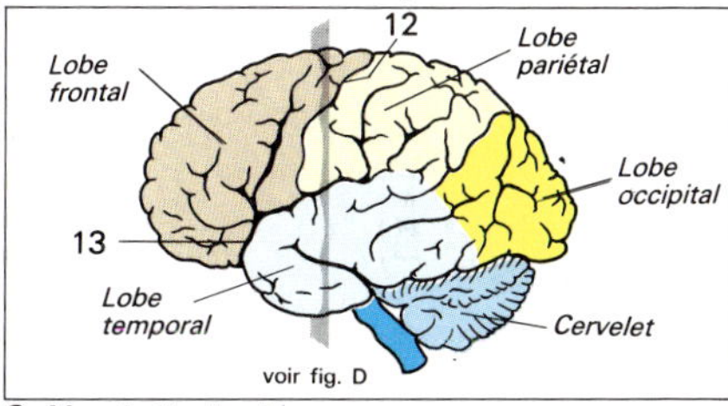

C. Vue latérale du cerveau

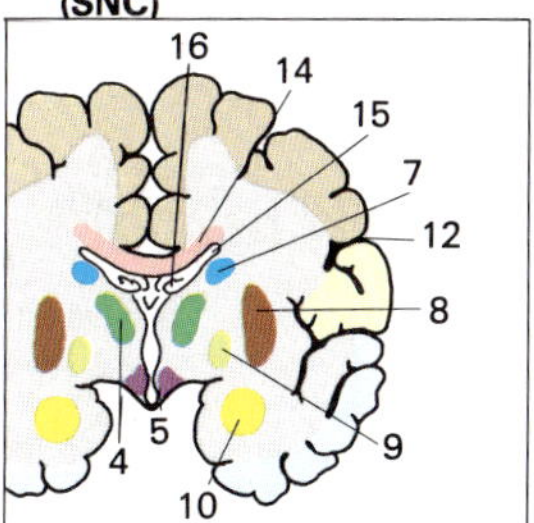

D. Cerveau : section (vue de la face arrière)

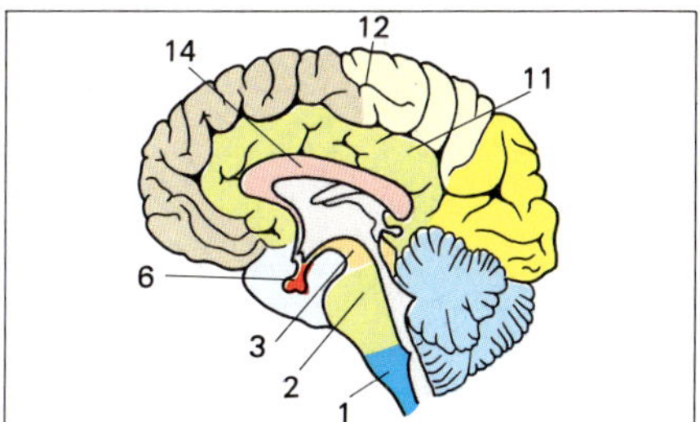

E. Cerveau : coupe longitudinale

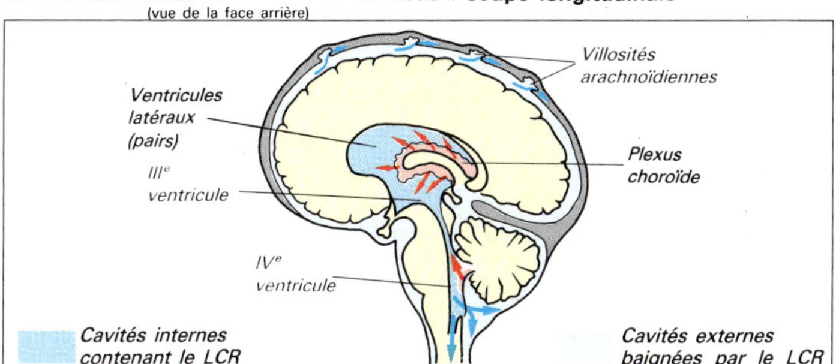

F. Cerveau : cavités contenant le LCR

Perception et traitement des stimulations

Par les **organes des sens**, nous captons dans l'environnement de très nombreuses **informations** (10^9 bit/s) dont une faible partie seulement (10^1 à 10^2 bit/s) nous devient *consciente* (**A**) ; le reste est traité par l'inconscient ou pas traité du tout. Les informations importantes (intéressantes) sont *choisies* par le cortex (le conscient), ce que traduisent bien les termes d'« épier » et de « guetter ». Inversement, nous *donnons* des informations (10^7 bit/s) à l'environnement (**A**) grâce à la *parole* et aux *mouvements* (mimique).

Bit (en anglais : binary digit) est une unité de mesure qui définit le *contenu en informations* ; bit/s définit donc un *flux d'informations* (une lettre vaut environ 4,5 bit, la page d'un livre vaut environ 1000 bit ; si on la lit en 20 s, on capte 1 000/20 = 50 bit/s. Une image télévisée transmet plus de 10^6 bit/s).

Les **stimulations** sont transmises à l'organisme sous *différentes formes d'énergie* (énergie électromagnétique pour les stimulations visuelles, énergie mécanique pour les stimulations tactiles, etc.). Pour ces stimulations, il existe des **récepteurs spécifiques**, groupés en **organes des sens** (œil, oreille) ou dispersés à la surface du corps (récepteurs de la peau) ou à l'intérieur de l'organisme (récepteurs de pression). Chaque type de cellule sensorielle est spécialisé pour enregistrer son **stimulus** propre, amenant ainsi une impression sensorielle spécifique (modalité). Dans beaucoup de cas, différentes *qualités* peuvent être perçues dans une seule modalité (par ex. le niveau et la fréquence d'un son dans l'oreille ; cf. p. 316 et suiv.).

A la **réception du signal** (**B**), chaque récepteur « choisit » parmi les informations de l'environnement celles qui lui sont appropriées ; les récepteurs tactiles de la peau par exemple (cf. p. 276) sélectionnent les informations concernant l'intensité de la pression. Dans le récepteur, la stimulation modifie les propriétés de la membrane de la cellule réceptrice (transduction), ce qui entraîne la formation d'un **potentiel récepteur** (*potentiel générateur, « réponse locale »*) : plus la stimulation est intense, plus le potentiel récepteur est *ample* (**C1**). Si l'amplitude de ce potentiel atteint un **certain seuil** (**B1**), il y a naissance d'un **potentiel d'action** PA (cf. p. 26 et suiv.) qui est véhiculé par la fibre nerveuse : il y a **transformation** du stimulus. Plus la stimulation *est forte, plus le potentiel récepteur est ample* et plus le *nombre de PA véhiculés* par le nerf est grand (**C2**).

L'information primitive est ainsi **codée** sous forme de **fréquence de PA**. L'information transmise est *décodée* à la *synapse suivante* (cf. p. 30) : plus la fréquence est élevée, plus la quantité de transmetteur (cf. p. 54) libéré est importante et plus le potentiel *post-synaptique d'excitation* (PPSE, cf. p. 30) est grand. Si ce dernier atteint à nouveau le seuil (**B2**), de nouveaux PA prennent naissance et l'information est *recodée*.

Le **codage sous forme de fréquence** a l'avantage de *transmettre plus sûrement le signal* que si c'était l'*amplitude* du potentiel qui servait de support à l'information : sur de longues distances (jusqu'à plus d'un mètre chez l'homme), l'*amplitude* du potentiel serait beaucoup plus facilement modifiée (et ainsi le signal erroné) que ne l'est la *fréquence* du PA. D'autre part, au niveau de la synapse, le signal est amplifié ou affaibli (par d'autres neurones) : la *hauteur* du potentiel se prête mieux à cette dernière modulation. D'autres méthodes permettent de coder le message en fonction de la durée de l'événement, de l'échantillonnage des impulsions, du début de la décharge, de l'augmentation ou de la diminution du stimulus, etc.

Les **afférences inhibitrices** ou **excitatrices** au niveau des synapses servent par exemple à « **contraster** » une information pendant son trajet vers le SNC (**D** et cf. p. 312) ; pour cela, des informations véhiculées par les fibres voisines sont atténuées : *inhibition latérale.*

Objectivement, la transformation des stimuli sensoriels peut être représentée, au fur et à mesure de leur intégration dans le SNC, par l'enregistrement des potentiels cellulaires. Cependant, le passage de l'information au niveau conscient ne peut être apprécié que **subjectivement.** En premier lieu, nous sommes capables de décrire des *impressions sensorielles* et des *sensations.* L'expérience et le raisonnement permettent d'interpréter l'événement et, par suite, de le *reconnaître.* Les figures d'un puzzle montrent qu'un seul et même individu peut ressentir (interpréter) la même impression sensorielle de différentes manières.

Les **autres concepts importants en physiologie sensorielle** sont : a) le **seuil absolu** (cf. p. 296, 306 et 316) ; b) le **seuil différentiel** (cf. p. 296, 306 et 322) ; c) la **sommation spatiale et temporelle** (cf. p. 306) ; d) l'**adaptation** (habituation, accommodation, cf. p. 306) ; e) le **champ récepteur** (cf. p. 312) ; f) les récepteurs **proportionnels**, récepteurs différentiels, récepteur P-D (cf. p. 276). Ces notions ne sont citées qu'à titre d'exemple aux pages indiquées mais elles peuvent être généralisées aux récepteurs.

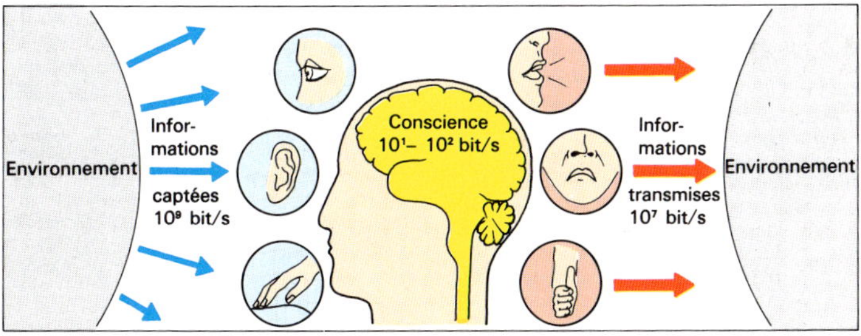

A. Informations captées, devenues conscientes et transmises à l'environnement

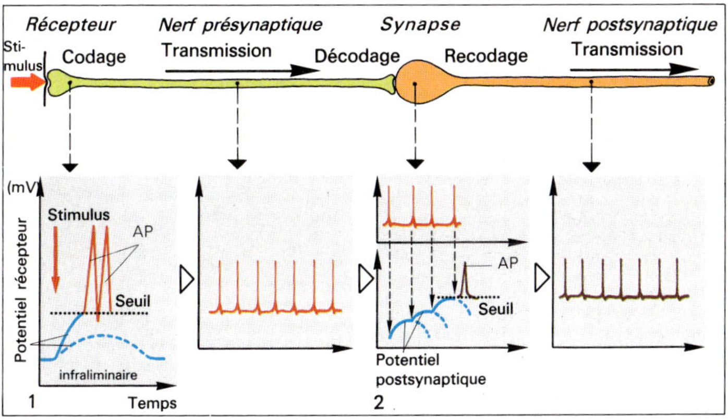

B. Traitement des stimulations et codage de l'information

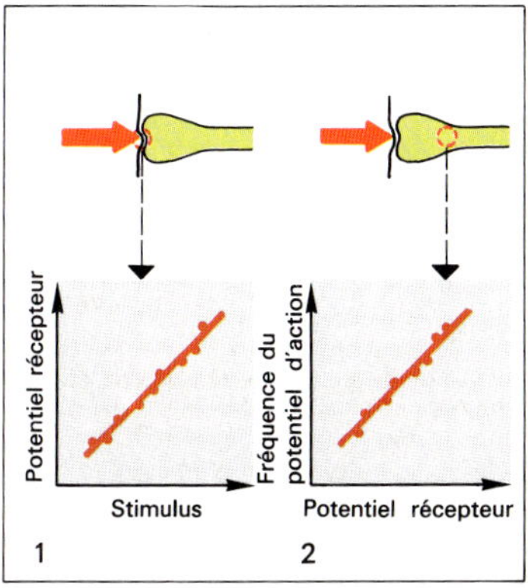

C. Rapport entre le stimulus, le récepteur et le potentiel d'action

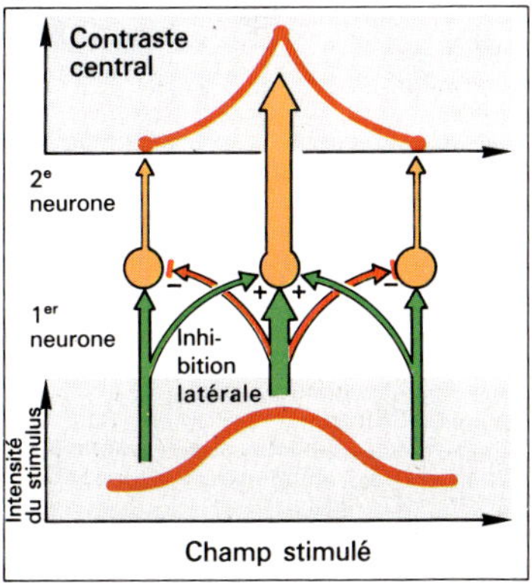

D. Contraste

Les récepteurs de la peau. La douleur

La peau est sensible à la *pression*, au *toucher*, aux *vibrations (tact)*, à la *température* et à la *douleur*. Cette **sensibilité superficielle** fait partie de la **sensibilité somatoviscérale**, tout comme la **sensibilité profonde** [récepteurs musculaires, articulaires et tendineux (cf. p. 278)] et la *sensibilité douloureuse profonde*.

Les *mécanorécepteurs* de la peau sont sensibles à *trois types de sensations tactiles* : la *pression*, le *toucher* et les *vibrations*.

Quand les *cellules de Merkel* (**A2**), ou *disques tactiles* (**A5**), sont stimulées à la suite de l'application de différentes pressions par exemple, on enregistre dans les fibres nerveuses correspondantes des PA dont la fréquence (impulsions/s) est *proportionnelle* à l'intensité de la **pression** appliquée (**B1**). C'est ainsi que l'on mesure l'*intensité* de la **pression** (détecteurs d'intensité). Les corpuscules de Meissner (**A1**) ou *récepteurs de la racine* du *poil* (**A4**) sont sensibles au toucher ; ici l'intensité de la stimulation (courbure d'un poil par exemple) n'intervient pas autant que la vitesse de variation de l'intensité de stimulation (**détecteurs de vitesse**) : le nombre des influx est dans ce cas proportionnel à la vitesse (**B2**). Les *corpuscules de Pacini* (**A3**) sont spécialisés dans l'enregistrement des **vibrations**. Ils ne répondent que par une *impulsion* à une variation *unique* de l'intensité de la stimulation, quelle que soit la vitesse de la variation. Mais si (comme dans le cas d'une vibration), cette vitesse varie constamment (en d'autres termes, si l'*accélération* du déplacement de la peau est plus ou moins importante), on enregistre une fréquence d'impulsions proportionnelle à cette accélération sur les fibres nerveuses correspondantes (**B3**). De tels **récepteurs d'accélération** se trouvent non seulement dans la peau, mais aussi dans les tendons, les muscles et les capsules articulaires, ce qui montre qu'ils jouent aussi un rôle dans la *sensibilité profonde* (cf. p. 278).

On appelle aussi **récepteurs proportionnels** (**P**) les récepteurs du type détecteurs d'intensité, et **récepteurs différentiels** (**D**) les récepteurs du type détecteurs d'accélération. Les récepteurs **P-D** sont des récepteurs mixtes comme ceux qui détectent la *position d'une articulation* (sensibilité profonde) : la vitesse de la variation de position est codée par une fréquence passagèrement élevée des impulsions (**D**, sommet de la courbe) ; la position définitive de l'articulation est définie par la fréquence constante des impulsions qui suivent (**D**). Des discussions se poursuivent encore afin de déterminer si cette réception P-D se produit dans l'articulation elle-même ou dans les fuseaux (cf. p. 278) des muscles.

Il existe des **récepteurs thermiques** pour les températures inférieures à 36°C (*récepteurs au froid*) et des récepteurs thermiques pour les températures supérieures à 36°C (*récepteurs au chaud*). Plus la température est basse (entre 36° et 20°C), plus la fréquence des impulsions dans les fibres nerveuses qui innervent les **récepteurs au froid** est élevée ; c'est l'inverse qui se produit pour les **récepteurs au chaud** (entre 36° et 43°C) (**C**). Entre 20°C et 40°C, on constate une *adaptation* rapide de la *thermorégulation* (réception P-D : une eau à 25°C ne semble froide qu'au début). Des températures extrêmes sont en revanche ressenties comme froides ou chaudes en permanence, d'où notre réflexe de protection de la peau contre d'éventuelles blessures. Pour les températures supérieures à 45°C, il existe probablement des *récepteurs au chaud* particuliers qui seraient des récepteurs thermospécifiques de la douleur.

La **douleur** est une impression sensorielle déplaisante accompagnée par la conscience d'une expérience désagréable. C'est la réponse à un message signifiant qu'une *lésion* menace l'organisme ou est même déjà survenue (**nociception**). L'identification de la cause est moins importante que la reconnaissance de l'effet. Les douleurs peuvent provenir des *viscères* (cf. p. 282), des régions *« profondes »* (maux de tête par exemple) ou de la *peau* (cf. aussi douleur irradiée, p. 282). A propos de cette dernière, on distingue une *douleur immédiate*, rapide (« vive ») et une *deuxième* douleur, retardée (« sourde ») qui dure plus longtemps. La première douleur entraîne surtout des *réflexes de fuite* (cf. p. 280), la deuxième conduit plutôt à des *attitudes de protection* (0,5-1 s plus tard). Les récepteurs de la douleur (terminaisons nerveuses libres) *ne sont pas adaptables* (mal de dents pendant des jours entiers ! cf. p. 262) sinon une blessure prolongée serait vite oubliée.

Les lésions des voies douloureuses sont ressenties comme si elles venaient de la périphérie : *douleur projetée* (par exemple douleurs dans le dos dues à l'écrasement d'un nerf après déplacement d'un disque vertébral).

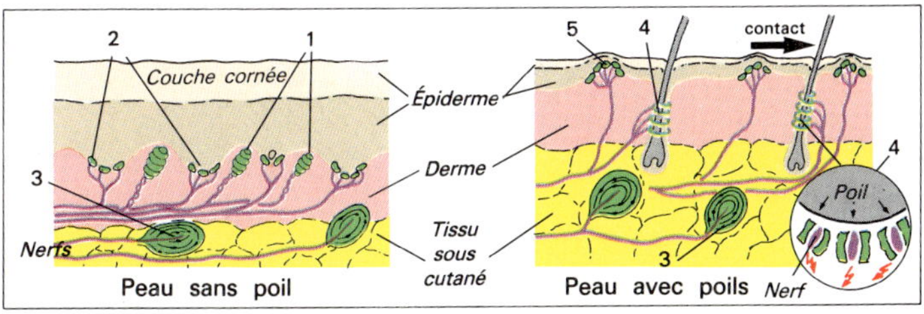

A. Récepteurs cutanés

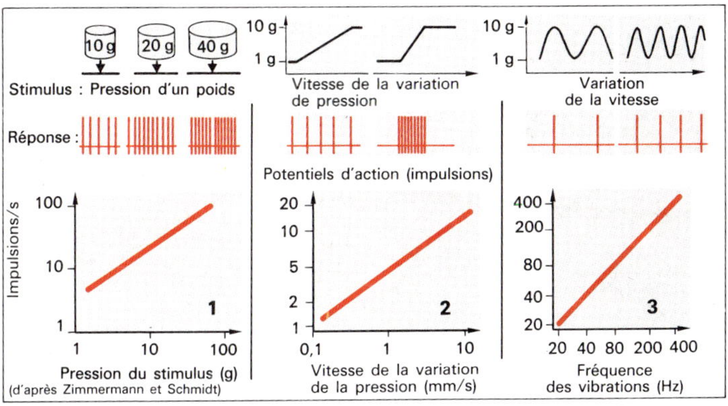

B. Réaction des récepteurs cutanés à la pression (1), au contact (2) et à une vibration (3)

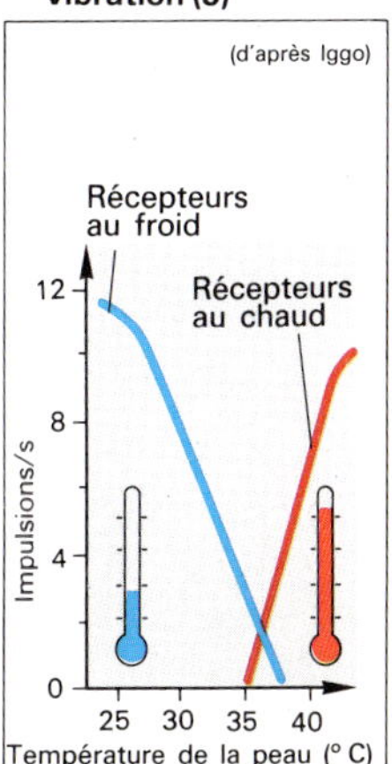

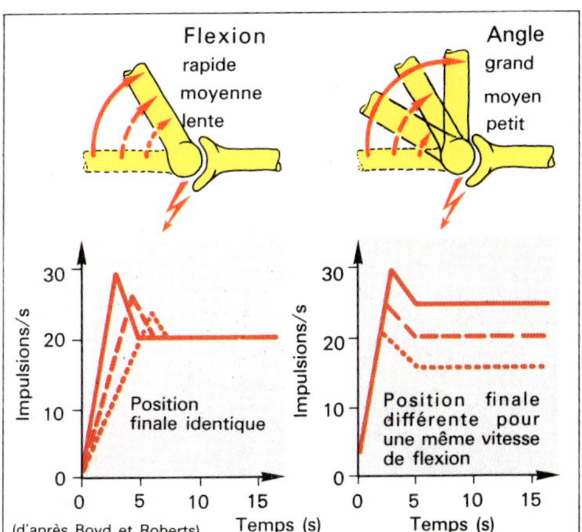

C. Réaction des récepteurs thermiques

D. Récepteurs P-D : réaction en fonction de la vitesse et de l'angle de la flexion articulaire

Sensibilité profonde. Réflexes proprioceptifs

Les propriocepteurs servent à détecter la position d'une articulation, à mesurer la longueur d'un muscle, etc. (**sensibilité profonde**). Les *récepteurs articulaires*, les *récepteurs tendineux* et les **fuseaux neuromusculaires** sont des propriocepteurs (**A**). Les *fibres intrafusoriales* des fuseaux neuromusculaires s'étendent entre les fibres *striées (extrafusoriales)* et sont innervées par les **motoneurones** γ efférents. La région centrale du fuseau (2 types : fuseaux à sac nucléaire, fuseaux à chaîne), en forme de spirale, est entourée par des terminaisons nerveuses (*terminaisons annulospiralées*) qui informent la moelle épinière de *l'état d'étirement* du fuseau (**fibres Ia** des récepteurs à sac, **A-C** ; **fibres** du groupe **II** pour les récepteurs à chaîne). Les *récepteurs tendineux* (organes de Golgi) se situent à la limite muscle-tendon et mesurent la *tension* du tendon et du muscle.

Les informations en provenance des propriocepteurs vont notamment au cervelet et au cortex (cf. p. 282 et 286), mais en réponse à ces informations, des réactions inconscientes (**réflexes**) sont déjà possibles au *niveau de la moelle épinière*.

Quand un muscle squelettique est soudainement étiré (par un coup sur son tendon par exemple), les fuseaux neuromusculaires le sont aussi. Leur étirement provoque une stimulation des fibres Ia (**B, C**) et des fibres II. Ces fibres passent par la racine postérieure de la moelle épinière et gagnent la corne antérieure où elles excitent *directement* les *motoneurones* α *du même muscle*, entraînant une *contraction*. Il n'y a donc ici qu'*une seule liaison* (synapse) entre le neurone *afférent* (qui vient) et le neurone *efférent* (qui part). Ainsi, la *durée* d'un tel **réflexe monosynaptique** (réflexe myotatique) est particulièrement courte (environ 20 ms). Comme la stimulation et la réponse concernent le même organe, on parle de **réaction réflexe proprioceptive**.

Les réflexes à l'étirement peuvent aussi être testés (par ex. avec des électrodes cutanées) par la stimultion électrique des nerfs (mixtes) musculaires et par l'enregistrement simultané de l'excitation du muscle : **réflexe H de Hoffmann.** Une faible stimulation (de l'ordre de 25 V) excite seulement les fibres nerveuses Ia, l'activation musculaire se faisant avec une latence (temps de réaction) de 30 ms environ (*vague* ou *volée H*). Si l'intensité du stimulus est augmentée (environ 60 V), les motoneurones α sont aussi directement activés (*vague M* après 5-10 ms). Avec des stimuli plus importants (95 V), les vagues M augmentent tandis que les vagues H disparaissent. Cette réponse provient du fait que l'excitation antidromique des fibres α se heurte sur le corps somatique α aux impulsions provenant des fibres Ia, rendant celles-ci inactives. Cette réponse a d'autres origines, notamment l'inhibition de Renshaw (cf. p. 281, **C**) consécutive à l'excitation antidromique des fibres α, et la stimulation des fibres Ib (inhibition autogénique, voir ci-dessous).

Le *réflexe myotatique* est complété par d'autres circuits polysynaptiques. Si le *réflexe proprioceptif* contracte l'extenseur (comme par exemple dans le *réflexe patellaire*), il faut que les motoneurones α du *fléchisseur correspondant* soient *inhibés* pour permettre une extension efficace, ce qui est possible grâce à l'intervention d'*interneurones inhibiteurs* (**B1**). Pour mettre fin au réflexe, il faut aussi *inhiber* la *contraction* de l'extenseur. Quatre mécanismes interviennent alors : a) le *fuseau neuromusculaire* se *relâche*, ce qui produit une diminution de l'excitation dans les fibres Ia ; b) pour des *tensions élevées*, les fibres Ib des *récepteurs tendineux* inhibent le motoneurone α (**B2**, inhibition autogène ou réflexe myotatique inverse) ; c) par ailleurs, les *fibres Ib stimulent les motoneurones* α du muscle antagoniste (innervation réciproque, **B**, fléchisseur) ; d) les collatérales des motoneurones s'inhibent mutuellement par un interneurone inhibiteur (*récurrent*) : la cellule de Renshaw (**B** et cf. p. 281, **C**).

L'activité réflexe des motoneurones, où aboutissent des centaines d'autres neurones synaptiques, est notamment *contrôlée par les centres supraspinaux cervicaux*. Des lésions de ces centres peuvent entraîner une exagération des réflexes proprioceptifs (cf. p. 284) alors que l'absence de réflexes proprioceptifs traduit des lésions localisées dans la moelle épinière ou dans le nerf périphérique.

La terminaison annulospiralée peut être stimulée, non seulement par l'étirement de tout le muscle (**C**, à gauche) mais aussi par la contraction de fibre intrafusoriale (**C**, à droite) excitée par le **motoneurone** γ, ce qui entraîne, via les fibres Ia, une activation indirecte du motoneurone α. Cette *boucle* γ (en liaison avec l'activation directe des fibres α) permet sûrement une précision plus grande dans le mouvement musculaire (couplage α-γ).

Les **fuseaux** servent avant tout à **ajuster la longueur du muscle**. Des variations involontaires du muscle sont ainsi corrigées par réflexe proprioceptif. Les variations de la longueur musculaire théorique sont modulées par les variations d'activité des fibres γ (sous contrôle central), qui déterminent l'*état d'étirement des fuseaux neuromusculaires* (principe de la boucle γ ; **C**, à droite).

Les **récepteurs tendineux** sont disposés *en série* avec les fibres musculaires contractiles. Ils participent principalement au **réglage de la tension musculaire** (afférences **Ib**) ; la stimulation d'une simple unité motrice (cf. p. 32) est suffisante pour les stimuler. Ils **protègent** également le muscle contre des tensions trop fortes.

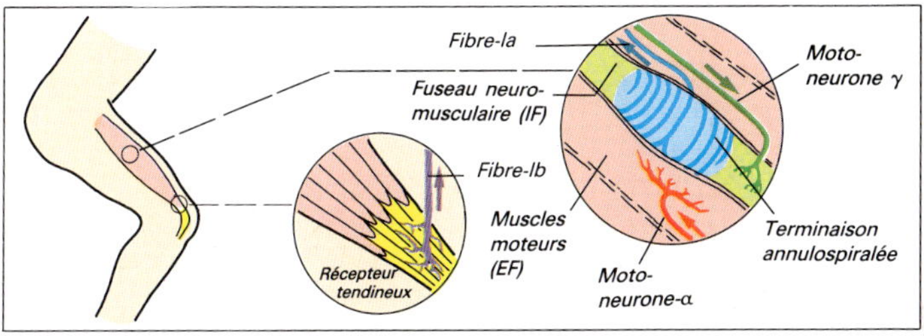

A. Fuseau neuromusculaire et récepteurs tendineux

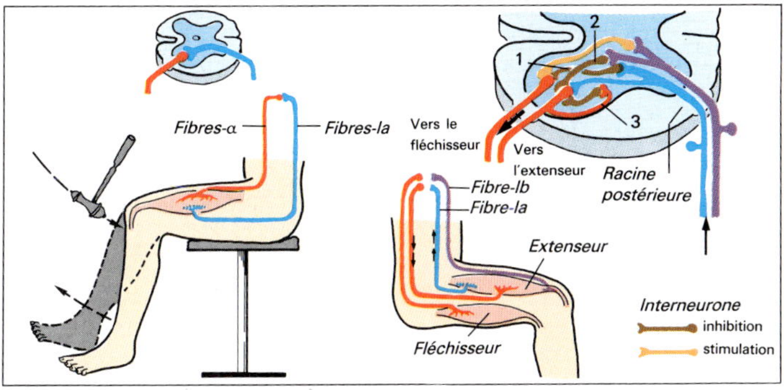

B. Réflexe proprioceptif

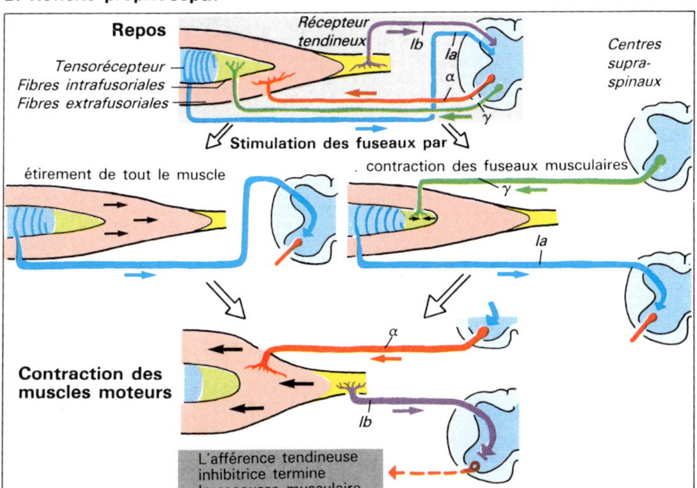

C. Réflexe myotatique

Réflexes extéroceptifs

Contrairement à ce qui se produit pour le réflexe proprioceptif (cf. p. 278), les récepteurs du **réflexe extéroceptif** ne se situent pas dans l'organe cible : l'arc réflexe peut renfermer des neurones somatiques (moteurs, sensoriels) ou végétatifs ou même les deux à la fois et il compte plusieurs synapses (**réflexe polysynaptique**). La **durée du réflexe** extéroceptif est donc *supérieure* à celle du réflexe proprioceptif (monosynaptique) et elle *dépend* en outre de l'*intensité du stimulus* (**sommation temporelle** variable dans le SNC). Exemple : démangeaisons nasales → éternuement. Le fait que la réponse réflexe puisse se propager plus ou moins loin suivant l'intensité du stimulus est typique de certains réflexes extéroceptifs (par exemple : toussotements → toux avec étranglement).

Parmi les réflexes extéroceptifs, on peut citer des **réflexes de protection** comme par exemple les réflexes de fuite (cf. ci-après), le *réflexe cornéen*, l'*écoulement lacrymal*, la *toux*, l'*éternuement*, des réflexes intervenant dans la fonction de nutrition (**réflexes de nutrition**) comme la *salivation*, la *succion* ainsi que les réflexes servant à la locomotion (**réflexes locomoteurs**). A ces réflexes s'ajoutent les nombreux **réflexes végétatifs** (circulation, respiration, estomac, intestin, fonction sexuelle, vessie, etc.). Citons encore les réflexes extéroceptifs testés lors d'un examen clinique neurologique, comme le *réflexe plantaire*, le *réflexe crémastérien* et le *réflexe abdominal*. Les réflexes extéroceptifs les plus typiques sont les **réflexes de flexion (réflexes de fuite, A)** : on peut remarquer par exemple qu'une *stimulation douloureuse* sous la voûte plantaire droite entraîne une *flexion dans toutes les articulations* de la jambe droite.

Les influx afférents sont répartis dans la moelle épinière : a) par des interneurones excitateurs (**A1**) vers les motoneurones des fléchisseurs du même côté (ipsilatéraux) ; b) par des interneurones inhibiteurs (**A2**) vers les motoneurones des extenseurs ipsilatéraux qui se relâchent alors (**A3**) ; c) par des interneurones excitateurs (**A4**) vers les motoneurones des extenseurs du côté opposé (controlatéraux) (**A5**) (ce **réflexe de flexion croisé** augmente en outre la distance (de fuite) entre les récepteurs de la douleur et l'origine de cette douleur et permet de protéger le corps) ; d) par des interneurones inhibiteurs vers les motoneurones des fléchisseurs controlatéraux qui se relâchent (**A6**) ; e) vers d'autres segments de la moelle épinière (par des fibres ascendantes ou descendantes ; **A7, A8**) car tous les fléchisseurs et extenseurs ne sont pas innervés par un seul segment. Par ailleurs, les influx douloureux sont véhiculés jusqu'au cerveau où la douleur est rendue *consciente* (cf. p. 276 et p. 282).

Par opposition au réflexe proprioceptif où seuls les motoneurones α sont activés pendant la réponse réflexe (les motoneurones γ étant inhibés), dans le réflexe extéroceptif, les *deux types* de motoneurones sont activés parallèlement. Les fibres du faisceau neuromusculaire (cf. p. 278) se raccourcissent ainsi parallèlement à celles du muscle, ce qui permet de maintenir largement constants l'étirement et la réactivité des récepteurs fusoriaux, malgré le raccourcissement du muscle.

Mécanismes d'inhibition dans la transmission nerveuse

Lors de la **transmission synaptique,** l'**inhibition** (cf. aussi p. 30) peut intervenir en avant (*inhibition présynaptique*) ou en arrière de l'espace synaptique (*inhibition post-synaptique*) en agissant sur la membrane. Dans l'**inhibition présynaptique** (**B**), un neurone supplémentaire (**B, c**) stimule l'extrémité du neurone présynaptique (**B, a**). Cette dépolarisation fait *chuter l'amplitude* du *potentiel d'action* (cf. p. 26) arrivant sur l'extrémité du neurone **a** (**B**), ce qui *diminue* la quantité de transmetteur d'activation libérée dans la fente synaptique (**B, d**) : la dépolarisation du neurone post-synaptique (**B, b**) est ainsi moins importante et l'amplitude du potentiel post-synaptique d'excitation (PPSE, cf. p. 30) ne suffit plus, le cas échéant, pour déclencher un potentiel d'action (PA) dans le neurone **b** (**B2**).

Le mécanisme de l'**inhibition post-synaptique** (**C**) est tout à fait différent : dans ce cas, un *interneurone inhibiteur* hyperpolarise le neurone post-synaptique (potentiel post-synaptique d'inhibition : PPSI, cf. p. 30).

L'interneurone inhibiteur peut être activé : a) par des *collatérales axonales récurrentes* (**C1**) des neurones à inhiber [*inhibition (récurrente)* par les *cellules de Renshaw*, rétrocontrôle négatif ; **C2**] ; ou b) *directement* par le neurone afférent au moyen d'un neurone intermédiaire (**C**, à droite). L'inhibition de l'extenseur ipsilatéral (**A2, A3**) dans le réflexe de flexion en est un exemple. Comme dans ce cas, le muscle antagoniste est inhibé ; cet exemple peut aussi servir à illustrer l'**inhibition antagoniste**.

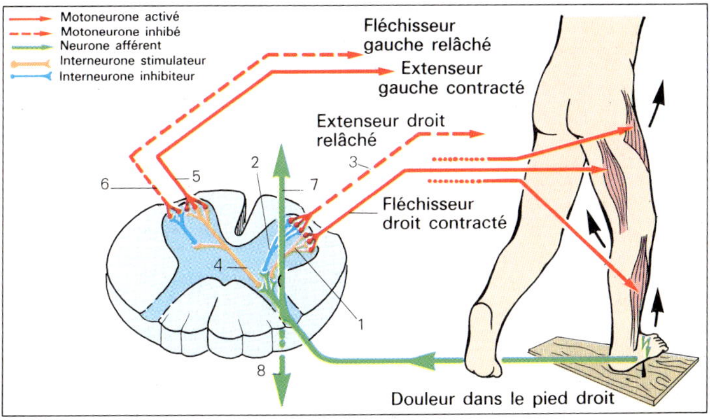

A. Réflexe de flexion

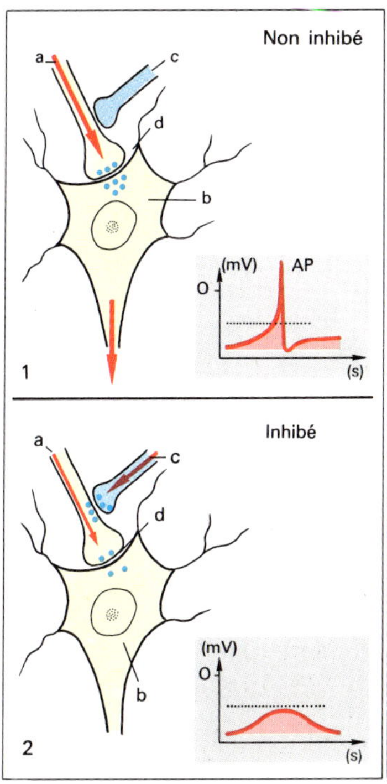

B. Inhibition présynaptique

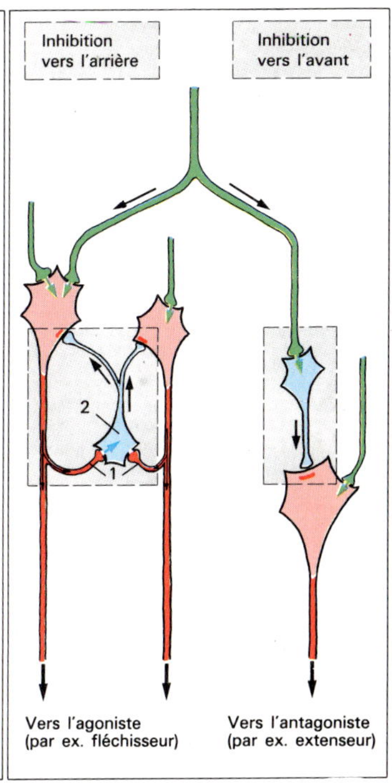

C. Inhibition postsynaptique

Transmission centrale des stimulations sensorielles

Les *récepteurs* sensoriels de la *tête* (organes des sens) et de la *peau informent* le système nerveux central (SNC) sur l'environnement (cf. p. 276). Les *récepteurs musculaires tendineux et articulaires* de l'appareil locomoteur renseignent sur la *position du corps*, le *tonus musculaire*, etc. (cf. p. 278 et suiv.) *au même titre que l'organe de l'équilibration* (cf. p. 298). Ces informations sont en grande partie transmises aux **centres somatotopiques** (ou sensomoteurs) situés au niveau du *gyrus postcentral* du cortex où, comme pour le cortex sensorimoteur, chaque partie du corps se projette sur une aire corticale correspondante (*aire de projection ; représentation somatotopique* proportionnelle à la richesse de l'inervation ; **A, B**). C'est là qu'on peut enregistrer, après stimulation périphérique, des *potentiels évoqués locaux* traduisant l'excitation des aires corticales correspondantes.

Les informations en provenance de la peau (*sensibilité superficielle*) et de l'appareil moteur (*sensibilité profonde*) arrivent à la moelle épinière par la **racine postérieure** ; de là, elles atteignent le cerveau par les voies suivantes : 1. Les **fibres des cordons postérieurs** (**C1**) *ne* relaient *pas* dans la moelle épinière ; leur premier relais se situe dans les *noyaux des cordons postérieurs* du bulbe. De là, une partie des récepteurs post-synaptiques gagne le *cervelet* (cf. p. 286), l'autre partie croise vers le côté opposé et se dirige vers le *thalamus*. Les fibres des cordons postérieurs véhiculent des informations concernant la *pression, le toucher et la sensibilité profonde* et transmettent ainsi des renseignements sur la *position* (consciente) du corps. 2. Les nerfs sensitifs correspondants aux *récepteurs* de la *douleur*, de la *température*, à une partie des récepteurs de la pression et du toucher *croisent* vers le côté opposé dans le segment médullaire correspondant pour former, dans le **cordon latéral antérieur** de la moelle épinière, *le tractus spinothalamique*. Celui-ci se projette sur le *thalamus* en passant par le tronc cérébral (**C2**). Comme ces fibres conduisent aussi les informations douloureuses en provenance des viscères, la douleur est souvent ressentie dans le territoire de peau correspondant au même segment médullaire (**zones de Head**) : *douleur irradiée* (par exemple dans le territoire de l'épaule gauche en cas d'anoxie cardiaque : *angine de poitrine*). Dans ces cas, ces zones sont souvent anormalement sensibles au toucher et à la douleur *(hyperesthésie* ou *hyperalgie)*. 3. Les fibres sensitives de la *tête* (**noyaux du trijumeau**) se projettent aussi sur le thalamus. 4. Deux autres voies se projettent sur le *cervelet* (principalement celles de la *sensibilité profonde*) : le *tractus spinocérébelleux postérieur* (**C3**) et le *tractus spinocérébelleux antérieur* (**C4**).

Lors d'une *section hémilatérale de la moelle épinière (syndrome* de *Brown-Séquard*), on observe (en raison de l'agencement des voies) une paralysie motrice tout d'abord flasque, puis spasmodique du côté lésé, des troubles du toucher de ce même côté et une augmentation de la sensibilité douloureuse et thermique controlatérale (*anesthésie sensorielle dissociée*).

Au niveau du **thalamus**, les voies afférentes relaient une deuxième fois pour se projeter sur le gyrus post-central et sur d'autres voies corticales. Comme pour les *voies visuelles* et *auditives*, il existe ici aussi des voies de projection thalamocorticales spécifiques (**voies de projection, D**) partant de zones thalamiques bien définies.

Inversement, il existe des zones d'où partent des **voies « non spécifiques »** (réticulaires) vers presque toutes les régions corticales (principalement cortex frontal) (**E**). La stimulation de ces voies part de la **formation réticulée** qui joue non seulement un rôle dans la motricité (cf. p. 284) mais reçoit aussi des informations de tous les organes des sens et de toutes les voies afférentes de la moelle épinière (yeux, oreilles, sensibilité superficielle, etc.), ainsi que des ganglions de la base. Les voies réticulaires jouent notamment un rôle fondamental dans le *niveau de vigilance* et *d'éveil* (SRAA, cf. p. 292), transmettent des *informations affectives* et *émotionnelles* (de la douleur par exemple) et ont des *fonctions végétatives* complexes (sur la circulation, la respiration, les hormones, etc.).

A côté des aires de projection primaires, on trouve dans le cortex une série d'*aires d'association* (aires associatives) qui sont aussi reliées au thalamus (*voies d'association mixtes*).

Les afférences sensorielles qui se dirigent vers le cortex peuvent être inhibées au niveau de tous les relais (moelle épinière, bulbe et thalamus) par des **voies descendantes** (provenant du cortex). Celles-ci permettent notamment de faire varier le champ réceptif, de *régler le seuil* et (lors d'une afférence commune d'une origine différente) de « rechercher » une modalité sensorielle.

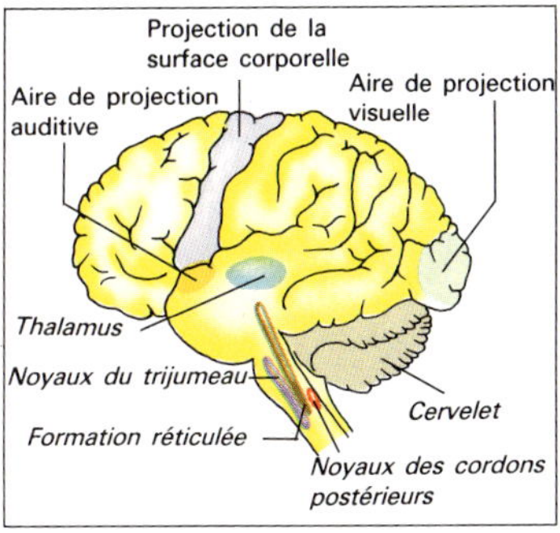

A. Centres sensoriels du SNC

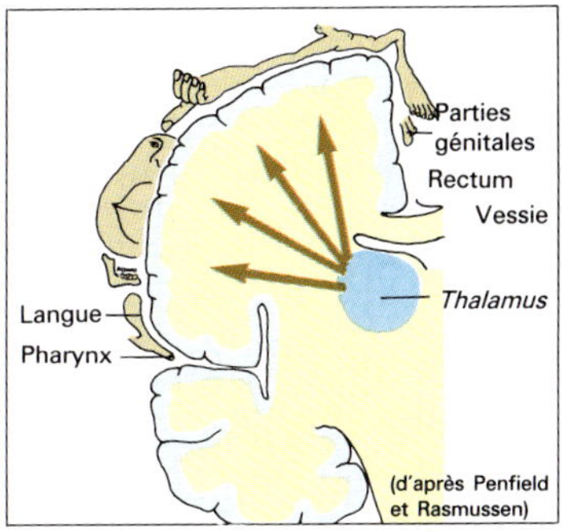

B. Représentation somatotopique du cortex cérébral

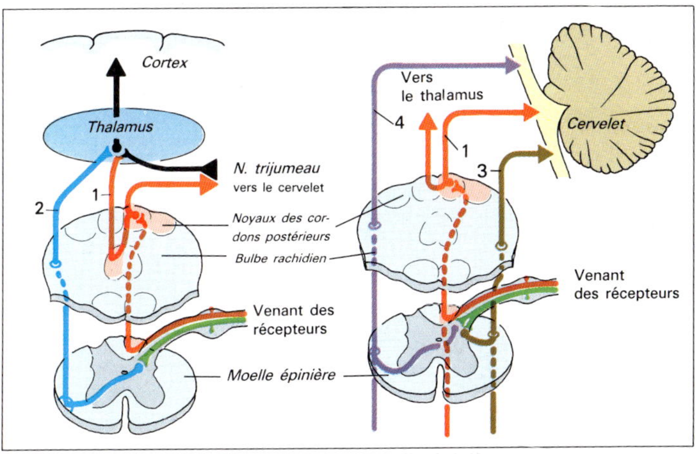

C. Voies ascendantes (afférences) de la moelle épinière

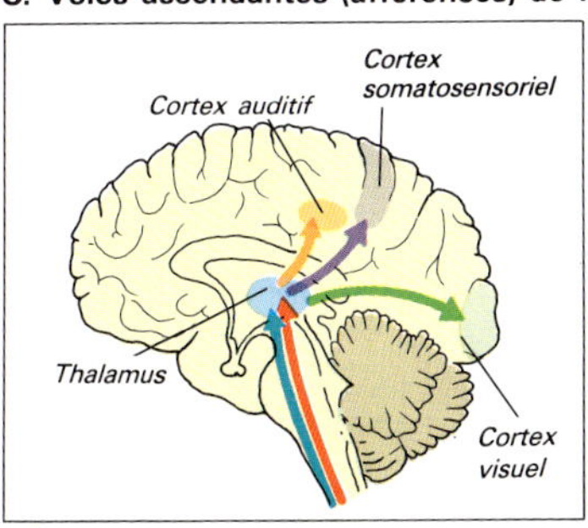

D. Voies de projections spécifiques vers le cortex cérébral

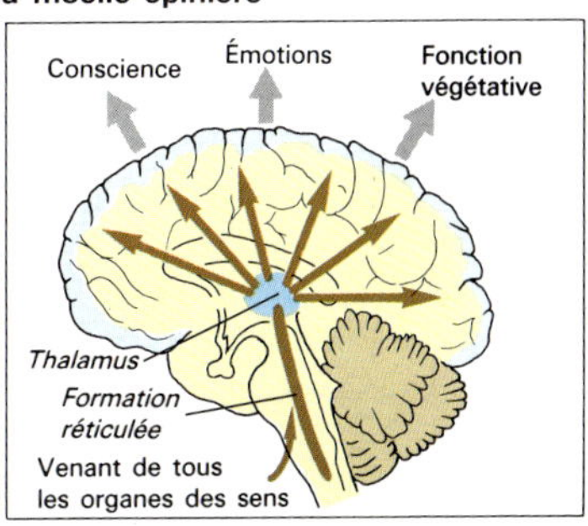

E. Voies (réticulaires) non spécifiques vers le cortex cérébral

Motricité posturale

A quelques exceptions près, l'organisme se manifeste dans l'environnement par des mouvements (cf. p. 275, **A**). On peut opposer à cette **motricité dirigée** (*« motor-move »-system*, cf. p. 288) une **motricité posturale** (*« motor-hold »-system*) dont le but est de contrôler l'**équilibre du corps** et sa position dans l'espace.

L'ancienne classification anatomique du système moteur en *systèmes pyramidal* et *extrapyramidal* ne se justifie plus du point de vue fonctionnel.

Les motoneurones qui innervent les muscles squelettiques quittent la moelle épinière par la *corne antérieure* (cf. p. 273, **B**). Déjà, **au niveau de la moelle épinière,** on peut retrouver des réflexes relativement simples comme les *réflexes proprioceptifs* (cf. p. 278) mais on peut aussi avoir affaire à des schèmes moteurs plus compliqués, mettant en jeu des *réflexes de flexion* (cf. p. 280) et quelques *réflexes de marche.*

La section de la moelle épinière (paraplégie) est suivie d'abord d'une défaillance de tous les réflexes périphériques (*aréflexie, choc spinal*), puis d'une récupération de certains réflexes malgré cette section.

Normalement les réflexes spinaux sont modulés par les *centres supérieurs (supraspinaux).* La **motricité posturale** est **contrôlée**, en premier lieu, par les **centres moteurs du tronc cérébral** : *noyau rouge* (**A1**), *noyaux vestibulaires* (**A4**) (en particulier le *noyau* latéral *de Deiters* : cf. p. 286) et une partie de la *formation réticulée* (**A2, A3**).

Les **afférences principales** de ces centres viennent du *labyrinthe* (organe de l'équilibration ; **A** et cf. p. 298), des *propriocepteurs* (cf. p. 278) du cou (**A**), du *cervelet* (cf. p. 286) et *du cortex moteur* (directement et via les *ganglions de la base*, **A**). Ces afférences sont prises en charge par les collatérales de la voie pyramidale (**C** et cf. p. 288) et par d'autres voies. Les **voies descendantes** en provenance du noyau rouge et des parties pontiques de la formation réticulée (faisceaux rubrospinal et réticulospinal latéral, **A**) ont surtout des *effets inhibiteurs* sur les motoneurones α et γ (cf. p. 278) des *extenseurs* et un effet *excitateur* sur les *fléchisseurs.* Inversement, les voies descendantes en provenance du noyau de Deiters et des parties médullaires de la formation réticulée (*faisceaux vestibulospinal* et *réticulospinal médian*) *inhibent* les *fléchisseurs* et *stimulent* les *extenseurs* (**A**).

La section du tronc cérébral en dessous du noyau rouge entraîne une *rigidité de décérébration* car, dans ce cas, c'est l'influence du noyau de Deiters sur les extenseurs qui prédomine.

Les centres moteurs du tronc cérébral constituent les relais des **réflexes de posture** et de **redressement,** dont la fonction est de maintenir (involontairement) la *posture* et l'*équilibre* du corps.

Les **réflexes de posture** déterminent le tonus musculaire (cf. p. 40) et l'accommodation du cristallin (cf. p. 299, **C**). Des afférences en provenance du *labyrinthe* (**réflexes toniques labyrinthiques**) et des *propriocepteurs du cou* (**réflexes toniques cervicaux**) modulent ces réflexes. Ces mêmes afférences interviennent dans les **réflexes de redressement** (*réflexes labyrinthiques et cervicaux*) dont le rôle est de *toujours ramener le corps dans sa position normale.* C'est d'*abord la tête* (en réponse aux afférences labyrinthiques, cf. p. 298), *puis le tronc* (en réponse aux propriocepteurs cervicaux) qui sont successivement ramenés dans leur position normale. En outre, des *afférences* en provenance des *yeux*, des *oreilles*, du *nez* (odorat) et *des récepteurs de la peau* modulent aussi ces réflexes de redressement.

Par ailleurs, les **réflexes statocinétiques**, qui interviennent par exemple dans la préparation au saut ou dans le nystagmus (cf. p. 314), sont également importants pour la posture et l'équilibration.

(Légende pour **B** et **C** : cf. p. 288).

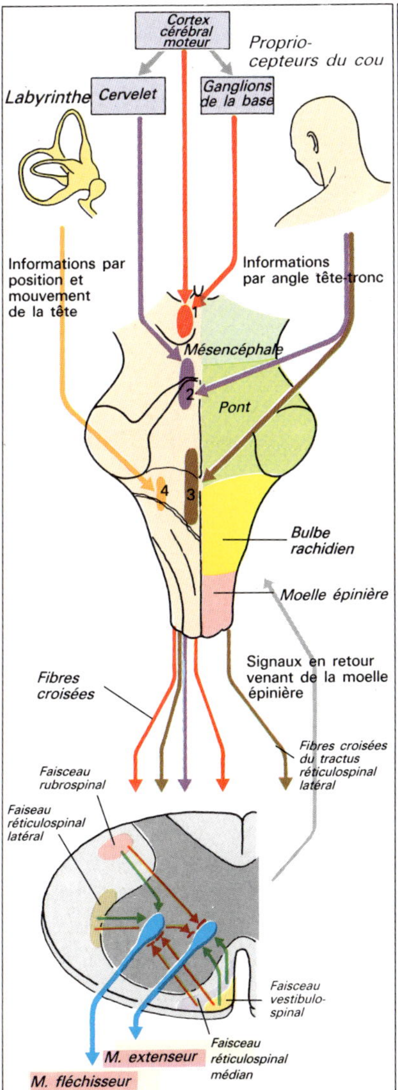

A. Centres, voies et afférences de la motricité posturale

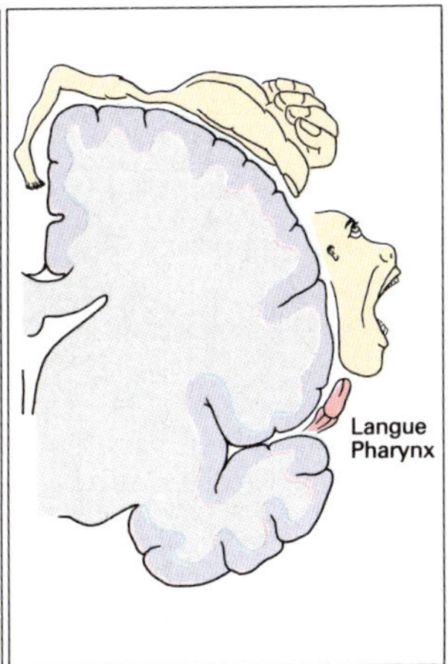

B. Représentation somatotopique du cortex moteur primaire

(voir p. 288)

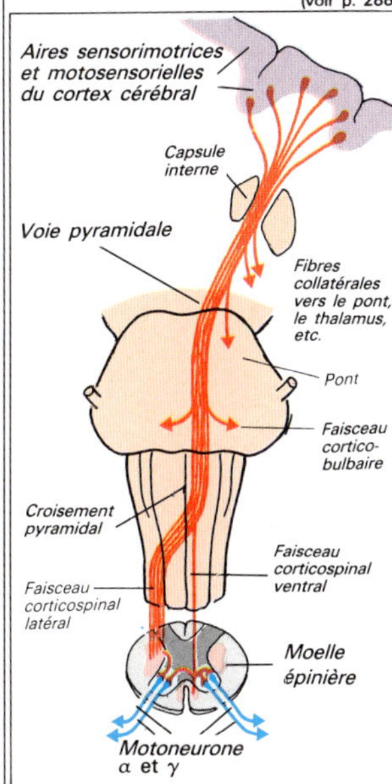

C. Voie pyramidale

(Texte, voir p. 288)

Rôle du cervelet

Le cervelet est un centre de contrôle important des fonctions motrices. Il coordonne les mouvements et la posture et est impliqué dans la programmation des mouvements. Les parties phylogénétiquement les plus anciennes, l'*archi-* et le *paleocerebellum*, sont situées en **position médiane**. L'archicervelet et le paléocervelet comprennent pour le premier le *nodule* et le *flocculus*, pour le second la *pyramide*, l'*uvule*, les *lobes paraflocculaires* et une grande partie du *lobe antérieur*. La *pars intermedia* peut aussi être considérée comme faisant partie du cervelet moyen. Le *neocerebellum*, partie phylogénétiquement la plus récente, très développée chez l'homme, est située **latéralement**.

Le **cervelet moyen** (**A1, 2**) est la région mise en jeu pour le contrôle des décisions motrices (cf. p. 284) et pour le contrôle visuel moteur. Il reçoit des **afférences** d'origine spinales, vestibulaires et visuelles aussi bien que des **efférences** de signaux moteurs concernant les muscles squelettiques. Les **fibres sortantes** du cervelet moyen se dirigent via les noyaux *globosus, emboliforme et fastigial* (noyaux interposés), vers les centres moteurs de la moelle épinière et vers le noyau vestibulaire (*noyau de Deiters*).

Les **lésions** du cervelet médian entraînent des troubles de l'équilibration et de la motricité oculaire (nystagmus pendulaire) et une démarche tronculaire ataxique (mouvements incertains et excessifs).

Le **cervelet latéral** (hémisphères) est plus particulièrement impliqué dans la programmation des mouvements (**A3** et p. 288). Sa flexibilité fonctionnelle rend possible l'adaptation motrice et l'apprentissage des processus moteurs. Il est relié au cortex cérébral par deux types de voies. De manière **afférente**, il est connecté aux régions corticales (*cortex associatif* pariétal, préfrontal et prémoteur, cortex sensitivomoteur et cortex visuel) qui sont principalement mises en jeu dans la *phase de plannification* des mouvements (cf. p. 288) au moyen du *noyau du pont* et des fibres moussues (voir ci-dessous), tandis que, par l'*olive inférieure* et les fibres montantes (voir ci-dessous), il reçoit des afférences motrices des centres cortical et subcortical. Les **efférences** du cervelet médian se font principalement par des noyaux moteurs du thalamus vers le cortex moteur.

Les **lésions** des hémisphères cérébelleux se traduisent par des troubles de l'initiation, de la coordination et de l'arrêt des mouvements moteurs volontaires et dans la « reprogrammation » rapide du mouvement opposé (diadococinésie). Il s'en suit le développement d'un tremblement au fur et à mesure que l'objectif prévu approche (*tremblement d'intention*), une détérioration de la capacité d'apprécier les distances (dysmétrie) et de terminer les mouvements (*phénomène de rebond*) ; l'enchaînement des mouvements rapides n'est plus possible : on parle d'*adiadococinésie*. De plus, l'élocution est lente, monotone et de mauvaise qualité (*dysarthrie*).

Les voies efférentes du cortex cérébelleux sont formées par les neurones provenant des **cellules de Purkinje** (environ 15.10^6 cellules). Elles ont une action *inhibitrice* sur les noyaux cérébelleux avec lesquels elles sont connectées. Les afférences de la moelle épinière qui font relais dans l'olive inférieure se prolongent par les **fibres grimpantes** et se terminent au niveau des **unités fonctionnelles de modulation** du cortex cérébelleux (microlambeaux longitudinaux). Leurs (nombreuses) synapses excitatrices *amplifient l'effet inhibiteur des cellules de Purkinje*. Les autes afférences du cervelet sont les **fibres moussues**. Celles-ci peuvent soit accroître l'action inhibitrice des cellules de Purkinje par excitation des innombrables **cellules granuleuses** et de leurs **fibres parallèles**, soit l'annuler par l'intermédiaire d'interneurones inhibiteurs (**cellules de Golgi**). Une désinhibition directe peut s'effectuer par l'intermédiaire des **cellules étoilées** (stellaires) et en **corbeille** : *convergence* (environ 10^5 fibres parallèles → 1 cellule de Purkinje) et *divergence* (collatérales d'une fibre grimpante → 10-15 cellules de Purkinje) peuvent se développer simultanément au niveau de la chaîne de transmission des signaux.

L'ensemble des fonctions d'intégration et de coordination du cervelet, et des fonctions des autres centres moteurs (cf. p. 278 et suiv., p. 284 et 288) et des organes des sens, peut être mis en évidence en prenant l'exemple d'une joueuse de tennis (**B**) : pendant que son partenaire se prépare à envoyer la balle, elle oriente son corps dans la direction que va prendre la balle (*motricité volontaire*), mouvement qui nécessite un appui (jambe droite) et un équilibre (bras gauche) adéquats (*motricité posturale*). La motricité oculaire sert à « garder » la balle dans son champ visuel ; le cortex visuel analyse la trajectoire et la vitesse de la balle. Le cortex associatif programme le mouvement « renvoyer la balle », pour lequel il faut non seulement tenir compte de la balle, du filet, du terrain adverse, de la position du partenaire mais encore prévoir le reçul dû au renvoi de la balle, recul qui devra être contré par des mouvements d'équilibration. Grâce au programme moteur du cervelet (et des ganglions de la base), le cortex sensorimoteur fait exécuter le mouvement projeté ; la balle est non seulement frappée et renvoyée dans le terrain adverse, mais encore souvent animée d'un mouvement de rotation (« coupée ») par un coup tangentiel (*motricité volontaire rapide « acquise »*).

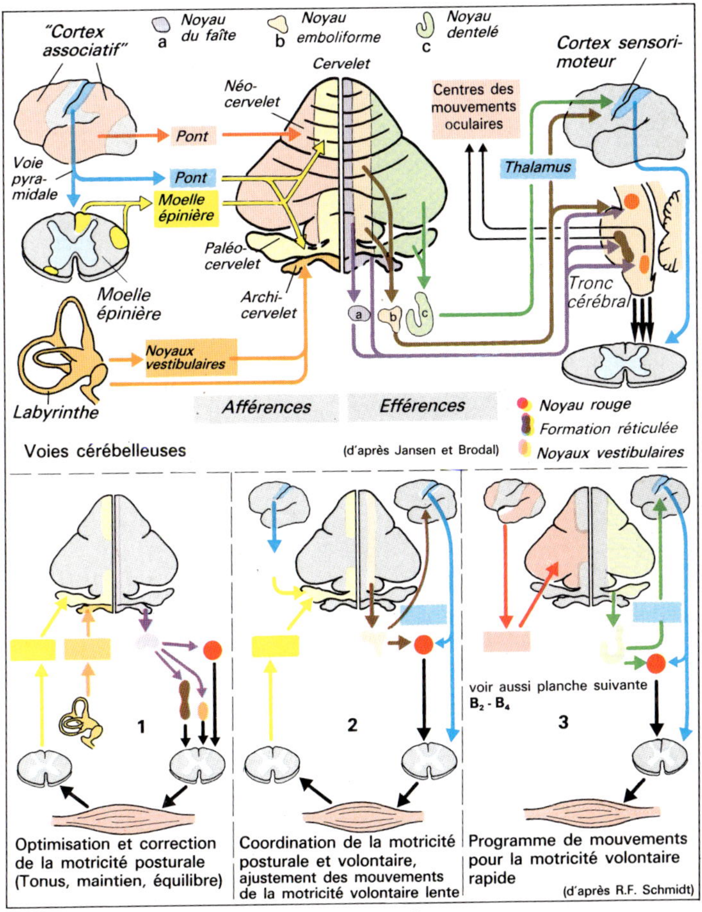

A. Voies cérébelleuses et fonctions du cervelet

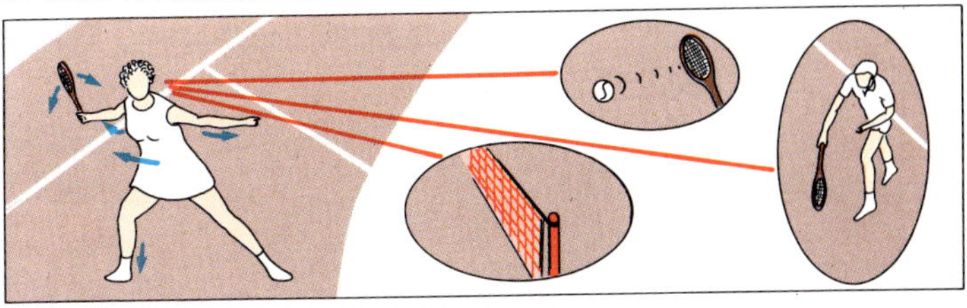

B. Motricité posturale et volontaire (voir texte)

Motricité dirigée ou volontaire

Les mouvements intentionnels sont contrôlés par le **cortex (sensori)moteur** (en étroite coopération avec le système moteur postural ; cf. p. 284 et suiv.). Il comprend le **cortex moteur primaire** au niveau du *gyrus précentral* (aire 4) et, dans un sens plus large, le **cortex sensorimoteur secondaire** (aire 6) situé en avant de celui-ci (en position rostrale). Ces deux régions sont, comme le thalamus moteur et le striatum, organisées en fonction des différentes régions du corps (représentation somatotopique ; cf. p. 285, **B**). Les régions du corps à motricité fine (doigts, visage) y ont une représentation relativement importante.

Tandis que les neurones provenant de l'aire 4 peuvent seulement provoquer les contractions de petits groupes musculaires (par ex. la flexion des doigts), une excitation (plus durable) de l'aire 6 (probablement très bien coordonnée avec l'aire 4) amène à la réalisation de mouvements plus complexes (par ex. la rotation du tronc). La *latence* prolongée, de l'ordre de 100 ms, entre le début de l'impulsion au niveau de l'aire 4 et le mouvement (volontaire), est apparemment nécessaire aux phénomènes de sommation temporale sur le motoneurone.

Les **efférences** du cortex moteur primaire atteignent le motoneurone par la **voie pyramidale** (cf. p. 285, **C**) et par les centres moteurs du tronc cérébral (cf. p. 285, **A**). Parmi les signaux moteurs de la voie pyramidale correspondant à des mouvements intentionnels, seuls ceux correspondant à *des mouvements fins* (doigts) sont transmis de façon monosynaptique jusqu'aux motoneurones α, tandis que la grande majorité des autres y parviennent aux moyens d'*interneurones* spinaux : différents types de mouvements organisés segmentairement (arcs réflexes) sont aussi impliqués.

Les fibres de la voie pyramidale provenant du cortex somatosensoriel (*gyrus postcentral* : cf. p. 283, **B**) modulent probablement la transmission des signaux sensoriels (cf. p. 282).

Les « **copies** » de la commande motrice sont transmises au thalamus moteur, au striatum, au noyau de l'olive inférieure et au pont (de là sur le cervelet latéral ; cf. p. 287, **A3**), et au tronc cérébral (cf. p. 285, **A**) ; ces régions font partie de la *boucle supraspinale de rétroaction*.

Les **ganglions de la base** sont mis en jeu dans plusieurs boucles corticocorticales (**A**) de signaux (squeletto- et oculomoteurs) qui servent principalement à transformer le *plan* d'un mouvement projeté en sa *réalisation* (voir ci-dessous).

Dans la *boucle squelétomotrice*, par ex., les signaux (surtout des aires 4 et 6) gagnent le **striatum** (l'agent stimulant de la transmission est le glutamate), puis par deux voies parallèles (via le **pallidum** interne et le **locus niger** ou **substance noire**) rejoignent le thalamus moteur (**A**). Chacune de ces deux voies comporte deux neurones *inhibiteurs* placés en série (avec le GABA comme transmetteur), qui produisent dans chaque cas une *désinhibition dans le second neurone*. La voie thalamocorticale vers l'aire 6 complète la boucle. La voie inverse (par ex. la voie dopaminergique de la substance noire au striatum) sert primitivement à la modulation des signaux.

Depuis « l'intention » d'un mouvement volontaire jusqu'à sa réalisation, les étapes du trajet nerveux sont probablement les suivantes : dans les aires sous-corticales cérébrales principalement, par un mécanisme inconnu, **l'ordre pour une activité motrice** est donné (**B1**). Cette information gagne le « cortex associatif » (squeletomoteur, surtout aire 6), ou le **mouvement projeté** se forme (**B2**). On peut enregistrer à cet endroit un *potentiel de disponibilité* (environ 1 s avant le mouvement, même si celui-ci n'a été que pensé). Par l'intermédiaire des boucles faisant intervenir le *cervelet* (cf. p. 286) ou les *ganglions de la base*, la plus grande partie des **programmes moteurs du mouvement** peuvent être rappelés (**B3**). Ces programmes atteignent, après relais au niveau du thalamus, les aires 4 et 6 qui contrôlent l'**exécution du mouvement** (**B4**).

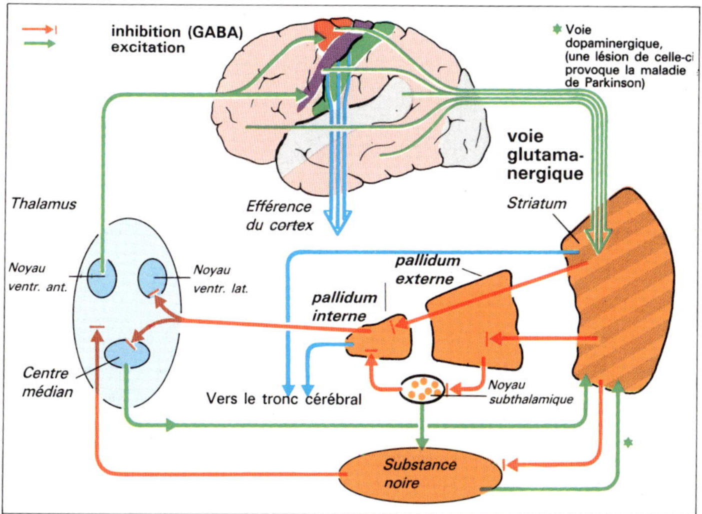

A. Ganglions de la base : voies afférentes et efférentes (d'après Delong)

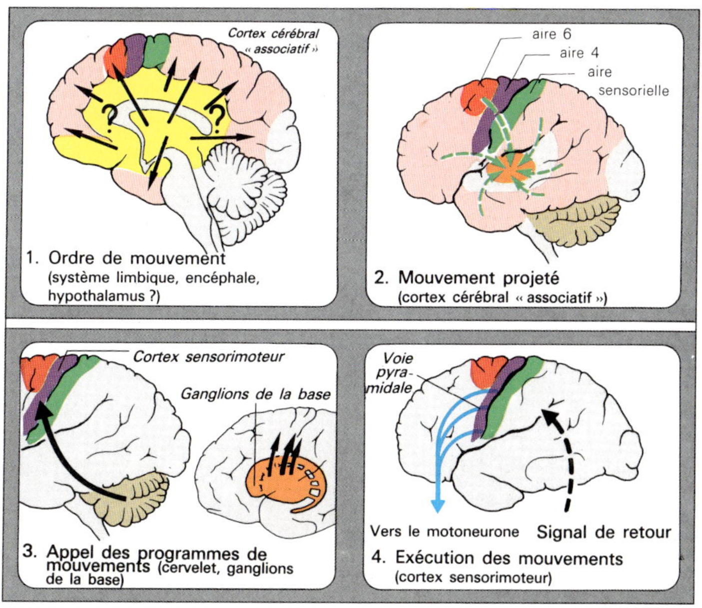

B. Trajet nerveux depuis l'initiation du mouvement jusqu'à sa réalisation

Hypothalamus. Système limbique. Cortex associatif

L'**hypothalamus** est le centre de régulation de tous les processus végétatifs (cf. p. 50 et suiv.) ainsi que de la plupart des processus endocriniens (cf. p. 213 et suiv.) de l'organisme. C'est donc le principal organe d'intégration pour la **régulation interne de l'organisme**.

L'hypothalamus médian est doté de *récepteurs thermiques* qui assurent la régulation de la *température corporelle* (cf. p. 194) et d'*osmorécepteurs* qui assurent la régulation de l'osmolalité (cf. p. 335) ; le contrôle de l'*équilibre hormonal* (cf. p. 240) est assuré par des récepteurs qui ont pour rôle de mesurer (par contrôle de l'information reçue : rétrocontrôle) le taux d'hormones dans le sang, etc.

L'hypothalamus est à même de contrôler les processus hormonaux aussi bien autonomes que végétatifs et somatiques dont il a la charge, de telle sorte que l'organisme présente : a) un **comportement défensif** (*réaction d'alarme*) ; b) un comportement qui stimule la nutrition et l'alimentation (**comportement nutritif**) ; c) **une réaction thermorégulatrice** (cf. p. 194) ; ou d) un comportement permettant la reproduction (**comportement reproductif**). Ici, l'hypothalamus sélectionne une sorte de *programme*, auquel participent les hormones et le système nerveux végétatif et somatique en tant qu'*outils* d'activation et d'inhibition des structures et organes périphériques (**A**).

L'augmentation de la vascularisation musculaire, de la pression sanguine et de la respiration, de même qu'une inhibition de la vascularisation cutanée et gastro-intestinale, font partie du *comportement défensif*. Un programme similaire est mis en jeu durant l'**exercice physique**. Le *comportement nutritif* comprend également un accroissement de la pression sanguine, mais la vascularisation et la motilité gastro-intestinales augmentent alors que la vascularisation musculaire est diminuée (cf. p. 155). La régulation nerveuse centrale du désir, les mécanismes neuronaux de l'excitation sexuelle, la régulation hormonale au cours de la grossesse (cf. p. 268), etc., font partie du *comportement reproductif*.

Le **système limbique** régule principalement le **comportement** inné et acquis (« choix du programme ») et est le site priviligié du comportement instinctif, des motivations et des émotions (« monde intérieur »). Le système limbique comprend une zone **corticale** (*hippocampe, gyrus parahyppocampique, gyrus cingulus*, qui font partie du cortex olfactif) et une zone **subcorticale** (*corps amygdalien, aire septale, noyau thalamique antérieur*). Il existe des **connections** réciproques avec l'hypothalamus latéral (principalement pour le rappel des programmes ; voir ci-dessus), et avec les cortex temporal et frontal. Ces derniers servent, avant tout, pour l'intégration (importante dans la détermination du comportement) de la perception et de l'évaluation des signaux provenant du « monde extérieur », et pour le *contenu mnésique*. Le système limbique commande également l'**expression des émotions** (peur, colère, fureur, ennui, joie etc.), ce qui est important pour les effets produits sur l'environnement social. Réciproquement, les odeurs agissent comme des signaux en provenance de l'environnement et sont intimement liés au comportement. C'est ce que traduisent certaines expressions consacrées telles que « atmosphère familière » (réaction d'alarme inutile).

Les **voies du système monoaminergique** (neurones noradrénergiques, dopaminergiques et sérotoninergiques) sont particulièrement importantes pour la régulation comportementale globale qui rayonne du tronc cérébral vers toutes les autres parties du cerveau.

L'autostimulation expérimentale, principalement des aires adrénergiques, conduit à un renforcement positif (éveil de l'intérêt, récompense) tandis que les neurones sérotoninergiques font partie d'un système de « désintéressement ». Les systèmes monoaminergiques sont aussi des sites d'actions pour les agents psychopharmaceutiques.

Le **cortex non spécifique** ou **cortex associatif** est formé : 1) d'aires préfrontales et 2) de portions limbiques du **cortex frontal** telles que 3) les aires temporales, pariétales ou occipitales. Il est responsable de certaines **fonctions intégratives** du cortex cérébral. Ainsi, l'aire 3 est responsable des plus hautes activités sensorielles, tandis que l'aire 2 a pour effet de soumettre le comportement inné aux *contrôles acquis*, par ex. à certaines *intentions, projets* ou *volontés*, et de réconcilier des motivations internes et externes qui divergent les unes des autres.

Les *lésions* du cortex frontal provoquent des modifications de la personnalité comme l'entêtement par exemple (répétition constante d'une activité déjà commencée), une plus grande distraction, des modifications de la « notion du temps », une perte de motricité et une irritabilité accrue, des états euphoriques, etc.

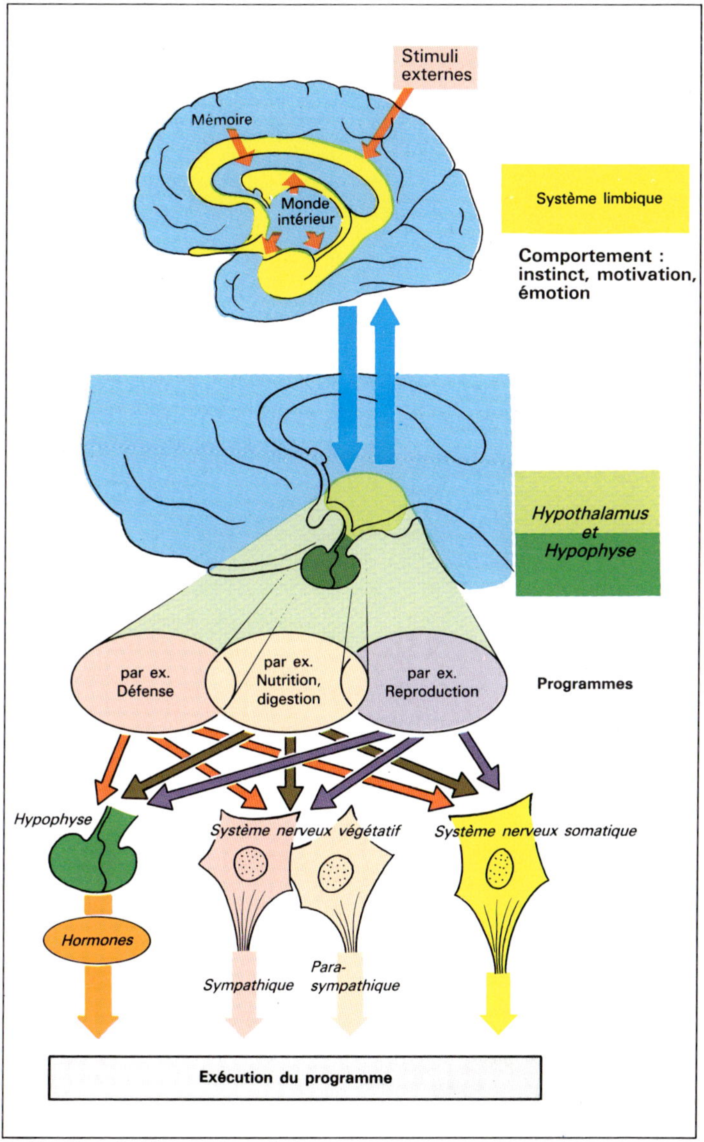

A. Système limbique et hypothalamus

Électroencéphalogramme (EEG). Comportement éveil-sommeil

Comme dans le cas de l'ECG (cf. p. 168), il est possible d'enregistrer les *variations de potentiel du cortex cérébral* sur toute la boîte crânienne à travers le scalp : c'est l'électroencéphalogramme (EEG ; **A**).

Normalement, ces variations de potentiel (enregistrements électroencéphalographiques) sont surtout déterminées par le *degré d'éveil* et varient aussi bien en amplitude (a) qu'en fréquence (f) (**B**) : les *ondes* α prédominent chez l'individu adulte détendu (au repos, les yeux *fermés*) ($f \simeq 10$ Hz ; $a \simeq 50$ µV) : on parle d'EEG *synchronisé*. Si les yeux restent ouverts, si d'autres organes des sens sont *stimulés* ou si, par exemple, un calcul mental difficile est effectué, les ondes α disparaissent alors (blocage du rythme α) et on enregistre à leur place des ondes β ($f \simeq 20$ Hz ; a inférieure à celle des ondes α) : l'EEG est dit *désynchronisé*. De tels tracés électroencéphalographiques révèlent une intensification de l'attention et une augmentation (par l'adrénaline par exemple) de l'activité (« *arousal activity* ») du *système réticulé activateur ascendant* (SRAA) (cf. aussi p. 282).

En clinique, l'EEG est un élément de diagnostic important en cas d'épilepsie par exemple (pointes-ondes localisées ou généralisées ; **B**), pour l'appréciation du degré de motricité du cerveau, pour la surveillance de l'anesthésie et pour la détermination de la mort cérébrale (EEG plat).

Au cours de l'**endormissement** (stades A/B/C, sommeil léger ; **C**), on enregistre des *ondes* θ de basse fréquence (**A**) qui se transforment en ondes δ encore plus lentes pendant le *sommeil profond* (stades D/E).

Ces différents **stades de sommeil**, constituant le **sommeil lent,** se répètent 4 ou 5 fois par nuit, entrecoupés par des phases de sommeil rapide ou **sommeil paradoxal** (**C**).

Le stade des « REM » joue un rôle particulier dans la répétition du cycle. Durant cette phase, bien que la plupart des muscles squelettiques soient relaxés, des contractions soudaines des doigts ou de la face, une stimulation du pénis et surtout des mouvements oculaires rapides apparaissent (**R**apid **E**ye **M**ovements, sommeil à REM). Tous les autres stades sont globalement appelés sommeil **NREM** (sommeil non REM).

Si l'on réveille des personnes qui dorment pendant l'un ou l'autre de ces 2 types de sommeil (ce qui est tout aussi difficile dans le cas du sommeil à REM que dans le cas du sommeil profond), celles qui étaient en phase de sommeil à REM déclarent beaucoup plus souvent avoir **rêvé** que celles qui étaient en phase de sommeil NREM, dont les rêves sont plus « intellectuels ». La proportion de sommeil à REM durant un cycle de sommeil diminue avec l'âge. Lorsque l'on est arraché au sommeil à REM (réveil durant cette phase), la durée du sommeil à REM peut augmenter au cours des nuits suivantes. Le sommeil à REM est ainsi « rattrapé ».

L'alternance veille-sommeil normale est régulée par une « **horloge interne** » (*rythme circadien*) dont l'origine est inconnue. La période veille-sommeil circadienne dure exactement 25 heures. Un tel rythme veille-sommeil ne peut exister qu'en état d'isolement total de l'environnement (cave sans fenêtres, grotte, etc. ; **D**). Ce rythme est normalement **synchronisé** sur une période de 24 heures par un « *marqueur de temps* » externe, notamment la clarté (jour) et l'obscurité (nuit). Lors d'un décalage horaire (voyage lointain dans le sens est-ouest), il faut compter plusieurs jours de resynchronisation. De toute évidence, il existe plus d'une « horloge interne », car la périodicité de la température corporelle par exemple (cf. p. 331) peut ne pas suivre l'alternance veille-sommeil lorsqu'il n'y a pas de synchronisation.

Comme le montre l'EEG, le sommeil n'est pas seulement une mise au repos du cerveau mais aussi une forme d'*organisation cérébrale différente de celle de l'état de veille.*

Les origines exactes de l'état de veille ou de sommeil sont loin d'être connues. Parmi les nombreuses théories du sommeil, celles postulant l'existence de **facteurs endogènes du sommeil** sont redevenues attractives. Il y en a deux : soit une substance s'accumule durant les heures d'éveil et provoque fatigue et sommeil dès qu'elle atteint une certaine concentration, soit une substance facilitant le sommeil est libérée au commencement de celui-ci. Des faits expérimentaux confirment ces théories : l'accumulation ou la libération d'oligopeptides tout à fait spécifiques semblent à même de provoquer les différentes formes de stades de sommeil.

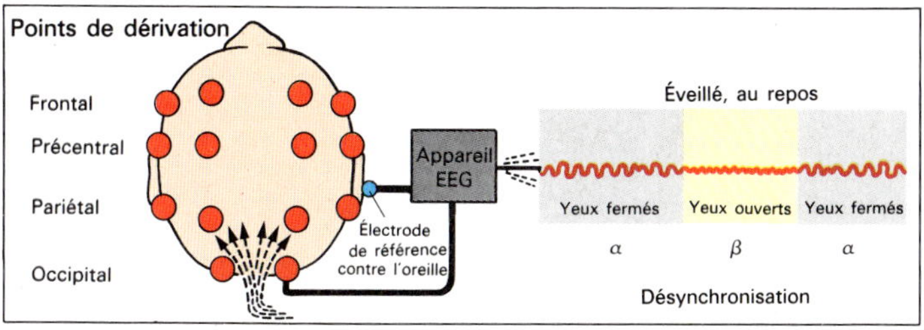

A. Dérivations de l'électroencéphalogramme (EEC)

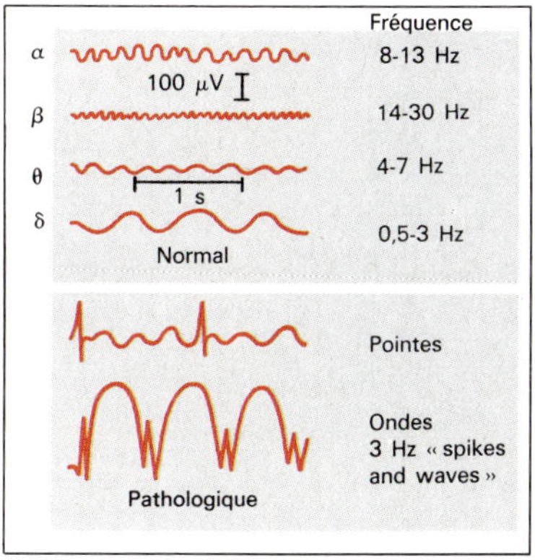

B. Courbes de l'EEG

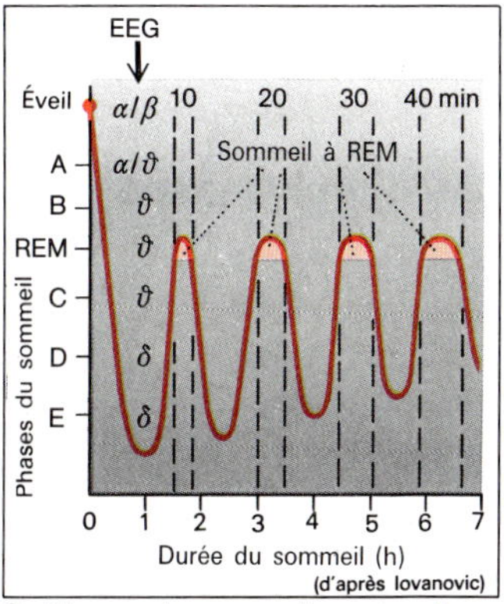

C. Phases du sommeil, sommeil à REM

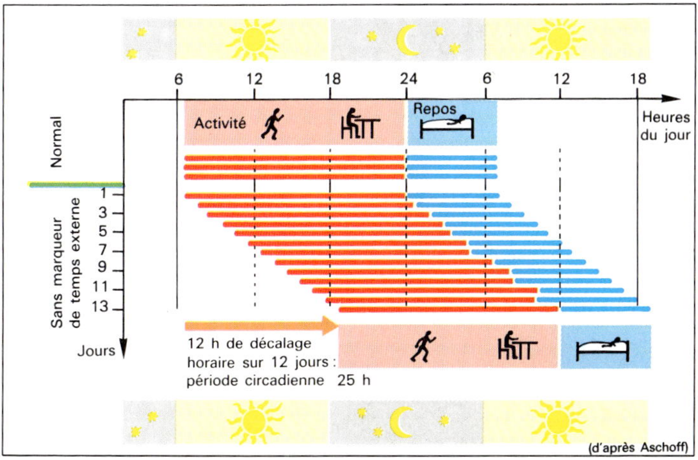

D. Périodicité circadienne

La conscience, le langage et la mémoire

La **conscience** est caractérisée par : a) le pouvoir de *focaliser son attention* ; b) la *faculté d'abstraction* ; c) la faculté de *verbalisation*, c'est-à-dire d'exprimer les événements par des mots ; d) la capacité d'élaborer des *projets* et d'établir de nouvelles relations mentales à partir d'expériences passées ; e) la prise de *conscience de soi* ; et f) la faculté d'*établir des valeurs*.

La conscience est sous-tendue par l'existence d'un système nerveux hautement développé capable par exemple de maîtriser, dans son environnement (faculté d'*adaptation*), des situations qui ne peuvent l'être par le jeu des seuls réflexes. Nous ne disposons que de très peu de renseignements en ce qui concerne l'activité nerveuse qui sous-tend la conscience. On suppose qu'elle nécessite une *interaction entre le cortex cérébral et la formation réticulée* (cf. p. 282 en bas et 292).

Le **langage** constitue une haute performance du cerveau humain et représente une part importante de la conscience de l'homme. D'une part, il sert de *moyen de communication* pour la *réception d'informations*, par les yeux (lecture), par l'ouïe ou même par le toucher chez un aveugle (Braille), et pour l'*émission d'informations* par le biais de l'écriture et de la parole. D'autre part, il est nécessaire pour rendre conscientes les impressions sensorielles, c'est-à-dire pour en faire des *concepts* qui pourront ensuite être exprimés par des mots. Ce n'est que grâce à cette élaboration de *concepts* et à leur formulation *verbale* qu'est possible un *stockage rationnel* au sein de la mémoire (cf. ci-dessous).

L'*élaboration* ainsi que le *traitement* des *concepts et du langage ne sont pas représentés de façon symétrique dans les deux hémisphères*. D'après l'observation de malades chez lesquels on a été amené à pratiquer une section des connexions interhémisphériques (en anglais : split brain), on peut conclure que, dans la majorité des cas, c'est *l'hémisphère gauche (hémisphère dominant) qui est le siège du langage*. Ces malades porteurs d'un split brain sont tout à fait capables de dénommer un objet s'ils le touchent de leur main droite, car les informations sensorielles qui en proviennent sont traitées par l'hémisphère gauche. Par contre ils en sont incapables s'ils utilisent leur main gauche car le « traitement » a lieu dans l'hémisphère droit. Cet hémisphère droit est également le siège de facultés hautement développées, par exemple les facultés de mémorisation. La compréhension musicale et la reconnaissance des formes y seraient même plus développées. Dans la mesure où les connexions interhémisphériques sont intactes, la prise de conscience de ces perceptions ne s'effectue cependant que dans l'hémisphère gauche.

Les troubles du langage (**aphasies**) peuvent être dus à une perturbation soit du *contrôle des organes de la parole* (aphasie motrice), soit de la *compréhension du langage* (aphasie sensorielle) (cf. p. 324). L'*amnésie aphasique* constitue une troisième forme d'aphasie qui se caractérise par l'oubli des substantifs.

La **mémoire** représente un autre aspect de la conscience (**A**). On distingue une « *mémoire sensorielle* » qui ne retient l'information venant des sens que pendant un *temps très bref* (< 1 s) et de façon automatique. Une faible partie de cette information parvient à la « *mémoire primaire* » qui, elle, n'en stocke qu'environ 7 bits (cf. p. 274) et durant quelques secondes seulement. Mais pendant ce temps, la plupart de ces informations auront été *traduites en mots*.

Des exercices répétés (consolidation) permettent la mémorisation **à long terme** des informations dans la « *mémoire secondaire* » (**A**) ; leur *rappel* ne peut cependant s'effectuer que d'une manière relativement *lente*. Dans la « *mémoire tertiaire* », par contre, ne sera stocké *que ce qui aura été fréquemment répété* (écriture, lecture, noms propres) ; cette mémorisation durera la vie entière, tout en restant d'un accès très rapide.

Le support de la mémoire primaire (*ou mémoire à court terme*) réside probablement dans l'excitation de **circuits neuronaux** en forme de boucles, tandis que celui de la *mémoire à long terme* serait plutôt le fait de **mécanismes biochimiques** (synthèse protéique).

Les **troubles de la mémoire (amnésie)** : cliniquement, on est amené à distinguer les *amnésies rétrogrades* et les amnésies antérogrades. Dans les amnésies rétrogrades qui peuvent être dues à une commotion cérébrale ou à un électrochoc, on constate une perte de la mémoire primaire et, de façon passagère, des difficultés à se rappeler des souvenirs stockés dans la mémoire secondaire. Dans les *amnésies antérogrades*, on note une incapacité à transmettre de nouvelles informations de la mémoire primaire à la mémoire secondaire (*syndrome de Korsakoff*).

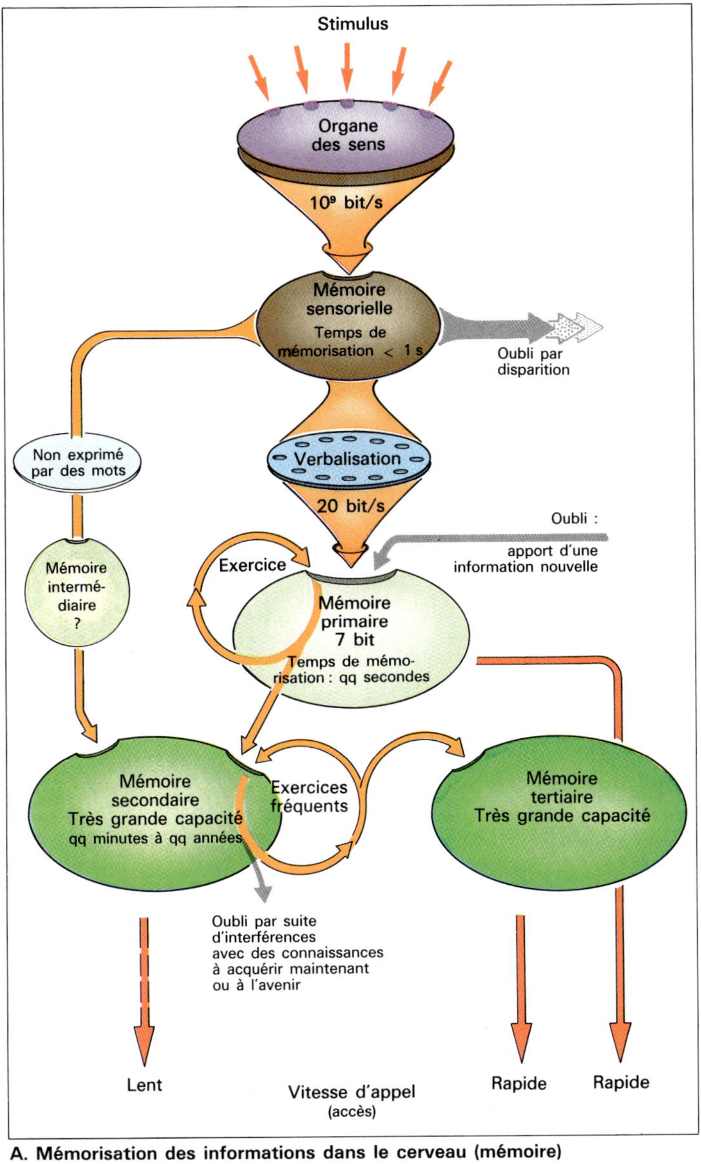

A. Mémorisation des informations dans le cerveau (mémoire)

L'olfaction

Les 10^7 **cellules sensorielles primaires** sensibles au goût sont situées dans le neuroépithélium de la *tache olfactive* (**A**). Ce sont des cellules bipolaires ; les terminaisons dendritiques portent 5-20 cils olfactifs, recouverts d'une couche de mucus ; les axones partent vers les centres (**B**).

Les substances odorantes arrivent à la muqueuse olfactive grâce au courant d'air respiratoire, phénomène accentué par le *reniflement*, et doivent être solubilisées dans la **couche de mucus** avant d'atteindre les protéines réceptrices de la **membrane ciliaire**. Vu les nombreuses **qualités des odeurs**, le nombre des types de récepteurs est estimé de plusieurs douzaines à plusieurs milliers. Une cellule sensorielle est sensible à plusieurs substances odorantes (pas toutes), et chacune à son propre *spectre* qui recouvre partiellement celui des autres. Une odeur particulière stimule ainsi une population bien définie de récepteurs, dont la stimulation combinée détermine le goût au niveau du SNC.

Comme pour les hormones (cf. p. 242), la substance odorante se fixe à son **récepteur protéique** spécifique sur la membrane ciliaire, puis (pour beaucoup de ces substances mais pas toutes) par l'intermédiaire de la Gs-protéine, active l'adényl cyclase. L'**AMPc** ainsi formé permet l'ouverture des canaux cationiques membranaires (directement ou par phosphorylation ?) ; ceci provoque finalement, grâce à l'entrée de Na^+ (et de Ca^{2+} ?), la **dépolarisation** de la cellule sensorielle (**C**). Il existe une autre hypothèse : la substance odorante provoque elle-même l'ouverture des canaux cationiques et l'AMPc les referme à nouveau par phosphorylation. Pour d'autres substances, le GMPc et l'IP_3 agissent, sans discussion possible, comme transducteurs.

Certains stimuli (par ex. les acides) activent également les **terminaisons libres** (du nerf trijumeau) situées dans la muqueuse nasale.

Seuils de perception. Il suffit de 4.10^{-15} g de méthyl-mercaptan (contenu dans l'ail) par litre d'air pour donner l'impression que « ça sent quelque chose » (= perception ou *seuil absolu de perception*). Pour une concentration de 2.10^{-13} g/l, la substance odorante est reconnue (*seuil de reconnaissance*). Ces perceptions liminaires dépendent de l'humidité (hygrométrie) et de la température de l'air et sont, pour d'autres substances 10^{10} fois plus élevées. Le *seuil différentiel* $\Delta I/I$ de 0,25 (cf. p. 306) est relativement élevé. L'**adaptation rapide** (**D**) est probablement due à une désensibilisation chimique des récepteurs ; après environ 1 min l'adaptation neuronale apparaît.

Voies olfactives. Les axones des cellules sensorielles se projettent vers le haut en faisceaux ou *filets olfactifs* allant vers le **bulbe olfactif** où, dans la « région glomérulée », 100-1000 d'entre eux **convergent** sur chaque *cellule mitrale* (transmetteur : la carnosine ?). Les *cellules périglomérulaires et granulaires,* qui sont sujettes à l'**inhibition efférente**, réunissent les cellules mitrales les unes aux autres et les inhibent. Dans la direction opposée, les cellules mitrales ont un effet excitateur sur les mêmes (réciproques) synapses. Ces circuits rendent possible l'**auto-inhibition** et l'**inhibition latérale,** aussi bien que la **désinhibition** par les centres supérieurs. Les axones des cellules mitrales se projettent centralement, atteignant entre autre le *cortex*, l'*hypothalamus*, le *système limbique* et la *formation réticulée*.

Les **fonctions de l'odorat** sont par exemple : 1. le déclenchement de *sécrétions salivaires et gastriques* par des odeurs agréables et *inversement*, la *mise en garde* contre des aliments avariés par des odeurs déplaisantes (cf. p. 202 et suiv.) ; 2. la *surveillance de l'hygiène corporelle* (odeurs de sueur, d'excréments) ; 3. la reconnaissance d'*information sociale* au travers d'odeurs reconnues comme « familières » ou « étrangères » ; 4. l'influence sur le *comportement sexuel ;* et 5. les influences sur l'*affectivité* en général (sentiment d'envie et de dégoût par exemple).

La gustation

Les **récepteurs gustatifs** de la **langue** et du palais sont solidaires d'un corpuscule appelé le *bourgeon du goût* (**E**). Les sensations gustatives en provenance des cellules sensorielles sont acheminées par les paires de nerfs crâniens VII, IX et X jusqu'au noyau du faisceau solitaire.

La gustation permet de différencier **quatre saveurs fondamentales** (sucré, salé, acide et amer) dont les récepteurs spécifiques sont inégalement répartis à la surface de la langue (**G**). Les différenciations « gustatives » plus fines (pomme, poire par exemple) sont le fait de l'*olfaction*.

Les **seuils de reconnaissance gustatifs** sont de l'ordre de 4 mg/l d'eau pour la quinine (amertume) et de 1 g/l pour NaCl ; ils sont donc infiniment plus élevés que les seuils olfactifs. Les *seuils différentiels* relatifs (cf. p. 306) s'élèvent au maximum à 0,20. La concentration des molécules gustatives détermine si le goût sera reconnu comme agréable ou désagréable (**F**).

Les **fonctions du goût** permettent par exemple le *contrôle des aliments* et le *déclenchement de la sécrétion salivaire et gastrique* (cf. p. 202 et 208). (Par « contrôle des aliments », on sous-entend qu'un goût désagréable peut provoquer un réflexe nauséeux, ou que l'amertume, dont le seuil est particulièrement bas, peut mettre en garde contre un empoisonnement.)

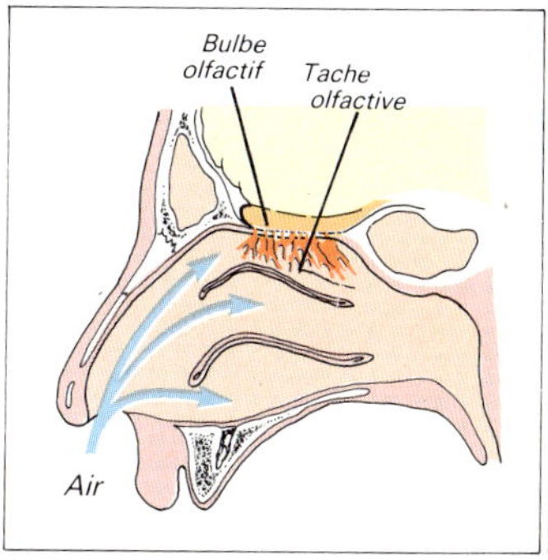

A. Fosse nasale avec organes olfactifs

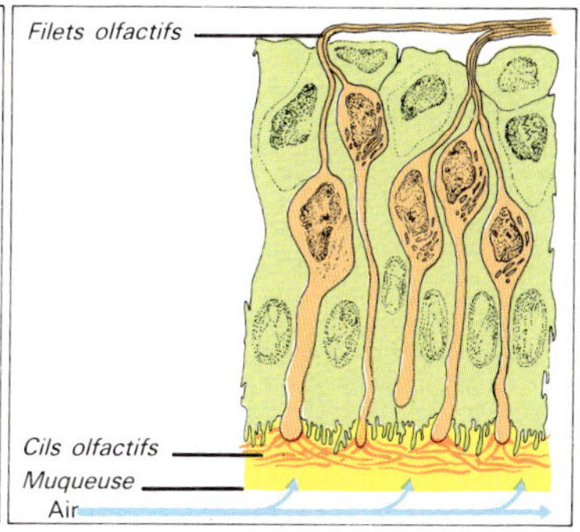

B. Epithélium olfactif (d'après Andres)

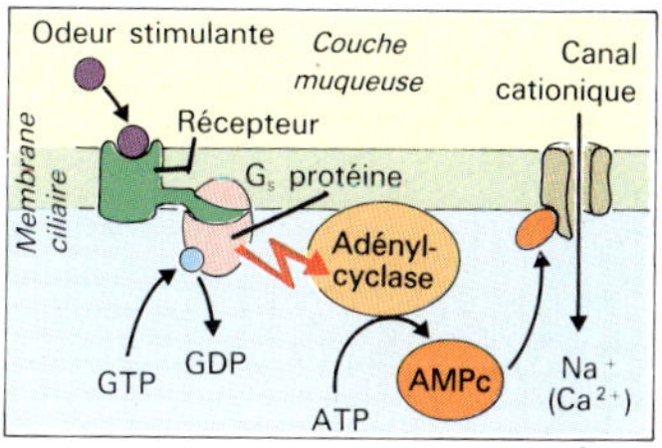

C. Transduction des influx olfactifs

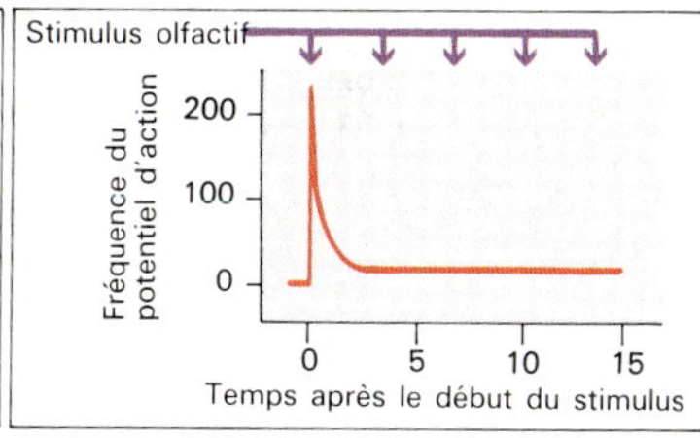

D. Adaptation de l'olfaction

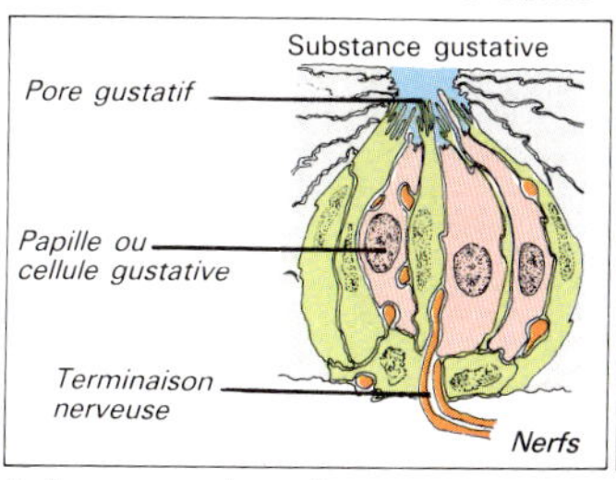

E. Bourgeon du goût (d'après Andres)

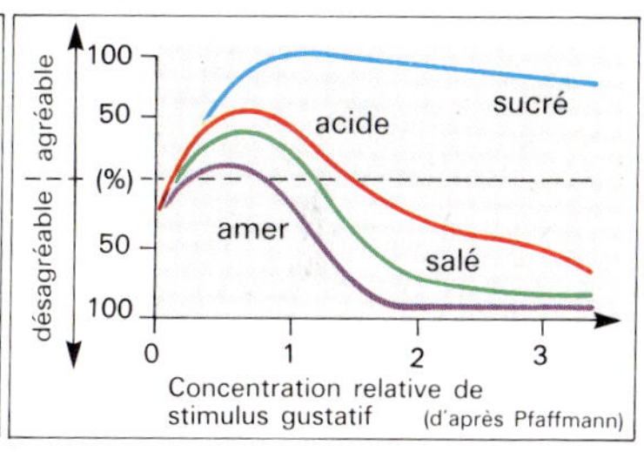

F. Evaluation des stimuli gustatifs

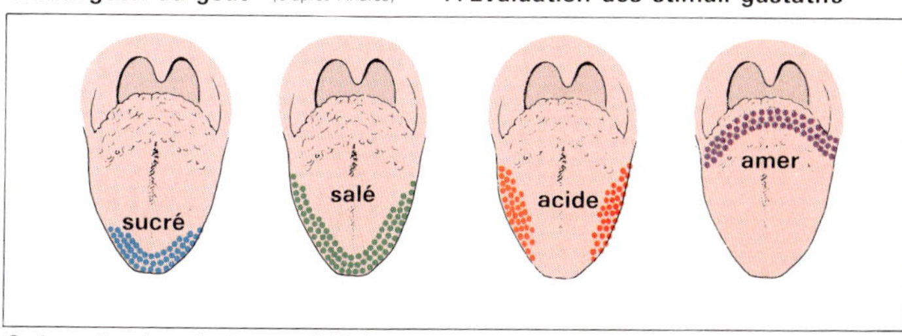

G. Localisation de la sensibilité gustative sur la langue

L'équilibration

L'organe de l'équilibration, appelé *organe vestibulaire ou labyrinthe*, est situé à proximité de la cochlée (cf. p. 319) à l'intérieur du rocher, de chaque côté de la tête. Les trois **canaux semi-circulaires** sont situés perpendiculairement les uns par rapport aux autres (**A1**) ; le renflement ampullaire (*ampoule*) de chacun des canaux comporte une proéminence, la *crête ampullaire* (**A2**), porteuse des *cellules sensorielles ciliées*. Les **cils** (**A3**) de ces cellules réceptrices (un long kinocil au niveau du pourtour cellulaire et environ 80 stéréocils courts) sont englobés dans une *cupule* gélatineuse douée de mouvements (**A4**). La rotation de la tête entraîne simultanément un mouvement automatique des canaux semi-circulaires. Le canal contient de l'**endolymphe** (de même densité que la cupule) qui, du fait de son inertie, ne peut suivre immédiatement le mouvement ; en conséquence, un bref *courant* apparaît dans le canal semi-circulaire, qui, dans cet exemple, courbe la cupule et tous les cils avec elle dans la direction des kinocils. Ceci provoque l'excitation des fibres nerveuse sensorielles. Les *trois* canaux semi-circulaires sont nécessaires à l'enregistrement des mouvements de rotation de la tête dans tous les axes possibles (mouvements de bas en haut, de rotation et d'inclinaison latérale).

Lorsque le corps subit une rotation prolongée à vitesse constante, le mouvement relatif de l'endolymphe par rapport au canal semi-circulaire est supprimé. Mais, lors de la décélération du mouvement giratoire, l'endolymphe reprend son mouvement ce qui engendre à nouveau un courant relatif mais en sens inverse de celui qui a été produit lors de l'accélération. Si lors de l'initiation du mouvement, la déformation de la cupule entraîne une augmentation de la fréquence des potentiels d'action, l'inverse se produira lors du freinage (inhibition) et réciproquement.

L'organe vestibulaire comporte deux autres épithéliums sensoriels, les **maculae sacculaire** (**A5**) et **utriculaire** (**A6**). A l'instar des crêtes ampullaires, elles renferment des cellules sensorielles kino- et stéréociliées. Celles-ci baignent dans une couche gélatineuse (**A7**) enrichie de cristaux de carbonate de calcium relativement lourds (densité 3,0) appelés *otolithes* (**A8**). Ces otolithes poussent la membrane otolithique avec les cils (**A3**), d'une part en raison de leur inertie lors de mouvements céphaliques alternés, d'autre part en raison du changement de direction de l'*attraction terrestre* lors de modifications de la position de repos de la tête. La possibilité de modifier leur orientation permet aux cellules sensorielles, c'est-à-dire les kinocils des maculae, de reconnaître des directions très variées. Les **maculae** ont donc pour **fonction** de détecter des **mouvements linéaires de translation** *et surtout les déviations de la position de la tête par rapport à la verticale*, tandis que les **canaux semi-circulaires mesurent des accélérations angulaires** au cours de mouvements rotatoires.

Les neurones bipolaires du *ganglion vestibulaire* (**A9**) acheminent l'excitation vers les *noyaux vestibulaires*. De là partent des voies très importantes en direction des **noyaux des muscles oculomoteurs du cervelet** (cf. p. 286), des motoneurones de la **musculature squelettique** et de la circonvolution post-centrale (siège de l'orientation spatiale consciente). Les **réflexes** déclenchés à partir de l'organe vestibulaire contrôlent essentiellement deux mécanismes : a) le *maintien de l'équilibre corporel* (par la **motricité posturale**, cf. p. 284), et b) la *constance d'une perception visuelle correcte* du monde environnant nonobstant les mouvements du corps et de la tête (par la **motricité oculaire**).

Par exemple l'inclinaison brutale (**B**) d'un plan sur lequel est placé un sujet produit une excitation vestibulaire qui entraînera une puissante extension du bras et de la cuisse du côté aval (réaction de soutien) et une flexion du bras du côté amont (**B2**). Un malade souffrant de troubles de l'équilibration ne pourra pas réagir et perdra ainsi l'équilibre (**B3**).

Les *relations étroites entre le vestibule et les noyaux des muscles oculomoteurs* (**C**) expliquent que toute déviation de la position de la tête sera immédiatement corrigée par des *mouvements de compensation des yeux*, ce qui facilite considérablement l'**orientation dans l'espace.**

Étant donné que le vestibule est incapable par lui-même de distinguer l'origine d'un mouvement (provient-il de la tête ou du corps entier ? renseignement bien sûr indispensable pour le maintien de la posture), cette fonction sera donc assurée par l'intermédiaire de connexions nerveuses très étroites (cf. p. 284 et suiv.) entre les *fuseaux neuromusculaires des muscles cervicaux* et les *récepteurs articulaires du cou* d'une part, le *noyau vestibulaire* et le *cervelet* d'autre part.

Le fonctionnement de l'appareil vestibulaire peut être testé en clinique à partir de ses effets sur la motricité oculaire. Lorsqu'un sujet, préalablement soumis à une épreuve de rotation sur son axe (fauteuil tournant) pendant environ 1/2 minute (les yeux fermés pour éviter le nystagmus optokinétique ; cf. p. 314) est brutalement arrêté dans son mouvement, la stimulation du canal semi-circulaire horizontal provoque un **nystagmus postrotatif** ; les yeux se déplacent horizontalement et *lentement dans la direction du mouvement*, puis *reviennent par une secousse rapide* à leur position initiale, la rotation vers la droite produit un nystagmus vers la gauche et vice versa (cf. p. 314).

Cinépathie (ou mal des transports) (cf. p. 204).

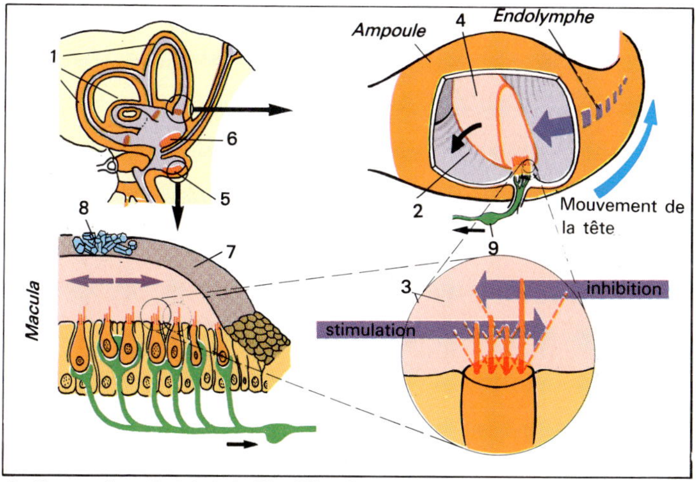

A. Organe (vestibulaire) de l'équilibration

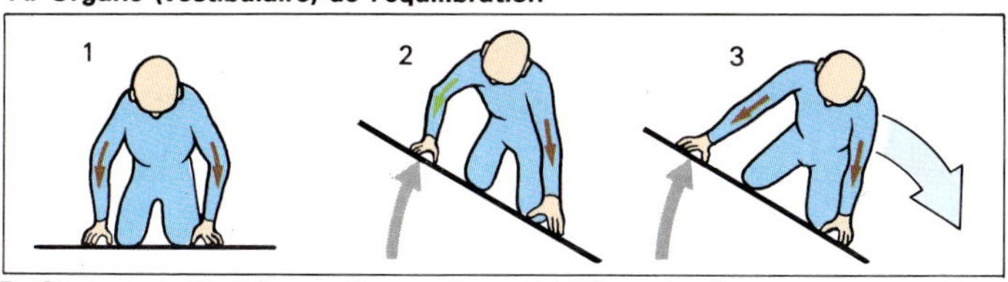

B. Organe vestibulaire : action sur la motricité posturale (d'après Kornhuber)

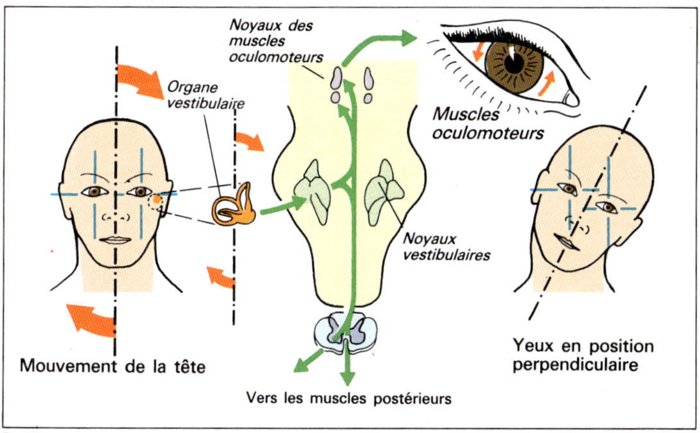

C. Organe vestibulaire : action sur la motricité oculaire

Structure de l'œil. Sécrétion lacrymale, humeur aqueuse

La lumière incidente traverse l'**appareil optique** de l'œil à savoir la *cornée*, l'*humeur aqueuse*, le *cristallin* et le *corps vitré* (**A**) avant d'atteindre les photorécepteurs de la *rétine*. Cet appareil projette sur la rétine une *image renversée et réduite* du monde environnant. La transparence, l'intégrité de la forme et la régularité de la surface de chacun des éléments de cet appareil optique sont autant de conditions requises pour la bonne qualité de l'image. Au niveau de la **cornée**, ce rôle est essentiellement rempli par le **liquide lacrymal** qui est sécrété par les *glandes lacrymales* situées dans l'angle supéro-externe de l'orbite et répandu sur la surface de l'œil grâce au *battement des paupières*. Son écoulement vers la cavité nasale se fait à travers les deux *canaux lacrymaux* (situés à la commissure des paupières supérieure et inférieure ; **B**) et le *sac lacrymal*. Le liquide lacrymal améliore les propriétés optiques de la cornée en comblant ses irrégularités ; il entraîne les poussières, les gaz toxiques, etc., protège la cornée contre la dessiccation, évitant ainsi son opacification ; il renferme notamment du lysozyme (cf. p. 66), mais aussi de l'immunoglobuline A (cf. p. 64 et suiv.) qui assure la défense contre les germes et sert de lubrifiant pour les *paupières*. Les larmes sont en outre l'expression de l'émotion.

Grâce à ses fibres musculaires, circulaires et radiaires, l'iris contrôle l'entrée de la lumière dans l'œil (**A**, **C1** et cf. p. 306). Les *muscles constricteur* et *dilatateur de la pupille* sont respectivement responsables de la constriction (*myosis*) et de la dilatation pupillaire (*mydriase*). La dilatation résulte d'une stimulation adrénergique, la constriction d'une stimulation cholinergique.

Le *globe oculaire* (ou *bulbe oculaire*) conserve sa *forme* d'une part grâce à son enveloppe, la *sclère* ou **sclérotique** (**A, C1**) et d'autre part grâce au maintien d'une **pression intraoculaire** plus élevée que la pression des milieux environnants (valeur normale : autour de 2-3 kPa ou 15-22 mmHg). Ces conditions de pression sont essentiellement remplies grâce à un équilibre entre la production et l'écoulement de l'**humeur aqueuse**. Cette dernière est sécrétée par les *procès ciliaires* (**C2**) dans la *chambre postérieure de l'œil* (**C3**). Les processus de transport ioniques actifs sont d'une grande importance pour cette sécrétion. L'humeur aqueuse s'écoule à travers la *chambre antérieure* (**C4**) et le *canal de Schlemm* (**C5**) vers le système veineux. Cet écoulement peut être considérablement entravé dans certaines conditions, par exemple lorsque la contraction du muscle dilatateur de la pupille comprime le canal. Cela entraîne une *augmentation de la pression intraoculaire* (**glaucome**), provoquant des douleurs et des lésions rétiniennes. Le traitement médicamenteux du glaucome aigu vise à freiner la production d'humeur aqueuse (par ex. au moyen des inhibiteurs de l'anhydrase carbonique) et à réduire le diamètre pupillaire.

Le **cristallin** est suspendu par les *fibres de la zonula* (**C6**). Lors de la **vision au loin**, ces fibres se tendent, aplanissant ainsi la courbure du cristallin, surtout celle de sa face antérieure (**accommodation** pour la vision au loin). Lors de la **vision de près** (**accommodation** pour la vision de près), les fibres de la zonula se relâchent à la suite de la *contraction* des **muscles ciliaires** (**C7**) et le cristallin reprend, grâce à son élasticité, sa courbure initiale (**D** et cf. p. 302).

La face interne du globe oculaire est tapissée très loin vers l'avant par la **rétine**, sauf au niveau de la région d'émergence du nerf optique (*papille*) (**A**). En face de l'orifice pupillaire, la rétine présente une légère dépression (*fovea centralis*, **A**). Deux types de photorécepteurs sont présents dans la rétine : les **bâtonnets** et les **cônes**. Ils sont reliés aux *cellules bipolaires* dont les prolongements sont connectés aux *cellules ganglionnaires*. Les prolongements centraux de ces dernières (10^6 fibres) partent du globe oculaire et constituent le **nerf optique**. Les *cellules horizontales* et *amacrines* (cellules interplexiformes, CI) permettent les relations latérales au sein de la rétine (**E** et cf. p. 312). Les pigments photosensibles (cf. p. 304) sont contenus dans les disques des segments externes des cônes et des bâtonnets (**F**).

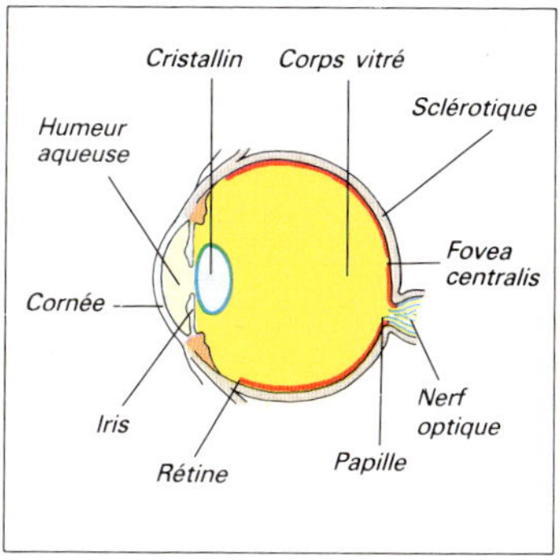

A. Œil droit (coupe horizontale)

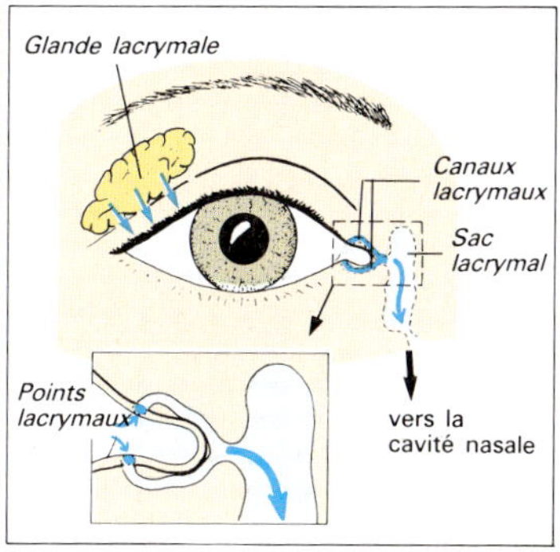

B. Œil droit, production et écoulement des larmes

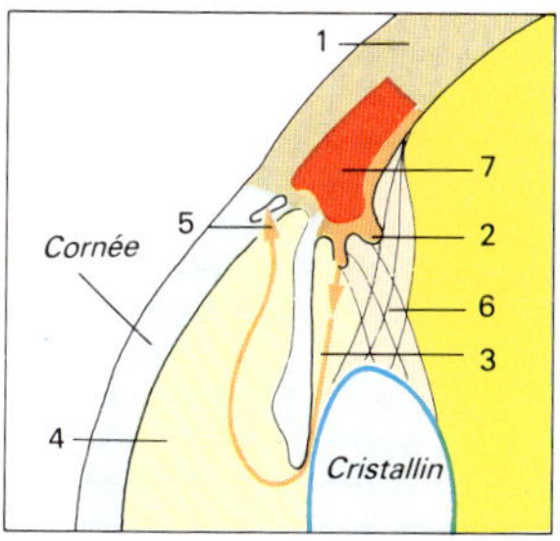

C. Production et écoulement de l'humeur aqueuse

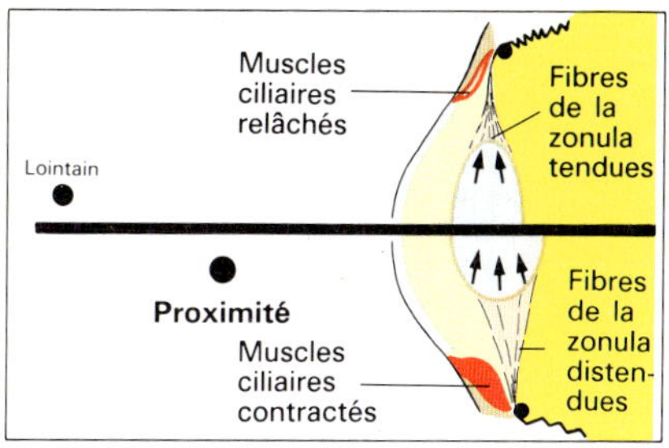

D. Accommodation (schéma)

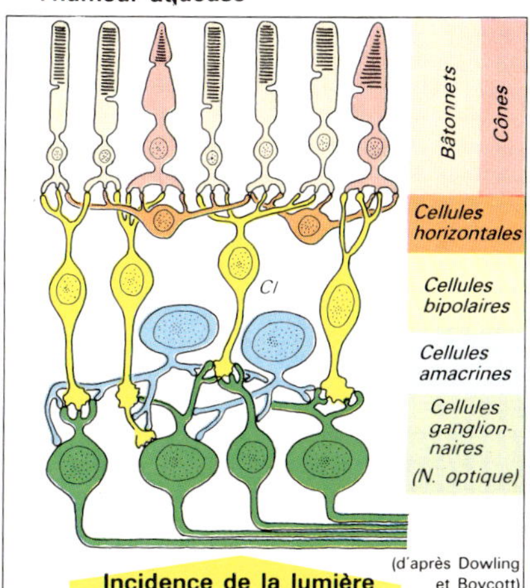

E. Rétine : structure schématique

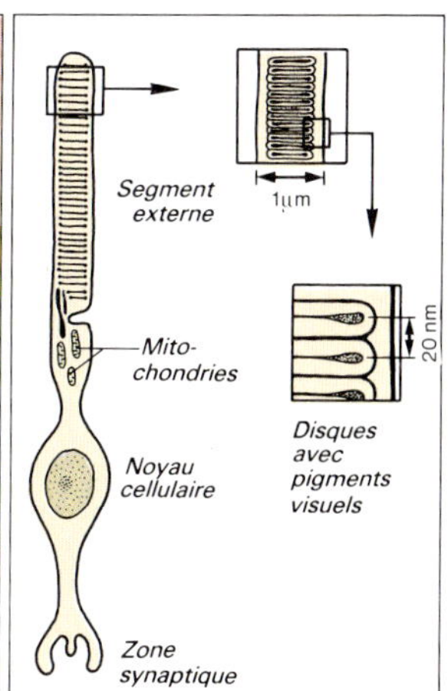

F. Bâtonnet

L'appareil optique de l'œil

Les rayons lumineux sont réfractés lorsqu'ils passent d'un milieu aérien dans un autre milieu. Si la surface de séparation entre deux milieux est sphérique (dioptre sphérique), il se forme une *image* c'est-à-dire que les rayons qui divergent à partir d'un point objet se rejoignent en un point image de l'autre côté du dioptre. Un tel système **optique simple** (**A**) possède un **foyer antérieur** dans l'air $\mathbf{F_a}$ (ou foyer objet) et un **foyer postérieur** $\mathbf{F_p}$ (ou foyer image), un **point principal H** et un **centre C**. *Les rayons émis par une source très éloignée* (∞) peuvent être considérés comme *parallèles*. S'ils pénètrent parallèlement à l'*axe optique* de l'œil, ils se rencontreront en F_p (**A1**, point rouge). Pénétrant *de biais*, ils se projetteront en dehors de F_p mais dans le même plan (*plan focal*) (**A1**, point violet). Les rayons émis par une source rapprochée n'étant pas parallèles se projettent en dehors du plan focal, en arrière de celui-ci (**A2**, points vert et brun).

L'**appareil optique de l'œil** comporte *plusieurs* dioptres et plusieurs milieux (cf. p. 300). C'est la **dioptrique de l'œil**. Mais l'on peut, pour simplifier, l'assimiler à un système optique simple (*œil réduit*).

Lorsqu'**on regarde au loin**, le faisceau de rayons parallèles issus d'un point objet éloigné formera une image punctiforme nette en F_p (**B1**, point rouge). *C'est là que se trouve la rétine dans la vision de loin*, les récepteurs recevant ainsi une image nette. Cet œil « réglé » pour la vision au loin verra de façon floue un objet rapproché car l'image de cet objet sera formée *en arrière de la rétine* (**B1**, points verts). Lorsque l'œil **accommode pour la vision de près**, la courbure du cristallin (cf. p. 301, **D**) augmente, modifiant sa *réfringence* (cf. ci-dessous), ce qui ramène dans le plan de la rétine l'image d'un point rapproché qui deviendra nette (**B2**, points verts).

L'œil qui accommode pour voir de près ne pourra cependant plus voir nettement un point éloigné car F_p ne se trouvera plus dans le plan de la rétine (**B2** : F'_p).

Le **pouvoir de réfraction** de l'œil s'exprime en dioptries (D). Il est égal à l'*inverse de la distance focale antérieure* ($1/F_a$) exprimée en m (distance $F_a - H = 0{,}017$ m, lorsque l'œil accomode pour la vision de loin, **B1**). L'œil qui regarde à l'infini aura donc un pouvoir de réfraction de 58,8 D (1/0,017).

Lorsque l'accommodation est maximale, le pouvoir de réfraction augmente d'environ 10 D. Cette augmentation du pouvoir de réfraction est appelée **amplitude d'accommodation**. Elle se calcule à partir de la formule suivante : 1/punctum proximum – 1/punctum remotum. Le « **punctum proximum** » (exprimé en m) est la distance minimale à laquelle il est encore possible de voir nettement ($\simeq$ 100 cm à 70 ans). Le « **punctum remotum** », c'est-à-dire le point le plus éloigné qui puisse être vu nettement, est situé normalement à l'infini (∞). Son amplitude d'accommodation est égale à 1/punctum proximum, car $1/\infty = 0$.

L'amplitude d'accommodation baisse avec l'âge en raison d'un durcissement du cristallin. Il en résulte une **presbytie** (**C1 - C3**) qui conserve la vision au loin (**C1**) mais nécessite le port de *verres correcteurs convergents* (**C3**) pour la vision de près (lecture).

La **cataracte** est due à l'opacification du cristallin. Si l'on procède à l'ablation chirurgicale du cristallin, il faudra faire porter au sujet des verres correcteurs convergents ou des verres de contact d'une puissance d'au moins 15 D.

Dans la **myopie**, les rayons parallèles se projettent *en avant de la rétine* (en général parce que le globe oculaire est trop long) (**C4**) et le punctum remotum se trouve rapproché (**C5**). La myopie peut être corrigée par une lentille (concave) divergente (– D) ; elle doit faire diverger les rayons parallèles comme s'ils provenaient du punctum remotum (**C6** et **C7**). La puissance réfractive de la lentille à utiliser peut être calculée comme l'inverse du punctum remotum. Exemple : punctum remotum de 0,5 m, lentille correctrice requise = – 2D.

Dans l'**hypermétropie**, le globe oculaire est trop court et le sujet doit déjà accommoder (**C8**) lorsqu'il regarde au loin. Une partie de son amplitude d'accommodation étant déjà utilisée, son pouvoir de réfraction ne suffit plus à la vision de près (**C9**). Une *lentille convergente* (+ D) corrigera ce défaut (**C10, C11**).

La courbure de la surface cornéenne est souvent plus accentuée dans une direction (généralement la verticale) que dans une autre. Il en résulte une différence de réfraction entre les deux plans, si bien qu'un point apparaît comme une ligne (un plan en dehors du focus) : c'est l'**astigmatisme** (régulier). Celui-ci peut être corrigé par des *lentilles cylindriques*. Un *astigmatisme irrégulier* avec des images déformées irrégulièrement est lié à des lésions (cicatrices) de la cornée ; il peut être corrigé par des lentilles de contact sphériques ; le liquide lacrymal situé en dessous compense les déviations de forme.

L'appareil optique de l'œil a une puissance réfractive plus importante sur les bords que dans l'axe optique. Cette **aberration sphérique** est responsable du fait que plus la pupille est large, moins l'image est nette.

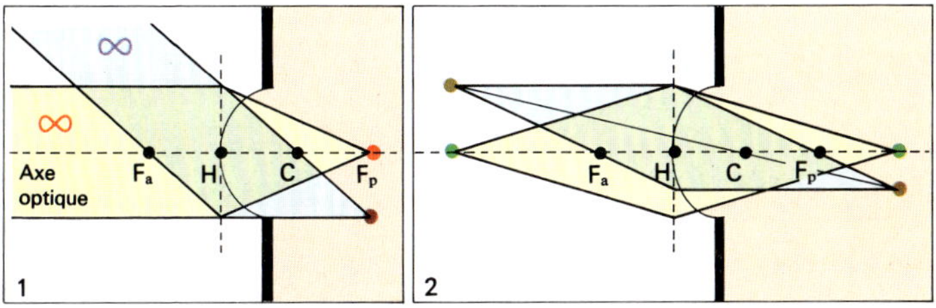

A. Projection de points éloignés (1) et proches (2)

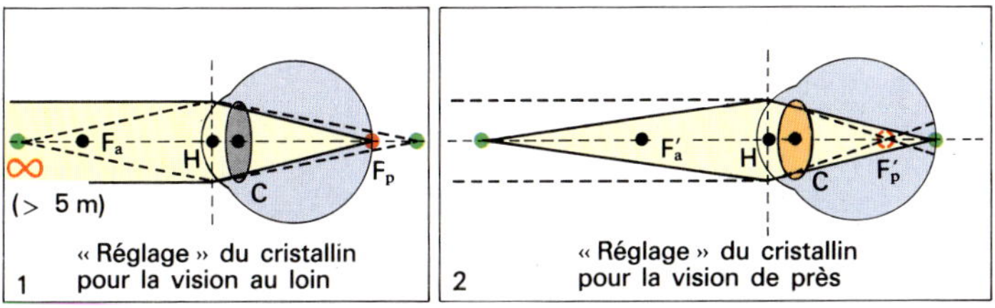

B. Œil : accommodation pour la vision de loin (1) et de près (2)

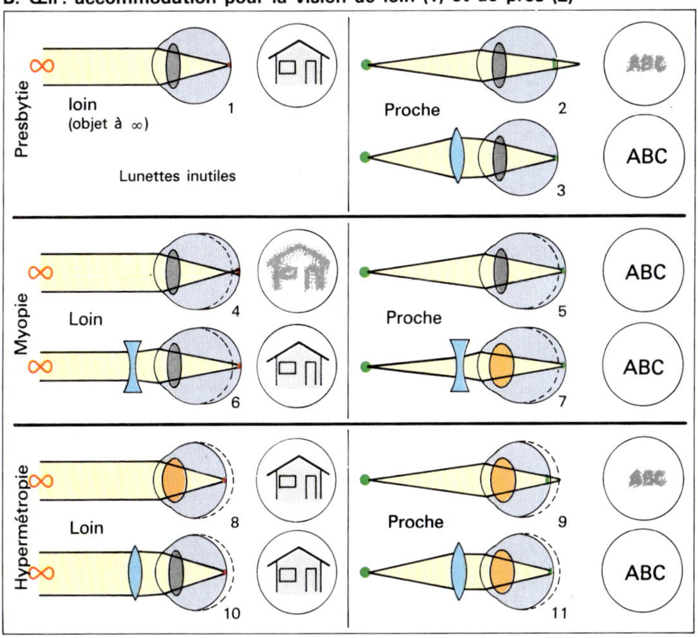

C. Presbytie, myopie et hypermétropie

Acuité visuelle. Photorécepteurs rétiniens

L'**acuité visuelle** (AV) est la grandeur qui permet de mesurer les performances de l'œil. Dans de *bonnes conditions d'éclairement ambiant*, un œil normal est capable de distinguer deux points distants au minimum de 1 minute (dont les rayons incidents forment entre eux un angle α de 1 minute : 1' = 1/60 degré) (**A**). L'acuité visuelle (exprimée en minute d'angle $^{-1}$), se mesure grâce à la formule : $1/\alpha$. La valeur normale est donc de 1/1.

En pratique, pour **mesurer l'acuité visuelle**, on utilise des tableaux (optotypes) portant des lettres de différentes tailles formées d'éléments qui à la distance indiquée (par exemple 5 m, **A**) sont vus sous un angle de 1'. Des anneaux peuvent remplacer les lettres (anneaux de Landolt) ; ils comportent une ouverture qui est vue sous un angle de 1' (**A**). L'acuité visuelle se mesure par le rapport entre la distance à laquelle le sujet perçoit cet objet de 1' (lettre ou ouverture de l'anneau) et celle à laquelle il devrait le percevoir. Exemple : l'emplacement de l'ouverture de l'anneau de droite (**A**) doit normalement être perçu à une distance de 3,3 m. Si tel est le cas l'AV sera de 3,3/3,3 = 1,0 (valeur normale). Si à une distance de 3,3 m le sujet ne reconnaît que l'ouverture de l'anneau de gauche, l'AV sera de 3,3/8,5 = 0,39 car l'ouverture de l'anneau de gauche est déjà perçue à 8,5 m par un œil emmétrope.

Les **bâtonnets** et les **cônes** constituent les récepteurs photosensibles de la rétine (cf. p. 301, **E**). Leur répartition sur la surface rétinienne est inégale. Dans la *fovea centralis*, il n'y a que des *cônes* ; leur densité diminue rapidement à la périphérie de la rétine (**B** à gauche) alors que les *bâtonnets* sont plus nombreux tout autour de la fovea centralis (**B** à gauche). Il n'y a pas de photorécepteurs au niveau de la *papille (tache aveugle* ; cf. p. 310*)*.

Si l'on veut regarder avec précision un objet, on le fixe de telle sorte que son image se projette sur la fovea centralis, c'est-à-dire là où l'AV (telle qu'elle est déterminée habituellement) est la plus élevée. Lorsque la rétine s'adapte à l'obscurité (cf. p. 306), l'acuité visuelle diminue rapidement parallèlement à la densité des cônes à la périphérie de la rétine (**B**, à droite) : on obtient une courbe (**B**, à droite) qui recouvre celle de la répartition des bâtonnets (**B**, à gauche).

Les **cônes** servent par conséquent à la *perception des détails (et de la couleur) dans une ambiance éclairée* (**vision photopique**), alors que les **bâtonnets** permettent la vision (*en noir et blanc*) *dans une ambiance faiblement éclairée* (**vision scotopique ou crépusculaire**). Il faut donc tenir compte d'une certaine *baisse de l'acuité visuelle* en vision crépusculaire.

Les **pigments visuels** sont contenus dans les cônes et les bâtonnets. Ce sont eux qui constituent les *intermédiaires* lors de la *transformation d'un stimulus photopique en une excitation électrique* des récepteurs.

Dans les **bâtonnets** on trouve de la **rhodopsine** qui est constituée d'une partie protéique (l'**opsine**, 38 000 Dalton) et d'une partie aldéhydique, le **11-cis-rétinal** (**C**). L'excitation lumineuse provoque une isomérisation sur le carbone 11 de l'aldéhyde. Il se forme alors de la *barthorhodopsine* puis, grâce à la *lumirhodopsine* (opsine + 11-*trans*-rétinal), de la *métarhodopsine I*, et enfin de la *métarhodopsine II* (durée totale de la réaction : 1 ms seulement), ce qui induit une excitation nerveuse par un mécanisme non encore totalement élucidé.

Cette dernière substance, à l'image du complexe hormone-récepteur (cf. p. 243), réagit avec la **G_s-protéine** (« **transducine** »), par laquelle (après remplacement du GDP par le GTP) la sous-unité α_s-GTP se détache (**C**). Il y a alors activation (mais pas selon le mécanisme décrit en p. 243) d'une *phosphodiestérase* qui, consécutivement, diminue la concentration intracellulaire en **GMPc**. L'activation, d'une molécule de rhodopsine peut provoquer l'hydrolyse du GMPc jusqu'à 10^6 mol/s (amplification en cascade de l'action enzymatique). En conséquence, le GMPc se dissocie des canaux cationiques (préalablement ouverts) de la membrane cellulaire, entraînant ainsi leur fermeture : une **hyperpolarisation** s'installe (*potentiel secondaire de récepteur* ; cf. p. 312). Durant ces événements, la concentration cellulaire en Ca^{2+} diminue (fermeture des canaux cationiques), ce qui peut être en partie à l'origine de l'interruption ou de l'adaptation du mécanisme de transduction. Finalement la métarhodopsine II est décomposée en opsine + fraction aldéhydique. Au cours de ce processus, le pigment perd sa couleur rouge (*blanchiement*). La rhodopsine est ensuite *régénérée* grâce à un *apport d'énergie* (cf. aussi p. 306).

Le blanchiement de la rhodopsine nécessite une **absorption** de la lumière. Étant donné que ceci se produit pour la rhodopsine sur toute la gamme des longueurs d'ondes visibles (cf. p. 309, **D**), il n'y a pas lieu de faire une distinction de couleurs (longueurs d'onde) entre les bâtonnets. Les trois pigments visuels des trois types de cône (11-*cis*-rétinal avec variation de la proportion d'opsine) n'absorbent chaque fois que la lumière d'une étroite gamme de longueurs d'onde (cf. p. 309, **E**), ce qui constitue une des conditions de la vision des couleurs (cf. p. 308).

Le rétinal est l'aldéhyde de l'alcool rétinol, contenu dans la **vitamine A_1**. Une carence chronique en vitamine A_1 ou en ses précurseurs (caroténoïdes) entraîne la cécité nocturne en raison d'une production insuffisante de rhodopsine (cf. p. 306).

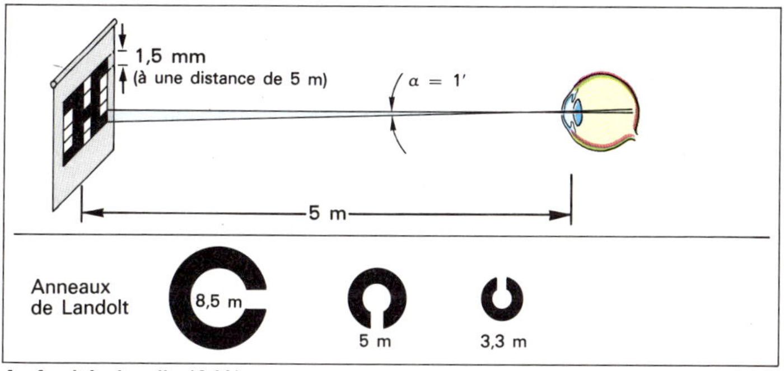

A. Acuité visuelle (A.V.)

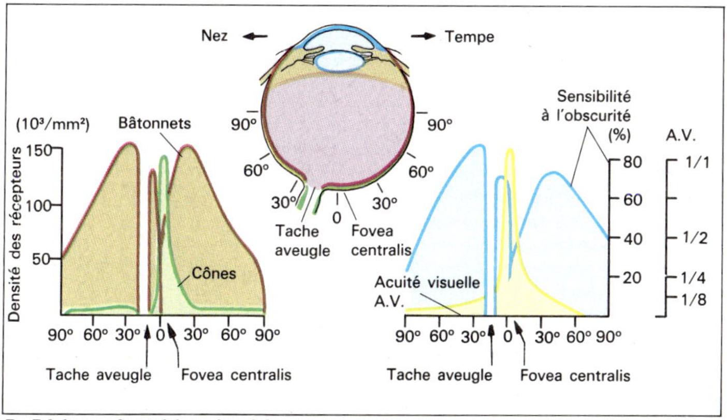

B. Rétine : répartition des bâtonnets et des cônes, sensibilité à l'obscurité et A.V.

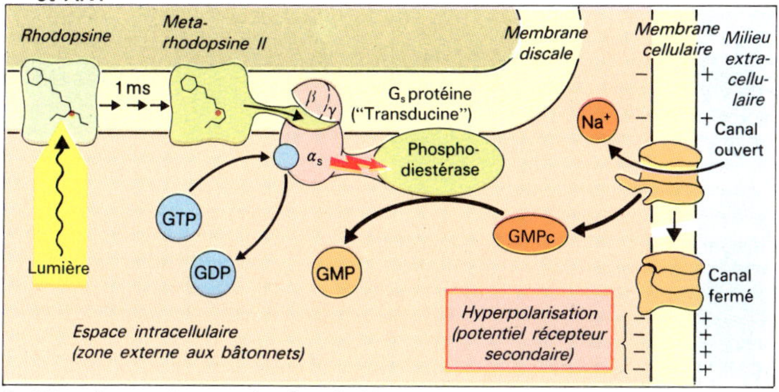

C. Mécanismes de transduction de l'information dans les bâtonnets

Adaptation de l'œil à des niveaux d'éclairement différents

L'œil humain peut percevoir un stimulus lumineux aussi faible qu'une petite étoile dans le ciel. Par ailleurs, il peut apprécier des éclairements aussi intenses que ceux d'un glacier en plein soleil. L'appréciation de tels extrêmes (1/1 trillion) n'est possible que grâce à l'**adaptation** de l'œil *aux différences de luminosité*.

Lorsqu'un sujet dont l'œil est adapté à une lumière diurne normale pénètre dans une pièce faiblement éclairée, il commence par la trouver totalement obscure, cette faible luminosité se situant alors en-dessous du seuil de sensibilité de son œil. Au bout de quelques minutes, son seuil de sensibilité s'étant abaissé, il distinguera l'aménagement de la pièce. L'observation des étoiles par exemple nécessite une adaptation encore plus longue. L'adaptation à l'obscurité n'atteint un maximum qu'au bout de 30 min environ (**A**). L'intensité minimale perçue à ce moment-là constitue donc le **seuil absolu de sensibilité** de l'œil (dans les courbes **A** et **B** on lui a attribué la valeur 1). Chez le sujet normal, la courbe d'**adaptation rétinienne** à l'obscurité en fonction du **temps** présente une cassure pour une intensité située autour de 2000 fois le seuil absolu (**A**, courbe violette). C'est là qu'est atteint le *seuil des cônes* (**seuil de la vision diurne**). La seconde partie de la courbe traduit l'*adaptation* quelque peu retardée *des bâtonnets* (**A**, courbe marron). Chez l'achromate (ou *monochromate*, sujet qui ne voit pas les couleurs), on n'obtient que cette seconde portion de la courbe alors que la courbe qui traduit l'adaptation isolée des cônes (**A**, courbe rouge) caractérise l'*héméralope* (sujet qui ne voit pas la nuit, cf. p. 304).

La *notion de seuil différentiel* (capacité à distinguer deux intensités lumineuses voisines) est également importante dans la vision. Si I' est l'intensité la plus proche de I différenciable par l'œil, le **seuil différentiel absolu** Δ I se mesure par I-I'. Le **seuil différentiel relatif** est Δ I/I. C'est à une intensité ambiante optimale de 10^9 (I = 10^9 fois le seuil absolu ; **B**) que ce seuil différentiel est le plus bas (il est égal à 0,01) et que le pouvoir discriminatif de l'œil est le plus élevé. Ce seuil différentiel relatif s'élève considérablement lors de l'adaptation à l'obscurité ; il s'accroît également avec des éclairements ambiants plus intenses. Le port de verres solaires aura alors, entre autres effets, celui d'abaisser ce seuil différentiel.

Le système oculaire dispose de différents **mécanismes d'adaptation** aux variations de l'éclairement ambiant (**C1-C2**) :

1. La **pupille** est capable, par un mécanisme réflexe, de modifier dans un rapport de 1 à 16 la quantité de lumière pénétrant dans l'œil (**C1**). Elle est plus ouverte à l'obscurité qu'à la lumière ; mais son rôle principal est d'adapter l'œil à une *variation brusque de l'éclairement ambiant* (réflexe pupillaire, cf. p. 310).

2. La **concentration des pigments visuels** dans les photorécepteurs s'adapte en quelque sorte aux exigences de sensibilité (**C2**).

Un *éclairement intense* entraîne le blanchiement d'un grand nombre de molécules de photopigment (cf. p. 304). La *réduction de leur concentration* (jusqu'à un nouvel équilibre entre destruction et resynthèse) diminue bien sûr leur probabilité de rencontre avec un photon (**C**). Par contre, dans une ambiance *faiblement* éclairée, la concentration en photopigment s'élève, accroissant la probabilité de rencontre photon-pigment visuel et, de là, la sensibilité.

3. **La sommation spatiale** constitue un mécanisme d'adaptation extrêmement puissant : la *surface rétinienne* (c'est-à-dire le *nombre de photorécepteurs*) à partir de laquelle une fibre du nerf optique est activée dépend de l'état d'adaptation (**C3**) ; elle augmente à l'obscurité et diminue à la lumière (cf. p. 312).

4. **Sommation temporelle** (**C4**) : des stimuli brefs d'intensité sous-liminaire, peuvent devenir supraliminaires et déclencher un potentiel d'action (PA) lorsqu'on augmente leur durée (si l'œil les fixe plus longtemps). Le produit : intensité de la stimulation x durée de la stimulation est égal à une constante.

5. La diminution de la concentration intracellulaire en Ca^{2+} pendant les mécanismes de transduction (cf. p. 304) peut aussi avoir un rôle dans l'adaptation.

Une adaptation locale est observable lors de ce qu'on appelle le **contraste successif** : après avoir fixé une image en noir et blanc (**D**) pendant une vingtaine de secondes, les parties noires apparaîssent plus claires que l'environnement lorsque le regard se porte rapidement sur une plage blanche : ceci est dû à un accroissement de sensibilité dans les plages rétiniennes correspondantes.

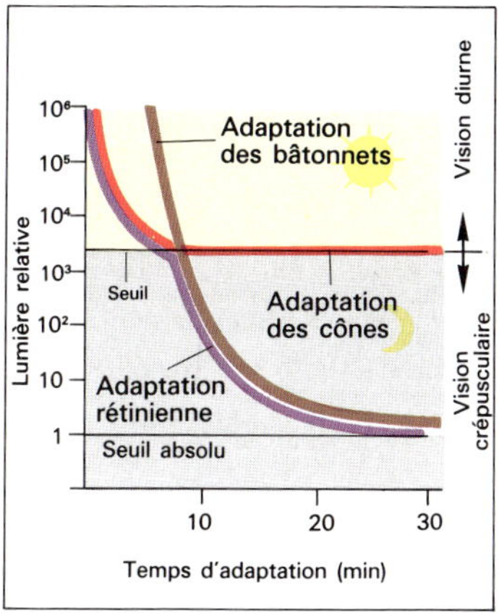

A. Courbe d'adaptation

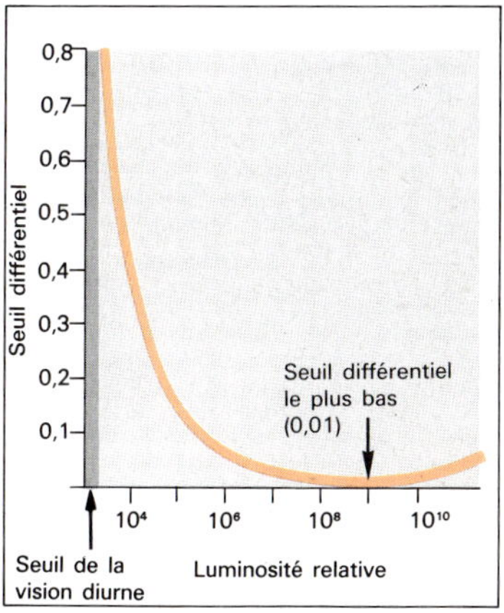

B. Seuil différentiel et luminosité

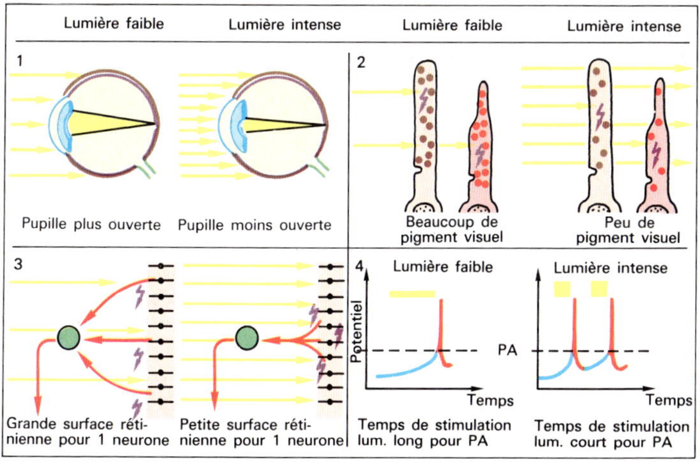

C. Mécanismes d'adaptation

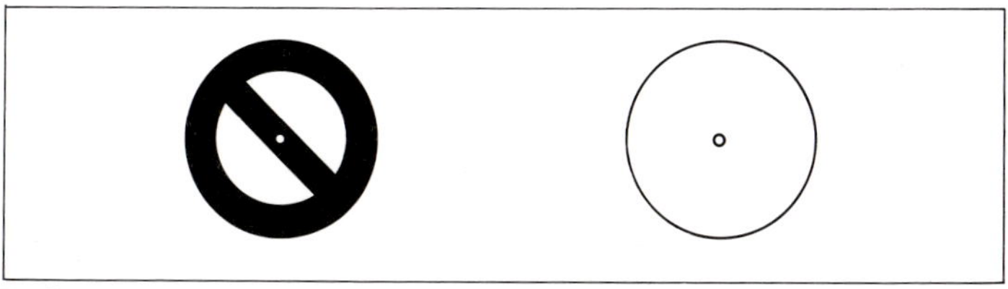

D. Contraste successif (« adaptation locale ») (cf. texte)

Vision des couleurs

Lorsqu'une lumière blanche (lumière solaire par exemple) traverse un prisme, elle se décompose en un *spectre allant du rouge au violet* (couleurs de l'arc-en-ciel). Le rouge correspond en gros aux longueurs d'onde (λ) comprises entre *650 et 700 nm* et le *violet* se situe autour de *400 nm* (**A**). C'est là la gamme des longueurs d'onde à laquelle l'œil est sensible. Les longueurs d'onde plus courtes (*ultraviolet*) ou plus longues (*infrarouge*) ne sont pas perçues par l'œil humain.

La *lumière blanche* peut s'obtenir sans que soient utilisées toutes les longueurs d'onde du spectre visible. Il suffit de réaliser un **mélange additif** de deux couleurs particulières (**couleurs complémentaires**). L'orange (612 nm) et le bleu (490 nm) constituent par exemple une paire de ce type. Le **triangle des couleurs** (**B**) visualise ce phénomène : le spectre visible est représenté sur les deux côtés opposés à l'hypoténuse et en son centre figure un point appelé « blanc ». Toute droite passant par ce point coupe les côtés du triangle à hauteur des paires de couleurs complémentaires (par exemple 612 et 490 nm, **B**). Le mélange additif de *quantités à peu près identiques* de rouge et de vert, donne une impression de jaune (**C**). Avec une proportion plus importante de rouge, on obtiendrait de l'orange, avec une plus forte proportion de vert, on aurait du vert-jaune donc des couleurs situées entre le rouge et le vert sur les côtés du triangle. Il en est de même pour un mélange de vert et de violet (**B, C**) dont la combinaison donne des teintes de pourpre qui ne sont pas des couleurs spectrales (**B**). Il est donc clair qu'à *partir de proportions différentes des trois couleurs fondamentales, le rouge, le vert et le violet, on peut réaliser toutes les autres couleurs.* Le blanc peut également s'obtenir soit à partir des trois couleurs fondamentales, soit à partir des nombreuses paires de couleurs complémentaires.

Au mélange additif de couleurs (**C**), s'oppose le principe du **mélange soustractif de couleurs** qui est utilisé par exemple en peinture ou dans les filtres teintés pour la photographie. Une peinture jaune ou un filtre jaune absorbe la proportion de bleu de la lumière blanche. Ainsi, la couleur complémentaire jaune demeure. Si l'on mélange du jaune avec du rouge, le vert est également absorbé, ce qui produit de l'orange.

La **sensibilité chromatique des photorécepteurs** rétiniens est conditionnée par l'**absorption de lumière** *par les pigments visuels*. La rhodopsine des bâtonnets (cf. p. 304) responsable de la vision crépusculaire achromatique, absorbe *toutes les longueurs d'onde du spectre visible* (le maximum d'absorption de la rhodopsine se situe autour de 500 nm). Il en résulte que la nuit, le vert-bleu apparaîtra proportionnellement le plus clair et le rouge le plus sombre (**D**).

Les **cônes** permettent la **vision des couleurs**. On en distingue **trois types** (**E**) : l'un absorbe de façon maximale dans le bleu-violet, l'autre dans le vert et le troisième dans le jaune (ce dernier absorbe encore suffisamment les longueurs d'onde du rouge). La rétine est en mesure de reconnaître les différentes couleurs grâce à ces trois types de cônes, stimulés chacun par l'une des trois couleurs fondamentales. C'est la **théorie trichromatique de la vision des couleurs** de Young et Helmholtz (cf. aussi p. 312). Dans une grande partie du spectre visible, l'œil peut aussi différencier des longueurs d'onde voisines de 1 à 2 nm (**seuil de discrimination spectrale** ; **F**, courbe « normale »).

Cependant, la **perception des couleurs** est encore plus complexe car, par exemple, un papier « blanc » apparaît blanc non seulement si l'on utilise de la lumière blanche (lumière du jour) mais également en lumière jaune (lampe à incandescence) ou même en lumière rouge. De la même manière, on ne voit pas différentes couleurs quand on regarde le côté ensoleillé ou ombragé d'une maison. Cette constance de couleur est le résultat d'un mécanisme rétinien et cérébral de perception des signaux.

Le **daltonisme** (défaut de la vision des couleurs) est caractérisé par une absence ou par une mauvaise discrimination de certaines couleurs (*seuil de discrimination chromatique élevé* ; **F**). Cette déficience, le plus souvent héréditaire, touche environ 9 % des hommes et 0,5 % des femmes. On distingue les *protanopes* (cécité au rouge), les *deutéranopes* (cécité au vert) et les *tritanopes* (cécité au bleu-violet). Dans le cas d'une déficience et non d'une cécité totale, on parle de *prot–* (*deuter–, trit–*) *anomalie.* On teste la vision chromatique (en particulier chez les conducteurs où elle est d'une grande importance, et dans les professions de peintures et de mode) au moyen de *planches chromatiques* ou bien d'un *anomaloscope*. Dans ce cas, le sujet doit, en mélangeant du rouge et du vert, obtenir un jaune bien précis. Un sujet protanomale (déficience dans le rouge) utilisera une très forte proportion de rouge et un deutéranomale une trop grande quantité de vert. Par contre, un protanope (cécité au rouge) appellera « jaune » tout ce qui correspond à des longueurs d'onde supérieures à 520 nm.

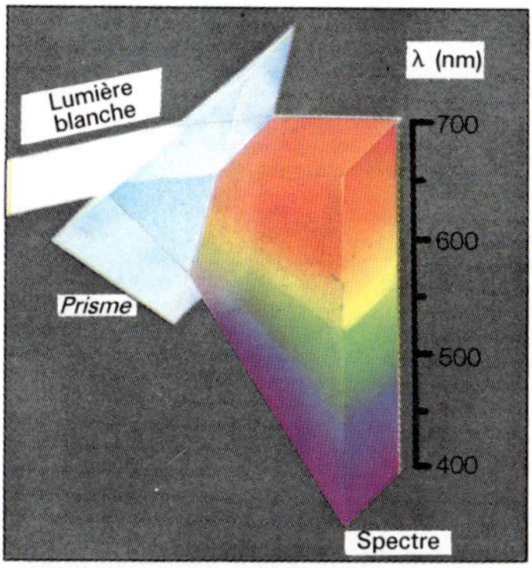

A. Composition de la lumière solaire

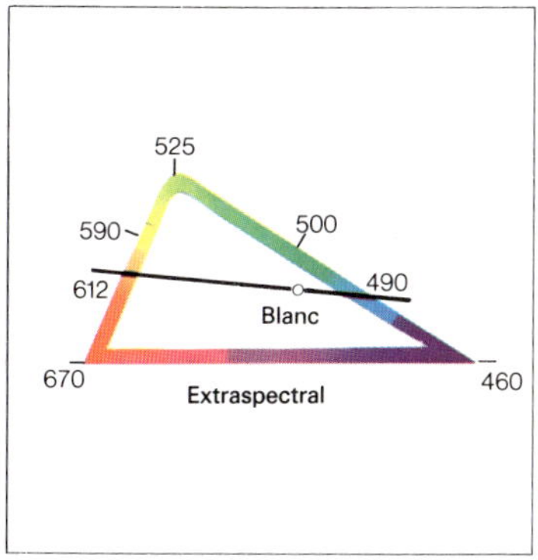

B. Triangle des couleurs (d'après Kries)

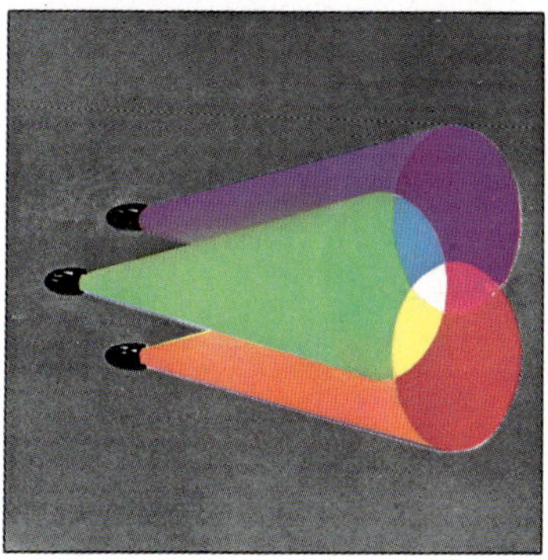

C. Mélange additif de couleurs

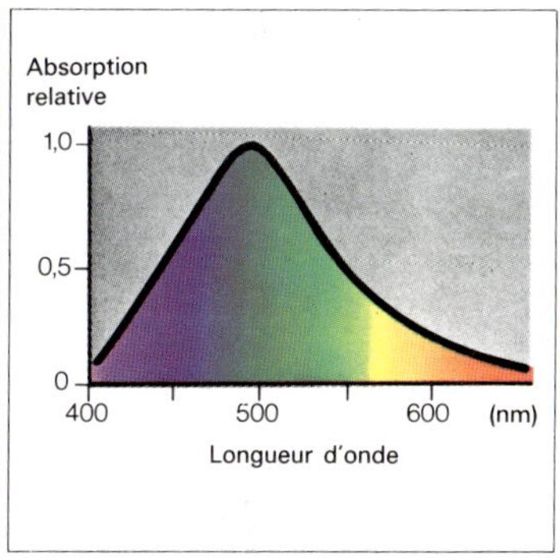

D. Absorption de la lumière par la rhodopsine

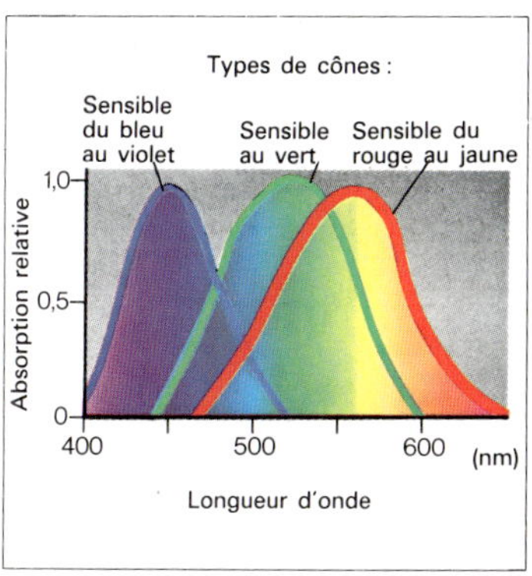

E. Absorption de la lumière par les trois types de cônes

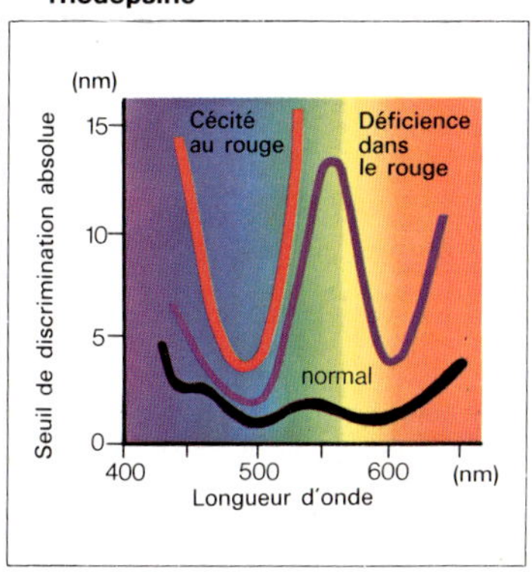

F. Seuil de discrimination des longueurs d'onde

Champ visuel. Voies optiques

On appelle **champ visuel** la portion de l'espace vue par un *œil immobile*, la tête restant elle-même immobile (**A1**).

La *mesure du champ visuel* s'effectue grâce à un **périmètre** constitué par un hémisphère creux au centre duquel se trouve l'œil du sujet. Celui-ci devra signaler le moment où il voit apparaître ou disparaître dans son champ visuel un signal lumineux arrivant par le côté, par en haut, par en bas, etc. Les **scotomes** sont des défaillances partielles dans l'aire du champ visuel. Ils peuvent être provoqués par des lésions siégeant dans l'appareil optique (cataracte par exemple, cf. p. 302), dans la rétine (inflammations par exemple) ou le long des voies visuelles (cf. ci-dessous). La **tache aveugle** (**A1**) est un « blanc » dans le champ visuel correspondant à une interruption de la rétine au niveau de la *papille* (cf. p. 300). Dans le champ visuel binoculaire (cf. p. 315, **A**), la tache aveugle est chaque fois compensée par l'autre œil.

Le **champ visuel** est plus petit pour **des signaux colorés** que pour des signaux achromatiques. Lorsqu'on fait pénétrer très lentement dans son champ visuel un objet rouge par exemple, le sujet verra le mouvement bien avant de reconnaître la couleur.

Des objets situés dans les portions nasales du champ visuel des deux yeux (**A2**, bleu et vert) se projettent sur les hémirétines temporales et inversement. Si l'on suit les **voies optiques**, les fibres du nerf optique qui proviennent des hémirétines temporales restent du même côté (**A2**, bleu et vert) alors que les fibres provenant des hémirétines nasales se **croisent dans le chiasma** (**A2**, orange et rouge).

Une lésion du nerf optique gauche par exemple (**A2, a**, et **A3, a**) conduit à une cécité dans le champ visuel de l'œil gauche. Par contre, une lésion de la *bandelette optique* gauche (**A2, b** et **A3, b**) supprime les moitiés droites des champs visuels des deux yeux. Une lésion médiane du chiasma (**A2, c** et **A3, c**) entraîne une cécité (scotome) temporale bilatérale (« cécité en œillères »).

La rétine contient quelque 130 millions de récepteurs, alors que le nerf optique ne renferme qu'environ un million d'axones. Cette **convergence** d'un grand nombre de récepteurs sur un petit nombre de neurones est très forte à la périphérie de la rétine (plus de 1 000/1) alors que dans la fovea centralis, certains cônes ont leur liaison « privée » avec le cortex.

A une faible convergence (au niveau de la fovea par exemple) correspondent une acuité visuelle élevée mais un niveau de sensibilité faible, tandis que la forte convergence des signaux émanant de la périphérie de la rétine conduit à l'effet inverse (cf. aussi « *sommation spatiale* » p. 306 et suiv.)

Les collatérales des fibres de la **bandelette optique** continuent leur trajet en passant par les régions suivantes :

1. **Le corps genouillé latéral (CGL).** La plupart de ses neurones transmettent le *rayonnement visuel* au cortex visuel primaire (V1) et, après relais, aux cortex visuels secondaire (V2) et tertiaire (V3, V4), etc. (fonction ; cf. p. 312 et suiv.).

2. **Les centres visuels moteurs** dans le tronc cérébral (après relais dans la « bandelette optique accessoire »). Ils contrôlent la vergence et les mouvements oculaires verticaux.

3. **Le collicule supérieur** (tubercules quadrijumeaux antérieurs). Cette connection et les relais postérieurs régulent les mouvements en saccades (cf. p. 314).

4. **L'hypothalamus** (noyau suprachiasmatique). L'alternance jour-nuit est enregistrée à ce niveau pour être synchronisée avec le rythme circadien (cf. p. 292).

5. **Le pretectum** (aire prétectale), où s'effectue notamment le contrôle du diamètre pupillaire.

6. **Le noyau de la bandelette optique.** Par l'intermédiaire de ces fibres les signaux visuels atteignent le **cervelet** (cf. p. 286, 298) qui intègre les déplacements verticaux et horizontaux des cibles visuelles et de l'environnement avec les mouvements des yeux et de la tête indexés dans un espace tridimensionnel.

Le réflexe pupillaire est déclenché par une augmentation brutale de la quantité de lumière qui pénètre dans l'œil (cf. p. 306). Le signal efférent chemine par les fibres parasympathiques du nerf oculomoteur (nerf III) et provoque un rétrécissement pupillaire (*myosis*). Les deux pupilles réagissent de façon synchrone, même si le stimulus n'a touché qu'un *seul œil (réflexe consensuel)*.

Le réflexe cornéen est un réflexe de protection de l'œil. Un attouchement de la cornée (afférence par le nerf trijumeau, nerf V) ou même simplement l'approche d'un objet, d'une mouche par exemple, au voisinage de l'œil (afférence par le nerf optique, nerf II) produit la fermeture des paupières.

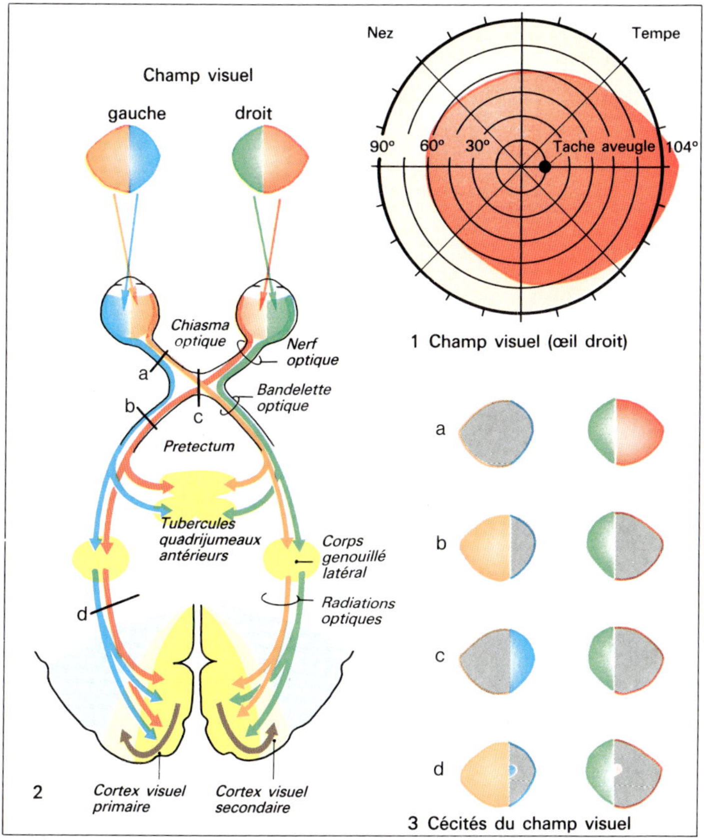

A. Voies optiques, champ visuel

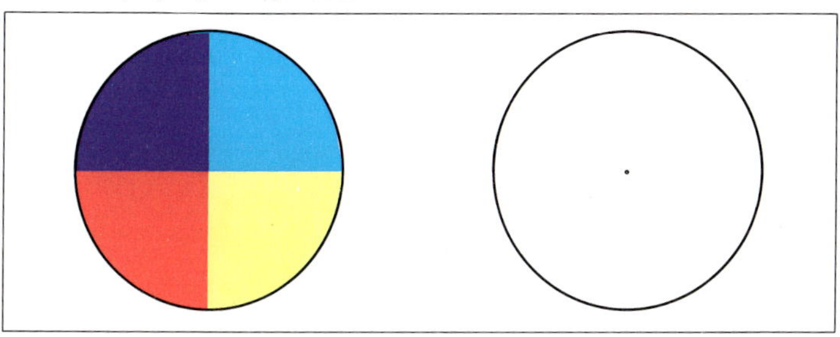

B. Contraste coloré successif (cf. texte page suivante)

Traitement du stimulus visuel

Lors d'une stimulation photopique, le récepteur est le siège d'un « **potentiel récepteur** » (**A**, **à gauche**), c'est-à-dire d'un accroissement de la différence de potentiel transmembranaire négative de repos (au repos – 30 à – 40 mV) d'autant plus grand que l'intensité du stimulus est élevée (jusqu'à – 70 mV). Contrairement à d'autres types de récepteurs (cf. p. 274), les photorécepteurs réagissent à un stimulus par une *hyperpolarisation*. Dans une large gamme d'intensités, l'*amplitude de ce potentiel récepteur* est proportionnelle au *logarithme de l'intensité relative* du stimulus (cf. p. 331).

Ce potentiel récepteur secondaire, dû à une diminution de la conductance au Na^+ de la membrane du récepteur (cf. p. 304), est précédé (environ 1 ms après l'exposition) par une *variation précoce du potenteil de récepteur* ayant pour origine des variations de conformation des pigments visuels (cf. p. 304).

Sur l'ensemble des cellules de la rétine, un potentiel récepteur d'amplitude suffisante entraîne la production de **potentiels d'action** (**PA** ou spikes) dans les cellules ganglionnaires (nerf optique ; **A**, **à droite**) dont la *fréquence* croît proportionnellement à l'amplitude du potentiel récepteur (cf. p. 274). Les PA ne peuvent apparaître que dans les cellules ganglionnaires et les cellules amacrines. Les autres cellules transmettent graduellement et propagent par conduction électronique les changements de potentiels (cf. p. 28) ce qui est apparemment suffisant compte tenu des faibles distances au niveau de la rétine. L'avantage d'une telle propagation est que l'information, mettant en jeu soit l'hyperpolarisation soit la dépolarisation, peut être transmise (de manière identique pour les PPSE ou PPSI ; cf. p. 30). Le fait que les récepteurs réagissent à la lumière par une *hyper*polarisation, puis que les cellules ganglionnaires se dépolarisent, implique la présence de neurones inhibiteurs en un point quelconque du circuit synaptique rétinien. Un stimulus lumineux provoque la désinhibition des neurones inhibiteurs.

Lorsqu'on enregistre des *PA d'une cellule ganglionnaire*, on peut, en utilisant des stimuli adéquats, délimiter la surface rétinienne à partir de laquelle des influences facilitatrices ou inhibitrices s'exercent sur cette cellule. Cette surface est appelée **champ récepteur** du neurone.

En état d'adaptation à la lumière (cf. p. 306), les champs récepteurs des **cellules ganglionnaires** de la rétine sont concentriques ; ils composent deux régions distinctes : un **centre** et une **périphérie** annulaire (**B**). L'éclairement du *centre* entraîne une *augmentation de la fréquence des PA* (**B1**), alors que l'éclairement de la *périphérie la réduit (inhibition)*. L'interruption de la lumière produit également une excitation (**B2**). Ce type de champ récepteur est appelé champ à « **centre-ON** » car la cellule est excitée au début de l'illumination du centre. La rétine comporte aussi des champs à « **centre-OFF** » dont le comportement est inverse (**B3**, **B4**). Cette *organisation fonctionnelle des champs récepteurs* est due essentiellement aux relations latérales qui existent au sein de la rétine, c'est-à-dire aux *cellules horizontales et amacrines* (cf. p. 301, **E**).

Cette réaction antagoniste du centre et de la périphérie du champ récepteur **accroît le contraste** du stimulus.

Au niveau d'une frontière clair-obscur, la partie sombre sera perçue plus sombre alors que la partie claire paraîtra plus claire. Un cercle uniformément gris apparaîtra plus sombre sur une plage blanche et plus clair sur une plage sombre (**contraste simultané ; C, à gauche**). Si l'on regarde les grilles noir/blanc, blanc/noir (**C, à droite**), les zones d'intersection de la grille blanche paraîtront plus sombres alors que celles de la grille noire paraîtront plus claires. Cette illusion est due à un moindre contraste en ces points, et peut être expliquée par le calcul de la somme algébrique des excitations à l'intérieur du champ récepteur (**C, au milieu**).

Au cours de l'adaptation à l'obscurité, le « centre » du champ récepteur augmente aux dépens de la périphérie qui tend à disparaître. Il en résulte une sommation spatiale accrue (cf. p. 306) en même temps qu'une réduction du contraste (et donc de l'acuité visuelle ; cf. p. 304 et 307, **C3**).

Des champs récepteurs de forme différente de celle des cellules ganglionnaires peuvent être mis en évidence au niveau de centres placés plus haut sur la voie visuelle (cortex). *La forme des stimuli (raies, arêtes)* ainsi que leur orientation spatiale ont leur importance à ce niveau. Il existe également des champs récepteurs ayant des réactions antagonistes aux stimuli rouges et bleu-vert (respectivement violets et jaunes). La **théorie des couleurs complémentaires**, théorie de *Hering*, se trouve actualisée à ce niveau sur le plan fonctionnel. Dans le domaine de la perception chromatique, il en résultera comme pour le noir/blanc, un accroissement (central) des contrastes : si l'on fixe une plage multicolore pendant une demi-minute environ (cf. p. 311, **B**) et si l'on porte ensuite son regard sur une plage neutre, on voit apparaître les différentes couleurs complémentaires (**contraste coloré successif**, cf. aussi p. 306 et suiv.)

À partir du *corps genouillé latéral* (CGL) et de ses régions magno- et parvocellulaires, l'**information relative aux couleurs**, **aux formes** et **aux mouvements** est véhiculée au moyen des radiations visuelles, par des voies séparant en partie l'information et formant en coopération avec le CGL, V1 (avec ces *« taches »* et *« intertaches »*), V2 et V4 (cf. p. 310), un *système tripartite d'opération*, par ex. (a) pour les couleurs via la voie *blob*, (b) pour les perceptions des formes stationnaires – avec une haute définition – par la voie parvo-inter*blob* (sans information de couleur), et (c) pour le mouvement et la profondeur stéréoscopique par la voie magno-*blob* (sans information de couleur). La perception visuelle globale n'est possible qu'après intégration de ces différents aspects.

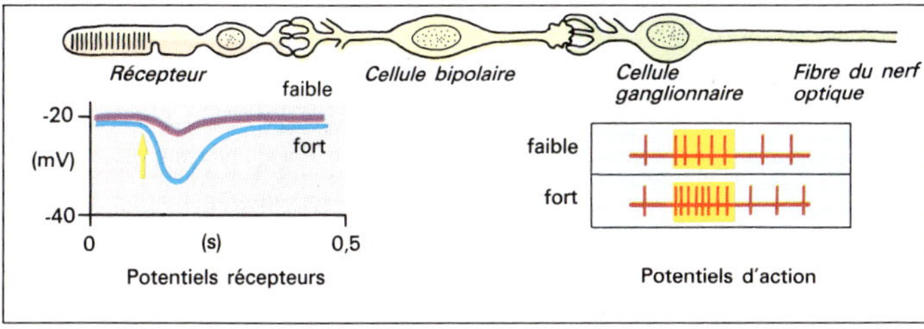

A. Potentiels récepteurs (1er et 2e neurone) et potentiel de la rétine

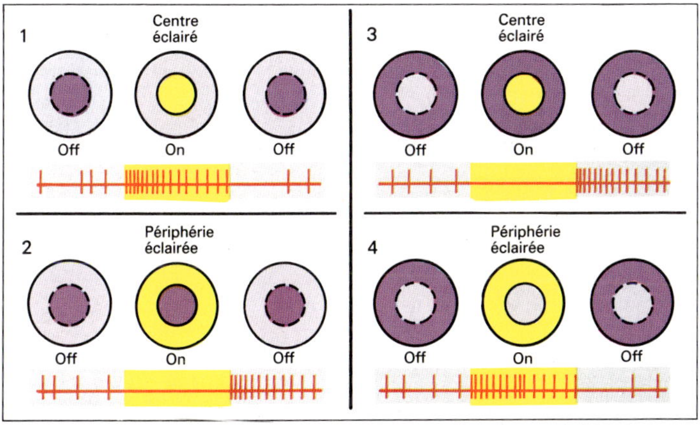

B. Champs récepteurs de la rétine : centre-On (1,2) et centre-Off (3,4)

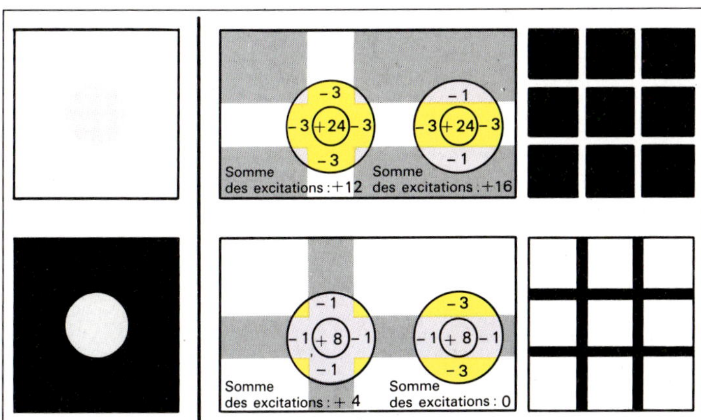

C. Contraste par les champs récepteurs (centre-On)

Mouvements oculaires. Perception de la profondeur et du relief

On parle de mouvements oculaires conjugués lorsque les **muscles extrinsèques** mobilisent les deux yeux dans le *même* sens. (Exemple : coup d'œil D/G). On appelle « *vergence* » le mouvement des deux yeux *en sens opposés*. Les mouvements successifs de divergence et de convergence s'effectuent lors de l'alternance vision de près/vision au loin. Pour l'**ajustement à la vision de près**, la convergence des deux axes optiques s'accompagne d'un réflexe de *rétrécissement pupillaire* (cf. p. 310) et d'*accommodation* (cf. p. 302).

Cette **réaction d'accommodation** peut être perturbée en l'absence de coïncidence entre le degré d'accommodation et celui de convergence oculaire requis ; c'est ce qui se produit chez les hypermétropes (cf. p. 302) : ces patients ont une convergence exagérée ; ils **louchent** ; ils présentent un **strabisme** (convergent) car leur défaut de réfringence les oblige à accommoder davantage qu'un sujet normal ; on parle de *strabisme d'accompagnement*.

En explorant le champ visuel, l'œil effectue des **mouvements en saccades** pour passer d'un point de fixation à un autre (lors de la lecture d'une ligne par exemple). La translation d'image qui a lieu au moment du mouvement oculaire est *inhibée* de façon adéquate *au niveau central*. En regardant alternativement ses deux yeux dans un miroir, on ne perçoit pas ses propres mouvements oculaires alors qu'un second observateur le fera.

Pour garder dans son champ visuel un objet en mouvement, l'œil effectue des **mouvements lents de poursuite oculaire**. La combinaison de ces mouvements lents et de mouvements rapides en sens inverse est appelée **nystagmus**. La direction du nystagmus (gauche ou droit) est définie par le sens de la secousse rapide (par ex. nystagmus postrotatoire ; cf. p. 298). Un *nystagmus optocinétique* survient par exemple lorsque, assis dans un train en marche, on observe un arbre (poursuite oculaire) ; le mouvement en retour rapide permet la fixation d'un nouvel objet, etc. Un *nystagmus pathologique* peut résulter d'un dysfonctionnement du *cervelet* (cf. p. 286) ou de *l'organe de l'équilibration* (cf. p. 298).

La **vision de la profondeur et du relief** constitue en premier lieu une coperformance des deux yeux et se limite par conséquent au **champ visuel** *binoculaire* (**A**). Si l'on fixe des deux yeux un point A (**B**), celui-ci se projette sur la fovea des deux rétines (A_G et A_D) en des points appelés *points correspondants*. Il en est de même des points B et C (**B**) car ils se trouvent sur le cercle (il s'agit en fait d'une calotte sphérique) qui passe par A et par les centres des dioptres N (cf. p. 303, **B**) des deux yeux (**cercle horoptère**).

Sur un **œil cyclopéen** imaginaire dans lequel les deux rétines se recouvriraient (en ce qui concerne la vision centrale), les points correspondants sont représentés par un seul point (**C** ; $A_G + A_D = A_C$). Pour un point D (**C, à gauche**) situé *en dehors* de l'horoptère, l'œil cyclopéen verra au lieu de D une image double (D'D''), D' provenant de l'œil gauche. Si D et A ne sont pas trop distants l'un de l'autre, le traitement par les centres visuels de cette double image donnera l'impression que D se situe *derrière A*, d'où une *perception de profondeur de champ*. Il en va de même pour un point E (**C, à droite**) plus proche que A, à la différence que, dans ce cas, E' provient de l'œil droit ; le point E sera ainsi reconnu comme plus proche.

Si les axes optiques des deux yeux divergent trop (**strabisme** divergent), l'image d'un œil sera inhibée au niveau cortical. Ce déficit chronique peut aboutir à la cécité de cet œil (*amblyopie strabique*).

Dans la vision de loin ainsi qu'en vision monoculaire, la perception de la profondeur repose sur les phénomènes suivants : intersection de contours (**D1**), brume au lointain (**D2**), ombres (**D3**), différences de taille (**D4**), etc.

Les *mouvements de la tête* ou de l'ensemble du corps facilitent la perception de la profondeur ou de la distance : ainsi, vu d'un train, un objet proche (**D**, le panneau de la gare par comparaison au mur ou encore le mur par comparaison aux montagnes) se déplace plus vite dans le champ visuel qu'un objet plus éloigné. On peut citer l'exemple analogue d'une prise de conscience de la profondeur par l'estimation des vitesses relatives : les montagnes semblent immobiles alors que la lune paraît vous suivre.

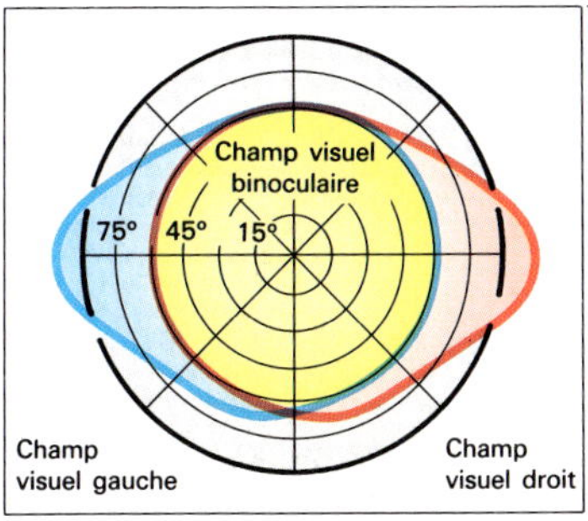

A. Champ visuel binoculaire

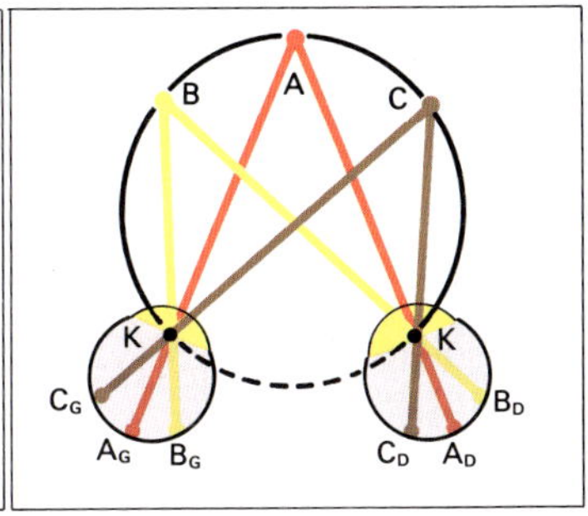

B. Cercle horoptère

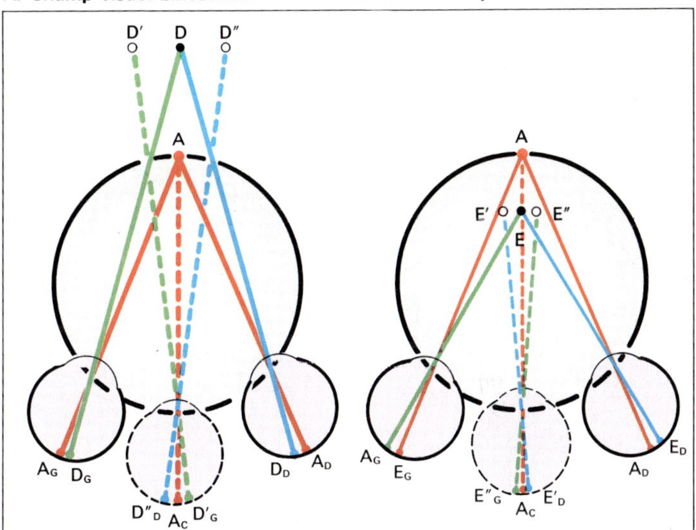

C. Perception binoculaire du relief

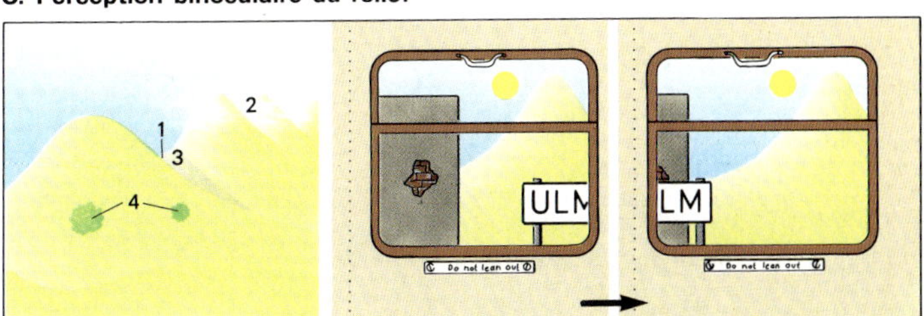

D. Perception de la profondeur

Physique de l'acoustique. Stimulus sonore et perception auditive

L'onde sonore constitue le *stimulus spécifique de l'organe de l'audition*. Elle se propage à partir d'une source (par exemple un gong, **A**) dans les milieux gazeux, liquide et solide.

C'est l'*air* qui constitue le *vecteur principal* du son. Au niveau de la source, l'air est alternativement comprimé (augmentation de la pression) et décompressé ou raréfié (diminution de la pression). Ces *oscillations de pression (ondes sonores)* se propagent à la **vitesse du son c** qui atteint 332 m/s dans l'air à 0°C. La représentation graphique des **oscillations de pression** (**A**) revêt la forme de courbes sinusoïdales. On appelle **longueur d'onde λ** la distance entre deux points successifs de même pression sonore. On appelle **amplitude a** (**A**) la déviation maximale de la pression par rapport à la valeur de repos. Si λ *augmente ou diminue*, un son respectivement plus *grave* ou plus *aigu* sera perçu. Par contre, une *augmentation* ou une *diminution de l'amplitude* entraînera un son de *plus ou moins grande intensité* (**A**). La **hauteur d'un son** est essentiellement caractérisée par sa **fréquence f**, c'est-à-dire la récurrence d'une même pression sonore en un endroit donné. Fréquence, longueur d'onde et vitesse du son sont liées par la relation :

$f\ (s^{-1}) \cdot \lambda\ (m) = c\ (m \cdot s^{-1})$.

L'unité de fréquence est le **hertz** ($Hz = s^{-1}$).

Au sens strict, un **son** dit « pur » correspond à une vibration sinusoïdale. Cependant, le « son » émis par la majorité des sources sonores (instruments de musique, voix chantée) est composé d'un certain nombre de sons purs de fréquence et d'amplitude différentes ; il en résulte une vibration complexe, quoique périodique, appelée **son complexe** (**A**). La plus basse fréquence le composant (fréquence fondamentale) détermine la hauteur du « son » perçu. Les fréquences supérieures (harmoniques) donnent le *timbre* : le La (440 Hz, utilisé pour donner le ton) a un timbre différent selon qu'il émane d'un ténor, d'une harpe, d'un orgue ou d'un piano. La combinaison de deux sons de fréquence voisine, encore appelée *battement* (**A**), constitue un cas particulier.

L'oreille humaine perçoit les sons dont les fréquences vont de **16 à environ 20 000 Hz**. Avec l'âge, la **limite supérieure d'audibilité** peut chuter jusqu'aux environs de 5000 Hz (*presbyacousie*).

A 1 000 Hz, le **seuil de perception** des bruits correspond à une perception acoustique d'environ 3.10^{-5} Pa. Le seuil de perception *dépend de la fréquence* (**B**, courbe rouge). La sensibilité de l'oreille humaine est maximale dans la plage de fréquence 2 000-5 000 Hz. Le seuil de perception d'un son augmente très considérablement si au même instant d'autres sons sont perçus : c'est l'**effet de masque**. Celui-ci rend très difficile par ex. la poursuite d'une conversation dans un environnement bruyant. À partir d'une pression de 60 Pa (2 millions de fois plus élevée que le seuil de perception à 1 000 Hz) l'oreille est surchargée, entraînant une sensation de *douleur*.

Le niveau de pression acoustique [en anglais sound pressure level ; unité de mesure : le **décibel** (**dB** NPA)] peut être obtenu à partir d'une échelle logarithmique de pression sonore qui est d'un usage plus commode. A partir d'une pression acoustique (fixée arbitrairement) $p_o = 2 \cdot 10^{-5}$ Pa, le niveau de pression sonore en dB) équivaut à $20 \cdot \log \frac{p_x}{p_o}$ où p_x représente la pression sonore effective. Une pression sonore multipliée par 10 équivaut ainsi à une augmentation de 20 dB NPA du niveau sonore.

L'intensité acoustique I ($J \cdot s^{-1} \cdot m^{-2}$) est l'énergie sonore qui traverse une unité de surface par unité de temps. I est proportionnelle à $(p_x)^2$.

Les valeurs en phones ne peuvent pas être traitées de façon arithmétique : deux interlocuteurs émettant chacun 70 phones n'en totalisent *pas* 140 mais seulement 73 environ, car p_x (cf. la formule ci-dessus) ne s'élève que du facteur $\sqrt{2}$ lorsque I est multiplié par deux (introduire $\sqrt{2} \cdot 6{,}3 \cdot 10^{-2}$ pour p_x dans la formule ci-dessus).

Sur le plan de la *perception*, des ondes sonores de même pression acoustique mais de fréquences *différentes* ne donnent *pas la même* **intensité** subjective : pour être perçu comme équivalant à un son de référence de 20 dB à 1000 Hz, un son de 63 Hz devra avoir une pression acoustique environ 30 fois supérieure (+ 29 dB). A partir de ces données *subjectives*, on peut représenter sur le diagramme dB-Hz des courbes de mêmes **sensations sonores** (courbes **isophones** ; **B**, courbes bleues). L'unité de niveau de pression sonore est le **phone** ; à 1000 Hz, les valeurs sur l'échelle des phones sont les mêmes que sur celle des dB (**B**). La représentation dB-Hz du seuil absolu de perception est également une isophone (4 phones ; **B**, courbe rouge).

La notion de **sonie** a ainsi été introduite pour préciser la perception d'un son de fréquence constante, par exemple deux fois plus ou deux fois moins intense (l'unité de mesure est le *sone* ; 1 sone = 40 phones à 1000 Hz). Un son de 2 sones (ou de 0,5 sone) sera perçu comme deux fois plus (ou deux fois moins) intense.

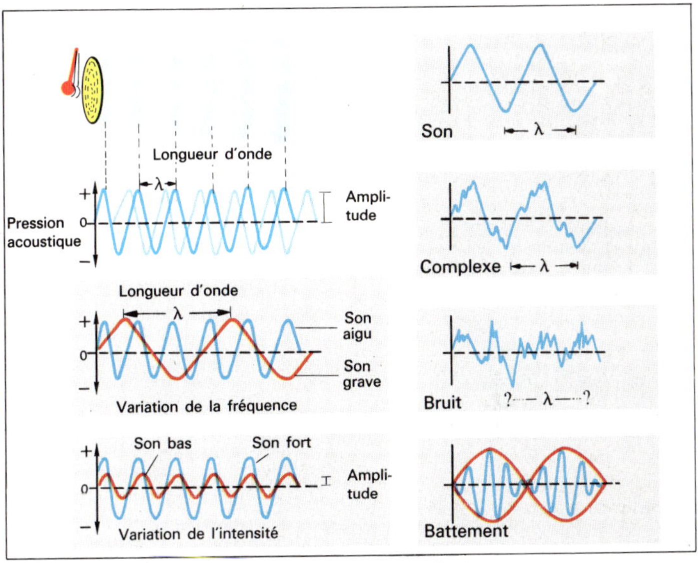

A. Longueur d'onde, amplitude et formes d'oscillation

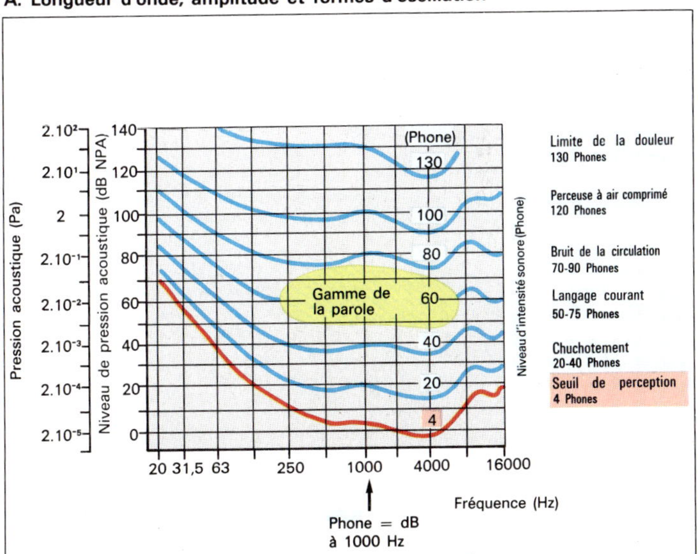

B. Pression acoustique, niveau de pression acoustique (intensité acoustique) et intensité sonore

Réception et transmission des sons. Récepteurs auditifs

Les ondes sonores atteignent l'organe de l'audition essentiellement par le *conduit auditif externe* (**oreille externe**) qui se termine au niveau de la **membrane tympanique (tympan)**. Les oscillations de pression sonore mettent le tympan en vibration. Ces vibrations sont transmises par la **chaîne des osselets** (*conduction ossiculaire du son*) située dans la *caisse du tympan* (ou **oreille moyenne**) jusqu'à la membrane de la **fenêtre ovale** (**A**). C'est là que commence l'**oreille interne** ou **labyrinthe** qui se compose de l'organe de l'équilibration (cf. p. 298) et d'un conduit en forme de spirale, creusé dans l'os du rocher, la **cochlée**.

Oreille externe : le *pavillon* et le conduit auditif externe en forme d'entonnoir permettent déjà de localiser les sources sonores (cf. aussi p. 322) et d'amplifier la pression sonore sur le tympan par résonance (gamme de 2 à 7 kHz).

L'**oreille moyenne** permet la transmission (avec le moins de déperditions possibles) des sons d'un milieu de faible impédance (air) vers un milieu d'impédance élevée (liquide). Sans ce « **convertisseur d'impédance** », une grande partie de l'énergie sonore serait réfléchie contre la fenêtre ovale, ce qui se traduirait par une perte d'audition de 20 dB environ (par exemple après une destruction de la chaîne des osselets). La conversion d'impédance est assurée grâce à la transmission des sons d'une grande surface (tympan, 50 mm^2) vers une petite surface (fenêtre ovale, 3 mm^2) et grâce à une augmentation de la force exercée (environ 1,3 fois) par les osselets qui sont disposés en levier (efficacité optimale à 1 à 2 kHz).

Les deux **muscles de l'oreille moyenne** (*le tenseur du tympan et le stapedius*) peuvent *moduler la transmission* des sons à basse fréquence. Ils peuvent aussi avoir pour fonction de maintenir l'intensité de ces sons, de protéger contre des sons trop forts, de réduire des bruits parasites émis par l'auditeur lui-même, d'atténuer certaines vibrations de résonance dans l'oreille moyenne et de réduire le masquage (modulation) des hautes fréquences par des fréquences plus basses.

Le son fait également vibrer toute la boîte crânienne ; par conséquent, il est directement transmis à la cochlée (par **conduction osseuse**). Elle ne joue guère de rôle physiologique, mais elle est importante sur le plan diagnostique : dans l'**épreuve de Weber** par exemple, on place la base d'un diapason en vibration au sommet du crâne ; un sujet normal localisera bien la source sonore en position médiane en raison de la symétrie des sensations sonores perçues. Un patient atteint de *surdité de transmission unilatérale* (atteinte de l'oreille moyenne par exemple), localise le diapason du côté de l'oreille atteinte (*latéralisation*) car l'absence d'effet de masque dû aux bruits ambiants fait percevoir le son plus fort de ce côté-là. Par contre, le son sera latéralisé du côté sain en cas d'*atteinte unilatérale de l'oreille interne*, celle-ci percevant le son comme étant plus faible.

L'**acuité auditive** se mesure à l'aide d'un **audiomètre** : le patient est soumis à des sons de différentes fréquences, d'intensités d'abord sous-liminaires puis progressivement croissantes jusqu'au seuil de perception. S'il faut des sons d'une intensité plus élevée que pour un sujet normal, il s'agira d'un *déficit auditif* mesuré en dB. (A la différence du diagramme de la page 317, le seuil auditif normal (cf. p. 317, **B**, courbe rouge) est représenté par la valeur 0 dB pour toutes les fréquences !) Outre la presbyacousie (p. 316), les déficits auditifs peuvent résulter d'inflammations de l'oreille moyenne ou interne, d'effets secondaires de certains médicaments, etc.

L'**oreille interne** comprend un canal rempli d'**endolymphe**, la **rampe moyenne** ou **canal cochléaire**, flanquée de deux autres compartiments, la **rampe vestibulaire** et la **rampe tympanique** (**A**) ; toutes deux communiquent avec l'extrémité du limaçon (apex, *hélicotrème*) et sont remplies d'un autre liquide, la **périlymphe**. La rampe tympanique retourne vers la paroi de l'oreille moyenne où elle se termine sur la membrane de la **fenêtre ronde** (**A**). Les **trois osselets** : le *marteau*, l'*enclume* et l'*étrier* (**A**), transmettent les vibrations du tympan à la fenêtre ovale.

Les oscillations de la membrane de la fenêtre ovale donnent naissance dans la cochlée à une « **onde propagée** », qui va stimuler les cellules sensorielles de l'ouïe. Chaque fréquence sonore est « entendue » à un niveau différent de la cochlée : les fréquences élevées au voisinage de la *fenêtre ovale*, les *fréquences basses* près de l'hélicotrème (hypothèse formulant : un site → une réponse).

Les oscillations de la membrane de la fenêtre ovale produisent des ondes de pression de la périlymphe, qui, du fait de son incompressibilité, provoque une déformation compensatrice de la membrane de la fenêtre ronde (**A**). Si la membrane de Reissner et la membrane basilaire (**A, D**) étaient totalement rigides, ces variations de pression se propageraient le long de la rampe vestibulaire jusqu'à l'hélicotrème et en retour le long de la rampe tympanique jusqu'à la fenêtre ronde. Mais les parois du canal endolymphatique n'étant jamais rigides, elles cèdent aux variations oscillatoires de volume (**onde propagée ; B, C**) qui, de ce fait, sont susceptibles d'être court-circuitées et d'atteindre la fenêtre ronde sans devoir passer par l'hélicotrème. La paroi du canal endolym-

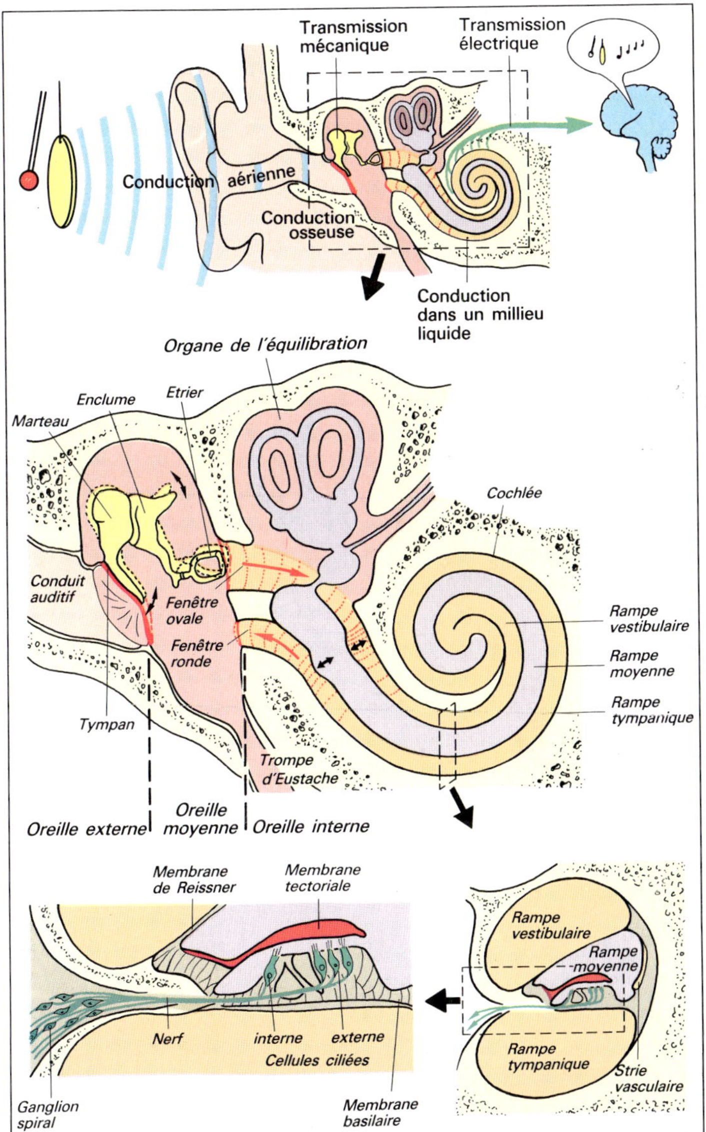

A. Réception et transmission des sons

phatique cède de façon ondulatoire, c'est-à-dire que la membrane de Reissner et la membrane basilaire oscillent tantôt vers la rampe vestibulaire, tantôt vers la rampe tympanique (**C, D**).

Ainsi, la **vitesse de l'onde propagée** (qui n'est *pas égale* à la vitesse du son mais est beaucoup plus lente) et sa *longueur d'onde décroissent progressivement* à partir de son origine, la fenêtre ovale (**B**). Une des raisons en est que la membrane basilaire s'élargit de plus en plus vers l'hélicotrème et perd régulièrement en *rigidité*. Ce comportement ressemble en gros à celui des ondes pulsatiles dans les vaisseaux de gros calibre : « l'effet Windkessel » est d'autant plus grand (cf. p. 156 et 163) et la vitesse de propagation des pulsations d'autant plus faible que les parois vasculaires sont moins rigides.

La longueur d'onde de l'onde propagée devient de plus en plus courte tandis que son *amplitude croît jusqu'à un maximum* (**B**, « *enveloppe* ») pour se résorber ensuite très vite. *La déformation maximale* du canal endolymphatique se situe donc d'autant plus près de l'étrier que la longueur d'onde initiale du son est plus courte, c'est-à-dire que le son est plus aigu (**C**). Chaque fréquence sonore est ainsi destinée à un endroit précis du canal endolymphatique selon le maximum d'amplitude de l'onde propagée : les fréquences élevées près de la fenêtre ovale, les fréquences basses près de l'hélicotrème.

Les oscillations à l'intérieur du canal endolymphatique entraînent un déplacement de la membrane tectoriale par rapport à la membrane basilaire dans laquelle se trouvent incluses les **cellules ciliées**, récepteurs (secondaires) de l'organe auditif. Chaque cellule ciliée comprend environ 100 stéréocils qui sont en contact étroit avec la membrane tectoriale (**D** et p. 319). Le **déplacement relatif** des deux membranes l'une par rapport à l'autre produit une **courbure des cils** ; c'est le *stimulus adéquat* qui, au niveau des cellules ciliées, induit leur excitation (*transduction électromécanique*).

Sur leur face ciliée, les cellules ciliées bordent l'espace endolymphatique dont le *potentiel de repos* (voir ci-dessous) est d'environ + 80 mV par rapport à l'espace extracellulaire (cf. p. 323, **C**). Comme, au repos, l'intérieur et l'extérieur des cellules ciliées ont respectivement un potentiel de –70 et –40 mV, il existe une différence de potentiel de 150 et 120 mV respectivement à travers la membrane des cellules ciliées (négatif à l'intérieur de la cellule). De plus, la concentration en K^+, de l'ordre de 140 mmol/l, est approximativement la même dans l'endolymphe et dans les cellules ciliées, si bien que le potentiel d'équilibre du K^+ (cf. p. 14) atteint ici 0 mV. Ainsi la totalité des 150 et 120 mV respectivement est utile en tant que force motrice pour une entrée de K^+. Si le déplacement des cils ouvre les canaux K^+, il y a entrée de K^+ et la cellule se dépolarise : c'est le **potentiel de récepteur**. Celui-ci provoque la libération d'un transmetteur (le glutamate ?), qui amène finalement la naissance des potentiels d'action dans les fibres afférentes correspondantes du nerf auditif.

Sur les quelques 25 000 cellules ciliées, une faible partie seulement est disposée en ligne le long des replis de la cochlée (**cellules ciliées internes**) alors que la majeure partie est disposée sur 3 à 5 lignes (**cellules ciliées externes** ; **A, en bas à gauche**). Malgré cela, 95 % environ des 30 000 fibres du nerf auditif proviennent des cellules ciliées internes. Ces deux types de cellules ciliées s'influencent réciproquement, suivant un processus encore inconnu, les cellules ciliées internes étant des récepteurs différentiels et les cellules ciliées externes des récepteurs proportionnels (cf. p. 276). Ces derniers peuvent se contracter de manière synchrone lors d'une stimulation ; ce peut être un moyen d'**amplification** du signal qui précède l'action des cellules ciliées. C'est peut-être l'explication du seuil de perception exceptionnellement bas de chaque site cellulaire dans l'étroite gamme de fréquence qui les caractérise. Les **fibres nerveuses efférentes** (cholinergiques), au nombre de 1800 environ, se terminent au niveau des cellules ciliées où elles peuvent par exemple empêcher la réception de certaines fréquences, ce qui peut être utile lors du « filtrage » des bruits parasites de l'environnement (« prêter l'oreille »).

Potentiels de l'oreille interne. Au niveau de l'oreille interne, on peut, outre les **potentiels d'action** des fibres nerveuses afférentes, enregistrer d'autres variétés de potentiels :

1. le **potentiel de repos** ou **potentiel endocochléaire** d'environ + 80 mV qui, lié à une différence de concentration du Na^+ et du K^+ entre l'endolymphe et la périlymphe, est maintenu par un procédé de transport actif dans la *strie vasculaire* (cf. p. 323, **C**, zone jaune vif).

2. les **potentiels microphoniques** ou **potentiels microphoniques cochléaires**, qui peuvent naître au niveau de la fenêtre ronde reproduisent, tel un microphone, le décours temporel du stimulus sous forme de variations de potentiel. On ne connaît pas leur mécanisme d'apparition.

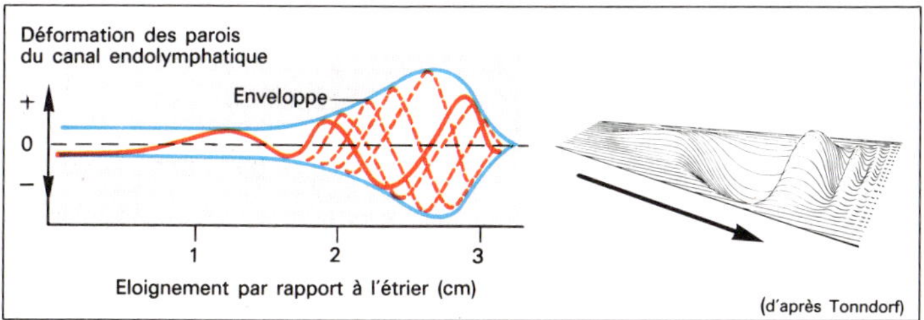

B. Onde propagée dans la cochlée : oscillations maximales et instantanées en relief

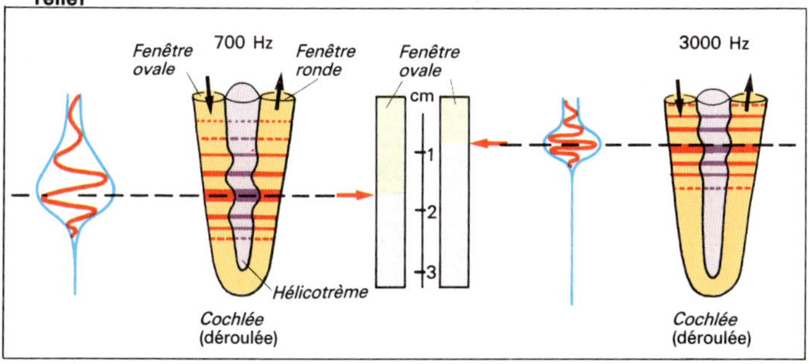

C. "Codage" de la fréquence le long de la cochlée

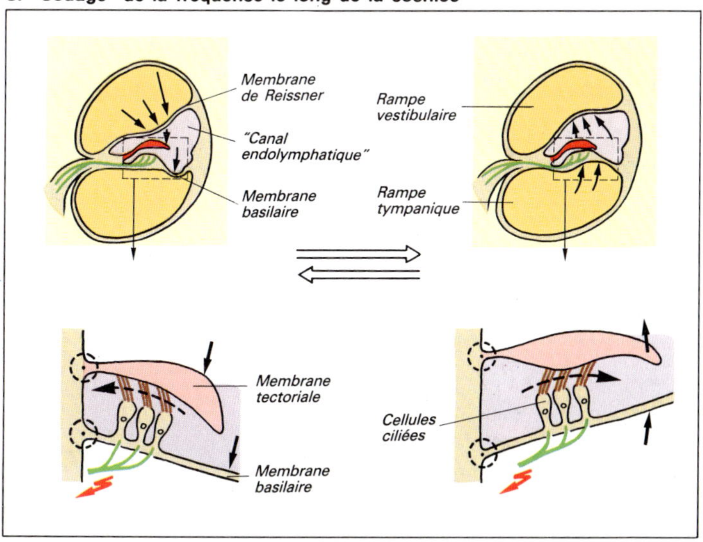

D. Stimulation des cellules ciliées par bombement de la membrane

Élaboration des sons au niveau central

Pour un stimulus sonore, certains paramètres doivent être codés dans le nerf auditif avant d'être transmis aux centres supérieurs :
1. la fréquence du son,
2. l'intensité du son,
3. la direction du son,
4. l'éloignement de la source sonore.

Les **différentes fréquences** sont *enregistrées* dans des *régions distinctes* le long de la cochlée (cf. p. 321, **C**), et sont acheminées dans des *fibres également distinctes* de la voie auditive et *identifiées au niveau central*.

Il y a un autre moyen pour coder les fréquences sonores dans le nerf auditif. Les fréquences élevées (ou basses) déplacent plus (ou moins) les récepteurs ciliés d'arrière en avant, provoquant ainsi une *fréquence de PA* déterminée. Les prothèses auditives par implant d'électrode cochléaire utilisent ce moyen de codage.

Seuil différentiel des fréquences : Si, par exemple, la fréquence de 1003 Hz est la fréquence la plus proche à pouvoir être distinguée de 1000 Hz, cette différence de 3 Hz donne, par référence à 1000 Hz, un seuil différentiel relatif (cf. p. 306) de 0,003, seuil qui correspond grosso modo à la réalité. Cette finesse de discrimination est assurée aussi bien par le « codage » très précis de la fréquence dans la cochlée que par le *contraste* (cf. p. 275, **D**) le long de la voie auditive. Cet accord précis (en anglais **tuning**) résulte notamment du fait qu'une fibre déterminée du nerf auditif ne possède qu'un seuil particulièrement sensible pour « sa » fréquence. Seules des pressions acoustiques élevées entraînent un « recrutement » des fibres voisines (cf. ci-dessous).

Le **seuil** relatif **de différenciation des intensités** (cf. p. 306) est par contre beaucoup plus grossier, avec une valeur de 0,1, c'est-à-dire qu'un stimulus sonore ne sera perçu comme étant plus ou moins fort que si son intensité est modifiée d'au moins 10 % (ou sa pression acoustique de 5 %).

Une augmentation de l'**intensité sonore** conduit : a) à une *fréquence accrue des potentiels d'action* dans les fibres afférentes, et b) au *recrutement de fibres nerveuses avoisinantes* lors de la transmission de l'information (**A**).

La reconnaissance de la **direction du son** repose sur deux mécanismes : a) les ondes sonores arrivant de *façon oblique* parviennent à une oreille avec un certain *retard* par rapport à l'autre ; un changement de direction d'environ 4° (ce qui représente le **seuil de différenciation de la direction**), entraîne un *retard* au niveau de l'oreille détournée de la source d'environ 10^{-5} s (**B, gauche**) ; b) le son est perçu par l'oreille détournée comme étant *moins fort* ; cette moindre pression acoustique s'accompagne cependant d'un léger retard dans l'apparition des potentiels d'action (allongement du temps de latence) du côté de l'oreille détournée ; de ce côté-là, les stimuli sonores parviendront donc aux centres (noyau accessoire) avec un certain *décalage* (**B, droite**). Il y a aussi additivité entre les effets a) et b) (**B**). L'oreille externe (cf. p. 318) aide en outre à reconnaître la provenance du son, devant ou derrière (ou bien en haut ou en bas).

L'**éloignement d'une source** est apprécié notamment par le fait que, lors d'une transmission sonore, les *hautes fréquences* sont *plus atténuées* que les basses fréquences. *Plus la distance* parcourue par le son *est grande*, plus la participation des hautes fréquences à la réception sera faible (par exemple, le tonnerre lors d'orages rapprochés ou éloignés).

Les relais les plus importants de la **voie auditive** (**D**) et leur fonctions probables sont : 1) les branches des fibres nerveuses auditives qui partent de l'organe de Corti (**D1**) vers les *noyaux cochléaires* antéroventral (**D2**), postéroventral et dorsal (**D3**). Dans ces trois noyaux, les afférences sont disposées suivant des fréquences (*tonotopiques*) de complexités diverses. L'inhibition latérale (cf. p. 275, **D**) entraîne un *contraste*, c'est-à-dire une *suppression du bruit*. La comparaison de l'intensité et du temps de propagation (localisation binaurale, voir ci-dessous) a lieu dans l'*olive supérieure* (**D4**) et dans le *noyau accessoire* (**D5**) qui reçoivent pour la première fois des impulsions d'origine controlatérale.

Les relais suivants sont le *noyau lemnisque latéral* (**D6**) et, après passage d'une majorité de fibres sur le côté opposé, le *tubercule quadrijumeau postérieur* (**D7**) doté de nombreuses afférences (**D**). Ce ne sont que des relais réflexes (par exemple muscles de l'oreille moyenne ; cf. p. 318), mais ils assurent également la comparaison entre l'analyse sensorielle des noyaux cochléaires et l'analyse spatiale de l'olive supérieure. C'est par l'intermédiaire du thalamus (*corps genouillé médian* ; **D8**) que les afférences atteignent enfin le **cortex auditif primaire** (**D9** et cf. p. 283, **A**), entouré lui-même par les *régions auditives secondaires*. Ces centres ont pour fonction l'analyse des sons complexes, la mémorisation immédiate lors de la comparaison des diverses fréquences, l'inhibition des réponses motrices inopportunes, le réflexe de « tendre l'oreille », etc.

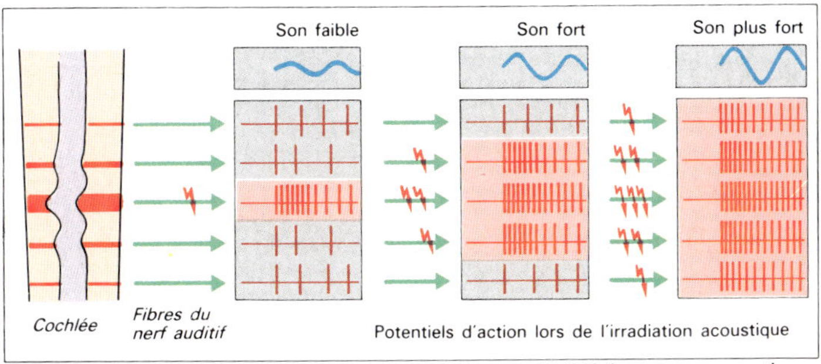

A. Information sur l'intensité du son dans le nerf auditif (fréquence acoustique du son inchangée)

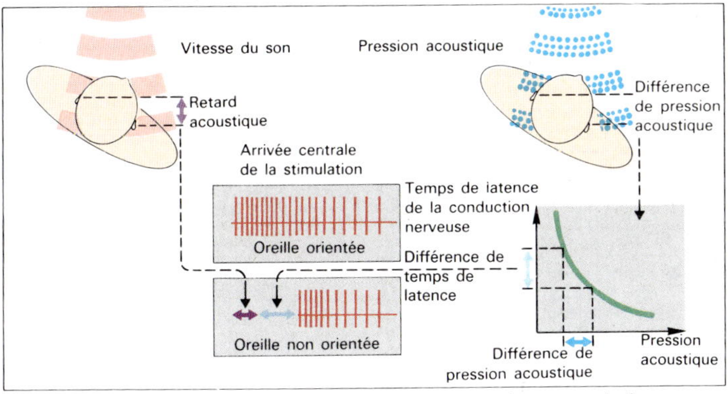

B. Audition spatiale : retard acoustique et différence de temps de latence

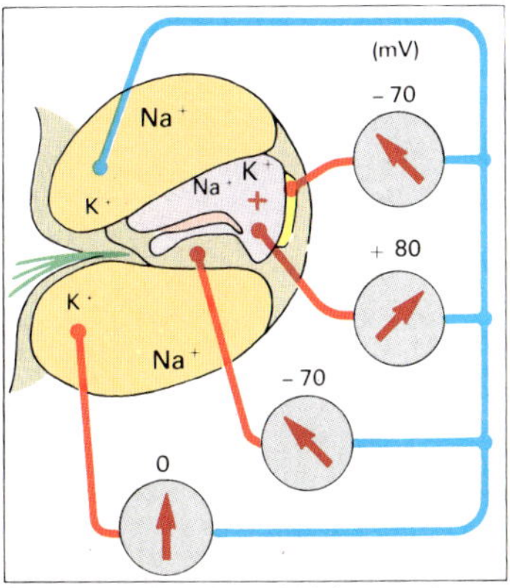

C. Potentiel endocochléaire et répartition des électrolytes dans la cochlée

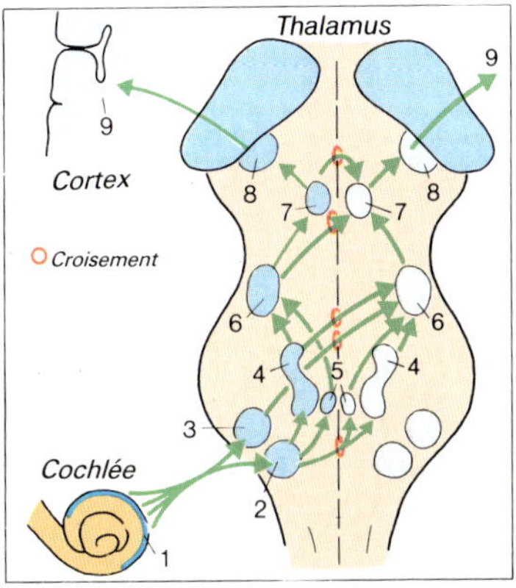

D. Voies auditives afférentes

Voix et parole

La parole est en premier lieu un **moyen de communication** dont la performance est entièrement *axée vers la capacité auditive de l'homme* (cf. p. 317, **B**). Elle repose sur le principe d'un instrument à vent et comprend un *conduit* (trachée, bronches, poumons) à travers lequel l'air s'écoule dans la *cavité* formée de la bouche et des fosses nasales en empruntant la *fente limitée par les* « **cordes vocales** » qui peuvent être mises en vibration.

Le grand éventail des variations oratoires s'explique par le fait que de nombreux muscles peuvent entrer en jeu et modifier considérablement à la fois la *pression du courant d'air* (**puissance sonore de la voix**), la *tension des cordes vocales* (**A1**), l'*ouverture et la forme de la glotte* (**A2 ; fréquence fondamentale** de la voix), comme d'ailleurs la *dimension et la forme de la cavité* (**timbre, formants**).

Les articulations et les muscles du **larynx** servent à mettre en position phonatoire les cordes vocales et la glotte (espace entre les cordes vocales).

Lorsque les cordes vocales vibrent sous l'effet du passage de l'air, la glotte ne fait pas que s'ouvrir et se fermer alternativement ; ses deux bords vibrent également de façon ondulatoire dans le sens du courant d'air (**B**) : lors de fréquences basses, autour de 100 Hz, la glotte demeure fermée plus longtemps qu'elle ne reste ouverte (dans un rapport de 5/1) ; lors de fréquences plus élevées (400 Hz), ce rapport chute à 1,4/1 ; dans le chant en *voix de tête* (**C**, couleur verte) et le *sifflement*, la glotte demeure ouverte.

Les signaux efférents conscients proviennent du cortex sensorimoteur et parviennent au noyau du nerf vague. Le nerf vague (X) assure donc l'innervation tant motrice que sensitive du larynx. L'innervation sensitive est nécessaire, d'une part, aux réflexes de protection (*toux*) et, d'autre part, à la production de la voix : les fibres sensitives de la *muqueuse* du larynx et les fibres sensorielles des *fuseaux neuromusculaires* (cf. p. 278) renseignent en permanence les centres sur la position et le degré de tension des cordes vocales. Ces réflexes et surtout les rapports étroits des voies auditives avec les centres bulbaires et corticaux du langage sont les conditions indispensables au **réglage précis de la voix**. Dans le cortex sensorimoteur, les *centres primaires de la parole* sont soumis aux *aires secondaires* de l'écorce corticale (*aire de Broca*). Dans le cas d'une déficience de ces dernières, on constate une incapacité d'articuler malgré l'intégrité des aires primaires (**aphasie motrice**). Si, par contre, l'*aire auditive secondaire* (*aire de Wernicke*) était touchée, on observerait une déficience au niveau de la compréhension (**aphasie sensorielle**).

Les **voyelles** parlées se différencient entre elles, même si leurs *fréquences fondamentales* sont quasiment identiques (100 - 130 Hz ; **D**), par l'adjonction de bandes de fréquence plus élevées propres à chacune d'elles (zones de résonance = **formants**). Les formants sont produits par déformation de la cavité oronasale. Ainsi, les voyelles *A, U* et *I* (**D**) sont les extrêmes vocaliques articulatoires et acoustiques et les autres *Y, E, O, Œ* en sont les stades intermédiaires (**D** *« triangle vocalique »*). Les formants sont déterminés par la forme de la cavité (**D**). Pour les **consonnes**, on distingue selon le *lieu d'articulation* (dans la cavité) : les *bilabiales* (lèvres) P, B, M ; les *labiodentales* (lèvre inférieure et incisives supérieures) F, V ; les *alvéodentales* (dents, alvéoles et partie antérieure de la langue) T, D, N ; les *alvéolaires* (alvéoles et partie antérieure de la langue) S, Z, L ; les *postalvéolaires* (partie postérieure des alvéoles et partie antérieure de la langue) ʃ, Z ; les *palatales* (palais dur et dos de la langue) J, P et les *vélaires* (palais mou et dos de la langue) K, G, W et R. D'après le *mode d'articulation*, les *occlusives* P, B, T, D, K, G se différencient, d'une part, des *constrictives médianes* soit *continues* F, V, S, Z, soit *à battements* R, d'autre part, des *constrictives latérales L.*

Le **registre de la voix humaine**, formants compris, s'étend de 40 à plus de 2000 Hz. Les hautes fréquences constitutives des sifflantes (S, Z) rendent délicates leur retransmission radiotéléphonique. Dans la *conversation*, la **gamme de fréquence** (fréquence fondamentale ; **C**) couvre une octave environ, dans le *chant* deux octaves environ (chez les chanteurs et cantatrices, elle peut atteindre plus de trois octaves).

L'échelle musicale habituelle repose sur l'**octave** qui correspond à un doublement de fréquence. Pour un accord musical équilibré, elle est divisée en 12 parties égales différant l'une de l'autre par un facteur 1,0595 ($\sqrt[12]{2}$).

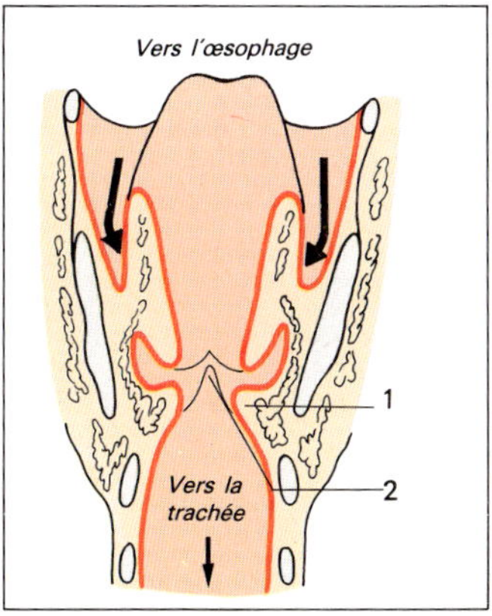

A. Larynx (coupe)

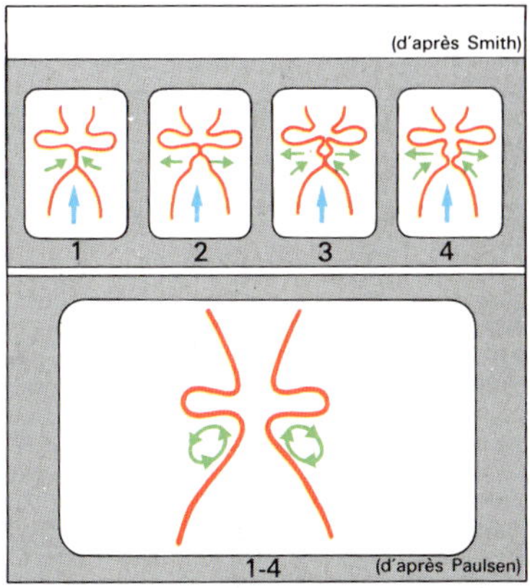

B. Mouvements des cordes vocales

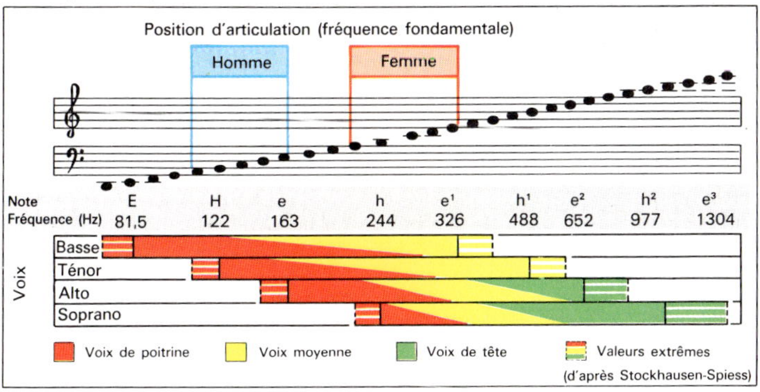

C. Registre de la voix humaine

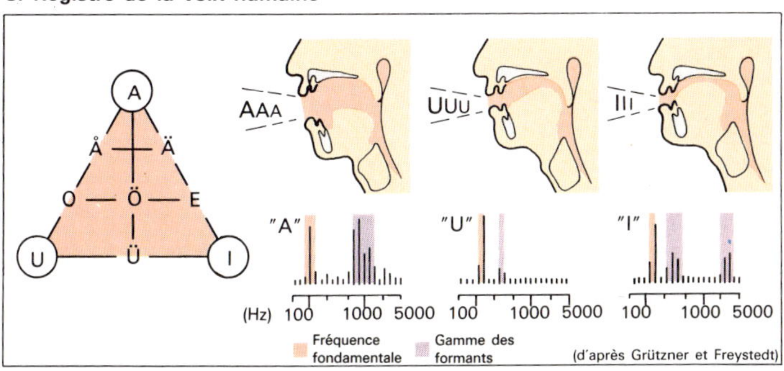

D. Formation des voyelles : triangle vocalique, forme des cavités et gamme des formants

Unités et mesures en physiologie et en médecine

La physiologie est la science qui traite des phénomènes vitaux et des fonctions de l'organisme. Ceux-ci reposent notamment sur des lois physiques et chimiques et, par conséquent, leur étude approfondie, leur analyse et leur mode d'action sont inséparables de la mesure de grandeurs physiques, chimiques et autres. Ainsi, peut-on mesurer la pression sanguine, l'osmolarité urinaire ou la capacité auditive, de même peut-on déterminer le débit cardiaque.

Systèmes d'unités de mesure

Il existe en médecine – comme en physiologie – un grand nombre **d'unités de mesure** qui expriment les mêmes **grandeurs ;** par exemple, pour indiquer une concentration, on peut utiliser les unités g/l, g/100 ml, g/ml, mg%, ppm (p/v), ou, pour indiquer une pression, les unités mmH_2O, cmH_2O, mmHg, torr, atm, bar, kg/cm^2, etc. Par souci de clarté et d'homogénéité, les **unités SI**, utilisées au niveau international (SI = Système International d'Unités), ont été officiellement instituées en France à partir du 1er janvier 1962 (décret du 3 mai 1961). Depuis le 1er janvier 1978, l'application du système international d'unités est obligatoire dans les sciences médicales.

Ces unités SI seront utilisées dans les chapitres qui suivent. Les anciennes unités de mesure sont chaque fois indiquées entre parenthèses à côté des nouvelles unités SI afin d'assimiler plus aisément ces dernières pendant la période de transition. Par ailleurs, dans ce chapitre « Unités et Mesures », les conversions en système SI ont été mentionnées pour certaines unités de mesure qui restent utilisées.

Les **unités de base du système SI** sont :

- pour la *longueur* : m (mètre),
- pour la *masse* : kg (kilogramme),
- pour le *temps* : s (seconde),
- pour la *quantité de matière* : mol (mole),
- pour l'*intensité du courant électrique* : A (ampère),
- pour la *température* : K (kelvin),
- pour l'*intensité lumineuse* : cd (candela).

Ces unités de base sont indépendantes les unes des autres et sont définies de façon précise ; toutes les autres unités sont *dérivées des unités de base* et sont données, pour la plupart, par des expressions algébriques utilisant les symboles mathématiques de multiplication et de division, par exemple :

- pour la superficie (longueur · longueur) : $(m \cdot m) = m^2$,
- pour la vitesse (longueur/temps) : m/s.

Lorsque la nouvelle unité obtenue est trop compliquée, on lui attribue un nouveau nom avec son propre symbole, par exemple

- pour la force : $\frac{kg \cdot m}{s^2}$ = N (newton),
- pour l'énergie, le travail et la quantité de chaleur : $\frac{m^2 \cdot kg}{s^2}$ = J (joule),
- pour la pression : $\frac{N}{m^2} = \frac{kg}{s^2 \cdot m}$ = Pa (pascal).

Multiples et sous-multiples des unités de mesure

(annexe du décret 75-1200 du 4 décembre 1975)

Comme il est malaisé et peu clair d'écrire par exemple 10 000 g ou 0,00001 g, on utilise

Facteur	Puissance de dix	Préfixe	Symbole
1 trillion	$= 10^{18}$	exa	E
1 million de milliards	$= 10^{15}$	péta	P
1 billion	$= 10^{12}$	téra	T
1 milliard	$= 10^{9}$	giga	G
1 million	$= 10^{6}$	méga	M
1 000	$= 10^{3}$	kilo	k
1/1 000	$= 10^{-3}$	milli	m
1 millionième	$= 10^{-6}$	micro	µ
1 milliardième	$= 10^{-9}$	nano	n
1 billionième	$= 10^{-12}$	pico	p
1 millionième de milliard	$= 10^{-15}$	femto	f
1 trillionième	$= 10^{-18}$	atto	a

des *préfixes* devant l'unité de mesure qui désignent les *multiples et sous-multiples décimaux* (par millième) ; dans l'exemple ci-dessus, il faudrait dire ou écrire 10 kg (kilogramme) ou 10 µg (microgramme). Les facteurs et symboles sont indiqués dans le tableau page ci-contre.

Ces préfixes sont placés, non seulement devant les unités de base (cf. p. 326), mais aussi devant les unités qui en sont dérivées, et qui ont leur propre symbole, par exemple devant

- Hz (hertz) pour la *fréquence* (cf. p. 328),
- N (newton) pour la *force* (cf. p. 328),
- Pa (pascal) pour la *pression* (cf. p. 328),
- J (joule) pour le *travail, l'énergie et la quantité de chaleur* (cf. p. 328),
- W (watt) pour la *puissance* (cf. p. 329),
- l(litre = 1/1000 m^3) pour le *volume* (cf. ci-dessous) etc.

Un kPa par exemple est égal à 1 000 (= 10^3) pascal, 1 µl est égal à 1 millionième (= 10^{-6}) de litre, etc.

En outre, pour certaines unités de mesure, d'autres préfixes sont utilisés pour des multiples décimaux plus petits :

10 fois	= 10^1	déca	da
100 fois	= 10^2	hecto	h
1/10 fois	= 10^{-1}	déci	d
1/100 fois	= 10^{-2}	centi	c

Pour les mesures de temps, on utilise toujours les multiples non décimaux usuels, c'est-à-dire la *seconde* (s), la *minute* (min), l'*heure* (h) et le *jour* (j).

Longueur, superficie, volume

L'unité SI de **longueur** est le *mètre* (m). Les autres unités de longueur encore utilisées sont :

l'angström (Å)	= 10^{-10} m = 0,1 nm
le micron (µ)	= 10^{-6} m = 1 µm
le millimicron (mµ)	= 10^{-9} m = 1 nm

Conversion des unités de longueur anglo-saxonnes :

inch = pouce = 0,0254 m = 25,4 mm
foot (pluriel : feet) = pied = 0,3048 m
yard = 0,9144 m
mile = mille = 1609,344 m ≈ 1,61 km
1 mile nautique ≈ 1,853 km

L'unité SI de **superficie** dérivée du mètre est le *mètre carré* (m · m = m^2).

Conversions des multiples : par exemple
1 km^2 = 1 million (10^6) m^2, car 1 km = 10^3 m, donc
1 km · 1 km = 10^3 m · 10^3 m = 10^6 m^2.

Il en est de même pour les sous-multiples du m^2 :

1 mm^2 = 10^{-6} m^2,
1 $µm^2$ = 10^{-12} m^2.

L'unité SI de **volume** dérivée du mètre est le *mètre cube* (m · m · m = m^3).

Attention ! 1 m = 10^3 mm, mais
1 m^2 = 10^6 mm^2 et
1 m^3 = 10^9 mm^3 !

Les conversions des multiples et sous-multiples se font avec les préfixes correspondants (cf. plus haut)
1 m^3 = 10^3 mm · 10^3 mm · 10^3 mm = 10^9 mm^3.

Le **litre** (l) reste utilisé surtout pour mesurer le *volume* des liquides et des gaz :

1 l = 10^{-3} m^3 = 1 dm^3
1 ml = 10^{-6} m^3 = 1 cm^3
1 µl = 10^{-9} m^3 = 1 mm^3

Conversion des unités de volume anglo-saxonnes :

1 fluid ounce (américain)	= 29,57 ml
1 fluid ounce (britannique)	= 28,47 ml
1 gallon (américain)	= 3,785 l
1 gallon (britannique)	= 4,54 l

Vitesse, fréquence, accélération

La **vitesse** (par exemple d'une automobile) est la distance parcourue (longueur) par unité de temps et s'exprime en m/s. Pour les vitesses des liquides, on parle de **vitesse linéaire** mais aussi de « **vitesse volumique** » ou de débit. On entend par là un *flux volumique par unité de temps* en l/s ou m^3/s.

La **fréquence** indique le *nombre de fois* où un événement quelconque (battement du pouls, mouvement respiratoire, etc.) se produit par unité de temps. L'unité SI est 1/s, encore appelée **hertz (Hz).** On utilise également 1/min, ce qui donne
1/min = 1/60 Hz ≈ 0,0167 Hz.

L'accélération est la *variation* de la vitesse par unité de temps ; l'unité en est le m/s par s ou m/s^2. Une indication d'accélération précédée du signe négatif est appelée décélération. Par exemple, la rapidité avec laquelle une voiture peut accélérer ou freiner est exprimée, dans les deux cas, en m/s^2.

Force, pression

La **force** est le produit de la masse par l'accélération (cas particulier : « **poids** » = **force pondérale** = produit de la masse par l'accélération de la pesanteur). L'unité de masse étant le kilogramme (kg) et celle d'accélération m/s^2 (cf. plus haut), on a :

$$\textit{unité de force} : \frac{kg \cdot m}{s^2} = N \textit{ (newton)}.$$

Les unités de force le plus souvent utilisées, la dyne et le gramme-force, sont converties en unité N du système SI :

1 dyne	= 10^{-5} N	= 10 µN
1 gramme-force	= 9,8 · 10^{-3} N	= 9,8 mN.

La **pression** est la *force par unité de surface.*

L'unité de force étant N et celle de surface m^2, on obtient :

unité de pression : N/m^2 = *Pa* (**pascal**).

Les autres unités de pression peuvent être converties dans l'unité Pa du système SI :

1 mm H_2O	≈ 9,8 Pa	
1 cm H_2O	≈ 98 Pa	
1 mm Hg = 1 torr	= 133,3 Pa	= 0,1333 kPa
1 atmosphère technique (at)	≈ 98 067 Pa	= 98,067 kPa
1 atmosphère physique (atm)	≈ 101 325 Pa	= 101,324 kPa
1 dyne/cm^2	= 0,1 Pa	
1 bar (aussi utilisé comme unité SI)	= 100 000 Pa	= 100 kPa

Travail, énergie, quantité de chaleur

Le **travail** est le *produit de la force par le déplacement.*
L'unité de force étant N (newton) et celle de déplacement m (mètre), on a :

- unité de *travail :* N · m = *J* (**joule**).

L'**énergie** et la **quantité de chaleur** s'expriment par la même unité que le travail, c'est-à-dire :

- unité d'*énergie* ou de *quantité de chaleur :* J (**joule**).

Le produit de la *pression par le volume* $(N/m^2) \cdot m^3$ correspond aussi à un travail (N · m = J).

Les autres unités de travail, de quantité de chaleur et d'énergie sont converties dans l'unité J du système SI :

1 erg	=	10^{-7} J = 0,1 μJ
1 cal	≈	4,185 J
1 kcal	≈	4185 J = 4,185 kJ
1 Ws	=	1 J
1 kWh	=	$3{,}6 \cdot 10^6$ J
	=	3600 kJ = 3,6 MJ.

La **puissance** s'exprime en travail par unité de temps ; l'unité de travail étant J, celle de temps s, cela donne :

unité de puissance : J/s = *W* (**watt**).

Le flux thermique s'exprime également en watt. Les autres unités de puissance et de flux thermique sont converties dans l'unité W du système SI :

1 erg/s	=	10^{-7} W = 0,1 μW
1 cal/h	=	$1{,}163 \cdot 10^{-3}$ W = 1,163 mW
1 ch	=	735,5 W = 0,7355 kW.

Masse, quantité de matière, concentration

La **masse** a pour unité de base le *kilogramme* (kg) ; désormais toute quantité précédée du préfixe « kilo » doit être exceptionnellement utilisée comme unité de base.

Une masse est généralement définie par la mesure de son « poids » (cf. p. 326) soumis à la force de gravité, les balances étant toutefois étalonnées en unités de masse (g, kg).

Conversions des unités de masse anglo-saxonnes :

1 ounce (américain)	= 31,10 g
1 ounce (britannique)	= 28,35 g
1 pound (américain)	= 373,2 g
1 pound (britannique)	= 453,6 g

La masse d'une molécule ou d'un atome (« poids » moléculaire ou atomique) est souvent exprimée en **Dalton** (ce n'est pas une unité du SI), où un Dalton est l'équivalent de 1/12 de la masse d'un atome ^{12}C = 1 g/nombre d'Avogadro = 1 g/nombre de Loschmidt = 1 g/(6,02252 × 10^{23}) ; ainsi :

1 Dalton = 1.66 × 10^{-24} g

La **quantité de matière,** exprimée en mole (symbole : *mol*), est une grandeur apparentée à la masse.

Une mole est la quantité de matière (en g) qui indique le poids molaire, ionique ou atomique relatif de cette substance, par ex. la masse atomique, moléculaire ou ionique est de 1/12 plus élevée que celle de l'atome ^{12}C.

Exemples :
Poids molaire de H_2O : 18
→ 1 mole de H_2O = 18 g H_2O.

Poids atomique de Na : 23
→ une mole d'ions Na^+ = 23 g d'ions Na^+.

Poids molaire de $CaCl_2$:
$(40 + 2 \cdot 35{,}5) = 111$
→ une mole de $CaCl_2$ = 111 g $CaCl_2$.

(Une mole de $CaCl_2$ contient 2 moles d'ions Cl^- et une mole d'ions Ca^{2+}).

Si l'on divise la mole par la *valence* de l'ion concerné, on obtient le *poids équivalent* avec comme unité de masse l'eq.

Pour les ions monovalents, mol et eq sont identiques :

1 eq Na^+ = $\frac{1}{1}$ mole Na^+

Pour les substances bivalentes (par exemple Ca^{2+}, cf. plus haut), on obtient :

1 eq Ca^{2+} = $\frac{1}{2}$ mole Ca^{2+}

ou

1 mole Ca^{2+} = 2 eq Ca^{2+}.

L'osmole (osm) est une autre grandeur dérivée de la mole (mol) (cf. p. 335).

Le terme **concentration** peut avoir plusieurs significations :

- Masse d'une substance par unité de volume (par exemple g/l) (= *concentration massique* ou concentration au sens usuel),
- Quantité de matière par unité de volume (mol/l) (= *concentration de quantité de matière* ou *concentration molaire*),
- Masse du corps par rapport à la masse totale (g/g = 1) (= *rapport massique*),
- Volume d'un gaz ou d'un liquide par rapport au volume total (l/l = 1) (= *rapport volumique* ou *titre volumique)*.

Ces deux dernières grandeurs sont des *valeurs relatives* (*fractions*) ; c'est pourquoi on les appelle aussi *concentrations fractionnelles.*

L'unité SI de *concentration massique* est g/l (kg/l, mg/l, etc.).

Conversions de quelques grandeurs utilisées habituellement :

1 g/100 ml	= 10 g/l	
1 g%	= 10 g/l	
1 % (p/v)	= 10 g/l	
1 g ‰	= 1 g/l	
1 mg%	= 0,01 g/l	= 10 mg/l
1 mg/100 ml	= 0,01 g/l	= 10 mg/l
1 μg%	= 10^{-5} g/l	= 10 μg/l
1 γ%	= 10^{-5} g/l	= 10 μg/l.

L'unité SI de *concentration molaire* ou de *concentration de quantité de matière* est mol/l (ou mmol/l, μmol/l, etc.).

Conversions :

1 M (molaire)	= 1 mol/l
1 N (normal)	= (1/valence) · mol/l
1 mM (m molaire)	= 10^{-3} mol/l = 1 mmol/l
1 eq/l	= (1/valence) · mol/l

Les **concentrations fractionnaires** *(rapport massique et rapport volumique)* ont « l'unité » 1 (ou 10^{-3}, 10^{-6}, etc.) ; ce sont des nombres sans dimensions.

Conversions (utilisation de puissances de dix, cf. p. 326) :

1 %	= 0,01	1 l/l	= 1
1 %	= $1 \cdot 10^{-3}$	1 ppm	= $1 \cdot 10^{-6}$
1 vol %	= 0,01	1 ppM	= $1 \cdot 10^{-9}$

La concentration d'un soluté est souvent dépendante du *volume de la solution* (molarité ; mol/l). Cependant, dans les liquides biologiques, le *volume des solutés* représente fréquemment une fraction significative du volume total. 1 litre de plasma, par exemple, contient 0,07 l de soluté (principalement des protéines) et seulement 0,93 l d'eau. Si l'on s'intéresse aux réactions chimiques ou aux phénomènes biologiques (par ex. la diffusion), il est plus logique de connaître la concentration par *volume de solvant* H_2O. L'addition d'un facteur dépendant de la température est nécessaire dès lors que l'on convertit un volume en terme de masse : cela conduit à la *molalité* (mol/kg H_2O). Le même raisonnement s'applique à l'osmolarité ou à l'osmolalité (cf. p. 335).

La concentration physicochimique effective, par ex. celle d'ions mesurée au moyen d'électrode sensible, est appelée « **activité** ». L'activité et la concentration molaire sont équivalentes tant que les **forces ioniques** totales (μ) sont très faibles (solution idéale).

$\mu = 0{,}5\ (z_1^2 \cdot c_1 + z_2^2 \cdot c_2 + \dots + z_i^2 \cdot c_i)$.

Ici, z_i est la valence de l'ion i, c_i sa concentration molaire et 1, 2, ..., i les types d'ions présents dans la solution.

Pour les liquides biologiques de forces ioniques élevées, l'activité (a) est toujours significativement plus faible que la concentration molaire (c) et peut être calculée à partir de la relation : a = f · c, où f = **coefficient d'activité**. Par ex. pour une force ionique de 0,1 (ce qui est le cas d'une solution contenant 0,1 mol NaCl/kg H_2O ou 0,033 mol Na_2HPO_4/kg H_2O), f est de 0,76 pour Na^+.

Grandeurs électriques

La migration de particules chargées électriquement, comme par exemple la migration des électrons chargés négativement à travers un fil métallique, est appelée courant électrique. Le nombre de particules/temps qui circulent est exprimé en **intensité de courant.** L'unité de l'intensité de courant est l'**ampère** *(A)*. Une migration d'ions (Na^+, K^+, etc.), par exemple à travers une membrane cellulaire, donc un *courant ionique,* peut aussi être exprimée en A. Un courant électrique ne peut passer que s'il existe, entre deux points, une *chute de tension* électrique, également appelée **différence de potentiel** ou tout simplement **tension** ou même **potentiel.** Cette tension peut être produite par une batterie ou un générateur. Dans l'organisme, des tensions électriques apparaissent en général lors du *transport d'ions,* c'est-à-dire de particules chargées électriquement.

Si par exemple, il existe, de part et d'autre d'une membrane cellulaire, une différence de concentration d'ions K^+, ces derniers diffusent du côté où la concentration est la plus basse (cf. p. 8 et suiv.). Si les ions négatifs concernés (protéines) ne migrent pas aussi rapidement ou même pas du tout, il se produit une inégalité de charge, c'est-à-dire une tension de membrane (potentiel de diffusion, cf. p. 14).

L'*unité de* **tension électrique** est le **volt** (V).

L'intensité du courant pour une tension (ou un potentiel) donnée dépend de la **résistance électrique.**

Tension = intensité · résistance *(loi d'Ohm)*

L'*unité de* **résistance électrique** est l'**ohm** (Ω).
$\Omega = V \cdot A^{-1} = kg \cdot m^{-2} \cdot s^{-3} \cdot A^{-2}$.

Sa valeur inverse (1/résistance) est la **conductance électrique.** Elle s'exprime en *siemens* ($S = 1/\Omega$). La perméabilité aux ions d'une membrane cellulaire peut aussi être définie par la conductance électrique de cette membrane **(conductance ionique)** (cf. p. 9 et suiv.).

Le **travail électrique** ou **énergie** est exprimé, comme tout travail, en *joule (J)* ou en *watt-seconde (Ws)* (cf. p. 327) et la **puissance électrique** en *watt (W)* comme toute puissance (cf. p. 327).

Alors que le *courant continu* circule toujours dans le même sens, le *courant alternatif* change constamment de sens. La *fréquence* (hertz, cf. p. 327) exprime le nombre de fois où cette alternance se produit par unité de temps. Par exemple, le courant domestique normal a une fréquence de 50 Hz.

Température

L'unité SI de **température** est le *kelvin (K)*, 0K *(zéro absolu)* étant la plus basse température possible. L'échelle Celsius avec comme unité le *degré Celsius* (°C) est dérivée de l'échelle Kelvin, soit :

température en °C = température en K − 273,15.

Les Américains indiquent généralement la température en *degré Fahrenheit (°F)*.

Conversion en °C :

Température en °F = $(\frac{9}{5} \cdot$ température en °C$)$ + 32, et inversement :

Température en °C = $\frac{5}{9} \cdot$ (température en °F − 32).

Conversion de degré Celsius en degré Fahrenheit de quelques températures usuelles :

	°C	°F
Point de congélation de H_2O :	0	+ 32
Température ambiante :	+ 20 à + 25	+ 68 à + 77
Température du corps :	+ 37	+ 98,6
Fièvre :	jusqu'à + 42	jusqu'à + 107,6
Point d'ébullition de l'eau (au niveau de la mer) :	+ 100	+ 212

Mathématiques en physiologie et en médecine

Puissances et Logarithmes

Les nombres très supérieurs ou très inférieurs à 1 étant peu commodes à écrire, on les exprime en utilisant les puissances de 10. Celles-ci sont utilisées de la manière suivante :

$100 = 10 \cdot 10 = 10^2$
$1\,000 = 10 \cdot 10 \cdot 10 = 10^3$
$10\,000 = 10 \cdot 10 \cdot 10 \cdot 10 = 10^4$

Le *nombre de fois* ou le 10 apparaît lors de cette multiplication est donc simplifié et exprimé par un **exposant**.

Lorsque le nombre n'est pas exactement une puissance de dix (par exemple 34 500), on divise par la puissance de dix immédiatement inférieure (10 000) et on écrit le résultat (3,45) devant cette puissance de dix : $3{,}45 \cdot 10^4$.

En accord avec ce qui précède, 10 peut aussi s'écrire 10^1. Les nombres inférieurs sont formés de la même façon :

$1 = 10 : 10 = 10^0$
$0{,}1 = 10 : 10 : 10 = 10^{-1}$
$0{,}01 = 10 : 10 : 10 : 10 = 10^{-2}$

Par exemple comme précédemment, on peut écrire 0,04 ou $4 \cdot 0{,}01$ ou $4 \cdot 10^{-2}$.

Remarque : pour les nombres inférieurs à 1, la puissance (négative) est le nombre de rangs à droite de la virgule ou se trouve le chiffre 1 ; par exemple dans 0,001, le chiffre 1 est au 3ᵉ rang : $0{,}001 = 10^{-3}$.

Pour les nombres supérieurs à 10, on élimine un chiffre du nombre de chiffres se trouvant *avant la virgule* et le reste correspond alors à l'exposant (positif).

Exemples : 100, nombre à 3 chiffres, s'écrira 10^2 ; 1124,4 qui a 4 chiffres avant la virgule, s'écrira $1{,}1244 \cdot 10^3$.

Les **unités** de mesure peuvent aussi s'écrire avec des exposants, par exemple m^3. Cela signifie, comme pour 10^3, que l'unité de base, c'est-à-dire m, est multipliée 3 fois par elle-même ($m \cdot m \cdot m$, cf. p. 327). De même, on utilise des exposants négatifs pour les unités : comme $\frac{1}{10} = 10^{-1}$, on peut écrire $\frac{1}{s} = s^{-1}$ ou $mol \cdot l^{-1}$ à la place de mol/l.

Le **calcul à l'aide des puissances** a ses propres règles :

Totaliser (addition) et retrancher (soustraction) ne sont des opérations possibles que si l'exposant est identique, par exemple :

$(2{,}5 \cdot 10^2) + (1{,}5 \cdot 10^2) = 4 \cdot 10^2$; mais $(2 \cdot 10^3) + (3 \cdot 10^2)$ doit être transformé en $(2 \cdot 10^3) + (0{,}3 \cdot 10^3) = 2{,}3 \cdot 10^3$.

Multiplier les puissances revient à additionner les exposants et diviser les puissances à soustraire les exposants, par exemple :

$10^2 \cdot 10^3 = 10^{2+3} = 10^5$
$10^4 : 10^2 = 10^{4-2} = 10^2$
$10^2 : 10^4 = 10^{2-4} = 10^{-2}$

Les nombres *devant* les puissances de dix sont traités normalement :

$(3 \cdot 10^2) \cdot (2 \cdot 10^3) = 2 \cdot 3 \cdot 10^{2+3} = 6 \cdot 10^5$.

On peut aussi faire des calculs avec les exposants seuls. On parle alors de **calcul logarithmique :** si un nombre quelconque (par exemple 100) est écrit sous forme de puissance (10^2), l'exposant est alors appelé **logarithme (décimal)** de 100 (en abrégé log 100). Ces logarithmes sont utilisés en physiologie, par exemple pour définir le pH (cf. p. 110 et 334) ou pour tracer la courbe audiométrique en utilisant les unités de décibels (cf. p. 316).

Pour les **logarithmes naturels (ln)** on utilise l'exposant de base *e* où

$e = 2{,}71828$

Comme log x = ln x/ln 10 et que ln 10 = 2,302585..., la conversion de ln en log et vice versa s'effectue de la manière suivante :

$\log x = \ln x/2{,}3$
$\ln x = 2{,}3 \cdot \log x$

Dans les **calculs avec logarithmes,** le mode de calcul est diminué d'un pas, ce qui signifie qu'une multiplication devient une addition, une puissance devient une multiplication et ainsi de suite, ainsi :

$\log a \cdot b = \log a + \log b$
$\log (a/b) = \log a - \log b$
$\log a^n = n \cdot \log a$
$\log \sqrt[n]{a} = (\log a)/n$

Il existe des cas particuliers :

$\log 10 = \ln e = 1$
$\log 1 = \ln 1 = 0$
$\log o = \ln o = \pm \infty$

Représentation graphique des mesures

Pour suivre l'évolution de la température d'un patient sur une longue période, on représente sous forme de graphique la température en fonction du temps (cf. **A**).

Les deux *axes,* sur lesquels ont été portés la température et le temps, sont généralement appelés *coordonnées*, l'*axe vertical étant l'ordonnée* (ici la température) et l'*axe horizontal l'abscisse* (ici le temps).

Le plus souvent on porte en abscisse la variable x (ici le temps) et en ordonnée la variable y qui en dépend (ici la température). D'où la désignation axe x pour l'abscisse (axe horizontal) et axe y pour l'ordonnée (axe vertical).

Cette méthode graphique permet de représenter la relation entre deux mesures de n'importe quelle nature : par exemple, la taille en fonction de l'âge ou le volume des poumons en fonction de la pression intrapulmonaire (cf. p. 84).

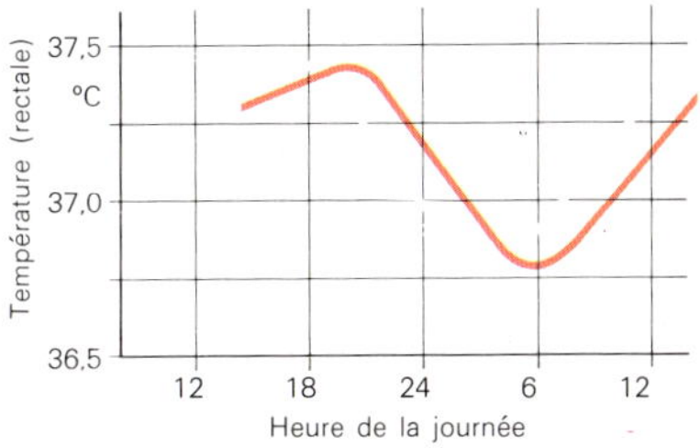

A. Représentation graphique de la *température* (mesure rectale) *corporelle* (au repos) en fonction du *temps*.

De cela, on peut aussi déduire l'existence ou non d'une *corrélation* entre les deux *données :* par exemple, si l'on porte en ordonnée la taille et en abscisse l'âge, la courbe s'élève pendant la croissance, puis, à partir de 17 ans environ, elle s'infléchit à *l'horizontale* ; cela signifie que la taille dépend de l'âge durant la première phase mais en est tout à fait indépendante au cours de la seconde phase (horizontale). Une corrélation ne prouve toutefois pas à elle seule l'existence d'une relation de *cause à effet*. Ainsi, on a constaté durant une certaine période que la baisse de la natalité en Alsace coïncidait avec une diminution du nombre des cigognes qui y nichaient.

Lorsque l'on veut porter, en abscisse ou en ordonnée, des *ordres de grandeur très différents* (de 1 à 100 000 par exemple), les petites valeurs ne peuvent être représentées de façon distincte ou bien il faut allonger démesurément les coordonnées. Dans ce cas, on peut reporter les valeurs sous forme de *puissances* ou sous forme *logarithmique* (voir ci-dessus) : au lieu de 1, 10, 100, 1000, etc., on écrit 10^0, 10^1, 10^2, 10^3, etc., ou les logarithmes 0, 1, 2, 3, etc., car log 1 = 0, log 10 = 1, log 100 = 2, etc. Sous cette forme, les *petits nombres peuvent être représentés* de façon relativement *précise* sans que les grands nombres dépassent l'axe (de longueur raisonnable) des coordonnées (cf. courbes audiométriques, p. 317).

Une corrélation peut être *linéaire* (**B1,** ligne noire) et dans ce cas elle est définie par l'équation

$y = a \cdot x + b$

où a est la *pente* de la droite et b son point d'intersection avec l'axe des y (= intercept).

Cependant, beaucoup de corrélations ne sont pas linéaires. Pour les fonctions simples, une représentation graphique peut être obtenue en portant les valeurs de x et y de manière non linéaire sur les axes de coordon-

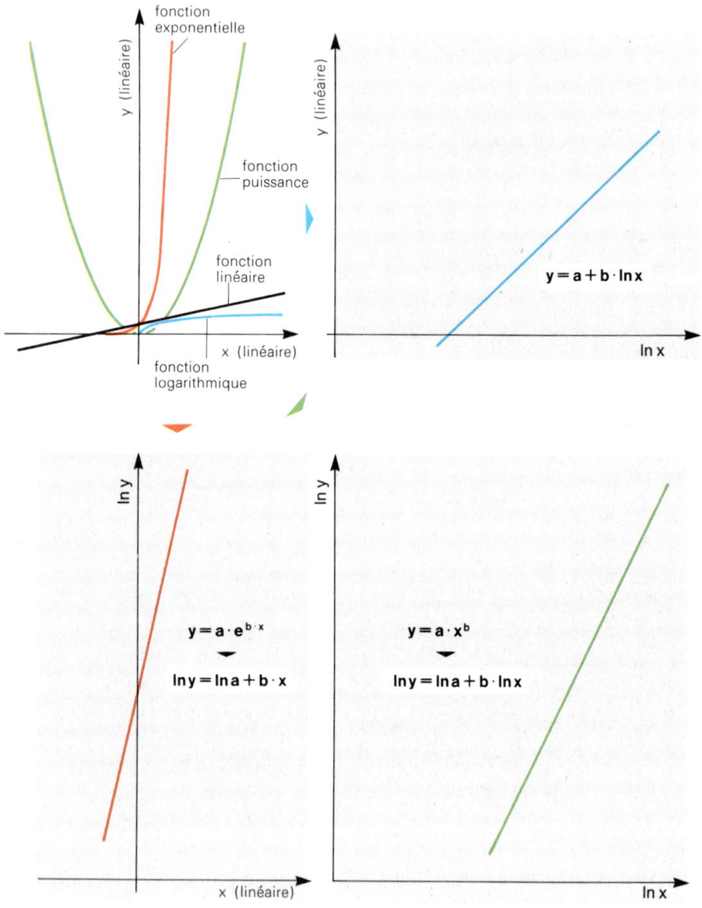

B1. Représentation graphique d'une fonction linéaire (en noir), d'une fonction exponentielle (en rouge), d'une fonction logarithmique (en bleu) et d'une fonction puissance (en vert) par échelle *linéaire* sur les axes des x et des y. Les 3 courbes peuvent être représentées graphiquement sous forme de droite en coordonnée logarithmique, respectivement sur l'axe des x (*fonction logarithmique :* **B2**), sur l'axe des y (*fonction exponentielle :* **B3**) ou sur les 2 axes simultanément (*fonction puissance :* **B4**).

nées (par ex. de manière logarithmique). Ceci permet, par ex., l'extrapolation pour des valeurs situées en dehors de la plage de mesure (voir ci-après) ou l'établissement de courbes standards à partir de deux points seulement (par ex., cf. p. 119). De plus, le calcul d'une corrélation « moyenne » pour des valeurs x-y pairées mais dispersées est également possible par cette méthode : on obtient des droites de régression.

Une *fonction exponentielle* (**B1**, ligne rouge)

$y = a \cdot e^{b \cdot x}$

peut être linéarisée en portant ln y sur l'axe des y (**B3**) :

$\ln y = \ln a + b \cdot x$,
où b = pente et ln a = intercept.

Une *fonction logarithmique* (**B1**, courbe bleue)

$y = a + b \cdot \ln x$

peut être représentée graphiquement en portant ln x sur l'axe des x (**B2**), où b = pente et a = intercept.

Une *fonction puissance* (**B1**, courbe verte)

$\ln y = a \cdot x^b$

peut être représentée graphiquement en portant ln x et ln y sur des axes de coordonnées (**B4**), puisque

$\ln y = \ln a + b \cdot \ln x$,

où b = pente et ln a = intercept.

Il faut remarquer qu'en coordonnées logarithmiques x (ou y) = 0 ne peut exister car $\ln 0 = \infty$. Néanmoins, **a** (ou ln a) est encore appelé « intercept » si l'abscisse logarithmique (**B2, 4**) est traversée par l'axe des ordonnées à ln x = 0, ce qui est le cas pour x = 1.

Au lieu de porter ln x et/ou ln y sur l'axe des x et/ou l'axe des y, respectivement, les valeurs **linéaires** de x et/ou y peuvent être portées sur papier logarithmique sur lequel l'ordonnée, l'abscisse (« semi-log »), ou les deux (« log-log ») sont représentés en divisions logarithmiques. Dans ces deux derniers cas, **a** (ou ln a) n'est plus appelé intercept car l'augmentation de **a** dépend de l'endroit où l'axe des y croise l'axe des x (toutes les valeurs de x > 0 sont possibles).

D'autres fonctions non linéaires peuvent être représentées sous forme de graphes appropriés sur des axes de coordonnées, comme par ex. *l'équation de Michaelis-Menten* (**C1**), qui régit beaucoup de réactions enzymatiques et de processus de transport par médiateur (cf. p. 11) :

$J = J_{max} \cdot C/(K_m + C)$,

ou J représente la vitesse de transport (par ex. en $mol \cdot m^{-2} \cdot s^{-1}$) J_{max} la vitesse maximale de transport, C ($mol \cdot m^{-3} = mmol \cdot l^{-1}$) la concentration de la substance transportée et K_m la concentration (à demi-saturation) à 1/2 J_{max}.

L'une des trois représentations les plus courantes de l'équation de Michaelis-Menten, d'après *Lineweaver-Burke*, est la suivante :

$1/J = (K_m/J_{max}) \cdot (1/C) + 1/J_{max}$

ce qui, en portant 1/J sur l'axe des y et 1/C sur l'axe des x, donne une droite (**C2**). Alors que la détermination expérimentale de J_{max} est impossible à partir du tracé de J en fonction de C (cela nécessiterait l'usage de concentration extrêmement grande de C) (**C1**), dans la forme linéaire, une régression linéaire peut être calculée à partir des données expérimentales et *extrapolée* à C = infini. Dans ce cas, $1/C = 1/\infty = 0$, dès

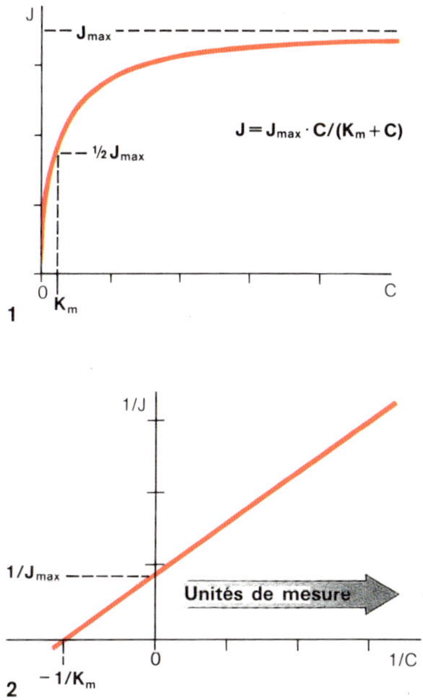

C. Représentation graphique de l'équation de Michaelis-Menten sous la forme d'une courbe (J par rapport à C ; **C1**) et sous forme d'une droite (1/J par rapport à 1/C ; **C2**). Sous cette dernière forme, J_{max} et K_m peuvent être déterminés par extrapolation en dehors de la plage de mesure (voir texte).

lors $1/J_{max}$ peut être lu à partir de l'axe des x au point 0 (**C2**). La valeur inverse est J_{max}. Si maintenant on substitue 1/J = 0 dans l'équation de Lineweaver-Burke ci-dessus, elle devient :

$0 = (K_m/J_{max}) \cdot (1/C) + 1/J_{max}$

or $1/K_m = -1/C$, ce qui fait que K_m peut être calculé à partir de l'inverse de l'intercept sur l'axe des x (correspond à 1/J = 0) (**C2**).

Valeur du pH, valeur du pK, tampon

La **concentration des ions** H^+ (= protons) s'exprime par une unité spécifique, **la valeur du pH.** Selon *Sörensen*, le pH est l'exposant négatif (= logarithme) de la concentration molaire en ion H^+ exprimée en mol/kg d'H_2O. Habituellement, le pH est déterminé au moyen d'électrodes de verre qui mesurent **l'activité des ions** H^+. Ainsi, la définition moderne du pH s'exprime sous la forme :

$pH = -\log (f_H \cdot [H^+])$,

où f_H est le coefficient d'activité pour H^+.

Pour le plasma, la valeur de f_H est $\approx$ 0,8.

Ce qui donne comme activité H^+ :

1 mol/l = 10^0 mol/l : pH 0
0,1 mol/l = 10^{-1} mol/l : pH 1
0,01 mol/l = 10^{-2} mol/l : pH 2
0,001 mol/l = 10^{-3} mol/l : pH 3
etc. jusqu'à 10^{-14} mol/l : pH 14

Si l'on considère les variations de pH, on doit garder présent à l'esprit la « nature logarithmique » du pH. Si, par exemple, le pH augmente de 7,4 (40 nmol H^+/kg H_2O) à 7,7, l'activité H^+ décroît de 20 nmol/kg H_2O. Si le même pH de départ varie dans la direction opposée (par ex. de 7,4 à 7,1), cela signifie que l'activité H^+ a augmenté de 40 nmol/kg H_2O.

Dans sa forme, la **valeur du pK** est semblable au pH. Elle représente le *logarithme décimal négatif de la constante de dissociation* K_a d'un acide ou K_b d'une base :

$pK_a = -\log K_a$
$pK_b = -\log K_b$

(Pour un acide et sa base correspondante, $pK_a + pK_b = 14$, si bien que pK_a peut toujours être calculé à partir de pK_b et inversement).

Si l'on dissocie par exemple un acide faible (AH) :

$$AH \rightleftarrows A^- + H^+,$$

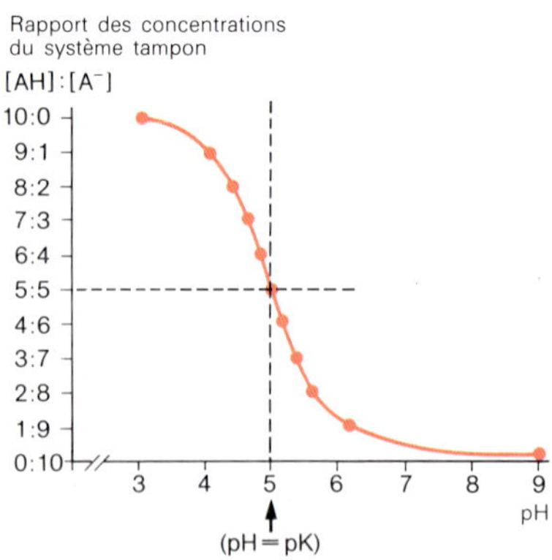

D. Variation du pH d'une solution tamponnée en fonction du *rapport des concentrations de l'acide tampon [AH]/base tampon [A⁻]*. (Les chiffres correspondent approximativement à ceux du système tampon acide acétique/acétate [pK = 4,7]). Le pouvoir tampon est optimal lorsque le pH de la solution est égal au pK du tampon, autrement dit lorsque [AH] = [A⁻] (lignes en pointillés).

il en résulte, d'après la loi d'action de masse, que le produit des concentrations ([concentration]) des corps participant à la réaction, divisé par la concentration de la substance non dissociée, est constant :

$$K_a = \frac{[A^-] \cdot [H^+] f_H}{[AH]}.$$

Si l'on prend le logarithme de cette équation, on obtient :

$$\log K_a = \log \frac{[A^-]}{[AH]} + \log [H^+] f_H, \text{ ou}$$

$$-\log f_H[H^+] = -\log K_a + \log \frac{[A^-]}{[AH]}, \text{ ou}$$

(d'après les définitions du pH et du pK_a ci-dessus :

$$pH = pK_a + \log \frac{[A^-]}{[AH]}.$$

(Comme on utilise ici la concentration et non l'activité de A^- et AH, le pK_a est concentration-dépendant dans les solutions non idéales.)

Cette équation, appelée **équation d'Henderson-Hasselbalch** (cf. p. 110 et suiv.), montre la relation qui existe entre le pH d'une solution et le rapport de concentration correspondant entre la forme dissociée et la forme non dissociée d'une substance. Si $[A^-] = [AH]$, le rapport est de 1/1 = 1, ce qui donne $pH = pK_a$, car log 1 = 0 (cf. p. 331). Un acide faible (AH) constitue avec sa forme dissociée (A^-) un *système tampon* pour les ions H^+ et les ions OH^- :

Addition d'H^+ : $A^- + H^+ \rightarrow AH$
Addition d'OH^- : $AH + OH^- \rightarrow A^- + H_2O$

Le *système tampon le plus efficace* est atteint lorsque $[AH] = [A^-]$, c'est-à-dire lorsque le pH de la solution est égal au pK du tampon. Illustrons ceci par un exemple :

Soit $[A^-]$ = 10 mmol/l et [AH] = 10 mmol/kg H_2O : le pK_a = 7. Si l'on ajoute 2 mmol/kg H_2O d'H^+, le rapport $[A^-]/[AH]$ passe de 10/10 à 8/12, car 2 mmol/kg H_2O A^- ont réagi avec les ions H^+ pour donner 2 mmol/kg H_2O d'AH. Log 8/12 $\approx -0,18$, ce qui signifie que le pH, désormais égal à 6,82, a baissé de 0,18 unité par rapport à sa valeur initiale qui était de 7. Par contre, si le rapport $[A^-]/[AH]$ passait à la valeur 3/17, le pH s'écarterait, du fait de l'addition de la même quantité d'ions H^+ (2 mmol = l), de 0,55 unité de sa valeur initiale (7 + log 3/17 = 6,25 → 7 + log 1/19 = 5,7).

Représenté sous forme de graphique, le titrage d'une solution tampon avec des ions H^+ (ou OH^-) donne ce qu'on appelle une *courbe tampon* (**D**). La pente de cette courbe correspond à la zone d'efficacité maximale du pouvoir tampon, au milieu de laquelle (au *point d'inflexion* de la courbe) se situe le pK. Les substances qui peuvent capter (ou céder) plusieurs ions H^+ ont plusieurs pK et donc aussi plusieurs zones de pouvoir tampon optimal. L'acide phosphorique (H_3PO_4) peut céder 3 ions H^+, donnant ainsi naissance successivement à $H_2PO_4^-$, HPO_4^{2-} et PO_4^{3-}. Le système tampon $HPO_4^{2-}/H_2PO_4^-$ avec un pK_a de 6,8 (cf. p. 144) est important pour l'organisme.

La pente absolue, $d(pH)/d[A^-]$ de la courbe tampon ($[A^-]$ au lieu de [AH] : $[A^-]$ en **D**) mesure l'**activité tampon :** $d(pH)/d[A^-] = 1/(2{,}3 \cdot [A^-])$.

Osmolarité, osmolalité pression osmotique et oncotique

En médecine, l'**osmolarité** est la *concentration des particules osmotiquement actives,* quels que soient les substances ou mélanges de substances. L'osmolarité s'exprime en *osmole par litre (= osm/l)* (osm n'est pas une unité SI !).

Comme l'osmolarité met en jeu des volumes, et que le volume est dépendant de la température et de la place occupée par les substances dissoutes (environ 7 % dans le plasma, et 30 % d'érythrocytes) il est plus satisfaisant d'employer, dans la majorité des cas, le terme d'**osmolalité,** qui tient compte de la masse de solvant **osm/kg H_2O.** On mesure en fait l'osmolalité (réelle), et c'est cette grandeur qui doit être introduite, bien entendu, dans l'équation de **van't Hoff** (voir ci-dessous).

L'**osmolalité idéale** dérive de la valeur molaire du corps pur en question. Si l'on dissout par exemple 1 mmol (= 180 mg) de glucose dans un kg d'eau (= 1 l à 4 °C), la molalité est de 1 mmol/kg H_2O et donc l'osmolalité est aussi de 1 mosm/kg H_2O. Cependant, il en va autrement des électrolytes comme par exemple NaCl, car ceux-ci se dissocient en ions ($NaCl \rightleftarrows Na^+ + Cl^-$). Chacun de ces ions étant osmotiquement actif, cela signifie que si 1 mmol de NaCl est dissoute dans 1 kg H_2O, l'osmolalité = molalité × nombre de particules dissociées à partir d'une molécule est alors de 2 mosm/kg H_2O. Contrairement au NaCl, les électrolytes faibles ne sont que partiellement dissociés aux valeurs de pH physiologiques, si bien que le degré de dissociation doit également être pris en compte.

Le calcul ci-dessus s'applique seulement aux solutions *idéales,* c'est-à-dire aux solutions très diluées. Cependant, les liquides de l'organisme sont des **solutions non idéales** où les particules ont des concentrations élevées qui font qu'elles agissent les unes sur les autres. En règle générale, pour transformer une solution d'osmolalité idéale en une solution non idéale, un **coefficient osmotique** (g) a été introduit. Ce coefficient dépend de la concentration ; pour le NaCl il est de 0,926 à la concentration (idéale) de 300 mosm/kg H_2O. La concentration réelle de cette solution, d'osmolalité non idéale, est ainsi de 300 x g = 278 mosm/kg H_2O.

L'osmolarité (réelle ou vraie) est mesurée avec un *osmomètre.* Celui-ci fonctionne selon le principe de l'*abaissement du point de congélation.* L'eau pure gèle à 0 °C. Plus on dissout de particules osmotiquement actives dans l'eau à 0 °C, plus le point de congélation de la solution s'abaisse au-dessous de 0 °C (suivant le même principe, le sel répandu sur les routes en hiver empêche toute formation de verglas). Par conséquent, en déterminant le niveau d'abaissement du point de congélation, on peut en déduire le degré d'osmolarité (par ex. pour le plasma : T = – 0.54 °C → 290 mosm/kg H_2O).

Les solutions ayant une osmolarité égale à celle du plasma sont, en médecine, dites **isoosmotiques ;** celles ayant une molalité plus élevée ou plus basse sont respectivement dites **hyperosmotiques et hypoosmotiques.**

La **tonicité (isotonique, hypertonique, hypotonique)** d'une solution définit la **pression osmotique** π (on l'exprime habituellement en médecine par rapport à celle du plasma). La pression osmotique est due aux particules osmotiquement actives au niveau des **membranes sélectives ;** la sélectivité pour chaque substance dissoute est définie par son coefficient de réflexion σ (cf. p. 10). Si la membrane est perméable aux solvants mais non au soluté en question ($\sigma = 1$), la membrane est dite **hémiperméable** à la substance concernée dans ce solvant particulier.

S'il existe une différence d'osmolalité de part et d'autre de la membrane (ΔC_{osm}), la différence de pression osmotique peut être calculée à partir de la loi de **van't Hoff** selon la formule :

$$\Delta\pi = \sigma \cdot R \cdot T \cdot \Delta C_{osm} ;$$

R étant la constante des gaz (= 8,314 $J \cdot K^{-1} \cdot osm^{-1}$), T la température absolue (en K), et σ le *coefficient de réflexion* (cf. p. 10). L'unité de mesure de C_{osm} est la mosm/kg H_2O ($\approx$ osm/m^3 eau de solution).

Une solution isoosmolaire n'est ainsi isotonique que si $\sigma = 1$. Fréquemment $\sigma < 1$. Les parois cellulaires, par exemple, sont perméables à l'urée, et les parois vasculaires de beaucoup d'organes sont (légèrement) perméables aux protéines. La différence de pression osmotique (pour les protéines on parle de pression oncotique ; voir ci-dessous) est alors plus faible que celle attendue, compte tenu des différences de concentration respectives en urée ou en protéines.

Dans l'organisme, la pression osmotique joue, dans de nombreux organes, un rôle important : lorsque par exemple les ions Na^+

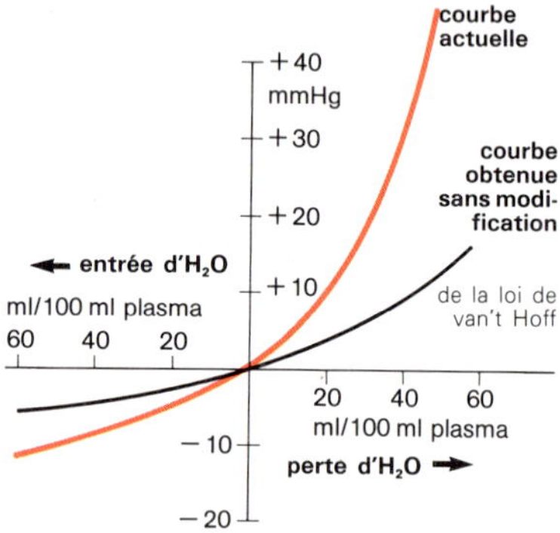

E. Signification physiologique de la déviation de la pression oncotique du plasma vis-à-vis de la loi de van't Hoff. Une perte d'eau au niveau plasmatique provoque une augmentation disproportionnée de la pression oncotique qui, en contre partie, diminue la perte hydrique ; réciproquement, une dilution plasmatique provoque seulement une diminution relative de la pression oncotique (tiré de *E.M. Landis et J. R. Pappenheimer, Handbook of Physiology, Section 2 : Circulation, Vol. II, American Physiological Society, Washington D. C., 1963, p. 975).*

et Cl^-, contenus dans les tubules rénaux, sont réabsorbés, l'urine primitive devient hypotonique. Une différence de pression osmotique apparaît, si bien que l'eau suit les ions et est elle-même réabsorbée hors des tubules. (Plus la perméabilité à l'eau du tubule est élevée, plus la différence de pression osmotique est faible.)

Les grosses molécules comme les **protéines** plasmatiques produisent, elles aussi, une pression osmotique qui, dans ce cas, est désignée sous le nom de **pression oncotique** ou **pression osmotique liée aux protéines.** De ce fait, elle joue dans l'organisme un rôle très important. En effet, les parois des capillaires sanguins ne sont pas perméables aux grosses molécules de protéines, tandis que l'eau et les particules dissoutes, plus petites, peuvent aisément passer. Les parois capillaires forment ainsi une membrane semi-perméable aux protéines, de sorte qu'une pression osmotique (dans ce cas une pression oncotique) efficace va s'établir (cf. p. 158).

Si, malgré cela, l'eau s'échappe des capillaires (par ex. du fait de la différence de pression hydrostatique ; cf. p. 124 et p. 158), la pression oncotique augmente et s'oppose de plus en plus à la sortie de l'eau (cf. p. 124). L'augmentation de pression osmotique est, de manière appréciable, plus élevée que celle prévue à partir de la loi de van't Hoff (**E**). Cette déviation, qui joue un rôle important dans le maintien d'un volume plasmatique constant, est due à certaines propriétés biophysiques des protéines plasmatiques.

Ouvrages à consulter

Physiologie

Berne RM, Levy MN. Physiology. St Louis : Mosby, 1983.

Berne RM, Levy MN. Principles of Physiology. St Louis : Mosby, 1990.

Guyton AC. Int Rev Physiol 1974-1983 ; 1-28.

Guyton AC. Textbook of medical physiology. 7th ed. Philadelphia : Saunders, 1986.

McClintic JR. Physiology of the human body. 2nd ed. New York : Wiley, 1978.

Mountcastle VB. Medical physiology. 2nd ed. St Louis : Mosby, 1980, 2 vols.

Rhoades R, Pflanzer R. Human Physiology. Philadelphia : Saunders, 1989.

Ross G. Essentials of human physiology. 2nd ed. Chicago : Year Book, 1982.

Schmidt RF, Thews G. Human physiology 2nd ed. Berlin : Springer, 1989.

Sherwood L. Human physiology. From cells to systems. St. Paul : West Publ., 1989.

Strand FL, Physiology : a regulatory approach. 2nd ed. New York : Macmillan, 1983.

Sturckie PD. Basic physiology. Berlin : Springer, 1984.

Vander AJ, Sherman JH, Luciano DS. Human physiology. 3rd ed. New York : McGraw-Hill, 1980.

Vick RL. Contempory medical physiology. Reading, MA : Addison-Wesley, 1984.

Weller H, Wiley RF. Basic human physiology. New York : van Nostrand, 1979.

West JB, ed. Best and Taylor's Physiological basis of medical practice. 11th ed. Baltimore : Williams and Wilkins, 1985.

Physiologie générale et cellulaire

Alberts B, Bray D, Lewis J, Raff M, Roberts K, Watson JD. Molecular biology of the cell. New York : Garland, 1983.

Darnell J, Lodish H, Baltimore D. Molecular cell biology. New York : Scientific American Books, 1986.

DeDuve C. A guided tour of the living cell. Vol. 1 and 2. New York : Scientific American Books, 1984.

Heinz E. Mechanics and energetics of biological transport. In : Kleinzeller A, Springer GF, Wittmann HG, eds. Molecular biology, biochemistry and biophysics, vol. 29. Berlin : Springer, 1978.

Hopkins CR. Structure and function of cells. Philadelphia : Saunders, 1978.

Schultz SG. Basic principles of membrane transport. Cambridge : Cambridge University Press, 1980. (IUPAB biophysics series, 2.)

Neurophysiologie. Muscle

Aidley DJ. The physiology of excitable cells. 2nd ed. Cambridge : Cambridge University Press, 1979.

Blakemore C. Mechanics of the mind. Cambridge : Cambridge University Press, 1977.

Creutzfeld OD. Cortex cerebri. Berlin : Springer, 1983.

Ebashi S, Maruyama K, Endo M. Muscle contraction : its regulatory mechanisms. Berlin : Springer, 1980.

Kandel ER, Schwartz JH. Principles of neutral science. 2nd ed. New York : Elsevier, 1985.

Katz B. Nerve, muscle and synapse. New York : McGraw-Hill, 1966.

Kuffler SW, Nicholls JG. From neuron to brain. 2nd ed. Sunderland, MA : Sinauer, 1984.

Ottosen D. Physiology of the nervous system. London : Macmillan, 1983.
Schmidt RF. Fundamentals of neurophysiology. 3rd ed. Berlin : Springer, 1985.

Physiologie sensorielle

Cagan RH, Kare MR. Biochemistry of taste and olfaction. New York : Academic Press, 1981.

Davson H. The eye. New York : Academic Press, 1962-74. 5 vols.

Gibson JJ. The perception of the visual world. Cambridge, MA : Riverside Press, 1950.

LeGrand Y, El Hage SG. Physiological optics. Berlin : Springer, 1980.

Pickles JO. An introduction to the physiology of hearing. New York : Academic Press, 1982.

Rock J. Perception. New York : Scientific American, 1984.

Schmidt RF. Fundamentals of sensory physiology. 3rd ed. Berlin : Springer, 1986.

Wilson VJ, Melvill-Jones G. Mammalian vestibular physiology. New York : Plenum Press, 1979.

Physiologie du sang et immunologie

Bellanti JA. Immunology in medicine. 3rd ed. Philadelphia : Saunders, 1985.

Ogston D. The physiology of hemostasis. Cambridge, MA : Harvard University Press, 1983.

Roitt I. Essential immunology, 6th ed. Chicago : Year Book, 1988.

Physiologie respiratoire

Mines AH. Respiratory physiology. 2nd ed. New York : Raven Press, 1986.

Murray JR. The normal lung : the basis for diagnosis and treatment of pulmonary disease. 2nd ed. Philadelphia : Saunders, 1986.

West JR. Pulmonary physiology : the essentials. 3rd ed. Baltimore : Williams and Wilkins, 1987.

Physiologie de l'exercice musculaire

Astrand PO, Rodahl K. Textbook of work of work physiology : physiological basis of exercise. 2nd ed. New York : McGraw-Hill, 1977.

Lamb DR. Physiology of exercises : responses and adaptations. 2nd ed. New York : Macmillan, 1984.

Shephard RJ. Physiology and biochemistry of exercise. New York : Praeger, 1982.

Physiologie de l'altitude

Brendel W, Zink RA. High altitude physiology and medicine. Berlin : Springer, 1982.

Sutton JR, Jones NL, Houston CS. Man at high altitude. New York : Thieme-Stratton, 1982.

West JB. High altitude physiology. New York : Van Nostrand Reinhold, 1981.

Physiologie cardiocirculatoire

Berne RM, Levy MN. Cardiovascular physiology, 4th ed. St Louis : Mosby, 1981.

Johnson PC. Peripheral circulation. New York : Wiley, 1978.

Katz AM. Physiology of the heart. New York : Raven Press, 1977.

Noble D. The initiation of the heartbeat. 2nd ed. Oxford : Clarendon Press, 1979.

Randall WC. Neural regulation of the heart. Oxford : Oxford University Press, 1976.

Shephard JT, Vanhoutte PM. Veins and their control. Philadelphia : Saunders, 1975.

Physiologie rénale, hydroélectrolytique et équilibre acido-basique

Brenner BM, Rector FC. The kidney. 3rd ed. Philadelphia : Saunders, 1986. 2 vols.

Gamble JL. Acid-base physiology : a direct approach. Baltimore : Johns Hopkins University Press, 1982.

Häusinger D. pH homeostasis, mechanisms and control. London : Academic Press, 1988.

Koushanpour E, Kriz W. Renal physiology. Principles, structure and function. 2nd ed. Berlin : Springer, 1986.

Marsh DJ. Renal physiology. New York : Raven Press, 1983.

Richards P, Trunniger B. Understanding water, electrolyte and acid-base balance. London : Heinemann, 1984.

Seldin, DW, Giebisch G. The kidney : physiology and pathophysiology. New York : Raven Press, 1985. 2 vols.

Sigaard-Andersen O. The acid-base status of the blood. Copenhagen : Munksgaard, 1974.

Smith EKM, Brain EA. Fluids and electrolytes : a conceptual approach. Edinburgh : Churchill-Livingstone, 1980.

Valtin H. Renal function : mechanisms preserving fluid and solute balance in health. 2nd ed. Boston : Little, Brown, 1983.

Willats SM. Lecture notes on fluid and electrolyte balance. Oxford : Blackwell, 1982.

Physiologie gastrointestinale. Nutrition. Digestion. Métabolisme énergétique.

Crane RK. Gastrointestinal physiology. 2nd ed. Baltimore : University Park Press, 1977.

Davenport HW. Physiology of the digestive tract. 5th ed. Chicago : Year Book, 1982.

Johnson LR. Physiology of the gastrointestinal tract. 2nd ed. New York : Raven Press, 1987.

Wieser W. Bioenergetik. Energietransformationen bei Organismen. Stuttgart : Thieme, 1986.

Endocrinologie

Degroot LJ. Endocrinology. 2nd ed. New York : Grune and Stratton, 1986. 3 vols.

Hedge GA, Colby HD, Goodman RL. Clinical endocrine physiology. Philadelphia : Saunders, 1987.

Williams RH. Textbook of endocrinology. Philadelphia : Saunders, 1974.

Physiologie sexuelle et de la reproduction

Haeberle EJ. The sex atlas. 2nd ed. New York : Crossroad, 1983.

Knobil E, Neill JD. The physiology of reproduction, vol. I and II. New York : Raven, 1988.

Masters WH, Johnson VE. Human sexual response. Boston : Little, Brown, 1966.

Neville MC, Neifert MR. Lactation, Physiology, nutrition and breast-feeding. New York : Plenum, 1983.

Yen SS, Jaffe RB. Reproductive endocrinology : physiology, pathophysiology and clinical management. Philadelphia : Saunders, 1986.

Physiologie animale

Eckert R, Randall D. Animal physiology : mechanisms and adaptations. 3rd ed. San Francisco : Freeman, 1988.

Schmidt-Nielsen K. Desert animals : physiological problems of heat and water. New York : Dover, 1979.

Schmidt-Nielsen K. Animal physiology : adaptation and environment. 3rd ed. Cambridge : Cambridge University Press, 1983.

Taylor CR, Johannsen K, Bolis L. A companion to animal physiology. Cambridge : Cambridge University Press, 1982.

Pathophysiologie

Altura BM, Saba TM. Pathophysiology of the reticulendothelial system. New York : Raven Press, 1981.

Berlyne GM. A course in clinical disorders of the body fluids and electrolytes. Oxford : Blackwell, 1980.

Brenner B, Coe FL, Rector FC. Renal physiology in health and disease. Philadelphia : Saunders, 1987.

Brooks FP. Gastrointestinal pathophysiology. 2nd ed. Oxford : Oxford University Press, 1978.

Collins RD. Illustrated manual of fluid and electrolyte disorders. 2nd ed. Philadelphia : Lippincott, 1983.

Erslev AJ, Gabuzda TG. Basic pathophysiology of blood. 3rd ed. Philadelphia : Saunders, 1985.

Rose BD. Clinical physiology of acid-base and electrolyte disorders. 2nd ed. New York : McGraw-Hills, 1984.

Rosendorff C. Clinical cardiovascular and pulmonary physiology. New York : Raven Press, 1983.

Ross G. Pathophysiology of the heart. New York : Masson, 1982.

Smith LH, Thier SO. Pathophysiology : the biological principles of disease. 2nd ed. Philadelphia : Saunders, 1985.

Van der Werf T. Cardiovascular pathophysiology. Oxford : Oxford University Press, 1980.

West JB. Pulmonary pathophysiology : the essentials. 3rd ed. Baltimore : Williams and Wilkins, 1987.

Pharmacologie

Gilman AG, Goodman LS, Rall TR, Murad F. The pharmacological basis of therapeutics. 7th ed. New York : Macmillan, 1985.

Index

Les numéros de page en caractères gras renvoient à la référence principale

A

D

E

F

G

H

I

J

K

L

M

N

Q

R

S

T

U

V

W

Y

Z

Imprimé en mai 1998 par Pollina s.a., 85400 Luçon - n° 74743
Dépôt légal : mai 1998 - N° d'éditeur : 10365
Flammarion et Cie